Saunders Nursing Survival Guide:
Critical Care & Emergency Nursing

これだけはおさえておきたい
クリティカルケア看護
クリティカルケア看護のすべてを学ぼう！

著者：ローリ・シューマッハー／シンシア・チェルネッキー

監修：井上 智子

翻訳：川島 由紀子

SAUNDERS
ELSEVIER

11830 Westline Industrial Drive
St. Louis, Missouri 63146

SAUNDERS NURSING SURVIVAL GUIDE:
CRITICAL CARE & EMERGENCY NURSING

Copyright © 2010 by Saunders, an imprint of Elsevier Inc.
NCLEX, NCLEX-RN, and NCLEX-PN are federally registered trademarks and service marks of the National Council of State Boards of Nursing, Inc.

All rights reserved. No part of this publication may be reproduced or transmitted in any form or by any means, electronic or mechanical, including photocopying, recording, or any information storage and retrieval system, without permission in writing from the publisher. Permissions may be sought directly from Elsevier's Rights Department: phone: (+1) 215 239 3804 (US) or (+44) 1865 843830 (UK); fax: (+44) 1865 853333; e-mail: healthpermissions@elsevier.com. You may also complete your request on-line via the Elsevier website at http://www.elsevier.com/permissions.

免責事項

この分野の知識と最善の治療方法は、常に変化しています。新しい研究や経験によって私達の知識が広がるにつれて、診療、治療法、薬物療法を適宜変えることが必要になるでしょう。本書使用にあたっては、(i)取り上げられている治療法の最新情報を入手し、(ii)投与する薬の製造業者が提供する最新情報を見て、推奨用量や処方、投与の方法と期間、禁忌について確認されることをお勧めします。経験と知識に基づいて患者を診断し、患者ごとに投薬量と最適な治療法を決定し、あらゆる適切な安全予防措置をとることは、医療従事者の責任です。法律の及ぶ最大限の範囲で、本書の出版社および著者のいずれも、本書に含まれる内容のいかなる利用から生じまたは関連した、個人または財産に対する損傷および/または損害に対するいかなる法的責任を負うことはありません。

Previous edition copyrighted 2005

Acquisitions Editor: Michele Hayden
Developmental Editor: Heather Bays
Publishing Services Manager: Deborah Vogel
Project Manager: Brandilyn Tidwell
Designer: Teresa McBryan
Cover Drawings: Smile Studio/Shutterstock.com

「発刊によせて」

監修者　井上 智子

　看護学を学ぶ者にとって、臨地実習は極めて重要な役割を担っています。
　社会の中での授業と称される臨地実習は、患者・家族、医療者、環境、疾病、治療法など様々な要因によって成り立っていますが、中でもどの病院のどの病棟で、どのような対象（受け持ち）患者をケアすることになるかは、殆ど巡り合わせが左右すると言っても過言ではありません。
　患者の入院期間が長く、術直後や受傷直後の重篤時は、状態が安定するまで回復室やICUに入室していたかつては、臨地実習で重篤化した患者様を受け持つことは、そう多いことはありませんでした。ところが入院期間の短縮と共に、病院全体が急性期化、重症化する傾向はますます進み、今や一般病棟で人工呼吸器や補助循環装置が作動していることも珍しい状況ではなくなってきています。一方で、手術や薬剤治療などの適応は拡大し、その内容も侵襲性や複雑性を増しています。
　本書に収載されている内容は、"ショック症状"や"播種性血管内凝固症候群（DIC）"など、一見するとICUやCCUでの対象事例と思われるかも知れませんが、実は一つ一つの病態やそれらが複合したものは、日常のさまざまな臨床場面で容易に出会うものであることに気づかされます。逆に、どのような場所、対象、病態であろうと、これらへの確かな知識・技術を論理的に理解し身につけていれば、臨地実習での学びや卒業後の看護職としての実践力は極めて高いものとなるでしょう。
　すなわち本書は、クリティカルケア看護や救急看護をめざす、あるいは従事する人々はもとより、重症患者、救急患者に出会う可能性のある、すべての看護学生、看護師に学んで欲しい必須の内容を、テーマ別に、基礎知識、看護ケア、理解度チェックなど、学習過程・思考過程にそってコンパクトに網羅した実に学びやすく使い勝手のよいテキストと言えます。その背景には、米国看護学生への綿密な調査と、その要望に基いた編纂という、これまでにない試みがなされていることも見逃せません。
　翻訳にあたっては、監修者・訳者・編集者が相互に連絡を取り、細部にわたって確認作業を重ねていきましたが、米国の医療制度や文化的背景等については、その説明に限界があることも事実です。読者のご理解ならびにご指摘等を頂ければと願っています。
　最後に、出版までの全行程で細やかな配慮を頂いた、株式会社ガイアブックスの吉田初音氏に感謝の意を表します。

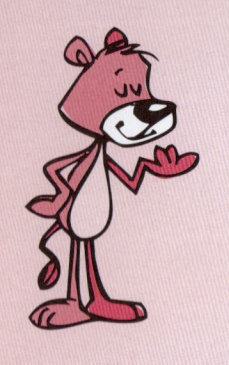

序
医療に携わるみなさんへ

　かねてより多くの看護学生から、クリティカルケアと救急看護および血行動態などのテーマが習得しにくいという声がありました。本書は、全米看護学生連盟会議のフォーカスグループからの情報に基づき、看護師の皆さんの提案によって開発されました。すなわち、内容を最小限に抑え、興味の持てる楽しい方法を採用しています。各ページに書き込むための余白を十分にとり、様々な学習スタイルの学生に合わせて、魅力的な習得方法を掲載し、視覚に訴える内容とし、主要なテーマの理解度をチェックし、必要ならば復習できるように、米国の看護師試験の問題を掲載しています。

　重篤状態の患者に対する薬物療法を指示し、血行動態値を測定し、正確な臨床的判断を下すことが期待される看護師にとって、クリティカルケアおよび救急看護の概念と原則を理解することは、看護の基礎と言えるでしょう。

　クリティカルケアおよび救急看護部門で働く看護師は、誰でも、重篤患者の看護管理に伴う測定技能、技術、看護知識の熟知が必要不可欠です。

　本書は、看護学生が難しい概念を習得しやすいように分かりやすく解説しています。本書の内容は、以前の看護知識に基づいて構築し、クリティカルケアおよび救急看護の基本知識を掲載しているので、読者は、基本的な病態生理学、解剖学、生理学を理解することができます。

　クリティカルケアおよび救急看護の新しい概念と原則を習得したい看護師であれば、初心者からベテランまで、本書は、有益な指針および情報源として役立ちます。

本書は各ページの余白に、重要事項の要約を掲載しているので、教室および臨床現場で必要な場合に、極めて重要な情報を素早く見つけることができます。

　要点 🏠 には、教室での勉強のヒントと患者を看護するときに役立つ「賢明な忠告」を掲載しています。いずれも、私達の長年にわたる学術的および臨床的経験から引き出されたものです。

　⚠️ の内容は、極めて重要で、通常、看護処置が必要で、致命的な状況になる可能性があり、また患者の予後に有意な影響を及ぼす可能性もあります。

　年齢および性別による相違 🌸 と **文化的背景** ☯ は、年齢または民族によって治療方法を変える必要があることを強調しています。

　🧮 は、重要な計算式を示しています。

　🖥 は、それぞれのテーマに関する詳細な情報が得られるインターネットのサイトを表しています。

　💓 は、それぞれ、実際の患者ケア、看護過程、患者の予後改善に重点を置いた看護に役立ちます。

　また、見出しを統一することによって、具体的な看護処置を明確に示しています。**テーマ名**には、そのテーマの定義を記載しています。**必須の基礎知識**には、テーマの解説を記載しています。**看護ケア**には、准看護師として行うケアの解説を記載しています。**理解度チェック**には、楽しみながらテーマの概念の理解を深めるために役立つ質問と練習問題を記載しています。このような４段階方式によって、読者は情報を習得し易くなり、さらに、その情報をどのように臨床現場に応用するかを身に付けることができます。

　本書の目的は、難しいテーマを理解しやすくすることです。そのため本書では、私達の実際の臨床経験と専門知識を用いて、患者によりよい看護ケアを行うためのクリティカルケアと救急看護の理解に役立つ内容を記載しています。本書の理解に基づく看護の技術と知識は、臨床現場の客観的かつ分析的な理解と意思決定の鍵となります。本書を読まれた皆さんが、本書から得られた新しい見識と理解を同僚の方々にも伝え、本書の情報を、看護ケア改善のため応用されることを願っています。

ローリ・シューマッハー , PhD, RN, CCRN
シンシア・チェルネッキー , PhD, RN, CNS, AOCN, FAAN

目次

発刊によせて iii
　　井上 智子

序　医療に携わるみなさんへ iv
　　ローリ・シューマッハー
　　シンシア・チェルネッキー

第1章　血行動態力学の概論 1
血行動態力学とは 1
循環系とは 2
必須の基礎知識 2
　　心臓の機能／心周期
理解度チェック 3
血圧とは 4
必須の基礎知識 6
　　全身血管抵抗(SVR)の上昇／全身血管抵抗(SVR)の低下
心拍出量(CO)とは 6
1回拍出量とは 7
必須の基礎知識 7
　　前負荷／後負荷／収縮力／心拍数／心仕事量に影響を及ぼす生理学的原理
理解度チェック 9
血行動態モニタリングとは 10
　　直接動脈圧モニタリング／右心房圧モニタリング／左心房圧モニタリング／肺動脈(PA)モニタリング
看護ケア 13
アメリカ正看護師資格試験の問題 15

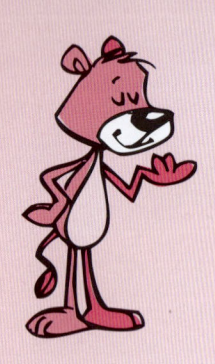

第2章　ショック症状 17
アナフィラキシーとアナフィラキシーショックとは 17
必須の基礎知識 18
看護ケア 20
　　医学的管理と治療／看護管理と予防
理解度チェック 23
心原性ショックとは 24
　　病態生理／高リスク患者群
必須の基礎知識 27
　　臨床症状
看護ケア 29
　　循環補助装置／薬物療法／酸素療法
理解度チェック 32
血液量減少性ショック(出血性ショック)とは 33
必須の基礎知識 34
　　血液量減少性ショックの病態生理／血液量減少性ショックの臨床症状
看護ケア 38
理解度チェック 42
敗血症性ショックとは 42
必須の基礎知識 43
看護ケア 46
理解度チェック 48
アメリカ正看護師資格試験の問題 50

第3章　外傷と救急医療 53
急速挿管法(RSI)とは 53
　　高リスク患者群
必須の基礎知識 54
　　臨床技術／予後

看護ケア 60
理解度チェック 61
頭蓋内圧亢進とは 62
必須の基礎知識 64
看護ケア 65
理解度チェック 68
外傷性脳損傷とは 69
必須の基礎知識 70
 外傷性脳損傷(TBI)の種類／二次的脳損傷
看護ケア 73
理解度チェック 79
銃創に起因する急性出血とは 80
必須の基礎知識 80
看護ケア 82
理解度チェック 86
心タンポナーデとは 87
必須の基礎知識 88
看護ケア 89
理解度チェック 92
低体温とは 93
必須の基礎知識 94
 熱平衡／熱の産生と消失のメカニズム
看護ケア 99
理解度チェック 102
薬物の過量摂取とは 104
必須の基礎知識 104
看護ケア 106
 よくみられる薬物の過量摂取とその中毒症状／注意事項
理解度チェック 112
自然災害時におけるクリティカルケアとは 112
 高リスク地帯
災害対策の時期とは 113
トリアージ
 （災害救急医療での傷病者分類）とは 113
 災害対策の情報源(米国)
アメリカ正看護師資格試験の問題 117

第4章　循環器系 120
急性冠症候群とは 121
急性心筋梗塞(AMI)とは 121

必須の基礎知識 122
 急性心筋梗塞の重症度／急性心筋梗塞(AMI)の臨床症状／急性心筋梗塞(AMI)の合併症
看護ケア 126
 心電図の波形／心筋酵素／医学的管理／薬物療法／血栓溶解療法／抗凝固療法／看護ケア(急性期看護ケア／長期的な看護ケア)
理解度チェック 135
心不全とは 136
必須の基礎知識 136
 収縮期心不全／拡張期心不全／慢性心不全と急性心不全／左心不全と右心不全
看護ケア 139
 診断／治療／急性心不全(入院患者の治療／薬物療法)／慢性心不全(外来患者の治療／薬物療法(慢性心不全)／非薬物療法／合併症)
理解度チェック 147
アメリカ正看護師資格試験の問題 151

第5章　呼吸器系 154
機械的人工換気とは 154
必須の基礎知識 155
 陽圧換気／換気モード／補助換気モード／新しい換気モード／人工呼吸器の設定／機械的人工換気の合併症／人工呼吸器からの離脱
肺塞栓とは 161
必須の基礎知識 161
 原因／病態生理学的変化／肺塞栓(PE)の臨床症状／診断
看護ケア 165
 看護師の責務／患者教育
理解度チェック 167
急性呼吸窮迫症候群とは 168
必須の基礎知識 168
 原因／病態生理学的変化／臨床症状／急性呼吸窮迫症候群(ARDS)の診断基準
看護ケア 170
 治療／血行動態モニタリング／混合静脈血酸素飽和度／輸液管理／体位／栄養／副腎皮質ステロイド療法／看護師の責務／患者およびその家族への教育
理解度チェック 177
アメリカ正看護師資格試験の問題 180

第6章　神経系 …… 183

- てんかん発作とは …… 183
- 必須の基礎知識 …… 184
  - てんかん発作の分類／てんかん発作の原因／てんかん発作に付きまとう俗説と偏見／診断検査／治療
- 看護ケア …… 188
  - てんかん発作の予防措置
- てんかん重積とは …… 190
- 看護ケア …… 190
- 理解度チェック …… 193
- 髄膜炎とは …… 194
- 必須の基礎知識 …… 194
  - 細菌性髄膜炎／ウイルス性または無菌性髄膜炎／真菌性髄膜炎／インフルエンザ菌性髄膜炎／肺炎球菌性髄膜炎／新生児髄膜炎／梅毒性髄膜炎／結核性髄膜炎／診断検査／医学的管理／髄膜炎の予防法
- 看護ケア …… 199
- 理解度チェック …… 202
- 脊髄損傷とは …… 202
- 必須の基礎知識 …… 208
  - 診断検査／医学的管理／自律神経異常反射
- 看護ケア …… 210
- 理解度チェック …… 215
- アメリカ正看護師資格試験の問題 …… 217

第7章　消化器系 …… 220

- 消化管出血とは …… 220
- 必須の基礎知識 …… 221
  - 臨床症状／原因／食道静脈瘤／消化管の炎症症状／診断法／合併症
- 看護ケア …… 228
- 理解度チェック …… 232
- 膵炎とは …… 233
- 必須の基礎知識 …… 234
- 看護ケア …… 237
- 理解度チェック …… 239
- 肝不全とは …… 241
- 必須の基礎知識 …… 241
  - 診断検査
- 看護ケア …… 249
- 理解度チェック …… 250
- アメリカ正看護師資格試験の問題 …… 253

第8章　腎臓系 …… 256

- 急性腎尿細管壊死(ATN)とは …… 256
- 必須の基礎知識 …… 257
  - 虚血性急性腎尿細管壊死(虚血性ATN)／腎毒性急性腎尿細管壊死／外因性腎毒素(内因性腎毒素)／診断法／予後
- 看護ケア …… 262
  - 看護ケア／退院と在宅医療ガイドライン
- 理解度チェック …… 264
- 慢性腎不全とは …… 265
  - 発症機序／高リスク患者群
- 必須の基礎知識 …… 267
- 看護ケア …… 269
  - 看護師の責務
- 理解度チェック …… 274
- 持続的腎機能代替療法(CRRT)とは …… 275
- 必須の基礎知識 …… 275
  - 持続的腎機能代替療法
- 看護ケア …… 278
  - 看護師の責務
- 理解度チェック …… 280
- アメリカ正看護師資格試験の問題 …… 283

第9章　内分泌系 …… 285

- 糖尿病とは …… 286
- 必須の基礎知識 …… 286
  - 膵臓(α細胞、β細胞、δ細胞)／罹患率／合併症
- 糖尿病性ケトアシドーシスとは …… 287
- 必須の基礎知識 …… 288
  - 臨床症状／血清浸透圧／アニオンギャップ
- 看護ケア …… 289
  - 医療処置および看護師の責務
- 理解度チェック …… 291
- 高血糖性高浸透圧状態とは …… 292
- 必須の基礎知識 …… 293
- 看護ケア …… 293
- 理解度チェック …… 294
- 低血糖とは …… 295
- 必須の基礎知識 …… 295

看護ケア 296
　　理解度チェック 297
　抗利尿ホルモン分泌異常症候群とは 297
　　必須の基礎知識 298
　　　　予後
　　看護ケア 299
　　理解度チェック 300
　尿崩症とは 301
　　必須の基礎知識 301
　　　　神経原性／腎性／心因性／臨床症状／血清検査値
　　　　／尿検査値
　　看護ケア 303
　　理解度チェック 304
　アメリカ正看護師資格試験の問題 306

第10章　血液系 309
　血小板減少症とは 309
　　必須の基礎知識 310
　　看護ケア 312
　　　　看護行為
　　理解度チェック 315
　播種性血管内凝固症候群(DIC)とは 317
　　必須の基礎知識 317
　　　　診断／臨床症状
　　看護ケア 320
　　理解度チェック 321
　アメリカ正看護師資格試験の問題 324

第11章　外皮系 326
　熱傷とは 326
　　必須の基礎知識 327
　　看護ケア 330
　吸入損傷とは 333
　　必須の基礎知識 333
　　看護ケア 334
　　理解度チェック 334
　アメリカ正看護師資格試験の問題 337

第12章　多臓器系 339
　コード(緊急事態)管理とは 339
　事前指示書(Advance Directive)とは ... 341

　　必須の基礎知識 341
　　看護ケア 342
　　理解度チェック 342
　二次救命処置ガイドラインとは 343
　　必須の基礎知識 343
　　理解度チェック 344
　呼吸停止とは 344
　　必須の基礎知識 344
　　看護ケア 345
　　理解度チェック 345
　心停止とは 346
　　必須の基礎知識 346
　　　　心室細動または無脈性心室性頻脈／無脈性電気活動
　　　　／心静止
　　看護ケア 347
　　　　除細動の適応となる心臓リズム／除細動の適応とならない心臓リズム
　　理解度チェック 350
　多臓器機能不全症候群(MODS)とは 351
　　必須の基礎知識 351
　　　　発症機序／高リスク患者群／予後
　　看護ケア 354
　　　　看護師の責務
　　理解度チェック 356
　アメリカ正看護師資格試験の問題 358

索　引 361
寄稿者一覧 378
著者・監修者略歴 380
巻末付録 i

本書の特徴

本書は、クリティカルケア看護や救急看護について必要な情報を、容易にかつ確実に習得できるように、記載しているので、看護の分野で最も難しいクリティカルケア看護の習得に役立ちます。

各章の見出し項目

本章の概要 各章の内容を箇条書きで記載しています。

表題 テーマの定義と簡潔な説明を記載しています。

必須の基礎知識 習得すべき必要不可欠な知識と手技を、なぜ重要なのかという理由と共に記載しています。

看護ケア 「必須の知識」で学んだ全ての知識を適用する看護ケアを記載しています。

理解度チェック 様々な練習問題（解答付き）により、各テーマを再確認し確実な理解が得られます。

専門用語（およびよく使用される病院用語）には、分かり易い説明を付けています。病院などの環境で特定の意味で使用される用語は、赤字にして強調表記しています。

各章の最後に掲載している「アメリカ正看護師資格試験の問題」はテスト形式なので、この復習問題で学習内容の理解度の確認と復習がインタラクティブにできます。

文中に下記のマークを入れ、それぞれ重要事項を要約して掲載しています。

臨床研究または臨床使用の要点。

計算式を示し、（例を提示し）問題解決へ誘導。

患者の状態の危険性を警告する緊急時のデータと、その回避方法。

兆候と症状・看護ケア・患者教育が、患者の年齢および性別によって異なること。

患者の文化的背景が異なることによって差が生じる可能性。

詳細な情報が得られるインターネット上のウェブサイトのアドレス。

患者をモニターすべき重大な状況。

血行動態力学の概論

第1章

ベッキー・ホッジズ

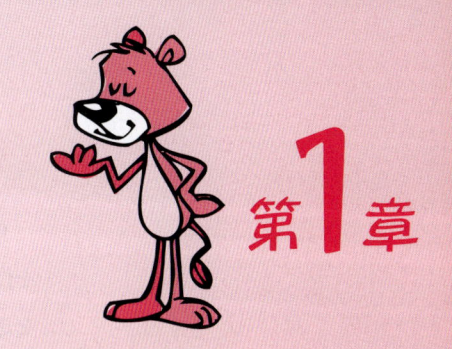

本章の概要

1. 重症患者の血行動態モニタリングを実践するための生理学的基礎知識
2. 心仕事量および血行動態値に影響する因子の考察
3. 動脈内圧、右心房圧、左心房圧、肺動脈圧の正常値
4. 血行動態モニタリングを受けている患者に対する適切な看護ケア法

血行動態力学とは

　血行動態力学は、心血管系および循環系の血流に関与する影響を研究する学問である。血行動態は、血圧（BP）または心拍出量（CO）×全身血管抵抗、中心静脈圧（CVP）、右心圧と左心圧によって表される

　心筋機能に影響を及ぼし、血圧を調節し、心仕事量とCOを決定する生理学的因子などが、主に血行動態に影響を及ぼす。したがって、血圧、血流、血管抵抗の基本概念を理解することによって、血行動態値の理解と洞察が深まる。血行動態値を求め心室機能を評価することによって、看護師は心血管系の問題を確認し、適切な看護法を決定することができる。血行動態値の解釈と臨床適用の基礎を本章に記載する。

循環系とは

体内には、静脈および動脈の複雑な回路網があり、それが連続的な血流回路を作り上げ循環系を形成している。心臓は、この循環系を通じて一定量の血液を送り出し、体内の酸素の運搬と需要のバランスを保っている。

必須の基礎知識

この循環系の血流を調節するために、いくつかのメカニズムが知られている。すなわち、体の代謝要求が増加すると、心臓に血液を送り返すために、血管は収縮する。体の代謝要求が低下すると、静脈は拡張する。この拡張により、末梢の血液貯留が起こり、心臓に還る静脈還流量が減少するというメカニズムがある。また、別に、心臓が、心拍数(HR)および心臓収縮力を増減することによって血流を調節するというメカニズムもある。

心臓の機能

心臓の機能は、体内に血液を送り出すことである。心臓には、上部の2つの心房と下部の2つの心室がある。心房は、流入する血液の貯蔵室として機能し、心室は心臓の主要ポンプ室として機能する。心房と心室の間には**房室弁（AV弁）**がある。右心房と右心室の間には三尖弁があり、左心房と左心室の間には僧帽弁がある。その他に、**肺動脈半月弁**と**大動脈半月弁**という2つの弁があり、それぞれ心室から肺循環および体循環への血流の調節に関与している。肺動脈半月弁は、右心室から肺への血流を調節し、大動脈半月弁は左心室から大動脈への血流を調節している。

電気的刺激伝導系は、電気刺激を極めて効率よく心房から心室へ伝える特殊な組織である。脱分極は、心臓の筋肉細胞の電気的活性化であり、細胞の収縮を促進する。細胞は一旦脱分極されるとすぐに、元来の電解質バランス状態に戻るが、それは**再分極**といわれる。

心周期

　右心房は体循環から静脈血を受け取り、左心房は肺から再酸素化血を受け取る。いずれの心房も血液で充満されると、電気的刺激伝導系の洞房 (SA) 結節が燃焼し、脱分極の過程を開始する。心房が血液で満たされるにつれて、心房内の圧力が上昇し、AV 弁を開く。AV 弁が開くと、ほぼ受動的に心室充満 (**拡張期**) が起こる。心房の脱分極後、心房が収縮し、心房内の血液を心室へ送り込む。この収縮は**心房キック**といわれ、心拍出量 (CO) のほぼ30%に当る血液を心室へ送り込む。

　心房収縮後、心房は弛緩し始め、心房圧は低下する。心房からの電気刺激は伝導系の残余部位を伝わり、心室の脱分極を引き起こすが、これが心室収縮の始まりである。心室圧のほうが心房圧よりも高くなり、AV 弁は閉じ、半月弁が開く。酸素を含まない血液は右心室から肺へ駆出され、肺胞でガス交換として二酸化炭素を排出し、酸素を取り込む。この酸素を豊富に含んだ血液は、左心室から大動脈を通って体循環へ駆出される。この心室からの血液の駆出期を**収縮期**という。

　1回拍出量 (SV) は、収縮期に駆出される血液量である。左室拡張末期容積 (LVEDV) は、駆出が起こる直前に左心室に残存している血液量である。左心室は、拡張期に受け取る血液量を全て駆出するわけではない。左心室が駆出する容積の割合を**駆出率** (EF) といい、拡張末期の全容積の約70%である。

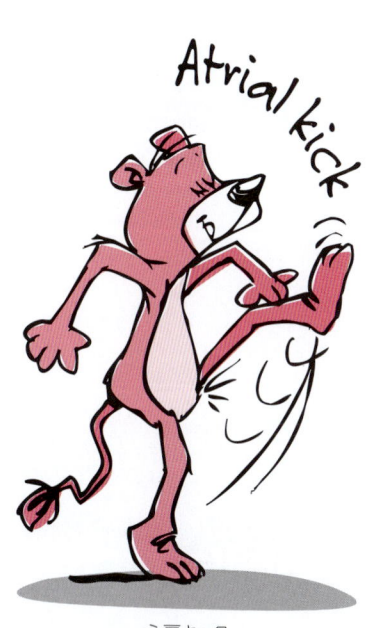

心房キック

理解度チェック

問題：**下記の空欄を埋め、文を完成させなさい。**

1. 心臓伝導系は、電気的活性化を引き起こし、心臓を _____ 。
2. 収縮期には、_____
   弁は開き、_____
   _____ は閉じる。
3. 拡張期には、_____
   弁は開き、_____
   _____ は閉じる。

4. 心房収縮は、心房 _____
   といわれ、心拍出量(CO)のほぼ _____
   _____%に当る血液を心室に送り込む。
5. 左心室は、収縮期に、受け取った血液を全量駆出するわけではない。左心室が収縮期に、駆出する血液の割合を _____ という。
6. 駆出が起こる直前に左心室に残存している血液量を、
   _____ という。

血圧とは

圧力は、流れまたは流路の抵抗の変化によって影響を受ける。この物理学の原則は、血圧にも当てはまる。血管が狭くなると血管抵抗が増加し血圧が上昇する。反対に、血管が拡張すると血管抵抗が低下し血圧が降下する。

$$BP = CO \times SVR$$

正常値：

収縮期：100-139mmHg

拡張期：60-90mmHg

血圧(BP)は、動脈壁に対して血液が及ぼす圧力であると定義されている。血圧の測定は、次の等式に基づいている。

$$血圧 = 血流量 \times 血管抵抗$$

全身血管抵抗(SVR)は、末梢血管抵抗を反映しており、血流に対する血管の抵抗である。SVRは、血管の状態、血液粘性、血管の内壁からの抵抗によって影響を受ける。全身血管抵抗(SVR)は、左心室のポンプ運動に対する抵抗にもなり、心拍出量(CO)とは反比例の関係である。

要点

血流量と末梢血管抵抗は直接血圧に影響する。患者の血圧が低下すると、血流量(CO)または抵抗(SVR)のいずれかが変化する。

解答：1. 収縮させる、2. 半月弁、3. AV弁、4. キック、5. 30、駆出率、6. 左室拡張末期容積

動脈圧に影響する因子

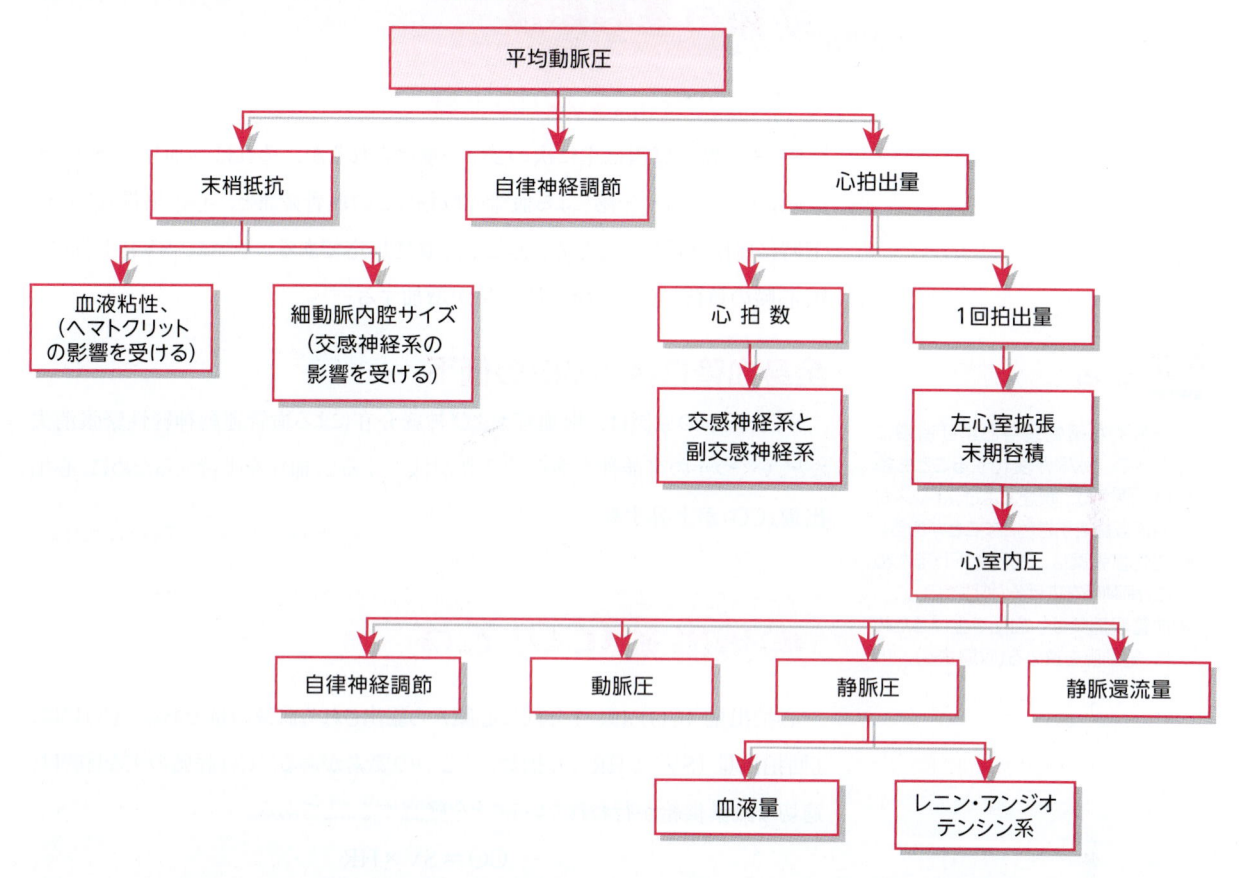

```
                    平均動脈圧
         ┌─────────────┼─────────────┐
       末梢抵抗      自律神経調節     心拍出量
      ┌───┴───┐                   ┌────┴────┐
   血液粘性、  細動脈内腔サイズ      心拍数    1回拍出量
  (ヘマトクリット (交感神経系の         │          │
   の影響を受ける) 影響を受ける)    交感神経系と  左心室拡張
                                 副交感神経系   末期容積
                                                │
                                              心室内圧
         ┌─────────┬─────────┬─────────┐
     自律神経調節  動脈圧    静脈圧    静脈還流量
                          ┌───┴───┐
                        血液量  レニン・アンジオ
                                テンシン系
```

(出典：Sole ML, Lamborn ML, Hartshorn JC著『Introduction to critical care nursing』第3版、Philadelphia, 2001年、WB、サンダース)

$$SVR = \frac{平均動脈圧(MAP) - 中心静脈圧(CVP) \times 80}{CO}$$

血管の直径は、全身血管抵抗（SVR）に影響する主要因子のひとつである。SVRは、血管が弛緩すると低下し、血管が狭まると増大する。救命医療では、血圧を低下または増加させるために、動脈のサイズを変えるため血管作動薬を用いることが多い。

要点

SVRが低下すると、心拍出量（CO）が増加し、COが低下すると血圧を維持するためにSVRが増加する

正常値
800～1200 dynes/秒/cm^{-5}

必須の基礎知識

全身血管抵抗(SVR)の上昇

SVR上昇の原因は主に次の2つが挙げられるが、それは高血圧またはカテコールアミンの過剰分泌による血管の収縮などの血管障害と、心拍出量(CO)低下時に血圧を維持するために起こる代償性反応である。さらに、SVR上昇により、心臓の負荷と心筋の酸素消費量が増加する。

全身血管抵抗(SVR)の低下

SVR低下の原因は、敗血症および神経介在による血管運動神経性緊張消失など、いくつかの可能性がある。SVRが低下すると、血圧を維持するために、心拍出量(CO)が上昇する。

> **要点**
> - 一般的な薬物投与および習慣によって、SVRが変化することも多い。例えば、喫煙およびストレスが血管収縮を引き起こすことがある。
> - 血管拡張薬は、血圧を下げるために、細動脈を広げる(拡張する)。
> - 血管収縮薬は、血圧を上げるために、細動脈を狭める(収縮する)。

心拍出量(CO)とは

心拍出量(CO)は、1分間に心臓から駆出される血液の量である。COには、1回拍出量(SV)とHR(心拍数)の2つの要素がある。CO評価の主な目的は、適切な酸素供給が行われていることを確認することである。

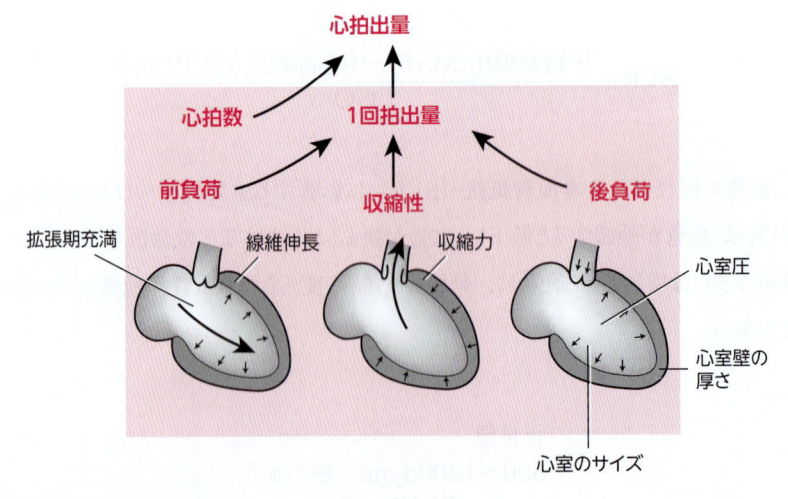

$$CO = SV \times HR$$

正常値：4〜8ℓ/分

CO=SV×HR

1回拍出量とは

1回拍出量（SV）は、1回の心拍動で、心臓から駆出される血液の量である。SVの決定要因は、前負荷、後負荷、収縮力の3つである。

必須の基礎知識

前負荷

前負荷は、拡張末期の心室充満容積である。これは、収縮直前の拡張末期の伸長している心筋の量を反映している。前負荷は、心臓に還ってくる血液量によって決まる。この血液量は、静脈の緊張と静脈の系中にある実際の血液量によって規定される。前負荷は、肺動脈カテーテルを用いて血圧を測定することによって求められる。この血圧は、肺動脈閉塞圧/肺動脈楔入圧（PAOP/PAWP）と呼ばれている。

要点
- 前負荷は、心筋の収縮力に直接関連している。
- 心臓が肥大すると、心室の容積が増加するので前負荷も増加する。心臓肥大は、PAWP値の上昇によって判断する。

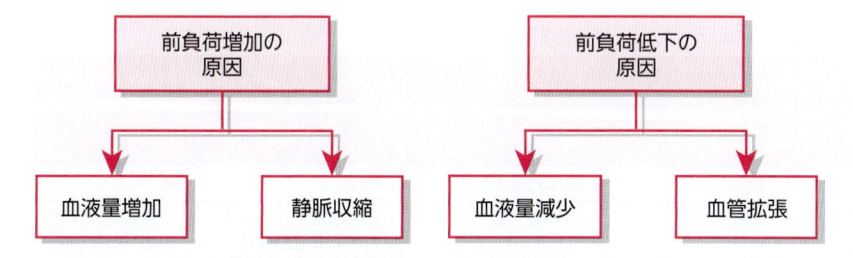

```
前負荷増加の原因 ─┬─ 血液量増加
                  └─ 静脈収縮

前負荷低下の原因 ─┬─ 血液量減少
                  └─ 血管拡張
```

（出典：Sole ML, Lamborn ML, Hartshorn JC著『Introduction to critical care nursing』第3版、Philadelphia、2001年、WB、サンダース）

後負荷

後負荷は、左心室のポンプ運動に対する抵抗量である。後負荷は、主に血管の影響を受けるが、血液の粘性、血流のパターン、弁の影響も受ける。この抵抗が大きいほど、心筋は、この抵抗に抗って働かなければならない。後負荷は、血圧と動脈緊張によって決まる。

左心室後負荷は、全身血管抵抗（SVR）を評価することによって求める。肺血管抵抗（PVR）は、右心室の働きに対する抵抗である。

要点
全身の動脈緊張が増加すると、血管収縮が起こり、血圧が上昇し、後負荷が増加する。

収縮力

収縮力は、収縮期の心筋線維の短縮力と定義されている。このため、前負荷、後負荷、線維の長さの変化に関係なく、心臓は働くことができる。収縮力は、1回拍出量（SV）の決定因子なので、心室の機能に影響する。「心筋の伸長が大きいほど、次に起こる心筋の収縮も大きい」という**フランク・スターリングの心臓の法則**と呼ばれる生理学の原理があるように、前負荷は、直接収縮力に影響する因子である。

前負荷（拡張末期の容積）の増加は、1回拍出量（SV）を増加させる。しかし、心機能障害または肺機能障害の患者の場合は、容積と血圧の関係が正比例の関係ではない。心室仕事係数（VSWI）は、心筋の収縮力の有益な測定値である。

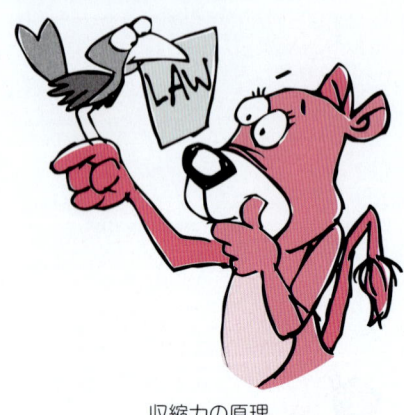

収縮力の原理

左VSWI＝
MAP－PCWP×SV指数（SVI）×0.0136
正常値：40～70gm/㎡/拍動

SVI＝CO÷体表面積（BSA）
正常値：33～47㎖/拍動/㎡
PCWP：肺毛細血管楔入圧（訳者注釈）

心拍数

1分間の心拍動数は、心拍出量（CO）維持の重要な因子であるため、COの式に含まれている。収縮力が抑制されるか、または心拍出量（CO）が低下すると、代謝要求を満たす十分な血流を維持するために、心拍数は増加する。

心拍出量（CO）の調節

1回拍出量(SV)					心拍数	
前負荷		後負荷(全身血管抵抗)		収縮力		
増加	低下	増加	低下	収縮力低下	増加	低下
利尿薬 静脈 拡張薬	輸液 血管収縮薬	動脈血管 拡張薬	血管収縮薬	陽性変力薬	心拍数を低下させるためのβ遮断薬とカルシウムチャネル遮断薬	交感神経作用薬 心臓ペーシング

要点
左心室の駆出に対する抵抗が増加すると、左心室の仕事が増加し、SVが低下することもある。

心仕事量に影響を及ぼす生理学的原理

心仕事量に影響を及ぼす因子は、フランク・スターリングの心臓の法則、心臓の筋肉線維の収縮力に影響する力（変力作用）、HRまたは心臓リズムの規則性（力-収縮頻度比）の変化、交感神経系または副交感神経系反応のような多岐にわたる影響などである。

フランク・スターリングの心臓の法則　収縮開始前の拡張期の心室の充満容積が増加すると、次の収縮期の収縮力が増加する。

変力作用　変力作用は、筋肉線維の収縮力を変化させる作用である。陽性変力物質は収縮力を強化する。陰性変力物質は収縮力を抑制する。

力-収縮頻度比　心拍数または心臓リズムが変われば、心室の拡張充満時間が変わり、したがって線維の伸長および次の収縮力が変わる。この比は、SVとCOに影響を及ぼす。さらに、大部分の冠動脈の充満は、拡張期に起こる。心拍数が増加すると、心筋の酸素消費量が増加するが、拡張充満時間が短縮されると、冠動脈の充満が低下する。このような力-収縮頻度比の結果、心筋の酸素の需要と供給のバランスが崩れる。

種々の影響　低酸素症、高カリウム血症、高炭酸ガス血症、低ナトリウム血症、心筋の瘢痕組織のような要因も、心筋の収縮力を低下させることがある。交感神経刺激は、心筋の収縮力を増加させ、副交感神経刺激（迷走神経による）は、洞房結節、心房心筋、AV接合部組織を抑制する。

> **成人の心拍数の正常値：**
> 60-100回/分
> **徐脈：** 60回/分未満(拡張期充満時間が延長する)
> **頻脈：** 100回/分超過(拡張期充満時間が短縮する)

理解度チェック

問題1：下記の空欄を埋め、文を完成させなさい。

1. 心拍出量(CO)＝＿＿＿＿＿＿＿＿＿＿×＿＿＿＿＿＿＿＿
2. 前負荷、後負荷、収縮力は、＿＿＿＿＿＿＿＿＿＿＿＿＿＿＿＿＿の決定因子である。
3. 前負荷は、＿＿＿＿＿＿＿＿＿＿＿＿＿＿＿＿＿＿＿＿＿＿＿と定義されている。
4. 後負荷は、＿＿＿＿＿＿＿＿＿＿＿＿＿＿＿＿＿＿＿＿＿＿＿と定義されている。
5. 肺動脈楔入圧(PAWP)によって＿＿＿＿＿＿＿＿＿＿＿＿＿＿＿＿＿＿＿＿を計測する。
6. 全身血管抵抗(SVR)によって＿＿＿＿＿＿＿＿＿＿＿＿＿＿＿＿＿＿＿＿を計測する。

問題2： A欄の記述に当てはまる語句をB欄から選びなさい。

A欄

_____ 7. 心筋の収縮力を低下させる。
_____ 8. 心筋収縮力を増加させる。
_____ 9. 変力作用
_____ 10.「心筋の伸長が大きいほど、次に起こる心筋の収縮も大きい」

B欄

a. 交感神経刺激
b. 収縮に影響を及ぼすこと
c. フランク・スターリングの法則
d. 高カリウム血症、低酸素症、高炭酸ガス血症、低ナトリウム血症

血行動態モニタリングとは

　心血管系および循環系の血行動態または血圧は、直接動脈圧モニタリング、中心静脈圧（CVP）モニタリング、先端バルーン付き血流指向性カテーテル（例えば、PAカテーテル、スワンガンツカテーテル）を用いる左心室圧の間接測定法などの侵襲的方法で測定する。

　血行動態モニタリングの目的は、血流が十分であることを確認し、不十分な血流を検出し、特定の最終成果を達成する治療法の用量を設定し、疾病の重症度を認定し、機能障害を起こしている器官を識別すること（例えば、心原性肺水腫と非心原性肺水腫を区別すること）である。

直接動脈圧モニタリング

　直接動脈内モニタリングにより、正確で継続的な動脈圧のモニタリングができる。また、動脈穿刺を繰り返すことなく、動脈血液ガス計測のための継続的な採血が可能なシステムである。この動脈穿刺により血栓形成、塞栓形成、失血、感染などの合併症が起こる可能性が考えられる。侵襲的動脈内モニタリングの方が、非侵襲的血圧モニタリングよりも正確で信頼性が高いと考えられる。

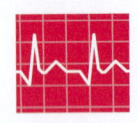

モニタリング：CVPまたは右心房圧（RAP）の正常値は0～6mmHgである。

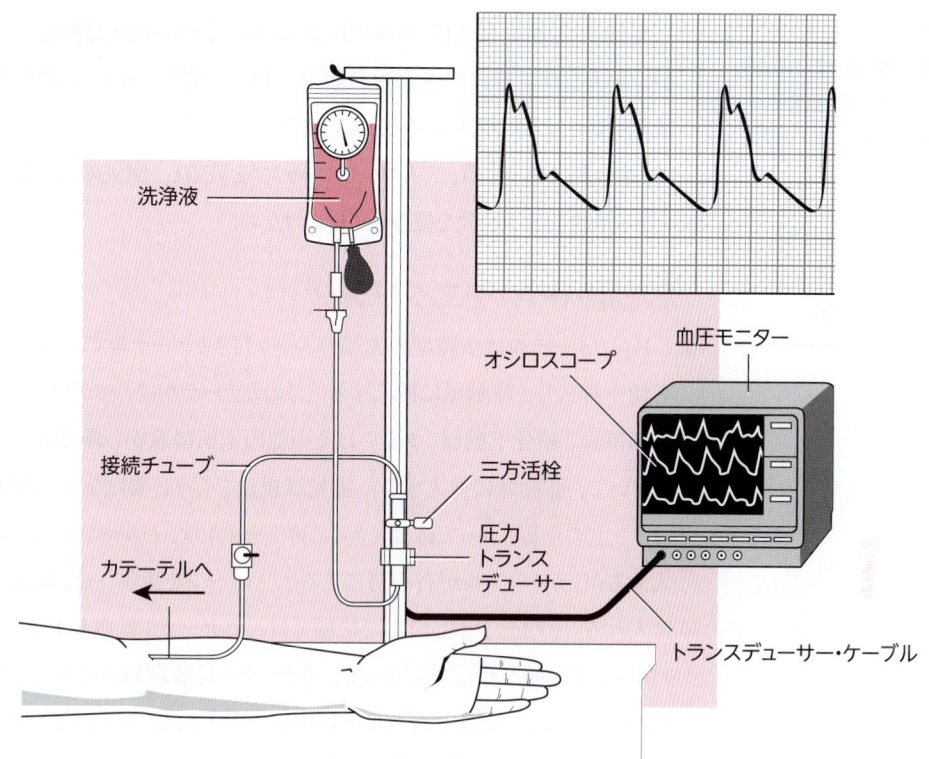

血行動態モニタリング（出典：Sole ML, Lamborn ML, Hartshorn JC 著『Introduction to critical care nursing』第3版、Philadelphia、2001年、WB、サンダース）

右心房圧モニタリング

　右心房内圧の測定値を、右心房圧（RAP）または中心静脈圧（CVP）という。上大静脈または下大静脈圧（CVP）または右心房圧は、直接法で測定する。これら2つの領域の圧力は基本的に等しい。拡張期には三尖弁（すなわち、右心房と右心室の間の房室弁［AV弁］）が開くので、RAP測定値は右室拡張末期圧（RVEDP）を正確に反映している可能性が高い。静脈緊張、血液量、右心室の収縮力のいずれかを変化させる症状があると、RAP測定値が異常な値になる。

左心房圧モニタリング

　直接左心房圧（LAP）モニタリングは、心臓の手術中、心臓カテーテル処置中、開心術後に用いるが、それ以外通常の検査では用いない。心臓手術中に、胸壁に切開を加えて、その遠位端の開口部にカテーテルを挿入することが、最も多い。

要点

RAPまたはCVPの低下が測定される場合は、循環血液量の減少または過度の血管拡張を反映している可能性がある。RAP値の上昇は、循環血液量の増加または極度の血管収縮、あるいは右心室の収縮力を低下させる症状（すなわち、肺高血圧および右心室不全）を反映している可能性がある。

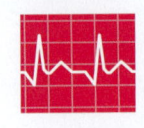

> **モニタリング：PAカテーテルの正常値：**
> **右心室圧：** 収縮期15-25mmHg
> 拡張期0-6mmHg
> **PA圧：** 収縮期15-25mmHg
> 拡張期8-15mmHg
> **PA閉塞圧：** 6-12mmHg

直接左心房圧（LAP）モニタリングにより、左心房内圧を測定することができるが、重大な合併症は空気塞栓および血管内遺残物であり、冠動脈または大脳動脈を閉塞させる可能性がある。このような合併症発生の可能性を低減させるために、結合部は固く締め、二方コックにキャップを装着し、空気の侵入を防ぎ、このラインから薬物および水分を投与してはいけない。

肺動脈（PA）モニタリング

PAカテーテルは多腔型の先端バルーン付きカテーテルで、静脈系から心臓の右側へ挿入し、肺動脈に挿入する。このカテーテルは、ベッドサイドで正中静脈、外頸静脈、鎖骨下動脈、あるいはその他の末梢静脈から経皮的イントロデューサを用いて、肺動脈に挿入する。蛍光透視法を行う必要はない。内圧変化は、モニター上の位置によって確認できる。カテーテルは、バルーンがしぼんだ状態で挿入するが、カテーテルが右心房に入ると、バルーンを膨張させ、血流と共に肺動脈に入れる。バルーンがしぼんだ状態では、カテーテルは直接PA圧を測定する。バルーンを膨張させることによって、カテーテルは肺細動脈に入り、その狭い腔内に押し込まれる。膨張したバルーンの先の開口部は、PAより遠位部の内圧（すなわち、左心房内の肺静脈血の受動的流出）を反映する。肺毛細血管楔入圧（PCWP）または肺動脈閉塞圧（PAOP）の平均値と左心房圧は、正常な僧帽弁機能を有する患者の左室拡張末期圧（LVEDP）値に極めて近い値なので、このPCWPは、PAOPとも呼ばれ、左心室機能の間接的な評価値になる。

このカテーテルには右心房圧（中心静脈圧：CVP）のモニタリング用の管腔もある。さらに、心拍出量（CO）を測定するためのサーミスタと呼ばれるポートもある。肺動脈（PA）カテーテルには、経静脈ペーシングのための溶液の静脈内投与またはペースメーカー電極挿入のための管腔もある。他に、COまたは混合静脈血酸素飽和度を継続してモニターできるカテーテルもある。高リスクの重症患者は、PAカテーテルを用いてモニタリングを行い、血液の適切な灌流を確認し、この療法の効果の診断と評価を行う。この高リスク患者群には、急性心筋梗塞、重症の狭心症、心筋症、右心室不全、左心室不全、肺疾患などの様々な心肺障害を有する患者を含む。さらに、PAモニタリングは、その他の心肺障害を有する重症患者の体液バランスを観察する手段としても有用である。

> **要点**
> 筋伸長に関わるパラメータはPCWPだけではないので、PCWPの変化が容積の変化と必ずしも一致しないことを忘れてはならない。左心室コンプライアンスが正常であればPCWPがわずかに変化しても容積が大きく変化することがあり、また逆に、PCWPが増加しなくても心室コンプライアンスが低下すると極端に容積が変化することがある。

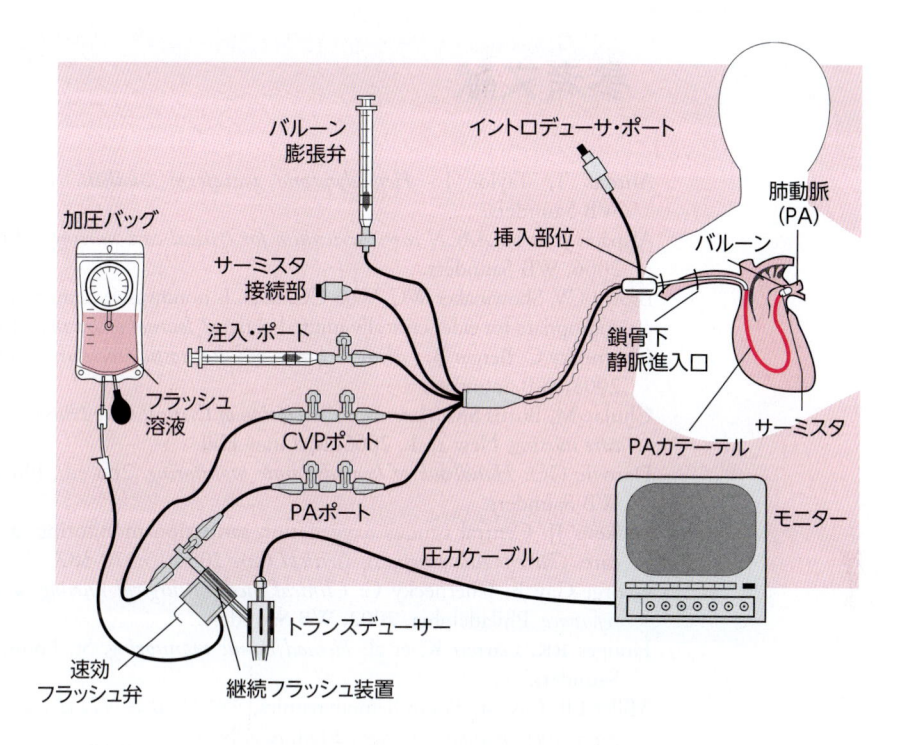

肺動脈モニタリング(出典：Bucher L, Melander S 著：『Critical care nursing』, Philadelphia, 1999年, WB サンダース)

看護ケア

　血行動態のモニター用の機器には、トランスデューサー、増幅器、ディスプレイモニター、カテーテル、溶液を充填したチューブなどが必要である。このモニター機器は、圧力波形をモニターできる機器でオシロスコープ上にデジタル数値として表示される。

　血行動態モニタリングを行うときの看護ケアは、(1) 手順について患者に説明し理解してもらう、(2) 該当する治療手順の同意書に署名があることを確かめる、(3) モニター機器を設置する、(4) ラインを準備する、(5) 医師が行うカテーテル挿入の補助を行う、(6) 血圧モニタリングを行う、(7) それぞれの医療施設の方針に従って臨床判断を行うことである。看護師は予測される合併症も警戒するべきである。

要点

救命救急医療に携わる看護師にとって、血行動態モニタリングは重要な評価手段であるが、ベッドサイドで患者の症状を評価し、あらゆることを考え合わせて、臨床的な意味を確認することも必要不可欠である。モニタリングの数字は数字に過ぎず、患者の症状が、その数字の示唆する状態ではない場合もある。

参考文献

Ahrens T, Taylor L: *Hemodynamic waveform analysis,* Philadelphia, 1992, WB Saunders.

Alspach J, et al: *AACN core curriculum for critical care nursing,* ed 6, Philadelphia, 2006, WB Saunders.

Brown CV, Showmaker WC, Woo CC, et al: Is noninvasive hemodynamic monitoring appropriate for elder critically injured patient? *Journal of Trauma,* 2005;58:102-107.

Chernecky C, Berger B: *Laboratory tests and diagnostic procedures,* ed 5, Philadelphia, 2008, WB Saunders.

Chulay M, Burns SM: *American Association of Critical Care Nurses essentials of critical care nursing,* New York, 2006, McGraw Hill.

Darovic GO: *Handbook of hemodynamic monitoring,* 2nd ed., Philadelphia, 2004, WB Saunders.

Dickens JJ: Central venous oxygenation saturation monitoring: a role for critical care. *Current Anaesthesia & Critical Care* 2004;15:378-382.

George-Gay B, Chernecky C: *Clinical medical-surgical nursing: a decision making reference,* Philadelphia, 2002, WB Saunders.

Hodges RK, Garrett K, et al: *Hemodynamic monitoring,* St. Louis, 2005, Elsevier Saunders.

Miller LR: Case studies in hemodynamics, *AACN 2008 NTI & critical care exposition proceedings manual,* Chicago, 2008, AACN.

Morton PG, Fontaine DK, Hudak CM, Gallo BM: *Critical care nursing: a holistic approach,* 8th ed, Philadelphia, 2005, Lippincott Williams & Wilkins.

Sole ML, Klein DG, Moseley MJ: *Introduction to critical care nursing,* 4th ed, St. Louis, 2005, Elsevier Saunders.

Urden LD, Stacy KM, Lough ME: *Thelan's critical care nursing diagnosis and management,* 5th ed, St. Louis, 2005, Elsevier.

アメリカ正看護師資格試験(NCLEX®)の問題

1. 拡張末期の心室の伸展性は、下記のいずれと見なされるか。
   1. 前負荷
   2. 後負荷
   3. 収縮力
   4. 心拍出量(CO)

2. 心臓伝導系が刺激を与えるのはどれか。
   1. 心房充満
   2. 心室収縮
   3. 全身血管抵抗(SVR)
   4. 後負荷

3. 心拍出量を求める計算式はどれか。
   1. 1回拍出量心拍数(時)
   2. 患者の体重時
   3. 収縮力時
   4. 1回拍出量収縮力

4. 次のうち1回拍出量の決定因子でないものはどれか。
   1. 収縮力
   2. 前負荷
   3. 心拍数
   4. 後負荷

5. 前負荷を表わすものはどれか。
   1. SVRの測定値
   2. 収縮力を表す測定値
   3. 左室拡張末期容積を反映する値
   4. 心拍出量を反映する値

6. 後負荷が表わすものはどれか。
   1. 肺毛細血管楔入圧(PCWP)
   2. 心拍出量
   3. 収縮力
   4. SVR

7. 心筋収縮力を増減させる作用は、どれか。
   1. 変時作用
   2. 変力作用
   3. 血管作動性
   4. 血管拡張作用

8. 前負荷は、肺動脈カテーテルを用いて、求められる前負荷を表す測定値はどれか。
   1. SVR
   2. PCWP
   3. 左室仕事係数(LVSWI)
   4. 肺動脈収縮期圧

9. 平均大動脈圧に反映される末梢細動脈の総抵抗はどれか。
   1. 肺血管抵抗(PVR)
   2. SVR
   3. 平均動脈圧(MAP)
   4. PCWP

10. 収縮力を低下させる要因は、下記のいずれか。
    1. 低酸素症,高カリウム血症,交感神経刺激
    2. 高炭酸ガス血症,低ナトリウム血症,交感神経刺激
    3. 低酸素症,心筋瘢痕組織,副交感神経刺激
    4. 低カリウム血症、高ナトリウム血症、副交感神経刺激

*訳者注釈:NCLEX®は、米国の看護師試験の略語である。

解 答

1. 3　収縮力は心室の伸展性によって決まる。前負荷は左室拡張末期容積である。後負荷は、左心室が打ち勝たなければならない抵抗である。心拍出量（CO）は、1分間に心室から駆出される血液量である。

2. 2　電気的刺激伝導系伝導系は、心臓の細胞の脱分極を促す刺激を与え、その結果心臓の収縮を引き起こす。右心房充満は、心臓への静脈還流によって起こる。左心房充満は、肺毛細血管床から肺静脈を経由して血液が還ってくることによって起こる。全身血管抵抗（SVR）は後負荷を表している。後負荷は、左心室が打ち勝たなければならない抵抗である。

3. 1　心拍出量を求める計算式は心拍出量＝1回拍出量心拍数である。この心拍出量の式には患者の体重は含まれていない。収縮力は、1回拍出量に影響を及ぼすパラメータのひとつで、前負荷と後負荷も考慮すべきである。1回拍出量は、心拍出量を求める式に含まれているが、収縮力は1回拍出量を求めるパラメータのひとつである。

4. 3　心拍数は、1回拍出量のパラメータではないが、心拍出量を求める式の成分である。前負荷、後負荷、収縮力は1回拍出量のパラメータである。

5. 3　前負荷は、左室拡張末期容積を表す左室拡張末期圧の測定値で表す。前負荷は、左室拡張末期圧の測定値で表すが、心拍出量の唯一のパラメータというわけではない。

6. 4　後負荷は左心室が打ち勝たなければならない抵抗であり、SVRを得ることによって求められる。PCWPは、前負荷を表す値である。心拍出量は、1回拍出量と心拍数から求める。

7. 2　変力作用とは心筋収縮力を増減させる作用である。変時作用とは心拍数を変化させる作用であり、血管作動性とは血管に影響を与える作用であり、血管拡張作用とは血管を拡張させる作用である。

8. 2　PCWPは、左室拡張末期容積または左室拡張末期圧（前負荷）を表す値である。SVRは、後負荷を表す値である。LVSWIは、収縮力を表す値である。肺動脈収縮期圧は、僧帽弁が閉じている収縮期の肺動脈圧なので、左心房圧のみを表している。

9. 2　SVRは、平均大動脈圧中の末梢抵抗を表している。PVRは、右心室が打ち勝たなければならない抵抗を表している（肺からの抵抗）。平均動脈圧（MAP）は、生命維持に不可欠な器官への血液の灌流圧を表している。PCWPは左室拡張末期圧を表している。

10. 3　低酸素症、心筋瘢痕組織、副交感神経の刺激は、収縮力を低下させる。心筋の収縮力を低下させる要因は、低酸素症、高カリウム血症、高炭酸ガス血症、低ナトリウム血症、心筋瘢痕組織などである。交感神経の刺激は収縮力を増加させる。

ショック症状

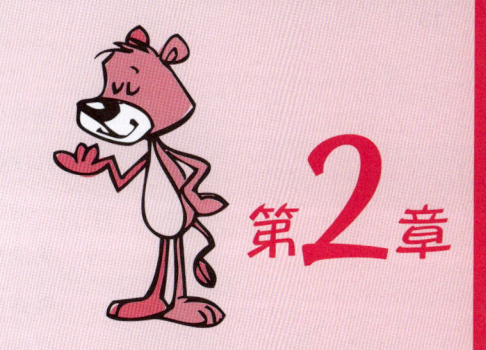

第2章

本章の概要

1. 様々なショック状態の見分け方
2. 様々なショック状態に起因する一般的な身体所見
3. 様々なショック状態の比較と差異
4. ショック状態の治療の適切な介護ケア
5. 様々なショック状態の合併症の考察
6. クリティカルケアの臨床現場で実施可能な予防法

アナフィラキシーとアナフィラキシーショックとは

L. シューマッハー

　アナフィラキシーは、外因性物質に対する致死的な過敏症反応または仮性アレルギー反応である。この重症の反応には、免疫介在性（アナフィラキシー性）反応と化学物質介在性（アナフィラキシー様）反応がある。

　アナフィラキシーは抗原-抗体反応の結果起こり、たいていの場合アレルギー患者に認められる。免疫反応は、元来身体に有害でない物質が皮膚または気道に入ることによって起こる。食物、食品添加物、環境化学物質（例えば、花粉、カビ、

動物の鱗屑)、診断薬、治療医薬品、血液または血液製剤、毒物(例えば、蜂刺され、ヘビの咬傷)のような物質が、免疫介在性反応を引き起こすこともある。

通常、アレルギー誘発物質(アレルゲン)に最初に接すると、そのアレルゲンに特異的な免疫グロブリンE (IgE) と呼ばれる抗体が形成される。最初のこの抗原曝露は、一次免疫応答といわれる。このときは、通常、曝露の臨床所見は認められない。この抗体が蓄積し、血漿中のマスト細胞(大量のヒスタミンを含有)の細胞膜および好塩基球に付着する。このマスト細胞と好塩基球が、全身に散らばり、そこで次にアレルゲンに曝露するまで待機している。次にこのアレルゲンに曝露すると二次免疫応答が起こる。この抗原とIgE抗体が相互に作用することによって、マスト細胞の破裂を引き起す。これを脱顆粒という。脱顆粒により、マスト細胞はヒスタミン、アナフィラキシーの好酸球走化因子(ECF-A)、ロイコトリエン(以前はアナフィラキシー遅延反応性物質[SRS-A]といわれていた)、血小板活性化因子(PAF)、キニン、プロスタグランジンのようなケミカルメディエーターを放出する。ヒスタミンは、アレルギー反応に伴う症状の最も重要な原因物質であると考えられている。放出されたヒスタミンは血管を拡張し、毛細血管の透過性を増大させ、平滑筋を収縮させる。この反応に続いて、臨床症状の変化が認められ、**アナフィラキシー性ショック**が誘発される。

薬物(ケミカルメディエーター)投与に反応してマスト細胞および好塩基球からヒスタミンが放出されると、アナフィラキシー様反応が起こる。この場合のヒスタミン放出は、抗原-抗体反応とは関係がないが、その兆候と症状は全く同じである。以前に曝露していることによって起こるアナフィラキシー性反応と違って、アナフィラキシー様反応は薬物にあらかじめ曝露していなくても起こる。アナフィラキシー様反応は、アナフィラキシー性反応と同様に、生命を脅かすこともあるが、血漿中のヒスタミンの半減期が短いため、時間的には限界がある(5〜10分間) (巻末付録図版1「アナフィラキシーショックのメディエーター反応と臨床所見」を参照)。

必須の基礎知識

アナフィラキシー性反応とアナフィラキシー様反応は、臨床上区別することは出来ない。適切な治療を迅速に開始しなければ、直ちに死に至ることもある。

通常、アナフィラキシーの症状は、原因物質注入の数秒から数分以内に起こるが、曝露から1時間経た後、症状が発現することもある。ヒスタミンは、血管拡張を

要点

- アナフィラキシー性反応は、事前に原因物質に曝露している場合に起こるが、アナフィラキシー様反応は事前に曝露していない、初めての曝露で起こる。
- アナフィラキシー性反応は、曝露のたびに発現の可能性が高くなる。
- アナフィラキシー性反応は、曝露直後に発現する場合と時間を経て発現する場合がある。

促進し静脈性毛細血管の透過性を増加させることによって生理学的変化を引き起こし、それは発赤、熱感、腫脹という臨床症状として発現する。

　最初の皮膚症状は、そう痒、全身紅斑、じんま疹（通常は胸に発現しその後顔面に発現する）、血管浮腫などである。血管浮腫は、間質腔に体液が漏出した結果起こり、そのため顔面、口腔、下咽頭の腫脹が引き起こされる。患者は、不穏になり、不安や恐怖を感じ、死が迫っているような感覚を訴えることもある。これは、クリティカルケアを行う看護師が軽く考えてはならない悪しき兆候である。平滑筋の収縮によって、嘔吐、下痢、筋けいれん、腹痛、尿失禁、膣出血などの消化管および泌尿生殖器障害の症状が発現する。

　肺の所見は、喉頭浮腫、気管支収縮、気管支漏、肺水腫などである。喉頭浮腫の兆候と症状には、吸気性喘鳴、嗄声、発声障害、嚥下困難などがある。患者は喉にしこりがあるような感じがすると訴えることがあるが、これは、軟部組織の腫脹に起因している。気管支収縮は、胸部絞扼感、呼吸困難、喘鳴を引き起こすことがあり、これは患者にとって脅威になる。

　心血管系の合併症が起こると、患者はめまいを訴え、意識レベルの変化が起こる。患者はクラクラして気が遠くなることもあり、動悸を訴えることもある。通常、心電図（ECG）によって、頻脈、上室性不整脈、心筋虚血と、おそらく心筋梗塞もわかる。頻脈と失神により、血圧低下および重度心血管系の障害が引き起こされることもある。

　この悪循環により、毛細血管および後毛細血管細静脈からの漏出が起こるため、最終的に、血圧は著しく低下し全身血管抵抗（SVR）も低下する。血管拡張から静脈還流量が著しく低下し、血管内容量も低下するため、アナフィラキシー性ショックが起こる。アナフィラキシー性ショックの患者の診断は、SVRの低下、1回拍出量の減少、後負荷の低下、拡張末期容積の低下、混合静脈血―酸素飽和度の低下などの心機能の血行動態の異常で評価する。このような血行動態の異常は組織内灌流の低下を伴い、それらあらゆることの結果として心拍出量（CO）が減少する。

　患者がショックレベルに達すると、多くの器官系が影響を受ける。循環血液量が減少し心拍出量（CO）が低下すると、身体は、重要な器官に酸素を含む血液を優先的に回すことで、身体を守る。このような器官は、心臓、脳、腎臓などである。こうして主要器官は必要な血液量をほぼ受け取るが、組織内灌流は低下し、細

> **！** アナフィラキシー性反応およびアナフィラキシー様反応は、緊急の急性症状によって引き起こされ、最終的に心血管系および呼吸器系の障害も併発する。

> **！** 最近、輸血の1週間後に輸血によるアナフィラキシー性反応が起こったことが知られている。

胞死および乳酸アシドーシスが引き起こされる。この場合、組織内灌流がどの程度低下しているかによって、適切な治療による身体の器官の回復が望めるかどうかが決まる。早期診断と迅速な治療が、患者の死亡および罹患の予防の最も重要な鍵となる。

看護ケア

医学的管理と治療

　アナフィラキシー性反応およびアナフィラキシー様反応の治療の成功の鍵は、洞察力の鋭い臨床家が早期に問題を認識し迅速に救命措置をとることである。治療を進めると同時に患者の安全確保のために段階的な措置をとらなければならないこともある。アナフィラキシー性反応の第一段階の措置は、原因物質の迅速な使用中止である。たとえ、その製品が原因物質として疑わしいだけであったとしても、すぐに使用を中止すべきである。そうすれば、マスト細胞の動員とそのメディエーターの放出が、それ以上起こらないように食い止めることができる。第二段階の措置は、エピネフリン（アドレナリン）の投与であるが、これがこの措置の中心となる治療法である。静脈内（IV）投与器具または血管アクセス器具を備え付けていない成人患者には、エピネフリン（アドレナリン）0.2～0.5mL（1：1000溶液）を皮下投与すべきである。必要に応じて、10～15分毎にこの用量の投与を繰り返す。静脈内（IV）投与器具を備え付けている成人患者の場合は、1：10,000溶液1～2.5mL（0.1～0.25mg）を投与すべきである。この投与量は0.3～0.5mgまで増加する場合もあり、必要に応じて5～15分毎に投与を繰り返す。エピネフリン（アドレナリン）は血管収縮を促進し、気管支収縮を抑制し、環状アデノシン一リン酸（cAMP）の産生を促進することによって、刺激されたマスト細胞または好塩基球からのメディエーターの放出を抑制する。

要点

- 血管拡張から静脈還流量が著しく低下し、血管内容量も低下し、アナフィラキシー性ショックが起こり、その結果、重度の心血管系障害および呼吸困難が起こる。
- 患者は、死が迫っているという感覚を覚え不安になり不穏状態を呈することもある。

要点

エピネフリンは、気管チューブによって投与することもある。用量は、成人1～2.5mL［1：10,000］（10mL溶液中エピネフリン1mg含有）とする。

> **アナフィラキシー性反応およびアナフィラキシー様反応に対する初期治療の第一選択肢**
> - 原因物質を見つけ、その曝露中止
> - エピネフリン(アドレナリン)の投与
> - 酸素供給
> - 抗ヒスタミン薬またはβ2作動薬の投与
> - 副腎皮質ステロイド薬の投与

　第三段階の措置は、患者ケアの基本三要素である気道、呼吸、血液循環の確保である。看護師は患者の気道を確保し、100%までの酸素吸入を行わなければならない。経鼻カニュラまたはフェイス・マスクのいずれかのうち、入手可能な最も適切な酸素供給装置を使用すべきである。アレルギー反応発現から数日間は換気と血流が適合せず、肺毛細血管からの漏出変化も認められるので、看護師は、患者の状態が安定するまで機械換気のための気管内挿管を考慮するべきである。患者に重度の喉頭浮腫などがあり、経験のある専門家が行っても経口気管挿管がうまくできない場合もある。経口気管挿管ができない患者の場合は、酸素を供給するために緊急措置をとるべきである。すなわち、気道確保のために経験のある専門家が応急処置(例えば、輪状甲状間膜切開、気管切開手術)をとる。心停止あるいは血圧(BP)または脈の完全喪失が起こった場合は、蘇生のためにエピネフリンを投与し(0.01 mg/kg)、同時に血液量を迅速に増加させ、心肺蘇生術(CPR)を行う。気道障害、呼吸困難、心血管障害の認められる患者は、治療とモニタリングのために集中治療室(ICU)に入院させるべきである。血圧、心拍数と心拍リズム、酸素飽和度、神経系の状態などのバイタルサインは、頻繁に評価しなければならない。心機能モニタリングのための肺動脈カテーテル、血圧モニタリングのための動脈ライン、動脈血ガス評価のための頻繁な血液採取が必要になる場合が多い。

　患者の症状が改善し、後続的な障害の予防策開始が可能になれば、アナフィラキシーの後続的な治療を行う。すなわち、抗ヒスタミン薬またはβ2作動薬の投与などである。患者に気管支けいれんが認められる場合は、気道開存のためにアルブテロールの吸入投与を行うべきである。ヒスタミン反応を抑制するためにジフェンヒドラミン(ベナドリル)を用い、遅延性アレルギー反応の発生を防ぎ毛細血管膜を安定させるために副腎皮質ステロイド薬を用いる。毛細血管の透過性が

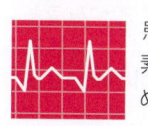

患者ケアの基本三要素のモニタリングが極めて重要である。

高まり継続的に血圧が低下する場合は輸液投与および陽性変力作用薬の投与を継続する必要がある。

血管作用薬は、ケミカルメディエーターの心筋抑制作用および血管拡張作用の抑制に役立つと思われる。

アナフィラキシー性反応を呈する患者の医学的管理を行うときは、その反応が繰り返し起こることを予防するために原因物質を確認する検査を必ず行うべきである。アレルギー反応は再び起こることがあるので、アナフィラキシー性反応から回復したとしても、引き続きICUで患者の観察を継続すべきである。

看護管理と予防

どのような患者がアナフィラキシー性反応を引き起こすかを予測することはできないので、クリティカルケアに従事する看護師は、治療用製剤、血液製剤、診断用製剤を投与するときは、どんな行動の変化もまた患者の症状の変化も見逃してはならない。クリティカルケアに従事する看護師は、全ての患者に対して入院時に、食物・環境化学物質・医薬品に対するアレルギーも含め、徹底した評価を行うべきである。2回目の抗原曝露ではアナフィラキシー性反応を起さなかった患者が、3回目の曝露でアナフィラキシー性反応を起すこともある。1回目よりも2回目以降の方が症状は軽くなることが多いが、予後の完全な予測は不可能である。残念ながら、アナフィラキシー性ショック後に極めて重度のアレルギー反応が発生するかどうかは予測できない。

重度のアナフィラキシー性反応およびアナフィラキシー様反応に看護師が対処する方法として、予防こそが理想的な対処法である。アレルギー患者の確認および曝露することによって患者に発現する反応のタイプの確認は、クリティカルケアに従事する看護師の責務である。アナフィラキシー性反応発症中の患者の救命率を改善する要素は、(1) 曝露から症状発現確認までの時間の短縮、(2) 原因物質の侵入経路と用量の究明、(3) 症状発現から治療開始までの時間の確認、(4) 全身の過敏性の確認である。

クリティカルケアに従事する看護師は、患者の症状に応じて、処置の優先順位をつけるべきである。処置を行う場合は、まず問題を認識し、さらにアナフィラキシー性ショックのような障害が起こらないように予防策を開始すべきである。アナフィラキシー治療の中心は、エピネフリン（アドレナリン）の投与であることを念頭に置き、患者ケアの基本三要素である気道、呼吸、血液循環の確保し、患者の姿勢を最も

要点
症状が認められない場合でも、曝露8時間経た後生命を脅かす状態になることもある。

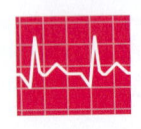

引き続き警戒を怠らなければ、クリティカルケアに従事する看護師は、患者にアレルギー反応の兆候が再び現れた場合を見逃すことがない。これらの兆候とは、ごく軽度の皮膚変化から、さらに重度の呼吸または心血管障害などである。

要点
詳細な入院時の記録は有用であるが、看護師は曝露による症状の発現が認められないからといってアナフィラキシー性反応の可能性をすぐには除外できないことを念頭においておくべきである。

www.anaphylaxis.com

ショック症状　第2章

呼吸しやすい姿勢にし、酸素を供給する。さらに、クリティカルケアに従事する看護師は、アナフィラキシー性反応の結果、最終的に毛細血管から血液の漏出が起こるため、患者に輸血が必要になることも熟知していなければならない。

したがって、患者に大量末梢静脈（IV）ラインを2本確保する。いずれの時期も、クリティカルケアに従事する看護師の責務は、その後の治療法が決定されるまでの間危機状態にある患者の精神的支援など、患者を元気づけ励ますことである。最終的には、アレルギーの完全的な記録をとり、患者用警告腕輪をつけることが必須の責務である。

要点
可能な場合は、最新の埋め込み型ポートと中心静脈ラインを用いること。

理解度チェック

問題：次の英語のクロスワードパズルを完成させなさい。

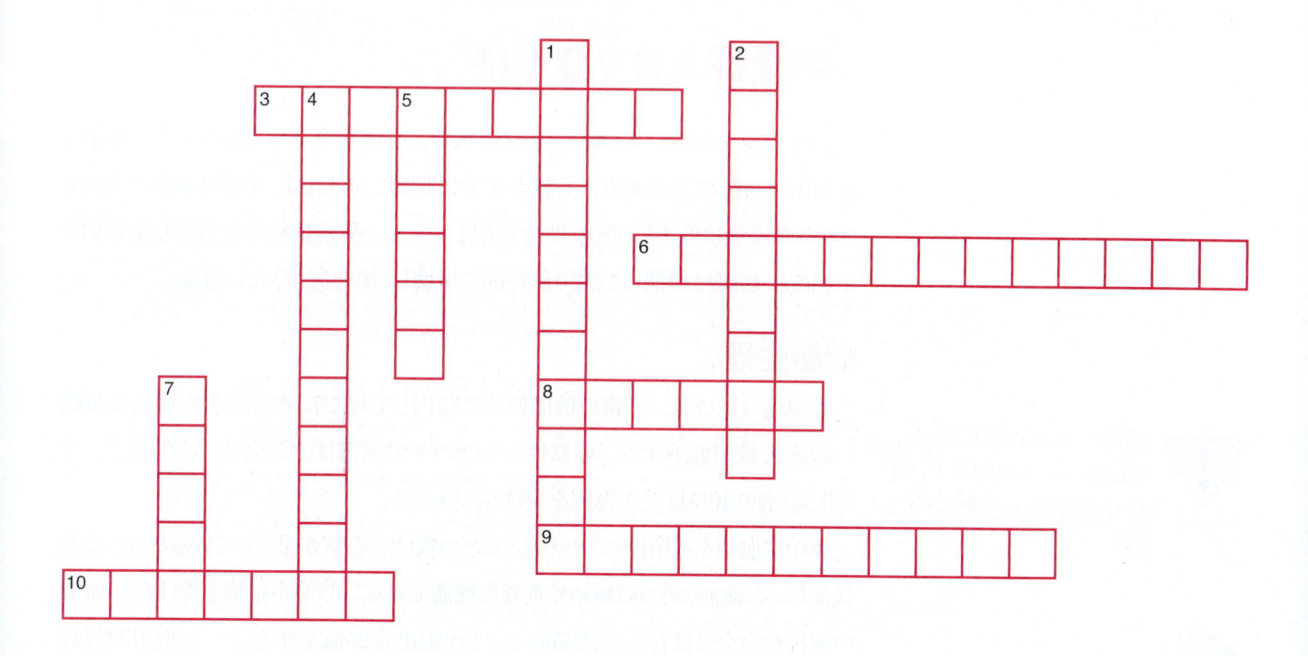

<ヒント>
- anaphylactoid （アナフィラキシー様）
- anaphylaxis （アナフィラキシー）
- basophils （好塩基球）
- blood （血液）
- discontinue （中止）
- epinephrine （エピネフリン）
- histamine （ヒスタミン）
- immune （免疫）
- oxygen （酸素）
- redness （発赤）

横

3. アナフィラキシー性反応は、マスト細胞と _____ に結合するIgEによる免疫介在性反応である。
6. アナフィラキシー性反応が起こるためには以前に曝露していることが必要であるが _____ 反応は、以前に曝露していなくても起こることがある。
8. アナフィラキシー性反応は _____ 反応である。
9. _____ は、アナフィラキシー治療の中心である。
10. ヒスタミン誘発性反応の典型的な兆候は _____ 、熱感、腫脹などである。

縦

1. アナフィラキシー性反応の可能性がある場合の第一段階の措置は、原因物質の曝露 _____ である。
2. _____ は、血管拡張を促進し毛細血管の静脈透過性を増加させることによって身体に生理的変化をもたらす。
4. _____ は、外因性物質に対する致命的な過敏反応または仮性アレルギー性反応である。
5. アナフィラキシーの治療時に、看護師は患者の気道を確保し、_____ 供給を行うべきである。
7. アナフィラキシー反応の一般的な原因物質には、食物、環境化学物質、医薬品、_____ 、血液製剤、毒物などがある。

心原性ショックとは

L. シューマッハー

心原性ショックは、特殊なショック症状で、心臓が全身の組織に十分に血液を送り出さなくなることである。心臓が十分に収縮しなければ、身体の組織に送り出される血流量は低下し、酸素供給量も低下する。酸素供給量が低下し臨界値を下回ると、組織は機能しなくなり最終的に崩壊し（**細胞破壊**）死に至る。

病態生理

心原性ショックは、心臓の機能低下に起因して起こり、酸素を含む血液の組織への流入量が低下する。心原性ショックの主要原因は心臓発作（心筋梗塞）であり、心室の40％以上が傷害を受けることもある。

体中に血液を送り出すためのほとんどの機能を心室が果たしているため、心室機能は、心機能のうちの極めて重要な機能である。心室が損傷を受けると、血液の駆出を完全には行えなくなるので、1回拍出量が低下する。1回拍出量は、心臓が収縮する心拍1回毎に心臓から送り出される血液量である。1分間に心臓から送り出される血液量の心拍出量（CO）も低下する。1回拍出量とCOが低

組織への酸素供給維持は命に関わる重要因子で、行われなければ細胞は死に至る。

要点
急性心筋梗塞は、心原性ショックの主要原因である。

解答：横：3. basophils, 6. anaphylactoid, 8. immune, 9. epinephrine, 10. redness. 縦：1. discontinue, 2. histamine, 4. anaphylaxis, 5. oxygen, 7. blood.

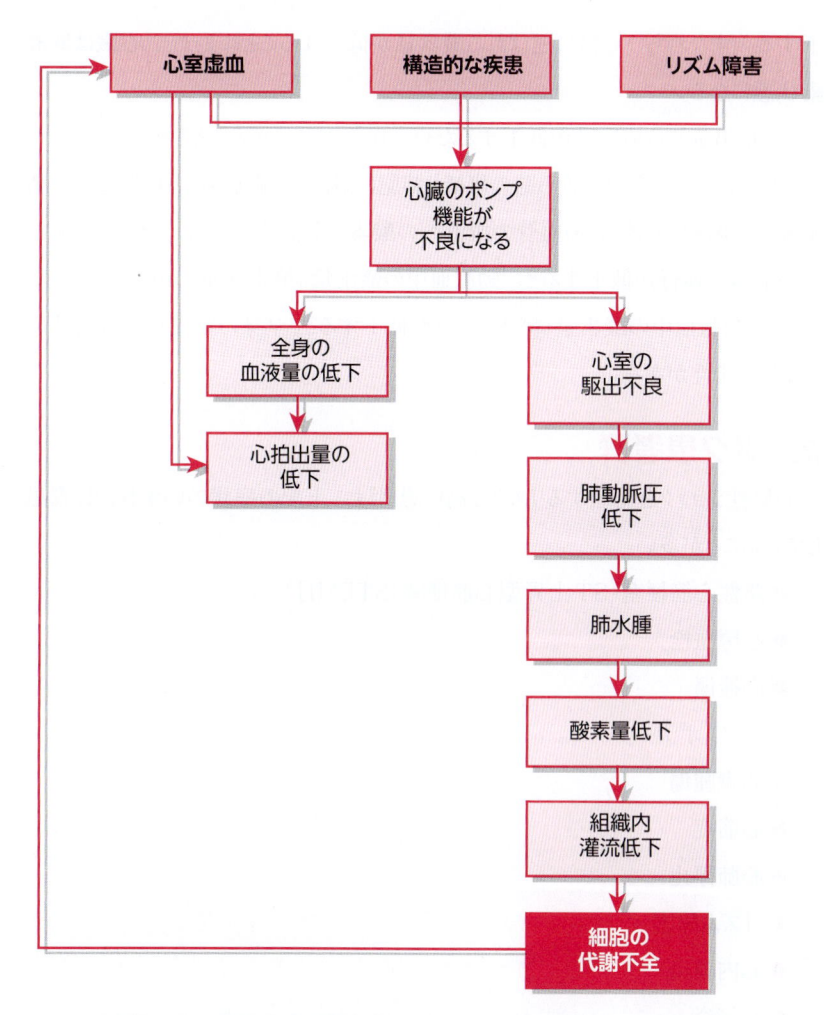

```
┌─────────┐  ┌─────────┐  ┌─────────┐
│ 心室虚血 │  │構造的な疾患│  │リズム障害│
└────┬────┘  └────┬────┘  └────┬────┘
     │            ↓            │
     │    ┌─────────────┐      │
     │    │ 心臓のポンプ │◀─────┘
     │    │  機能が     │
     │    │  不良になる │
     │    └──┬───────┬──┘
     │       ↓       ↓
     │  ┌────────┐ ┌────────┐
     │  │全身の   │ │心室の   │
     │  │血液量の │ │駆出不良 │
     │  │低下    │ └───┬────┘
     │  └───┬────┘     ↓
     │      ↓     ┌────────┐
     │  ┌────────┐│肺動脈圧 │
     └─▶│心拍出量の││低下    │
        │低下    │└───┬────┘
        └────────┘    ↓
                 ┌────────┐
                 │ 肺水腫  │
                 └───┬────┘
                     ↓
                 ┌────────┐
                 │酸素量低下│
                 └───┬────┘
                     ↓
                 ┌────────┐
                 │組織内   │
                 │灌流低下 │
                 └───┬────┘
                     ↓
                 ┌────────┐
                 │細胞の   │
                 │代謝不全 │
                 └────────┘
```

心原性ショックの原因と生理的影響（出典：Phipps Wら：『Medical-surgical nursing：health and illness perspectives』第7版、St Louis, 2003年, Mosby）

下すると、血液は心臓内に蓄積される。血液が心臓内に蓄積されると、左室拡張末期容積（LVEDV）が増加する。LVEDVが増加すると、心臓が働くために必要な酸素量も増加する（酸素需要）。

　このように酸素需要が増加するのは、心臓が増加した血液量を駆出しようとするためである。また、LVEDVが増加することにより、冠動脈を流れる血液量が低下する。これは、心室中の血液によって心筋内の血圧が高まるからである。心筋内の血圧が高まるため、冠動脈のサイズが低下し、その結果、冠動脈内の血流量が低下する。このように血流量が低下するため、心筋に運ばれる酸素量も低

要点

左心室の方が心臓発作による損傷を受けやすい。

下する。すなわち、心臓に運ばれる酸素量が低下することによって、心臓は低酸素状態になる。

　1回拍出量と心拍出量が低下するため、血液が肺に戻ることもある。血液は、肺に戻ると、肺毛細血管から肺の組織と肺胞に漏出し、肺水腫を引き起こす。肺水腫は、肺胞から肺毛細血管の血液への酸素の移行を妨げる。肺胞から血液への酸素の移行が低下すると、動脈血中の酸素量（酸素含量）が低下する。このように動脈血中の酸素量（酸素含量）が低下すると、全身の組織が低酸素状態になる可能性がある。

高リスク患者群

　心原性ショックを発症するリスクの高い患者は、下記の病状のいずれかに罹患していることが多い。

- 急性心筋梗塞（ST上昇型心筋梗塞［STEMI］）
- 心房血栓
- 心挫傷
- 心タンポナーデ
- 心臓腫瘍
- 心筋症
- 心肺停止
- リズム障害
- 心内膜炎
- 心筋炎
- 心臓切開手術
- 褐色細胞腫
- 気胸
- 肺塞栓
- 敗血症性ショック
- 弁機能不全（僧帽弁または大動脈弁逆流、僧帽弁狭窄）
- 心室瘤

要点

心臓の組織の低酸素状態は、心機能をさらに低下させ、継続的に心血管機能を損なう。

心血管系がさらに損傷を受けると、悪循環が生じ、治療をしなければ患者の状態は、ますます悪化する可能性がある。

必須の基礎知識

臨床症状

　心原性ショック発生患者には、多くの臨床症状が発現することがある。これらの症状は、ショックの重症度、患者が罹患している他の基礎疾患、心力不全の原因によって異なる。心力不全のために発現する症状もあれば、ショックに対する体の反応によって現れる症状もある。

　心原性ショックの心血管系の兆候には、収縮期血圧が90mmHg未満にまで低下することがある。この血圧低下とCOの低下（2.2ℓ/分）に反応して頻脈が発生する。心臓の機能は徐々に損なわれていくため、脈も徐々に微弱になる。血圧低下に反応して、カテコールアミンが放出される。このカテコールアミンは、心拍数を増加させ、末梢血管を収縮させることによって、血圧を増加させる。重度の血管収縮によって、脈拍が微弱化する。毛細血管の再充満が遅延し、末梢組織は、血流と酸素供給量が減少することにより、低酸素症の症状を発現する。心臓の収縮に必要な酸素が欠乏してくると、心臓はカテコールアミンに反応できなくなる。酸素は、血管の収縮を持続するためにも必要である。酸素が元のように供給されなければ、心臓はますます低酸素状態になり損傷を受け、血液を送り出すことさえできなくなる。COは継続的に低下し、その結果、組織の低酸素状態は継続的に悪化する。

　心臓の低酸素状態がさらに悪化すると、ECG上で虚血性変化が認められる。これらの変化は、ST部分の変化または心室性期外収縮（PVC）として現れることが多い。

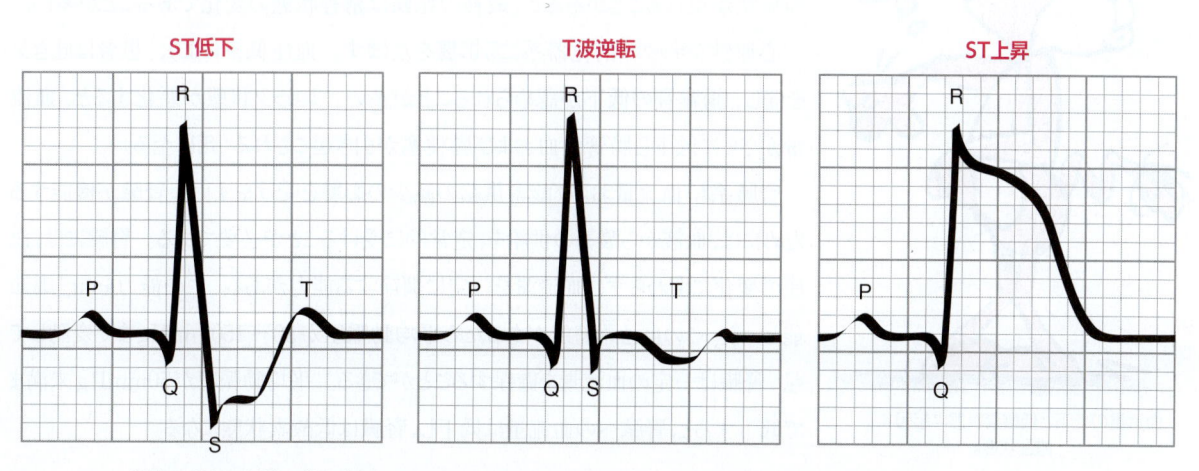

ST低下　　　　　　　T波逆転　　　　　　　ST上昇

（出典：Phipps Wら：『Medical-surgical nursing : health and illness perspectives』第7版、St Louis, 2003年, Mosby）

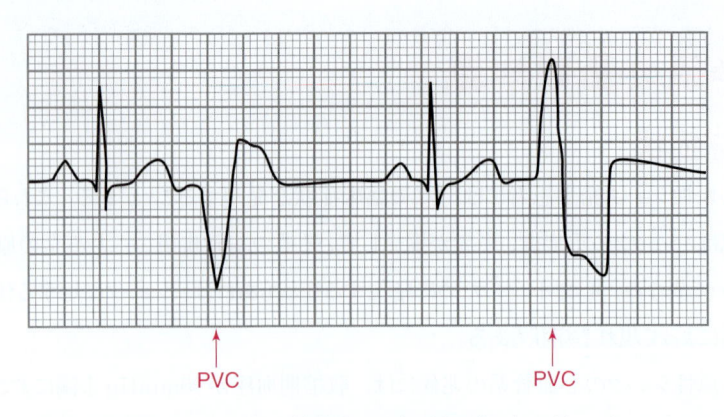

心室性期外収縮によるECGの変化（出典 Chernecky Cら：『Real-world nursing series：ECGs & the heart』, Philadelphia, 2002年, WB サンダース）

　患者は、胸痛または圧迫感を訴えることもある。
　COが低下するため、血液は、心臓と肺に戻ってこない。体液が肺毛細血管から肺へ漏出する。患者が呼吸すると、肺に漏出した体液は、クラックル（肺の異常音）とびまん性肺水腫を引き起こす。肺胞と毛細血管膜の体液のために、酸素は容易に肺胞から血液に移行しない。その結果、動脈血中の酸素量および酸素飽和度が低下する。酸素飽和度は、動脈血の直接採血によって測定するかまたはパルスオキシメーター測定によって推定する。重度の低酸素状態の患者の爪床と粘膜は黒ずんだ色になる。
　中枢神経系（CNS）が正常に機能するためには適切な血流および酸素が必要である。血流量の低下および低酸素状態になると、不安、錯乱状態、嗜眠、昏睡の症状が現れることがあるが、最初の兆候は精神状態の変化であることが多い。
　心原性ショックは消化器系にも影響を及ぼす。血圧低下により、患者は吐き気を催し、腸雑音の低下が認められることが多い。ショック状態が悪化すると、血流量がさらに低下し腸管虚血および腸梗塞が引き起こされる（死に至る）。
　腎臓系も、血流量および酸素供給の減少の影響を受けやすい。腎臓が機能するためには、血液から酸素の供給を、定常的に受けることが必要である。腎臓には、血圧の変化に関わらず、血流量を一定に調節する能力がある。この能力を自己調節能という。この自己調節能があるため平均動脈圧が50〜150mmHgまで変動しても、腎臓は一定の血流量を確保することができる。平均動脈圧が50mmHg未満まで低下すると、腎臓への血流量は低下し、腎臓は低酸素状態になる。

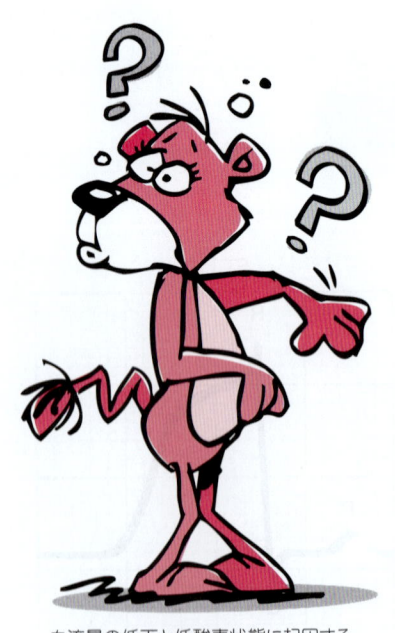

血流量の低下と低酸素状態に起因する錯乱状態。

低酸素状態になると、身体の体液および電解質を調節し、老廃物を排泄し、医薬品を代謝する腎臓の能力は低下する。腎臓中の血流量の低下により尿量が低下し、その結果末梢浮腫が引き起こされる。このように腎臓は、血流量の低下と酸素の欠乏によって損傷を受ける。カテコールアミンによる腎臓中の血管収縮は、このような腎臓の障害を悪化させることが多い。長期的な重度の血流量低下と酸素の欠乏は、腎機能を損ない、腎不全を引き起こすこともある。

> **要点**
> 心原性ショックの症状を発現している患者の予後はよくない。死亡のリスクは70〜80%である。

看護ケア

心原性ショックを防ぐための治療法は全て、血流量と酸素量の回復を目標に、器官の損傷を食い止めるために、早期にかつ迅速に行わなければならない。心筋虚血状態の患者の死亡率を下げるために、血栓溶解療法、血管形成術、バイパス手術による緊急の心臓血管再建が必要な場合が多い。血栓溶解療法を患者に行う前に、看護師は、患者の病歴を確認し、患者の年齢、症状発現、投与薬物、アレルギー、高血圧の有無、最近の手術・外傷・出血・脳卒中などの病歴を知っておくべきである。詳細な術前の精密検査ができないような緊急の状況下でなければ、血管形成術またはバイパス手術の前に、標準的な術前評価と精密検査を行うべきである。

心原性ショックのリスクの高い患者には、大動脈内バルーンパンピング（IABP）、左心補助循環装置（LVAD）、体外生命維持装置（ECLS）などの機械装置による処置または薬物療法などの総合的な循環補助を行う必要がある。さらに、酸素療法および呼吸補助は、機能不全状態の心臓への酸素供給増加に役立つ。

> **要点**
> 治療目標は、組織および器官の損傷を食い止めるために、血流量と酸素化を回復させることである。

循環補助装置

IABPは、拡張期に膨張し収縮期に収縮することによって作用する。収縮期の収縮によって、後負荷、すなわち心臓が駆出しなければならない抵抗を軽減し、心臓からの血液の駆出を促進する。バルーンが収縮すると、空間ができ、それだけ抵抗が少なくなるので、心臓は血液を送り出すことができるようになる。後負荷を低下させることによって、心臓の負荷が減り、心臓が機能するときに必要な酸素量も減る（巻末付録図版2「大動脈内バルーンポンプ」を参照）。

拡張期にバルーンが膨らむと、大動脈のどちらかの側の冠動脈に血液が押し出される。そのため冠動脈を通じて心筋に流れ込む血流量が増加する。心筋に

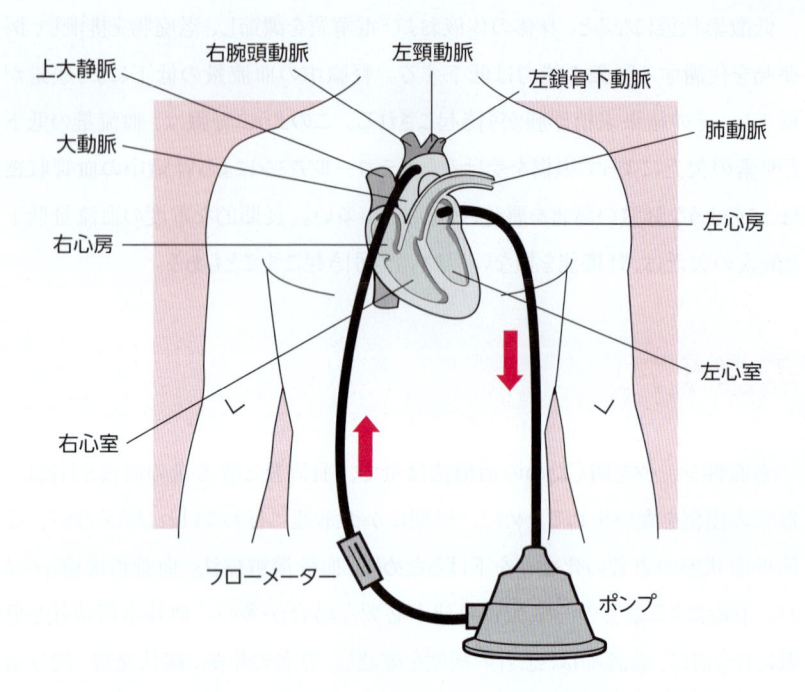

図中ラベル：上大静脈、右腕頭動脈、左頸動脈、左鎖骨下動脈、大動脈、肺動脈、右心房、左心房、右心室、左心室、フローメーター、ポンプ

心原性ショックの循環補助装置（出典：Chernecky Cら：『Real-world nursing series：ECGs & the heart』, Philadelphia, 2002年, WB サンダース）

流れ込む血液量が増加することによって、酸素供給量も増加する。心筋への酸素供給量が増加すると、心臓への酸素供給も増加し、心臓の低酸素状態の軽減が促進される。したがって、IABPは、後負荷を低減し冠動脈灌流量を増加させることによって、心臓の負荷を軽減し、心筋酸素消費量（MVO_2）を減らし、心筋への酸素供給量を増加させるので、心臓が効率よく機能することが可能になる。

LVADは、左心室が末梢へ血液を送り出すことを援助することによって、心拍出量（CO）を増加させる。LVADは、心臓の機能を援助することによって、身体が損傷を回復するまで、心臓がある程度の休息をとることを可能にする。LVADは、重度の心原性ショック患者に最後の手段として用いられることが多い。

ECLSは、血液を、体外膜を通じて身体の外へ出し酸素化した後、体内に再び戻すことのよって、心臓と肺にかかっている負荷を軽減する。ECLSは、心臓移植のつなぎとして用いることが多い。

LVAD、ECLS、IABPのカテーテルは、外科手術によって挿入する。これらの装置を使用するためときは、装置のまわりに塞栓を生じる可能性のある血栓形

成が起こらないように、患者に抗凝固剤を投与しなければならない。看護ケアとして患者の血液凝固状態のモニタリングを行えば、血塊は確実に減少する。

患者、手術部位、器具の接続部分は、出血および瀉血がないかどうかもモニターすべきである。IABP、LVAD、ECLSを用いる治療法は、永久的な解決法ではないが、ショック状態からの心臓の回復の補助手段として用いられる。

> ECLS、LVAD、IABP装置に血液が凝固しないように、患者の血液凝固状態は注意深くモニターしなければならない。

薬物療法

心原性ショックの原因は、左心不全（最も多い）、右心不全、心タンポナーデである。多くの治療薬が利用可能であるが、最適な治療薬の組み合わせは、心不全の原因と患者の薬物反応性によって決まる。よく用いられる薬物を次に挙げる。

- ドーパミン（イントロピン）：低用量で腎臓の灌流量を増加させ、高用量で心拍出量（CO）、心拍数、全身の動脈圧の増加を引き起こして、心臓のポンプ機能を増大させる（陽性変力作用）。
- ドブタミン（ドブトレックス）：心臓のポンプ機能を増大させ（陽性変力作用）、COを増加させ、心室充満圧を低下させる。
- ノルエピネフリン（レボフェド）：著明な末梢血管収縮薬で、循環虚脱を防ぐために、収縮期の血圧が極めて低い患者に用いる。
- ミルリノン（プリマコール）：動脈血管の拡張を促進し、前負荷および後負荷を低下させ、心臓のポンプ機能を増大させる（陽性変力作用）。
- ニトロプルシドナトリウム（ニプリド）：動脈抵抗を低下させる。SVR、後負荷、収縮期BPを低下させるために用いられることが多い。
- ニトログリセリン（ニトロール，Tridil）：静脈抵抗を低下させ、冠動脈の拡張を促進して、狭心症の疼痛緩和に役立つ。
- 利尿薬：身体の水分、肺水腫、全身の体液過剰を軽減する。

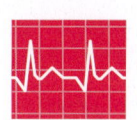

> 薬物投与の調節および点滴中は、患者を注意深くモニターする必要がある。患者の心拍数、血圧、血行動態の測定値にみられる影響に注意を払い、心機能の最適化を図らなければならない。

酸素療法

酸素療法の目的は、組織への酸素供給量を増加させるために、動脈血の酸素化を改善することである。血液ガス分析の動脈血の酸素圧（PaO_2）は80mmHgを超過、酸素飽和度は90％を超過とする。心筋虚血の患者あるいは心原性ショックのリスクの高い患者には酸素を補給すべきである。このような患者の症状には、適切な酸素供給という目標を達成するために、呼気終末陽圧を加える機械的換気を用いる必要がある。

薬物、用量、作用部位

薬物	作用	受容体	用量範囲
ドーパミン（イントロピン）	血圧、心拍出量、尿量の増加	低用量：2μg/kg/分未満、ドーパミン作動性部位の刺激 中等用量：3～10μg/kg/分—ドーパミンおよびβアドレナリン作動性部位の刺激 高用量：10μg/kg/分超過—αアドレナリン	0.5～20μg/kg/分 血行動態反応に基づき用量を設定する
ドブタミン（ドブトレックス）	陽性変力作用 心拍数の僅かな増加を伴う	β1作動性	開始用量：2.0μg/kg/分 40μg/kg/分まで増量できる
ミルリノン（プリマコール）	陽性変力作用	血管平滑筋拡張性	負荷投与量：50μg/kg/10分 点滴：0.375～0.750μg/kg/分
ニトログリセリン（ニトロール，Tridil）	降圧作用、狭心症軽減	冠状動脈拡張	IV：開始用量5μg/分 血行動態の反応に基づき徐々に増加
ノルエピネフリン（レボフェド）	↑血管収縮により血圧上昇 陽性変力作用も見られる	β-1、β-2 αアドレナリン作動性	開始用量：2.0μg/kg/分 12μg/分まで増加
ニトロプルシドナトリウム（ニプリド）	心臓の前負荷と後負荷を軽減	静脈平滑筋拡張性	0.3～10.0μg/kg/分

理解度チェック

問題： 次の英語のクロスワードパズルを完成させなさい。

＜ヒント＞
- angina（狭心症）
- at（打席）
- bar（棒）
- cardiogenic（心原性）
- clot（凝固）
- dopamine（ドーパミン）
- heart（心臓）
- IABP（大動脈内バルーンパンピング）
- inotropic（変力作用）
- ischemia（虚血）
- pump（ポンプ）
- risk（リスク）
- shock（ショック）
- spy（スパイ）
- tact（機転）
- TNT

横
2. 塞栓とは血液が ＿＿＿ することである。
4. ショックの種類
8. 3 ＿＿＿ 目にホームランを打った。
9. 心臓の働き
10. ジェームス ボンド
11. 心臓の収縮作用
13. 4つの部屋がある。
15. 組織中に十分な酸素がないと起こる。

縦
1. 子どもが好きなキャンディー ＿＿＿。
3. 交渉に必要なもの。
5. 胸痛
6. 心臓のポンプ作用を増大させる
7. 後負荷を軽減する。
10. 急激に心臓のはたらきが悪化して血圧が低下し、危険な状態になることを心原性 ＿＿＿ という。
12. 危険な値のこと（略称）
14. 危険性

第2章　ショック症状　33

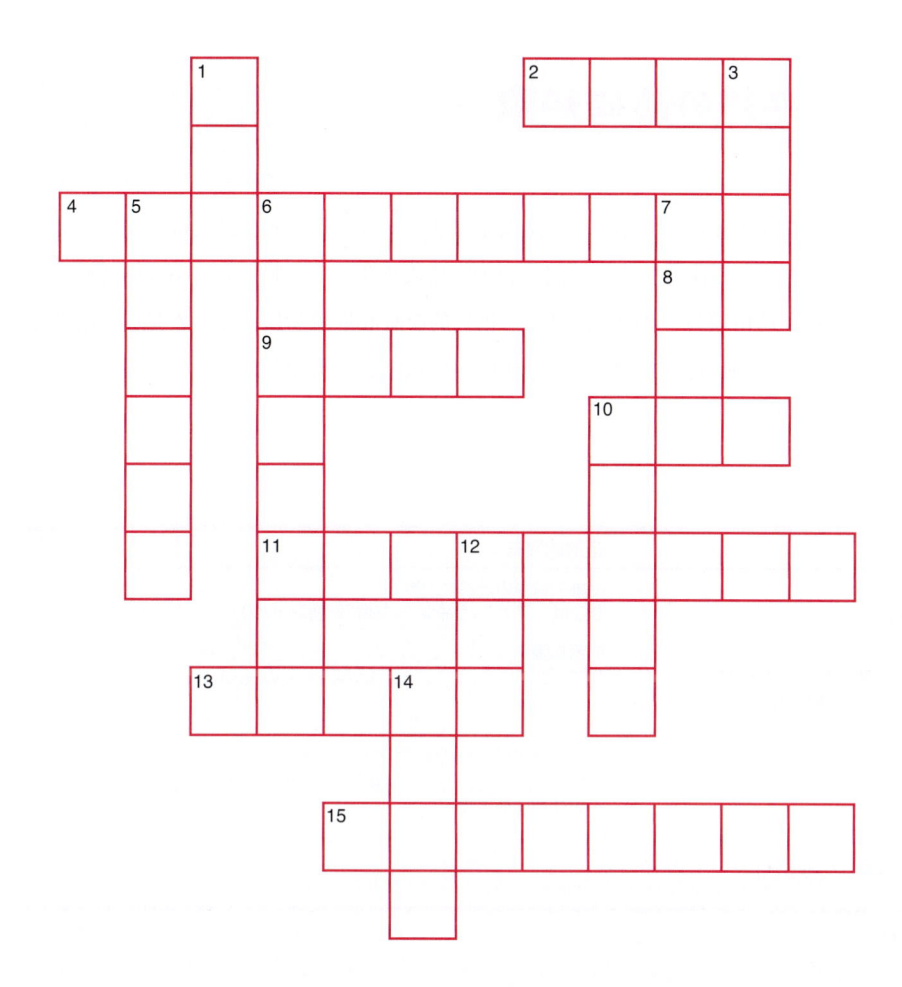

解答：横：2. clot; 4. cardiogenic; 8. at; 9. pump; 10. spy; 11. inotropic; 13. heart; 15. ischemia.
縦：1. bar; 3. tact; 5. angina; 6. dopamine; 7. IABP; 10. shock; 12. TNT; 14. risk.

血液量減少性ショック（出血性ショック）とは
L. シューマッハー

　血液量減少性ショックは、最もよくみられるショック症状で、血管床の循環血液量が不足することにより引き起こされる。あらゆるショック症状と同様に、身体の器官に流入する酸素を含む循環血液量が低下する。酸素を含む血液量がこのように欠乏することによって、組織の灌流量が不足し、細胞が低酸素状態になり、器官不全が起こり、死に至る。

要点

- あらゆるタイプのショック症状の最大の特徴は、組織内灌流の低下である。
- 血液量減少性ショックの原因は、出血が最も多い。

必須の基礎知識

血液量減少性ショックの原因は2つのカテゴリーに分けられる。すなわち、絶対的な血液量減少と相対的な血液量減少である。絶対的な血液量減少は、血管内腔からの体液喪失に起因している(体液喪失、第三腔[third space]と呼ばれる有効循環外への体液移動)。相対的な血液量減少は、血管が拡張し循環血液の容積に比べて、血管容量の方が大きくなるために起こる。

血液量減少性ショックの原因

絶対的喪失	相対的喪失
GI症状 (下痢、嘔吐、GI吸引、オストミー、瘻孔)	毛細血管膜の透過性上昇 (敗血症、アナフィラキシー、熱傷、脊髄ショック)
出血 (外傷、手術、GI出血、DIC、血小板減少症、血友病、脾臓破裂、動脈解離/破裂、出血性膵炎、血胸、長骨骨折、骨盤骨折)	血管拡張 (敗血症、アナフィラキシー、交感神経刺激の喪失)
血漿喪失 (熱傷、滲出性病変、水分の経口摂取量低下)	膠質浸透圧低下の結果起こる体液隔離 (肝硬変、腸閉塞、イレウス、腹膜炎、重度のナトリウム欠乏、下垂体機能低下症)
腎臓からの喪失 (過度の利尿、高血糖性浸透圧利尿、尿崩症、アジソン病)	

GI＝消化管；DIC＝播種性血管内凝固症候群

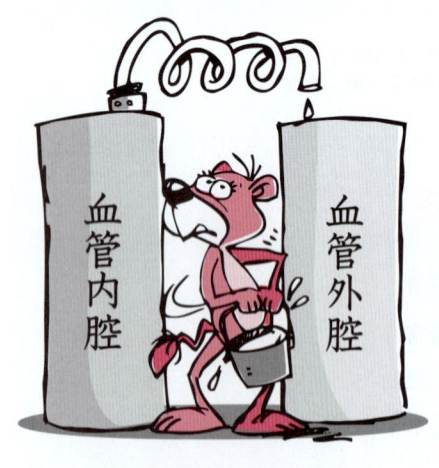

第三腔(third space)が拡張すると、浮腫および絶対的な血液量の減少が引き起こされる。

血液量減少性ショックの病態生理

循環血液量が低下すると、心臓の右側に還る静脈血も減少する。このため心臓の充満圧および充満容積、つまり前負荷(拡張末期容積)も低下する。前負荷低下の結果、1回拍出量および心拍出量(CO)も低下する。COが低下すると、血圧が低下し、器官に流入する酸素化血液量が減少し組織内灌流が不十分になる。大動脈切痕および頸動脈洞の圧受容器は、循環血液量の低下を感知し、自律神経系の交感神経枝を刺激する。交感神経系(SNS)の線維と副腎の髄質部は、神経伝達物質エピネフリンおよびノルエピネフリンを放出する。

ショック症状　第2章　35

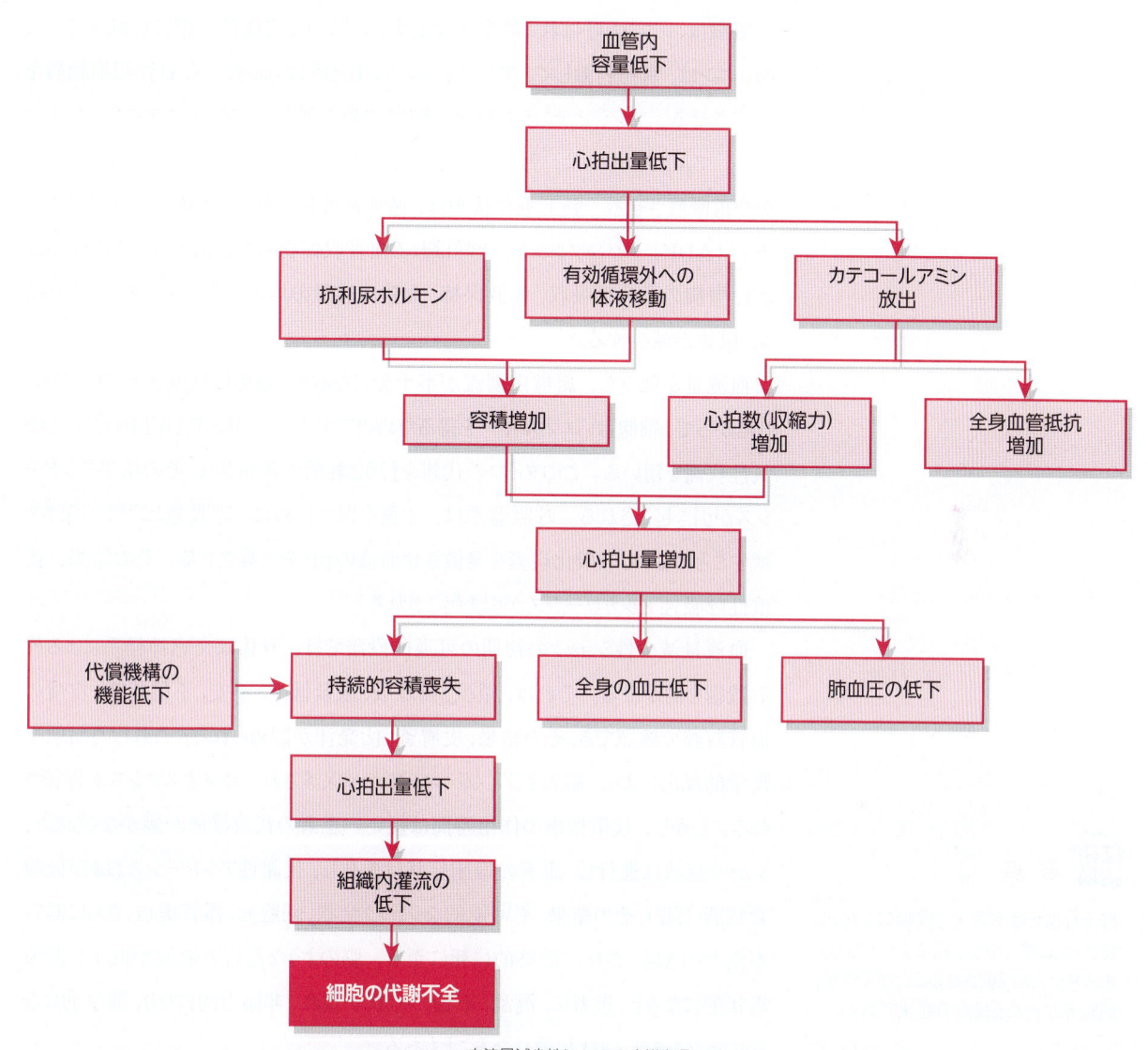

```
         ┌─────────────┐
         │ 血管内      │
         │ 容量低下    │
         └──────┬──────┘
                ↓
         ┌─────────────┐
         │ 心拍出量低下│
         └──────┬──────┘
      ┌────────┼────────┐
      ↓        ↓        ↓
 ┌─────────┐┌─────────┐┌─────────────┐
 │抗利尿   ││有効循環外││カテコール   │
 │ホルモン ││への体液 ││アミン放出   │
 │         ││移動     ││             │
 └────┬────┘└────┬────┘└──────┬──────┘
      ↓          ↓      ┌─────┴─────┐
 ┌─────────┐     │      ↓           ↓
 │容積増加 │     │ ┌─────────┐┌─────────┐
 └────┬────┘     │ │心拍数   ││全身血管 │
      │          │ │(収縮力) ││抵抗増加 │
      │          │ │増加     ││         │
      │          │ └────┬────┘└─────────┘
      └──────────┼──────┘
                 ↓
         ┌─────────────┐
         │ 心拍出量増加│
         └──────┬──────┘
      ┌────────┼────────┐
      ↓        ↓        ↓
 ┌─────────┐┌─────────┐┌─────────┐
 │持続的   ││全身の   ││肺血圧の │
 │容積喪失 ││血圧低下 ││低下     │
 └────┬────┘└─────────┘└─────────┘
      ↑
 ┌─────────┐
 │代償機構の│
 │機能低下 │
 └─────────┘
      ↓
 ┌─────────────┐
 │ 心拍出量低下│
 └──────┬──────┘
        ↓
 ┌─────────────┐
 │ 組織内灌流の│
 │ 低下        │
 └──────┬──────┘
        ↓
 ┌─────────────┐
 │ 細胞の代謝不全 │
 └─────────────┘
```

血液量減少性ショックの病態生理
(出典：Phippsら：『Medical-surgical nursing：health and illness perspectives』, 第7版, St Louis, 2003年, Mosby)

　エピネフリンおよびノルエピネフリンは、心拍出量を増加させるために、心拍数を増加させ心臓の収縮力を強化する。これらの神経伝達物質は、全身の血管も収縮させ動脈圧を維持する。この血管収縮は、身体の代償機構の一環で、生命維持に不可欠な器官以外の皮膚、消化管、腎臓、筋骨格系に必要な血液を、生命維持に不可欠な器官、特に脳および心臓に回し、脳および心臓の酸素化血流と組織内灌流を維持する。

要点

身体は、血液量の低下と組織の酸素化低下を補うために、エピネフリンおよびノルエピネフリンを放出し、その結果、血管が収縮され心拍数が増加する。

腎臓は、レニンと呼ばれる物質を放出することによって血管収縮に貢献する。このレニンは、肺を刺激して、アンジオテンシンⅡと呼ばれる強力な血管収縮物質を産生させる。アンジオテンシンⅡは、副腎皮質を刺激してアルドステロンを産生させる。アルドステロンは、腎尿細管に作用しナトリウムを再吸収させ、その結果水分を再吸収させる。脳下垂体後葉は、循環血液量の低下に応じて、抗利尿ホルモン（ADH）（バソプレシン）と呼ばれる血管収縮物質を放出する。この作用により、腎臓の水分再吸収、体液保持、血管内容量の増加が引き起こされ、その結果、尿量が減少する。

　血流量が低下し、組織内灌流が不十分になると、細胞は低酸素状態に陥る。したがって、細胞は、エネルギーを得るためのアデノシン三リン酸（ATP）産生に嫌気性代謝を用いる。このタイプの代謝を行うと乳酸が蓄積され、その結果アシドーシスが引き起こされる。呼吸器系は、平衡を保つために、呼吸数と呼吸の深さを増すことによって二酸化炭素を発散させ血液のpHを上昇させる。その結果、代償性呼吸性アルカローシスが引き起こされる。

　血液量減少性ショックの初期の可逆的段階では、身体は交感神経系による代償機構を働かせる。それは、頻脈、頻呼吸、尿量低下、不安、不穏状態、皮膚の血管収縮で確認でき、その結果、皮膚蒼白と発汗が認められる。これらの病態生理学的反応により、脳および心臓への灌流が保護され、ホメオスタシスが保持される。しかし、代償機構の作用時間は短い。患者の代償機構が働かなくなると、ショック症状は進行し、患者の臨床症状は悪化し、代謝性アシドーシスおよび低酸素状態に陥り、その結果、不可逆的なショック症状、細胞死、器官虚血、さらに器官不全が引き起こされ、最終的に死に至る。脳のような器官の灌流が低下し低酸素状態になると、患者に、混乱、不穏の症状が現れ、非協力的になり、闘争的になる可能性もあり、昏睡状態になることもある。

血液量減少性ショックの臨床症状

　血液量減少性ショックの臨床症状は、体液喪失の重症度および速度、患者の代償機能、患者の年齢、既往症の有無によって異なる。いずれのタイプのショック症状であっても、その症状は段階的に進行する。各段階の兆候と症状は、体液の喪失容積と身体の反応を反映している。

　体液の15〜30％（1500mlまで）を喪失すると、ショック症状の可逆的代償性段階が始まる。この段階の治療目標は、細胞への灌流と酸素化の回復である。患

> **要点**
> 難治性または不可逆的段階のショック症状とは、あらゆる手段によってもホメオスタシスを回復させることができず、細胞死が始まる段階の症状である。

者の血圧の測定値は正常であり、脈圧（脈圧は収縮期血圧と拡張期血圧の差で、正常値は40mmHg）は小さい。

さらに、患者には、頻脈、頻呼吸（呼吸性アルカローシスを生じる）、低酸素症、尿量低下、口渇、皮膚蒼白、冷感、毛細血管再充満の遅滞（2秒未満）、意識レベルの変化（例えば、錯乱状態、不穏、不安）の症状もみられる。

ショック症状の根底にある問題が是正されない場合は、患者の症状は、次の段階へ進む。すなわち体液の30～40%（2000㎖まで）を喪失すると、症状の悪化が始まる。この段階では、代償機構が効果的に機能しなくなり、組織内灌流が低下し、心拍数の増加、心臓のリズム障害が生じ、心拍出量、心係数、右心房圧、肺動脈楔入圧が低下する。動脈系の持続的な血管収縮の結果、全身血管抵抗（SVR）は増加する。血管収縮が長期化することにより、毛細血管から組織への血流量が低下し、細胞は低酸素状態に陥り、嫌気性代謝が行われアシドーシスが生じる。毛細血管の血管収縮の長期化により、血管が詰まり血流が妨げられる。最終的に、毛細血管静水圧が上昇し、第三腔（third space）に体液貯留と浮腫が起こる。この第三腔（third space）への体液移行は、タンパク質の喪失により毛細血管の透過性が上昇し膠質浸透圧が低下すると、さらに悪化する。体液が血管内腔から血管外腔へ移行するため、血液量がますます減少する。患者の血圧は下がり、脈圧は小さくなる。

呼吸器系が機能しなくなると、患者は肺水腫を発症することがあり、持続的低酸素血症による呼吸性および代謝性アシドーシスを反映し、動脈血ガス値が悪化することもある。乏尿は徐々に悪化し、治療しても効果が得られなくなる。腎臓の機能が失われるため、血液尿素窒素値（BUN）とクレアチニン値が上昇する。脳灌流が低下するため、患者の意識レベルの変化は、悪化し続ける。患者は、徐々に嗜眠傾向が強まり、混乱状態となり最終的に昏睡状態になる。この段階になると、器官は機能障害に陥り、すべての体組織が影響を受ける。ひとつの臓器が機能不全になると、結局、他の臓器も機能不全になり、その結果、多臓器機能不全症候群（MODS）に陥る（第12章のMODSに関する考察を参照）。

治療を行っても体組織に効果が認められず、結果として多臓器機能不全が起こると、患者のショック症状は難治性または不可逆段階に至る。40%（2000㎖）を超える体液を喪失すると、患者のショック症状は最終段階に至る。この段階では、代償機構は完全に疲弊し、臓器不全が起こる。この段階は、死の危険が差し迫った状態である。脳障害が起こると、交感神経の緊張が失われる。

> ! 可逆的代償性段階では、血液量減少性ショックの症状を見落としやすい。

> ! 血圧低下は、後期の症状である。そのような兆候および症状が発現する前に、患者は血管内容量の30%以上の体液を喪失していることもある。

> **要点**
> 不可逆的段階のショック症状の転帰は、患者の死亡である。

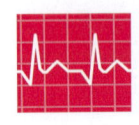

重度の頻脈は、血圧低下が持続すると徐脈になり、最終的に心肺停止になる。患者は反応を示さなくなる。アシドーシス、体液移行、浮腫、乏尿、無尿の症状も悪化する。その他の体組織の機能不全に応じて様々な臨床症状が発現することもある。死亡時に、必ずしもすべての器官が機能不全に陥っているわけではない。わずか3つの器官が機能不全になっただけで、死亡率は90%～100%になる。

看護ケア

　血液量減少性ショック症状を呈している患者の治療は、その根底となる原因の確認と治療に重点を置いて行う。このような患者のケアは、平均動脈圧（MAP）を60mmHg以上に保つことによって、血液の酸素化と灌流を維持することである。これらの患者は、その血圧、尿量、血行動態パラメータ、検査結果、臨床症状に応じて治療を行う。血液量減少性ショックの患者には、大量の輸液を用いる蘇生法を行う必要があり、さらに、輸液蘇生に先立ち、患者の摂取および排出の入念なモニタリングも必要である。輸液蘇生の目的は、十分な組織内灌流のための血管内容量を回復し、酸素運搬能を維持し、静脈還流量と心拍出量を回復することである。

> **要点**
> 治療の有効性を評価し、必要に応じて調節するために、患者の血圧、心拍数、尿量、臨床検査値、血行動態の測定値をモニターしなければならない。

$$\text{MAPの計算式：} \quad \text{MAP} = \frac{収縮期血圧 + 2（拡張期血圧）}{3}$$

血液量減少性ショック症状の初期治療の第一選択肢
目的：ホメオスタシスと血管内容量の回復
処置：IV輸液および/または血液製剤の注入

　患者には、少なくとも2本の大量静注用（14または16ゲージ）カテーテルが必要である。できれば正中静脈から急速静注する。このような輸液注入には加圧バッグまたは急速注入装置が必要な場合もある。また、輸液および血管作用薬の投与と、中心静脈圧（CVP）のモニタリングのために中心静脈ラインの確保も必要である。

> **要点**
> 輸液投与のためにはポートまたはPICCなどの既存の中心静脈ラインを用いること。

腎臓の血流は、心拍出量に敏感なので、心拍出量の増加または低下は尿量に影響する。したがって、血液量減少性ショック症状の患者の尿量のモニターは必ず行わなければならない。尿量は、患者の体液の状態の重要な指標である。尿量が少なくとも0.5mℓ/kg/時以上でなければ、輸液投与に適していない。

血液量減少性ショックの治療には、晶質液、膠質液、血液、血液製剤を用いる。晶質液投与が、治療の第一選択であり、安価で、血管内および血管外間隙内を迅速にかつ自由に移動する。推奨初期療法は、1～2ℓ（成人用量）の急速ボーラス注入である。患者の症状と必要性に応じて十分な量を投与すれば、血管内容量の回復に関して、晶質液は膠質液と同等の効果を生じる。晶質液の大量投与を行うこともあるが、投与量が4～5ℓ以上になると血管内外の浮腫を招くこともあるので、浮腫の評価が必要である。最適な晶質液は乳酸リンゲル液である。生理食塩水を第二選択溶液として用いることもあるが、その場合高塩素血症性アシドーシスを引き起こす可能性があり、腎臓障害があれば悪化する。

膠質液は晶質液よりも高価で、タンパク質を含有しており、血管内浸透圧を上昇させ体液を血管外間隙から血管内腔へ移行させるため血漿量が増加する。膠質は、晶質よりも長く血管内腔に留まり、その半減期は3～6時間である。膠質液の投与の一般的な適応は、重度の血管内血液欠乏、重度の体液欠乏、重度の低アルブミン血症、タンパク質の大量損失に起因する症状などである。晶質液量が3～4ℓを超過した場合は、膠質も同時に用いることもある。

晶質液と違って、膠質液は少量投与を行う。アルブミンおよびプラスマネートは、血液量の喪失よりもむしろ血漿タンパク質の喪失によって引き起こされた血漿喪失の場合に投与される膠質溶液である。血漿増量作用を有する合成膠質には、デキストランおよびヘタスターチ（血漿増量剤）などがある。デキストランは、血小板凝集能を低下させ、出血を促進するので、出血性ショックの患者には禁忌である。さらに、デキストランによる合併症は、アレルギー反応および腎臓障害がある。ヘタスターチは、腎臓の機能に影響せず、アレルギー反応を起す可能性も低いが、出血時間を変化させる。デキストランおよびヘタスターチは血液凝固障害を引き起こすので、いずれの投与量も1ℓ/24時間以下とすべきである。

> 輸液療法の妥当性の判定基準は、患者の尿量が0.5mℓ/kg/時以上であることとする。

要点

晶質の血管内半減期は、20～30分である。

- デキストランは、アレルギー反応および/または腎臓の障害を引き起こすこともある。
- デキストランおよびヘタスターチの点滴投与は、出血時間の変化を引き起こし血液凝固障害を引き起こすこともある。

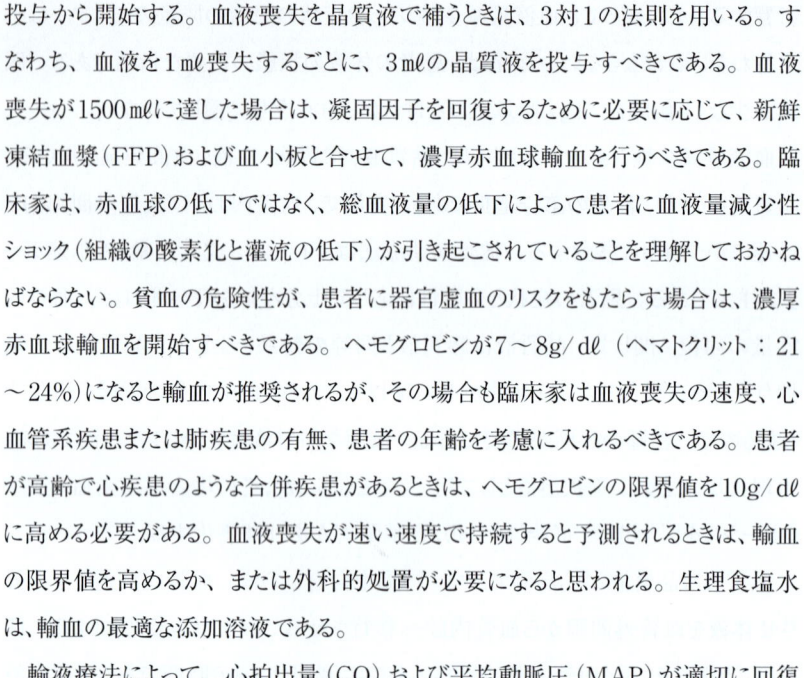

出血によって血液量減少性ショックが引き起こされた場合の治療は、晶質液の投与から開始する。血液喪失を晶質液で補うときは、3対1の法則を用いる。すなわち、血液を1mℓ喪失するごとに、3mℓの晶質液を投与すべきである。血液喪失が1500mℓに達した場合は、凝固因子を回復するために必要に応じて、新鮮凍結血漿（FFP）および血小板と合せて、濃厚赤血球輸血を行うべきである。臨床家は、赤血球の低下ではなく、総血液量の低下によって患者に血液量減少性ショック（組織の酸素化と灌流の低下）が引き起こされていることを理解しておかねばならない。貧血の危険性が、患者に器官虚血のリスクをもたらす場合は、濃厚赤血球輸血を開始すべきである。ヘモグロビンが7～8g/dℓ（ヘマトクリット：21～24％）になると輸血が推奨されるが、その場合も臨床家は血液喪失の速度、心血管系疾患または肺疾患の有無、患者の年齢を考慮に入れるべきである。患者が高齢で心疾患のような合併疾患があるときは、ヘモグロビンの限界値を10g/dℓに高める必要がある。血液喪失が速い速度で持続すると予測されるときは、輸血の限界値を高めるか、または外科的処置が必要になると思われる。生理食塩水は、輸血の最適な添加溶液である。

　輸液療法によって、心拍出量（CO）および平均動脈圧（MAP）が適切に回復せず組織内灌流の確保と維持が得られなければ、薬物療法を用いることもある。そのようなときには血圧を維持し心臓の収縮力を増大するために、ドーパミン（イントロピン）およびノルエピネフリン（レボフェド）のような血管収縮薬を用いることもある。血管収縮薬の効果を確保するために、輸液療法により血管内容量を回復することが必要である。血管床に輸液を充満させCOを維持させなければ、薬物作用による血管収縮は、毛細血管から組織への血流を低下させ、その結果、細胞の低酸素状態を悪化させ嫌気性代謝を引き起こすことがある。

　患者の呼吸状態を管理することも、血液量減少性ショックの治療の一環である。すべて患者に非再呼吸式マスクをつけ、100％酸素の吸入を行うべきである。患者の酸素飽和度は95％、PaO_2として85～100％が理想である。酸素飽和度およびアシドーシスを監視するために、頻繁に動脈血ガスの測定を行わなければならない。患者の呼吸状態は体液喪失の影響を受けるので、人工呼吸器をつける必要がある。大量の体液喪失によって患者の血行動態が不安定な場合は、最良の転帰を得るために、機械的換気の早期開始が必要である。

　患者の酸素化と酸塩基状態の改善には、人工呼吸器が最も効果的である。

要点

血液量減少症の治療では、血管収縮薬の効果を確保するために（すなわち、血管収縮効果と血圧上昇効果を得るために）、患者の血管内容量を適切に保ち、代償機構として、あまり重度の血管収縮が起らないようにしなければならない。

要点

輸液療法が、血液量減少性ショックの主たる治療法であり、薬物療法は最後の手段であることに注意すべきである。

このような患者はバイタルサインを頻繁にモニターする必要がある。患者に低血圧が認められる場合は、動脈ラインによる持続的なモニターが必要となる。体温もモニターすべき重要なバイタルサインである。大量の輸液または血液バンクからの冷却血液の注入を受ける患者には、低体温のリスクがある。体温のモニターは、少なくとも1時間毎に行うべきである。体温が36℃未満になると、低体温と定義する。患者が低体温になると、身体のあらゆる器官で生理学的変化がおきる。低体温により心機能は抑圧され、患者に心臓のリズム障害が起こりやすくなる。低体温は、患者の血液凝固メカニズムを変容させ、血液凝固障害のリスクを高めることもある。したがって輸液はすべて加温して使用し、頭上加熱灯、加温毛布、加温帽など、患者を外から温める器具も用いるべきである。臨床家は、震えによって、代謝の酸素需要量が400%まで上昇することを覚えておかなくてはならない。すでに組織低酸素状態の患者にとって、酸素需要の増加は極めて重大である。

さらに、患者のケアにとってもうひとつの重要な点は、体位である。軽度の血液量減少症の患者が安定した状態であれば、肺換気を維持するためにベッドの頭側を30～60度上げた仰臥位が最適の体位である。2時間毎に患者の体位を変えると、酸素化と肺機能を改善することが証明されている。しかし、患者の状態が不安定で低血圧の場合は、ベッドを平らに保つ仰臥位が最適の体位である。

血液量減少性ショックの患者は、バイタルサイン、酸素飽和度、輸液注入量、尿量の頻繁なモニタリングを行い、十分警戒してケアする必要がある。このような患者には、心臓のモニタリング、中心静脈圧モニタリング、血行動態パラメータ測定のための肺動脈カテーテルの挿入が必要である。臨床検査（例えば、化学検査値、ヘマトクリット値、ヘモグロビン値、血小板数、血液凝固検査値、動脈血ガス）のモニタリングも必要である。

血液量が減少している患者は重篤状態に陥っている。たとえ軽度の血液量減少であっても急速に悪化する可能性がある。看護師は、血液量の減少があらゆる器官に影響を及ぼすことを忘れてはならない。血液量減少の治療法は、輸液注入と酸素供給である。

要点

低体温に対する最良の治療法は、予防である。

要点

血液量減少性ショック症状の不安定な状態に陥っている患者の最適な体位は、ベッドを平らに保った仰臥位である。

⚠ 血液量減少性ショック症状の患者をトレンデレンブルグ体位（頭を下げる）にしてはいけない。トレンデレンブルグ体位は、圧受容器反応を刺激し、低酸素症を悪化させ、↓心拍出量、↓心拍数、↓血圧、↓肺の機能的残気量（FRC）、↑脳静脈性うっ血と↑頭蓋内圧（ICP）を起す。

理解度チェック

問題：次の文章の真／偽を判定しなさい。

_____ 1. 組織内灌流が不十分であれば、細胞は低酸素状態となり、臓器不全が起こり、酸素を含む循環血流量の低下により死に至るが、これは、あらゆるショック症状の根底をなす病態生理学的原因である。

_____ 2. 腸閉塞は、膠質浸透圧低下の結果、体液の貯留を引き起こし、そのため血液量減少性ショック症状が現れる。

_____ 3. トレンデレンブルグ体位は、血液量減少性ショック患者の最良の体位である。

_____ 4. 低血圧は、ショック後期の兆候である。

問題：空所を埋めて次の各文章を完成させなさい。

5. 腎臓の血流は、心拍出量の影響を受けやすい。_____は、患者の体液状態に最も敏感な指標なので、血液量減少患者のケアを行う看護師にとって尿量のモニターは最も重要な仕事である。

6. 血液量減少性ショックの初期治療に最適な溶液は、_____である。

7. 血液量減少性ショック患者に蘇生療法を行うとき、輸液の注入によって、_____を維持し、_____を_____mmHg 以上に保つことにより、組織への酸素化血液の灌流を保持するという当初の目的は達成される。

敗血症性ショックとは

L. シューマッハー

敗血症性ショックは、炎症性反応である。敗血症性ショックの過程は、炎症性反応の一部分である免疫メディエーターの出現によって開始される。この過程は、多数のフィードバックメカニズムによって制御されている一連の複雑な相互作用を始動させる。

解答：1. 真；2. 真；3. 偽；4. 真；5. 尿量；6. 乳酸リンゲル液；7. 心拍出量、平均動脈圧(MAP)、60

最終的には、免疫系が敗北し、この過程が事実上身体を傷つける。全身性炎症反応症候群(SIRS)は、感染性および非感染性の様々な臨床発作の原因に対する宿主反応といわれ、急性敗血症の進行過程の一部分である。

以前は、微生物から放出されるエンドトキシンが、敗血症性ショック症状の原因であると説明されていた。現在では、微生物自体よりもむしろ宿主の防御機構の過剰な活性化の方が、敗血症の臨床症状を引き起こすと考えられている。敗血症の初期段階では、わずかな兆候・症状しか現れないので、注意深いモニタリングが必要不可欠であり、リスクの高い患者を見つけだすことが重要である。感染症が確認または疑われ、下記の兆候・症状が2つ以上当てはまれば敗血症であるとみなされる。

- 体温＞38.3℃または＜36℃
- 頻呼吸
- 頻脈
- 異常な精神状態
- 体液排泄よりも体液増加の方が勝っている(＞20mℓ/kg/24時間)
- 高血糖(＞120mg/dℓ)糖尿病ではない場合)
- 低血圧(収縮期血圧[SBP]＜90mmHg、平均動脈圧[MAP]＜70mmHg)
- SvO_2＞70%
- 心係数＞3.5ℓ/分/㎡
- 白血球数(WBC)＞12,000/mm
- WBC＜4000/mm、または白血球分画＞10% band
- C反応性タンパク値の上昇
- プロカルシトニン値の上昇

いったん敗血症に罹患すると、段階的に敗血症性ショックまで進行していく。したがって、敗血症の早期発見に努め、目標指向型の治療とモニタリングの早期開始を行わなければならない。

必須の基礎知識

敗血症性ショックは血流分布不均衡性ショックで、その症状は頻脈、体温上昇または低体温、全身血管抵抗(SVR)低下によって引き起こされる低血圧などである。血液量は適正であるが、血流分布が不適切になる。血管の拡張が起こり、

> 敗血症の患者には、SIRSの症状がみられるが、SIRSの患者は必ずしも敗血症に罹患していない。

要点

敗血症性ショックのリスクが極めて高い患者：
- 乳幼児
- 高齢者
- 免疫不全患者
- 慢性疾患患者
- 悪性腫瘍患者

急性敗血症患者は、菌感染症に罹患し全身の反応が発現している患者をいう。
菌感染症は、患者の血液培養検査でいずれかの細菌が陽性である場合をいう。
血液培養検査の結果が陰性であっても敗血症に罹患していないとは限らない。

www.ccmtutorials.com/infection/sepsisrx/index.htm

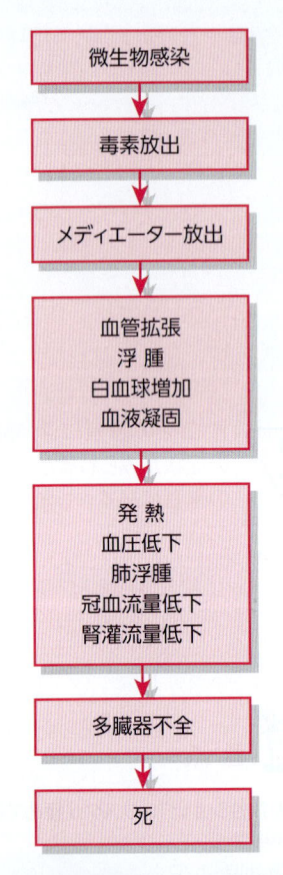

```
微生物感染
    ↓
  毒素放出
    ↓
 メディエーター放出
    ↓
  血管拡張
   浮 腫
  白血球増加
  血液凝固
    ↓
   発 熱
  血圧低下
   肺浮腫
  冠血流量低下
  腎灌流量低下
    ↓
  多臓器不全
    ↓
    死
```

感染に起因する敗血症性ショックによる
多臓器機能不全症候群（MODS）
（出典：Bucher L, Melander S：
『Critical care nursing』, Philadelphia,
1999年, WB サンダース）

⚠ **侵襲的モニタリングライン、留置カテーテル、静脈アクセス器具の使用は、患者が院内感染による敗血症に罹患しやすくなる要因である。**

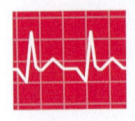

SVR低下と
心拍出量増加。

毛細血管の透過性が増し、体液は間質腔へ喪失する。SVRの低下が、最初のショック症状のひとつである。さらに、血管緊張の低下によって、患者の心拍出量（CO）と心係数は異常な値になる。

身体は代償機能として心拍数を増加させるので、侵襲的血行動態モニタリングを行わずに、この状態を確認することは難しい。この早期のショック前段階では、心拍出量は増加し、動脈圧は直前の高血圧の収縮期圧から40ポイント低下して、正常収縮期圧（90mmHg未満）にまで下がる。この代償機能と血管拡張のために、患者の毛細血管は急速に再充満し速脈になり、皮膚は赤みを帯び温みが感じられるようになる。

代償機構には圧受容器反射もあり、この反射によって心拍数が増加し血管運動神経性緊張が起こる。SNSは刺激され、その結果、エピネフリンとノルエピネフリンが放出され、全身の血管収縮が引き起こされる。さらに、この放出により、血液は生命維持に不可欠な器官へ回されるようになる。腎臓への血流量が低下することにより、糸球体ろ過率の低下が起こり、そのためレニン-アンジオテンシン（IおよびII）とアルドステロン系が活性化され、その結果ナトリウムと水分が貯留する。ナトリウムと水分の貯留は、血流量低下に対する身体の代償的試み、すなわち心臓への静脈の還流量を増加させ、患者の血圧上昇を可能にすることによって代償しようという試みである。ショック症状が進行すると、代償機構の効果が低下するので血行動態は不安定になる。

生命維持に不可欠な器官への血流量の持続的低下により、最終的に、組織虚血が起こり嫌気性代謝によってアシドーシスが起こる。嫌気性代謝によって、細胞のATPの枯渇とナトリウム・カリウム・ポンプの機能停止が起こり、その結果、さらに血行動態の異常が進行し、血圧の維持ができなくなる。

呼吸器不全を併発することもあり、これは敗血症性ショック患者の30%〜80%にみられる。頻呼吸は、発熱の症状のある患者にもない患者にもみられる症状で、侵入微生物によって放出されるエンドトキシン、または組織の酸素化を維持しようとする身体の防御機構によってもたらされる症状であると思われる。敗血症が進行するにつれて、肺胞毛細血管の透過性が高まることから肺の体液が増加し、その結果、さらに呼吸数が多くなり低酸素状態になる。身体は酸素化を維持しようとし、その結果、呼吸器の疲労が起きる。この疲労のため、呼吸はさらに浅くなり、さらに呼吸の有効性が低下するため、低炭酸症（二酸化炭素低下）が起き、それが中枢神

経系に作用して、さらに呼吸数の増加を招き、最終的に完全な消耗状態になり、患者は、急性呼吸窮迫症候群（ARDS）に陥る。

敗血症性ショックの腎臓への影響は深刻な状態になることもある。敗血症発症中の腎臓の状態は、軽度のタンパク尿から敗血症性ショックの急性腎尿細管壊死（ATN）まで様々である。低血圧の結果として腎臓への血液供給が低下するためにATNが起こるのか、それとも原因微生物が放出するエンドトキシンによってATNが起こるのかは不明である。

原因の如何に関わらず、ATNの結果、腎不全が起こることがある（ATNについての詳細は、第8章の考察を参照）。

敗血症性ショック患者は、皮膚病変の症状を呈することがあり、それは下肢に発現することが最も多い。これらの病変は、播種性血管内凝固症候群（DIC）の発現に起因していると思われるが、DICは敗血症性ショックの合併症のひとつでもある。また、病原細菌に起因している可能性もある。毒素性ショック症候群（TSS）は、独特の皮膚症状を発現し、深刻な敗血症性ショックを発症することもある。黄色ブドウ球菌による重度の連鎖球菌感染がTSSを引き起こす。押さえると青白くなる斑状紅斑の局所性発疹または全身性発疹が発現することもある。

血糖値は、敗血症性ショックによる糖新生およびインスリン抵抗性の結果、上昇する。高血糖は、糖尿病患者にとって、敗血症発症の第一指標になりうる。感染が収まるまでは、高血糖の管理は困難であると思われる。敗血症患者に低血糖の症状がみられることはあまりないが、その他の基礎疾患を有する患者には低血糖の症状がみられることもある。

敗血症性ショック患者の70％に敗血症性脳症が起こる。患者は、混乱し、激越、嗜眠、失見当識状態になり、覚醒しなくなることさえあるが、けいれんが起こることは稀である。中枢神経系の感染も考えられるが、たいていの敗血症性ショック患者には中枢神経系感染は認められない。敗血症性脳症から回復できるかどうかは、根底にある敗血症性ショックを根治できるかどうかにかかっている。

敗血症性ショック患者が多臓器機能不全症候群（MODS）を発症することもあり、2つ以上の器官系が罹患することもある。エンドトキシンの放出は、重度の炎症性反応を引き起こし、その結果、様々な器官の微小血管に損傷を引き起こす。その上事態をさらに悪化させることに、低血圧の結果、組織内灌流が低下し末端器官に損傷が起こる。この壊滅的な事象を食い止めるためには、早期処置、原因解明、根底にある感染の治療が肝要である（詳細については第12章を参照）。

> 組織内灌流低下の初期兆候のひとつは、意識レベルの低下で、錯乱症状として現れることもある。

要点

- 呼吸器不全が発現した敗血症性ショック患者の方が、呼吸器不全の症状のない患者よりも死亡率が高い。
- TSSの原因のうち一番多いものは、タンポンの使用である。
- 低血圧の長期化によって組織内灌流の低下が引き起こされ、その結果、虚血と末梢器官の障害が起こる。

要点

- 「Surviving Sepsis Campaign（敗血症からの生還キャンペーン）」に従い、発症6時間以内に目標指向型の治療を早期開始することにより、救命率が改善される。
- 混合静脈血酸素飽和度が70％未満ならば、ヘマトクリット値を30％以上にするために濃厚赤血球輸血の投与が推奨される。
- 挿管した患者の胃内容物の誤嚥を予防し、胃減圧のために、経鼻胃管が必要なこともある。
- 敗血症性ショック患者は、血液量は十分であるが、その所在が偏っている。

看護ケア

重症患者に対して、まず取り組むべきことは気道の開存性の維持である。経口エアウェイまたは経鼻エアウェイが必要な場合もある。呼吸器不全が起こると、看護師は挿管の補助の準備をすべきであるが、挿管は、通常、主治医、麻酔専門看護師などの有資格専門家によって行われる。

最初の処置は、鼻カニューレによる5〜6ℓの酸素投与である。酸素化の妥当性を評価するために、パルス・オキシメーターの測定値、動脈血ガス、混合静脈ガスをモニターすべきである。動脈血酸素飽和度（SaO_2）および動脈血ガス値によっては、高濃度の酸素供給が必要になることもある。呼吸筋が疲労すると、人工呼吸器が必要になることもある。呼吸音の速度、特徴、質を頻繁に評価し、患者の換気の妥当性を監視する。

敗血症および敗血症性ショックの初期治療の第一選択肢

- 原因生物の根絶
- 酸素（O_2）の補給
- 静注（IV）輸液（晶質液または膠質液）の投与
- 適切な薬物（血管収縮薬、変力作用薬）の投与
- 免疫療法（過剰な宿主炎症性反応の抑制）
- 遺伝子組み換えヒト活性化プロテインC
- 血糖管理（目標値<150mg/dℓ）

最適な心筋収縮力と心拍出量を得るためには、酸素と栄養素を豊富に含んだ血液を心臓の組織に供給しなければならない。これは、処方された静注輸液と薬理活性物質を投与することによって達成される。患者の血圧、脈拍、心血管系の血行動態は、注意深くモニタリングしなければならない。クリティカルケアに従事する看護師は、患者の血行動態が不安定ならば変力作用薬および血管作用薬の使用を考慮すべきである。血行動態モニタリングが可能であれば、輸液療法および肺楔入圧が適切であるかどうか評価するために、患者の充満圧（CVP）のモニターを行うべきである。輸液投与は、敗血症性ショック患者の治療の重要な手段である。敗血症の場合は、血管が大幅に拡張し、毛細血管の透過性が上昇し、その結果、間質腔へ体液が移動する。患者には静注輸液投与のみならず薬理活性物質の投与も必要な場合もあるので、静注投与部位の確保は必要不可欠である。さらに、中心静脈投与が必要な患者も多い。

要点

- 静注輸液の投与により、中心静脈圧（CVP）の測定値（8〜12mmHg：人工呼吸器をつけていない患者、12〜15mmHg：人工呼吸器をつけている患者）を達成すべきである。
- 血管収縮薬を投与し、平均動脈圧（MAP）を65mmHg以上に維持すべきである。
- 低血糖は、敗血症患者にはあまり見られない症状であるが、他の基礎疾患を有している患者にみられることがある。
- ショック患者のSVRは低下し、その結果、低血圧になる。

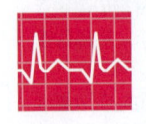

敗血症患者の血圧と心血管系の状態を注意深くモニターすること。

バイタルサインの頻繁なモニタリングによって、看護師は、患者の治療効果を評価する。動脈ラインによる血圧のモニタリングも考慮すべきである。

敗血症性ショック患者の血圧は変動するため、MAPを注意深くモニターすべきである。平均動脈圧（MAP）が60mmHg未満になると、脳および腎臓内灌流が低下するため、迅速に対処すべきである。MAPの減少傾向がみられたら、看護師は迅速に医師に報告すべきである。肺動脈圧（PAP）および中心静脈圧（CVP）の測定値から看護師は患者の治療の有効性を評価することができ、患者の血管内の血液状態をモニタリングすることは、体液過剰を予防する一助になる。尿量は、腎臓内灌流の指標として必ずモニターすべきである。

敗血症性ショック患者の管理と治療に関して議論が続いている。体温の管理と死亡率または罹患率との間に関連性が認められるという研究結果はほとんどない。通常、発熱の治療目的は、敗血症性ショックによる代謝亢進状態が身体にもたらす多大な要求を抑制するためである。解熱により患者の器官および組織の酸素要求量も低下し、患者の気分がよくなったという研究結果もあるが、発熱自体が微生物病原体に対する防衛策になっていることを示唆する研究結果もある。しかし、免疫抑制患者については、必ず治療すること。

発熱に対する初期治療の第一選択肢
- アセトアミノフェンなどの解熱薬の投与

敗血症性ショックのもうひとつの治療目的は、血糖値を150mg/dℓ未満に維持することである。このように血糖値を維持することによって、患者の転帰が改善される。患者の栄養状態も重大な意味を持つ。すなわち、感染または疾病の状態により患者は代謝亢進状態になっているため、患者に必要な栄養量は増加しているからである。この場合、経腸栄養を適用するが、急性膵炎があれば経腸栄養は禁忌なので、中心静脈栄養が必要になる。

腎臓内灌流の維持は最優先事項なので、尿量によってモニターを行う。尿量が30mℓ/時または0.5mℓ/kg/時を超えていれば、腎臓内灌流は適切であることが示唆される。通常、留置尿道カテーテルを用いて、1時間毎の尿量をモニターする。カテーテルは微生物の直接の侵入口にもなり得るため、カテーテルのケアは不可欠である。したがって、カテーテルからの排泄物は注意深くモニターし、尿の色、粘稠度、匂いの変化を観察する。これらの変化によってミオグロビン尿症、ヘモグロビン尿症、または尿路感染症の可能性が確認できる。

要点

低血圧の場合は、手動式または機械式カフ圧測定よりも、動脈ラインによる血圧測定の方が正確な値が得られる。

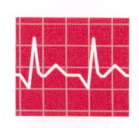

患者の意識レベルの変化を観察すること。意識レベルの変化は低酸素状態または脳灌流の低下を示唆する。栄養状態を評価するためには、血清中電解質、血糖、血清アルブミン、体重、体液量の状態を注意深くモニターすることが必要である。処方通りに微量元素、ビタミン、ブドウ糖を加える。

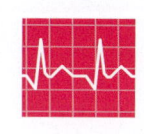

望ましい尿量は、0.5mℓ/kg/時（成人）である。

留置尿道カテーテルにより、院内感染による尿路感染症のリスクが生じる。

> **要点**
> 患者の転帰は、感染微生物の迅速な同定と適切な治療が行われたかどうかによって決まる。

通常、血液、尿、喀痰などの培養によって同定し、感染微生物を正確に単離する。このため、処方された抗生物質を投与する前にこれらの培養結果を入手することが肝要である。

理解度チェック

問題：下記の語句を用いて、下記の空欄を埋め文章を完成せよ。ただし、それぞれの語句の使用は1回のみとし、全く使用しない語句も含まれている。

＞30ml／時

＞60mmHg

＜60mmHg

血流分布不均衡性ショック

血液量減少性ショック

侵襲的モニタリングライン

正確ではない

人工呼吸器

正確な値が得られる

適切な抗生物質投与

迅速な同定

尿道留置カテーテル

1. _____は、患者が院内感染による敗血症に罹患しやすくなる要因になることもある。
2. 敗血症性ショックは、_____である。
3. 平均動脈圧（MAP）が、_____になると、腎臓内灌流および脳内灌流が低下する。
4. 呼吸筋が疲労すると、_____が必要になる。
5. 低血圧状態では、動脈ラインによる血圧のモニタリングの方がカフ圧の測定よりも_____。
6. 敗血症性ショック患者の転帰は、感染微生物の_____と_____によって決まることが多い。

解答：1. 侵襲的モニタリングライン；2. 血流分布不均衡性ショック；3. ＜60mmHg；4. 人工呼吸器；5. 正確な値が得られる；6. 迅速な同定、適切な抗生物質投与

参考文献

Baird MS, Keen JH, Swearingen PL: *Manual of critical care nursing: nursing interventions and collaborative management,* ed 5, St Louis, 2005, Mosby.

Barker E: *Neuroscience nursing: a spectrum of care,* ed 3, St Louis, 2008, Mosby.

Bench S: Clinical skills: assessing and treating shock: a nursing perspective, *Br J Nurs* 13(12):715-721, 2004.

Bryant H: Anaphylaxis: recognition, treatment and education, *Emerg Nurse* 15(2):24-28, 2007.

Dellinger RP, Levy MM, Carlet, JM, et al: Surviving sepsis campaign: international guidelines for management of severe sepsis and septic shock: 2008, *Crit Care Med* 36(1):296-327, 2008.

Ferns T, Chojnacka I: The causes of anaphylaxis and its management in adults, *Br J Nurs* 12(17):1006-1012, 2003.

Garretson S, Malbert, S: Understanding hypovolaemic, cardiogenic and septic shock, *Nursing Standard* 21(50):45-55, 2007.

Guly HR, Bouamra O, Lecky FE: The incidence of neurogenic shock in patients with isolated spinal cord injury in the emergency department, *Resuscitation* 76:57-62, 2008.

Jones GJ: Anaphylactic shock, *Emerg Nurse* 9(10):29-35, 2002.

Nobre V, Sarasin FP, Pugin J: Prompt antibiotic administration and goal-directed hemodynamic support in patients with severe sepsis and septic shock, *Curr Opin Crit Care* 13:586-591, 2007.

Reynolds HR, Hochman JS: Cardiogenic shock: current concepts and improving outcomes, *Circulation* 117:686-697, 2008.

Rivers EP, Coba V, Whitmill M: Early goal-directed therapy in severe sepsis and septic shock: a contemporary review of the literature, *Curr Opin Anesthesiol* 21:128-140, 2008.

Sole M, Lamborn M, Hartshorn J: *Introduction to critical care nursing,* ed 4, Philadelphia, 2005, WB Saunders.

Spaniol JR, Knight AR, Zebley JL, Anderson D, Pierce JD: Fluid resuscitation therapy for hemorrhagic shock, *J Trauma Nurs* 14(3):152-160, 2007.

Topalian S, Ginsberg F, Parrillo JE: Cardiogenic shock. *Crit Care Med* 36(1):S66-S74, 2008.

Urden L, Stacey K, Lough M: *Thelan's critical care nursing: diagnosis and management,* ed 5, St Louis, 2006, Mosby.

Wheeler AP: Recent developments in the diagnosis and management of severe sepsis, *Chest* 132:1967-1976, 2007.

アメリカ正看護師資格試験（NCLEX®）の問題

1. 消化管出血のために入院した患者の担当看護師の場合。入院2日目の医師の処方は、濃厚赤血球輸血（RBC）2単位の投与（それぞれ4時間かける）であった。看護師は、午前9時に最初の1単位のRBCの点滴を開始した。9時25分に患者は、手がかゆく結婚指輪がはずせないと、訴える。この看護師が最優先に行うべき処置は次のうちのどれか：

    1 患者に、病院で結婚指輪をはめてはいけない、万一失うか盗まれても、病院は責任が持てないことを指摘する。
    2 患者はアナフィラキシー性反応を起しているので、皮下投与するためにエピネフリンの注射器を取りに走る。
    3 輸血が患者のかゆみと手の腫れの原因であると疑い、直ちに輸血を止める。
    4 医師に患者の訴えについて知らせて、かゆみを止めるためにジフェンヒドラミンまたはベナドリルの処方を要請する。

2. 左ふくらはぎの蜂巣炎のために入院している55歳の男性の担当看護師の場合。この看護師は昼食に出かけるところだが、新しく指示された抗生物質の点滴を早く開始することにする。そうすれば戻ってきたときにその点滴は終了している。そのため静注ピギーバック法のピペラシリン（PCN）1gの1袋を吊るして1時間かけて行う点滴を開始する。患者には、静注点滴が終了する頃に自分が戻ってくることを伝える。昼食に行く途中で、別の看護師が、その患者の病室から「呼吸が止まっている」と叫ぶのが聞こえた。そのとき、入院時の問診で、その患者がPCNのアレルギーがあると言っていたことを思い出す。この状況で直ちにこの看護師がすべきことは下記のうちのどれか。

    1 その騒ぎが何であるかを確認するために患者の病室へ行く。
    2 エピネフリンの注射器を持って、病室へ行き、0.3～0.5mℓのエピネフリン1：1000溶液を皮下投与（SC）する。
    3 すぐに昼食に行かなければ、おそらく後では食べに行けなくなるので、昼食に出かける。
    4 医師を呼び、状況を説明し、医師がその患者に間違った抗生物質を処方したと伝える。

3. 左心補助循環装置（LVAD）の使用に起因する主な緊急リスクは、次のどれか。

    1 感染
    2 塞栓
    3 ポンプの不調
    4 不動性

4. 心原性ショックは、血液量減少性ショックとどう違うか。

    1 心原性ショックと血液量減少性ショックには差はない。
    2 血圧は、心原性ショックでは上昇し、血液量減少性ショックでは低下する。
    3 心臓の血液量は、心原性ショックでは増加し、血液量減少性ショックでは増加しない。
    4 脈拍は、心原性ショックでは低下し、血液量減少性ショックでは増加する。

5. あらゆるショック状態の根底をなす病態生理は何か。

    1 組織内灌流の不足
    2 呼吸性アルカローシス
    3 SVRの低下
    4 基礎代謝率の上昇

6. 血液量減少性ショック引き起こすものを次のどれか。

    1 心拍出量と肺毛細管楔入圧の低下
    2 アルカローシス
    3 院内感染による感染メディエーターの放出
    4 抗血小板因子（APF）の放出

ショック症状　第2章

7. 救急科に来た患者の主訴は、体温39℃、悪心と嘔吐が3日間持続したことであった。患者の症状は、持続的心拍数120bpmの頻脈、血圧95/60mmHg、頻呼吸26bpmである。看護師は、患者の体液が不足しているため、大量の静注輸液投与が必要であると判断し、静注点滴を開始するが、最初に用いる輸液として適当なものはどれか。:
   1. 生理食塩水（NS）4〜5ℓ
   2. ヘタスターチのような膠質
   3. 乳酸リンゲル液（RL）1〜2ℓ
   4. マンニトール10%

8. 次のような症状の敗血症性ショック患者に対する処置として、適切なものはどれか。
   pH：7.29
   pCO$_2$：69
   pO$_2$：60
   HCO$_3$：32
   SaO$_2$：83
   吸数（RR）：36回/分、顕著な努力性呼吸
   汗および疲労感の訴え
   1. 100%非再呼吸マスクで酸素を供給する。
   2. 患者を立位にして、酸素と処方された抗不安薬を投与する。
   3. 挿管を行い、機械的人工換気を行う。
   4. 呼吸治療のための呼吸療法について医師と相談し、酸素を供給する。

9. 敗血症性ショックのリスクが高い患者はどの患者か。
   1. 2週間前に冠動脈バイパス手術を受け胸骨感染を併発している45歳の男性
   2. 第4期の仙骨部褥瘡のあるインスリン依存性糖尿病の86歳の女性で、フォーリーカテーテルを留置されている患者
   3. 60歳の男性肺炎患者
   4. ヒト免疫不全ウイルス（HIV）陽性で、手の蜂巣炎の治療を外来で受けている35歳の男性患者

10. 敗血症性ショック患者に陽性変力作用薬を投与するときの目的は次のどれか。
    1. 不安の緩和
    2. 血圧の降下
    3. 心臓の収縮力の増強
    4. 心臓のカルシウムポンプの増強

解答

1. 3　エピネフリン投与はアナフィラキシー性反応管理の中心であるが、アナフィラキシー性反応が疑われる症例を治療するときにとるべき最初の手段は、原因物質の曝露中止である。そうすれば、マストの脱顆粒とメディエーターの放出を防ぐことができる。最優先にすべきことは、患者の訴えを調べることである。決して患者を非難してはいけない。このような状況であれば、血液に対するアレルギー反応であると考え、直ちに血液の投与を中止すべきである。

2. 2　別の看護師がすでに病室に入り状況の評価を行っている。患者にPCNに対するアレルギーがあり、すでに開始している抗生物質の点滴がPCNであることは分かっている。したがって、すぐにアナフィラキシー性反応を疑い、別の看護師が患者のケアを行っている間にエピネフリンを取ってくるべきである。治療開始が早ければ早いほど、罹患率および死亡率は低下する。患者が重大な危機的状況にあるとき、担当看護師は患者のそばを離れてはいけない。直接治療処置を迅速に行うことは、担当看護師の責任である。この患者には、直ちに迅速な処置をする必要がある。

3. 3　感染と塞栓は、緊急の問題ではない。ポンプが不調であれば、患者は、血液をあまり送り出すことができない。患者は器具をつけたままでも動くことができ、不動状態ではない。

4. 3　心原性ショックでは、心臓のポンプ機能障害が起こり、適切な血流を維持できない。このため、心臓に残っている体液（または血液）が増加する。血液量減少性ショックは、血管腔内から血液または体液（またはその両方）が喪失することに起因する。いずれの場合も、血圧の測定値は低下し、脈拍は増加する。

5. 1　組織内灌流の不足が、すべてのショック症状の

根源的な特徴である。呼吸性アルカローシスは、嫌気性代謝によって引き起こされたアシドーシスを補正するための代償機構である。ショック状態では、低血圧および動脈血管床の代償性血管収縮に反応して、SVRが増加する。基礎代謝率（BMR）は増加するが、それが根源的な病理による結果というわけではない。

6. 1　心臓の右側への静脈還流量の低下は、血液量減少性ショックに伴って起こり、充満時の血圧と容積の低下をもたらす。したがって、その結果、COおよびPCWPが低下する。この容積の低下を圧受容器が感知し、交感神経系（SNS）を刺激してエピネフリンおよびノルエピネフリンを放出させる。脳下垂体後葉は、ショック状態に反応して、水分を保持するためにADHを放出させる。組織内灌流が不足するために、アシドーシスが引き起こされ、その結果、細胞は嫌気性代謝を行うようになる。院内感染による感染メディエーターとAPFの放出は、血液量減少性ショックとは関係ない。

7. 3　晶質液投与が、血液量減少の第一選択の最も重要な治療法である。最初の治療法は、乳酸リンゲル液1〜2ℓの急速投与を行い、患者反応を評価することである。血液および血液製剤の投与のために、生理食塩水（NS）を用いる。NS使用量が多すぎると、高塩素血症性アシドーシスを起しかねない。膠質液の投与は、第一選択の治療法ではない。膠質は、晶質に比べて高価で、先に晶質による輸液療法を受けた患者に効果的である。マンニトール10%は、浸透圧性利尿薬である。

8. 3　すでに重度の呼吸困難の症状を有している患者が、疲労感を訴える場合は、さらに呼吸器の虚脱が起こっていることもある。100%非再呼吸マスクで酸素を供給すると、動脈の酸素含有量が増加するが、換気量の増加には役に立たない。呼吸療法は、呼吸困難患者の第一選択の治療法であるが、動脈血ガス値が等しい敗血症性ショック患者は、その患者の予備量を使い果たしている。呼吸療法は気道挿管を維持しない。患者を立位にさせて、酸素と処方された抗不安薬を投与することにより、酸素化と換気を促進することができるが、患者の代償機構は、すでに働いていない。

9. 2　2番の患者は、高齢の慢性疾患患者で、多数の部位から微生物が侵入する可能性がある。1番、3番、4番の患者には敗血症リスクの可能性があるが、2番の患者ほどそのリスクは高くない。

10. 3　陽性変力薬の投与は心臓の収縮力を増強させ、敗血症性ショック時に起こる心筋抑制を弱める。陽性変力薬は心臓の収縮力を増強させ、その結果、血管の収縮力も増強させるため血圧が上昇する。抗不安作用はない。心臓のカルシウムポンプの増強は起こらない。

外傷と救急医療

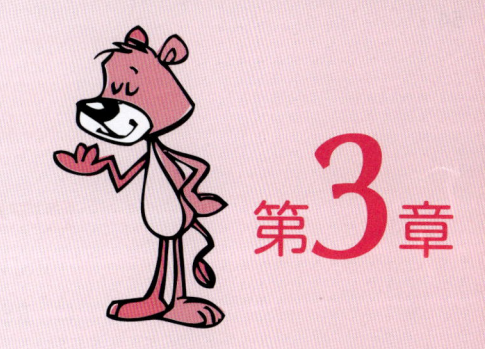

第3章

本章の概要

1. クリティカルケアの臨床現場で実施可能な予防法
2. 患者教育

急速挿管法(RSI)とは

A. ジョーメゾンゲイル

急速挿管法(RSI)は、気道を確保し患者に換気を提供するために気管チューブ(ETT)を挿入する特殊的な挿管法である。呼吸窮迫をきたしている患者または気道の開存を維持できない患者は、換気の補助または管理を可能にするETT挿入が必要な場合が多い。胃内容物の逆流の可能性がある場合、誤嚥のリスクを低減するためにRSIを用いる。RSIは、胃内容物が誤嚥され気管に侵入することのないように設計されている。それは、誤嚥が肺炎または急性呼吸窮迫症候群(ARDS)を引き起こすことがあるからである。

高リスク患者群

RSIは、緊急状態の患者および外傷患者に処方されることが最も多いが、誤嚥の可能性のある患者または胃が膨満状態であると推定される患者(例えば、産科[OB]分娩および出産)にも用いられる。

> **要点**
> 気管挿管による気道確保は、気道障害または換気不全の患者に対して救急科が行う蘇生法の必須の過程である。

> ⚠ わずか25mLを誤嚥しただけでも、悲惨な結果を招くことがある。

必須の基礎知識

臨床技術

　RSIは、いくつかの重要な点で通常の挿管とは異なる。あらゆる挿管法と同様に、RSIでも、まず患者にあらかじめ酸素投与を行い、機能的残気量（FRC）を100%酸素で満たしておくべきである。しかし、標準的な挿管手順と違って、RSIでは、患者に麻酔薬を投与し挿管導入を行うときにセリック手技（**輪状軟骨圧迫**）を用いなければならない。導入を行った患者に、神経筋遮断薬の投与前または直接喉頭鏡検査を行う前に換気を行わない。それは、陽圧換気による胃への空気の流入を防ぐためで、意図的に無呼吸の期間を設置する。そうしなければ、胃内圧が上昇し逆流および誤嚥が誘発される。通常の挿管法では、麻酔導入薬と神経筋遮断薬の投与の間に、陽圧マスク換気（呼気検査）を少なくとも1回行う。この換気を行うことによって、医療従事者は、挿管が失敗しても患者はマスク換気を受けられることを確認できる。RSIでは、この換気検査ができず、無呼吸患者の

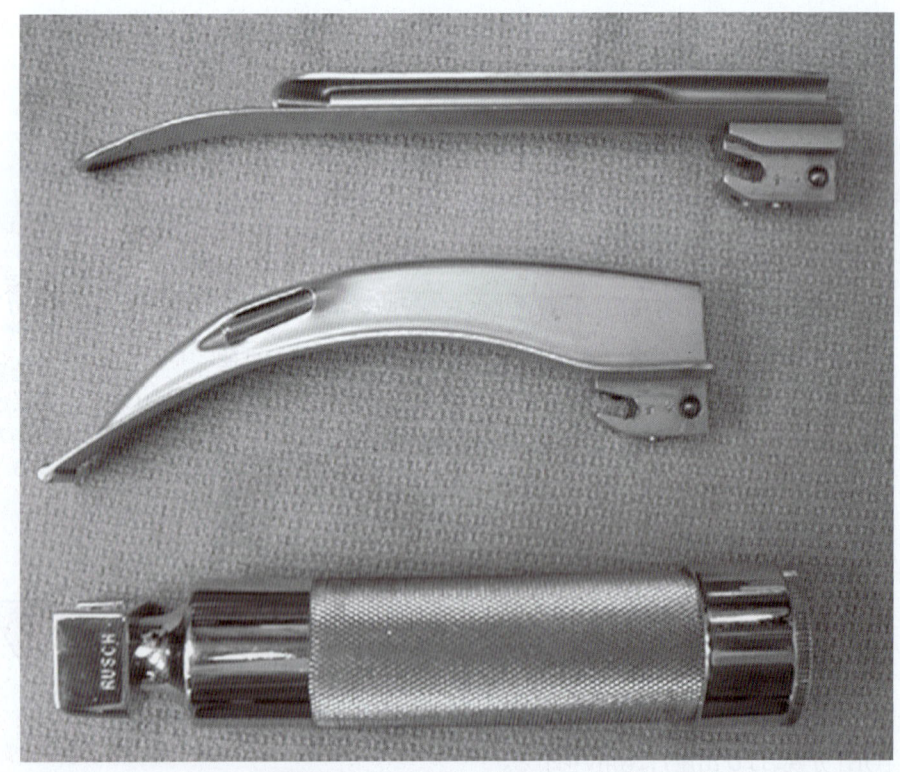

下から上へ：喉頭鏡のハンドルと2つのブレード（マッキントッシュ型3、ミラー型2）
（写真提供：Matthew W. Kervin, RN, BS, BSN, CRNA、ジョージア医科大学、ジョージア州、オーガスタ）

低酸素症のリスクは増大する。したがって、RSIを行うときの最大のリスクは、挿管が失敗したときに患者に酸素供給ができないことである。

　いずれの挿管も、行う前に、必要な器具装置はすべて揃えておかなければならない。中咽頭からの分泌物、血液、逆流物質を除去するために、いつでも吸引できるようにしておかなければならない。バッテリーを充電した喉頭鏡ハンドルを1つ以上と、喉頭鏡ブレード（ミラー型2およびマッキントッシュ型3が推奨されている）を2つ以上と、様々な大きさの気管チューブ（ETT）をベッドサイドに備えておくべきであり、そのうち1本は、挿入用の半剛体探り針付きのETTとする。患者（例えば、バッグバルブマスク）に挿管する前に、陽圧換気法を手近に用意しておくべきである。静脈（IV）ラインの確保は肝要で、適切な医薬品はすべてすぐに投与できるようにしておくべきである。

> ⚠ どのRSIも、低酸素症、高炭酸ガス血症、気道損傷の潜在的なリスクを伴う。

通常の気管チューブ・サイズ

年齢と性別	適切なサイズ	最もよく用いられるサイズ	歯から測定した挿入の深さ
小児	年齢+$\frac{16}{4}$ （年齢=4+4）	不定	年齢+10cm
成人男性	7.5～8.5	8.0	23cm
成人女性	6.5～7.5	7.0	21cm

急速挿管法に用いる薬物

薬物	用法	用量(mg/kg)	長所	考慮事項
チオペンタールナトリウム（ペントサル）	麻酔導入	4～6	即効性	低血圧、無呼吸
エトミデート（アミデート）	麻酔導入	0.2～0.3	作用時間が短い、心血管系の安定、自発換気の可能性もある	ミオクローヌス、悪心、嘔吐、注射部位の痛み
プロポフォール（ディプリバン）	麻酔導入	2.0～2.5	即効性、作用時間が短い	低血圧、無呼吸
ケタミン（ケタラール）	麻酔導入	1.0～2.0	交感神経緊張亢進	頻脈、交感神経緊張亢進、
サクシニルコリン（アネクチン）	非脱分極性	1.0～1.5	即効性、作用時間は5～7分間、RSIの標準的薬物	筋線維束性攣縮、悪性高熱、筋固縮、高カリウム血症、徐脈、リズム障害
ロクロニウム（ゼムロン）	非脱分極性神経筋ブロック	0.9～1.2	即効性、高カリウム血症のリスクはない	作用時間が長い（45～90分）、静脈内で沈殿する可能性
ベクロニウム（ノルクロン）	非脱分極性神経筋ブロック	0.2	心血管系の安定	作用発現が遅い（>2～3分）、作用時間の延長（>60分）

RSI＝急速挿管法；IV＝静脈内

患者が覚醒状態で協力的であれば、胃酸性度を軽減するためにクエン酸ナトリウム（Bicitra）30mlを投与することもある。時間が許せば、逆流および誤嚥を軽減するために静注ラニチジン（Zantac）50mg、ファモチジン（Pepcid）20mg、静注メトクロプラミド（Reglan）10mgを投与することもある。RSIはたいていの場合緊急事態で行うため、このような前投与ができないことが多い。

　挿管を行う前の事前の酸素化が推奨されている。事前の酸素化は、その方法に違いがあるものの、広く一般に行われている。従来の方法には、100％酸素の3〜5分の自発呼吸または100％酸素の3〜5回の深呼吸などである。深呼吸の場合は、患者の協力が必要である。事前の酸素化によって、患者のFRCが酸素で満たされる。機能的残気量（FRC）は、自発呼吸の場合に通常吐き出されることのなく残っている肺気量で、全肺気量の一部である。肺のこの部分を酸素で満たすことによって、患者は酸素をわずかながら蓄えられる。若年健常男性の場合、FRCを100％酸素で満たすと、患者が無呼吸になっても5〜7分間の必要酸素量を保存できる。サクシニルコリン（アネクチン）の導入量（1.0〜1.5mg/kg）によって引き起こされる無呼吸時間はほぼ5〜7分であることは意義深い。肥満および妊娠のいずれの場合も、FRCの物理的体積が著しく低下していることがあり、また、頻脈、敗血症などの循環亢進状態では、FRCの酸素をもっと早く使ってしまう。さらに、肥満および妊娠の場合は麻酔導入の際の横隔膜の頭側への動きが亢進され、FRCがかなり減少する。

　中咽頭に血液、分泌物、異物が充満するときは、これらを吸引すべきである。この吸引は、緊急事態以外のあらゆる状況下で事前の酸素化を行う際に実施すべきである。外傷を負い意識不明の患者は正常な気道防御反射ができなくなり、自発呼吸もできないため、特有な問題がある。すなわち、バッグバルブマスクによる陽圧呼吸を行うと、いずれの場合も胃容物の逆流および誤嚥の起こる可能性が高くなる。このような場合、多くの専門家らは、事前の酸素化を省くことを選択し、速やかに気管挿管を行うことによって気道を確保する。

　次の特徴的なRSIの手法は、輪状軟骨圧迫、すなわちセリックの手技である。輪状軟骨は、喉頭下部の第1気管軟骨輪である。さらに重要なことに、輪状軟骨は喉頭下部の唯一の連続軟骨輪である。

　この軟骨輪に圧力をかけると（0.5〜8.0lb/ft）、気管の真後ろにある食道が圧迫される。しっかり圧力をかけることにより、胃内容物の逆流の可能性を低減させることができるが、圧力をかけすぎると挿管し損なうこともある。

要点

- 肺活量は、最大吸息した直後に最大呼出される気体の量である。

FRCの物理的体積と、その酸素貯蔵量を身体が使い果たすまでの時間は、疾患の状況によって著しく異なることが多い。

外傷と救急医療 第3章　57

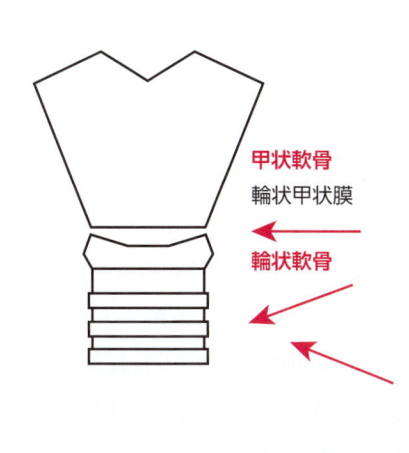

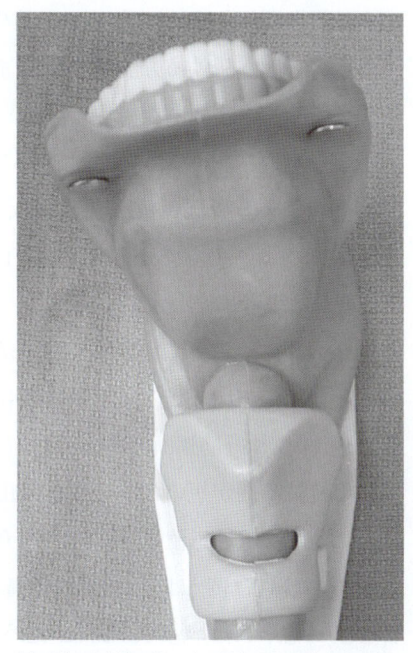

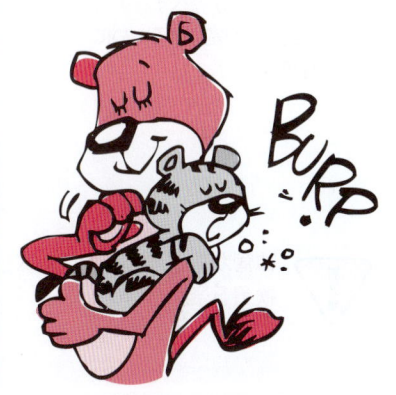

輪状軟骨圧迫を適用するための解剖図(写真提供：Matthew W. Kervin, RN, BS, BSN, CRNA, ジョージア医科大学、ジョージア州、オーガスタ)

輪状軟骨圧迫に役立つ頭文字
(B-U-R-P)

　輪状軟骨圧迫を行うときの動きの理解に役立つ頭文字はB-U-R-Pである。Bは、「後ろ側へ」すなわち後方への圧迫を表している。Uは、「わずかに上部へ」すなわち頭側への圧迫を表している。

　Rは、咽頭をわずかに右へ圧迫することを表している。Pは、食道を塞ぐためにかける圧力を表している。挿管を介助するときは、圧迫を加える前に輪状軟骨を正確に確認しなければならない。看護師は、「喉仏」(のどぼとけ)(甲状軟骨の突起部)から、患者の首の前面を下方へ指を滑らせる。最初に感じるくぼみが輪状甲状膜である。次の軟骨輪が輪状軟骨である。輪状軟骨の両側を親指と、人差し指と中指とでつまんで圧迫する。このとき、介助者の手を喉頭または甲状軟骨においてはいけない(巻末付録図版3「輪状軟骨圧迫法」を参照)。

　輪状軟骨の圧迫はリスクを伴う。合併症は、気管挿管の障害、食道破裂、輪状軟骨の骨折などである。一旦輪状軟骨を圧迫し始めると、呼気終末二酸化炭素($ETCO_2$)と両側の呼吸音(BBS)で、気管チューブ(ETT)の留置を確認するまで、圧迫を持続する。輪状軟骨圧迫により気管挿管が妨げられれば、圧迫を緩める。

　輪状軟骨に圧迫を加える最もよい時期に関して、医師の間で意見が分かれて

要点

患者に挿管を行うときは、いつでも吸引ができるようにしておくべきである。

> **要点**
>
> 輪状軟骨圧迫の順序として、B-U-R-Pと覚えておくこと：
> - B　後ろへ
> - U　（わずかに）上へ
> - R　（わずかに）右へずらす
> - P　食道を閉塞させるために圧迫する

⚠ 挿管が完了するまで、輪状軟骨圧迫を止めてはいけない。

⚠ 長時間作用型神経筋遮断薬を投与する場合は、極めて慎重に、その結果の可能性を考慮すべきである。

いる。薬物投与を行う前に軽度の圧迫を加え、患者が意識を喪失するにつれて、その圧力を強めるという方法があるが、また、患者の意識喪失直後に輪状軟骨を圧迫するという方法もある。

過剰な圧力をかけると、覚醒している患者にはかなり不快であり、また腕―脳循環時間（10～15秒）以内の気道防御反射を喪失している患者は逆流および誤嚥を起こしやすい。意識のある患者には圧迫をする前に、その作用と目的について知らせれば患者は安心する。

前述のように、患者に麻酔導入を行った後にRSIでは呼気検査の換気が行えなくなる。事前の酸素化を完了し輪状軟骨圧迫を行った後適切な麻酔導入薬を投与し、その後神経筋遮断薬を投与する。サクシニルコリン（アネクチン）は、即効性で作用持続時間が短いため、RSIに適した標準薬物である。しかし、サクシニルコリンは、血清カリウム値の上昇（0.5～1.0mEq/ℓ）を引き起こすので、とりわけ熱傷および神経障害（例えば、除神経性損傷、脊椎損傷、脳卒中、ギラン・バレー症候群など）の患者には禁忌である。このような患者群は、サクシニルコリン（アネクチン）が誘発する高カリウム血症に罹患しやすく、心停止症状を起しやすい。

サクシニルコリン（アネクチン）を投与できない患者にRSIを安全に行うために、従来医師はその代替薬物としてベクロニウム（ノルクロン）のような非脱分極性神経筋遮断薬または即効性非脱分極性筋弛緩薬ロクロニウム（ゼムロン）の高用量投与を行ってきた。両剤とも急速気管挿管を行うことのできる用量で投与するが、その作用持続時間は著しく長い。このように作用持続時間が長期化すると、気管挿管ができずマスクによる人工呼吸もできない患者にとって、危険な状態になりうる。また、呼気検査手順では、RSI中に患者がマスクによる人工呼吸ができるかどうかを評価できない。

さらに、看護師は、チオペンタールナトリウム（ペントサル）投与直後ロクロニウム（ゼムロン）を投与すると、IVライン内で著しい沈殿ができ、ラインが使用できなくなる可能性も知っておくべきである。沈殿は無針システムの注入ポート内および隣接部でも起こりうる。

意識不明の患者は、神経筋遮断薬を使用せずとも安全に挿管できる。RSIの必要な緊急事態または選択的な挿管を行う状況で、サクシニルコリン（アネクチン）が禁忌である（またはその可能性がある）場合は、非脱分極性神経筋遮断薬に関わるリスクを伴わずに挿管を成功させるために、エトミデート（アミデート）を使用することもできる。エトミデート（アミデート）の最大の長所は、導入用量を投与した後も

自発呼吸を継続できる患者が多いことである。麻痺させる過程の省略を決定する前に、RSIを行う時は、何らかの筋弛緩をする必要性があるかどうかを評価すべきである。

口を堅く閉じている患者は、薬物によって弛緩させなければ挿管を行うことはできない。神経筋ブロックをせずに患者の挿管を行えるのは、挿管の技術に熟達しているスタッフだけである。

麻酔導入薬の投与後、少し時間を空けて直接喉頭鏡検査を行うのは、薬物を体内に循環させ、その治療効果を得るためである。麻酔導入薬の投与前に酸素化を行ったかどうかに関わらず、酸素マスクを適用すべきである。このとき、陽圧換気は適用しないが、酸素マスクからの高濃度酸素は体内で拡散する。

たいていの麻酔導入薬は、正常な心拍出量の患者では、腕—脳循環すなわち15～20秒で効果を発現する。すでに体外心マッサージを受けている患者は作用発現時間が長くなる。RSIのための神経筋遮断薬（使用する場合）投与の時期は、医師によって様々である。麻酔導入薬の効果が発現するまで（すなわち、眼瞼反射の消失）待って弛緩薬を投与することが多いが、麻酔導入薬投与直後に弛緩薬を投与する場合もある。さらに、意識不明の無呼吸患者については急を要するため、麻酔導入薬投与の前に神経筋遮断薬を投与することもある。この方法では、患者は覚醒していながら麻痺の状態になることもある。

RSIでは、通常、患者に神経筋遮断薬を投与して約1分後に挿管を行えば安全である。あるいは、サクシニルコリン（アネクチン）を用いた場合は、筋攣縮が止むと挿管を行う。中咽頭にごくわずかな異物が付着しても、声帯を直接見ることができなくなるので、すぐに吸引ができるようにしておかなければならない。

両側の呼吸音（BBS）または／および呼気終末二酸化炭素（$ETCO_2$）によって、気管チューブ（ETT）の留意を確認しなければならない。ETT留置の確実な確認方法は、胸郭前後方向のX線検査である。ETTの留置はできるだけ早くX線検査で確認すべきである。

予後

緊急挿管が1回で成功しない割合は40％にも上る。挿管を繰り返し試みるとき、技術方法と状況を変更してみることも必要である。すなわち、中咽頭は注意深く吸引し、喉頭鏡ブレードを別の物に変え、患者のエアウェイの位置を変えることが必要なこともある。

要点

ETTの留意を確認することが重要である。

要点

ETTの留置が確認されれば、すぐに輪状軟骨の圧迫を解除する。喉頭鏡検査者から輪状軟骨圧迫の適用方法を変えるように要求されることもあるが、圧迫を完全に解除してはいけない。

看護ケア

緊急時に気道の開存性を確保できるかどうかは準備の善し悪しにかかっている。急速挿管法を行うときの脅威は、挿管ができず患者に酸素を供給できないことである。このように挿管が不可能になったときの対処のために欠くことのできないものとして、スタッフと機器装置の準備がある。蘇生科病棟にはこの必要不可欠の装置を常備し、気道確保の困難なときに使用する装置として明確に区別しておくべきである。次の備品がすぐに利用可能であることが肝要である。

標準的な挿管用機器

- 機能的な光源付き喉頭鏡ハンドル
- 複数の喉頭鏡ブレード(マッキントッシュ型3または4/ミラー型2または3)
- 様々なサイズの経口気管チューブ(5.0〜8.0mm)
- 探り針
- マスク付きアンビューバッグ
- 酸素源
- 吸引カテーテルとヤンカーチップ
- 麻酔導入薬および麻痺性薬
- イージー・キャップCO_2検出器
- 聴診器

万一挿管が困難になるときに備えて、代替エアウェイ装置を利用可能な状態にしておくべきである。

必要最小限の機器

- ラリンジアルマスク(LMAs)
- 経鼻エアウェイと経口エアウェイ
- チューブエクスチェンジャー(ブジー)
- 気管切開チューブ
- 輪状甲状軟骨間膜切開用針
- 光源付き探り針
- 気管支ファイバースコープ

⚠ 患者の麻酔導入薬および挿管に用いる医薬品の正確なラベルの確認など細かな所にまで細心の注意を払うことを忘れてはならない。

患者の移動および輪状軟骨圧迫の適用に関することも看護師の役割である。気管チューブ(ETT)の軟性探り針を用いて挿管を行っている医師は、声帯のそばをETTが通過すると、看護師に探り針を取り除くように頼むことがある。こ

の場合は探り針のみをつかみ、取り除かなければならない。乱暴に気管チューブ（ETT）をつかみ取り除くと、抜管事故を起こしかねない。

RSI初期治療の第一選択肢
- 事前に患者に酸素を供給する（気道反射が喪失しているかまたは中咽頭に異物が観察される場合は省略する）
- 輪状軟骨圧迫を行う
- 医薬品投与（換気を行わずに麻酔導入薬を投与する）
- 挿管する
- ETTの留意をチェックする
- 輪状軟骨圧迫を解除する（ただし、BBSまたは$ETCO_2$を用いて、気管挿管の確証が得られた場合のみ）

理解度チェック

問題：下記の空欄を埋め文章を完成せよ。

1. 輪状軟骨は甲状軟骨の_____にある。
2. 胃容物は、わずか_____mℓ誤嚥するだけで、患者に深刻な事態を招くことがある。
3. スミスさんが満期の帝王切開分娩のために出産分娩部にやってくる予定である。スミスさんは9時間何も経口摂取していなかった。この場合、RSIを行う必要があるか。_____その理由はなぜか。_____
_____

問題：最もよい答を選択し、空欄に記入せよ。

_____ 4. RSIの重大な危険性はどれか。
　　　　a. 胃内容物の誤嚥の機会が増加すること
　　　　b. 意識ある患者に事前の酸素化ができないこと
　　　　c. ファイバースコープの使用
　　　　d. 気道の開存性を評価する呼気検査をしないこと

_____ 5. RSIのための薬物投与を行う看護師が注意しなければならない問題はどれか。
　　　　a. サクシニルコリン（アネクチン）投与によるウシ血漿反応

b. 麻酔導入薬と神経筋遮断薬の併用投与のために起こる静注ライン内の沈殿
c. ロクロニウム（ゼムロン）およびベクロニウム（ノルクロン）のような作用持続時間が極めて短い医薬品
d. 急速な眼球運動の結果起こる角膜擦過傷

頭蓋内圧亢進とは

L. シューマッハー

　頭蓋内圧（ICP）は、頭蓋骨内の脳脊髄液（CSF）圧を反映する動態を表している。ICPが20mmHg以上になると、ICPの上昇という。

ICPの正常範囲は年齢によって異なる。

- 成人および年長小児：　　10〜15mmHg未満
- 幼児　　　　　　　　　　3〜7mmHg
- 乳児　　　　　　　　　　1.5〜6.0mmHg

　ICPは、調節および維持されている生理学的動態を表している。ICP上昇の病態生理学的特徴を理解するためには、神経学的概念、すなわち、頭蓋内コンプライアンス、頭蓋内エラスタンス、モンロー・ケリーの仮説、脳血流（CBF）、脳灌流圧（CPP）などを理解する必要がある。

　頭蓋内コンプライアンスは、頭蓋内容積の増加に耐え、ICP上昇の有害な作用を防ぐことにできる脳の能力を表している。

頭蓋内コンプライアンス

$$コンプライアンス = \frac{容積}{内圧}$$

　脳が頭蓋内容積の変化に応答しICPを亢進させない場合は、コンプライアンスが正常で適切であることを示している。反対に、コンプライアンスが低ければ、容積がわずかに増加してもICPが上昇することを示している。

解答：1. 下記；2. 25；3. はい、すべての分娩値にRSIが必要である；4. d；5. b

頭蓋内エラスタンスは、膨張または変位による頭蓋内容積の増加に耐え代償する脳の能力を示している。

頭蓋内エラスタンス

$$\text{エラスタンス} = \frac{\text{内圧}}{\text{容積}}$$

高いエラスタンス値は、頭蓋内容積と頭蓋内の成分を膨張させ変位させる脳の能力が、限界点に達したことを示し、その結果、頭蓋内圧（ICP）が有意に上昇する。

モンロー・ケリー仮説によれば、頭蓋骨は、閉じた堅い天井のようなものなので、その下にある脳、すなわち頭蓋内の構成要素の脳内組織（84％）、血液（4％）、脳脊髄液（CSF）（12％）の総容積は一定である。

したがって、この3つの構成要素のうちのひとつの容積が増加すると、別の構成要素の容積が低下し総容積を一定に維持している。

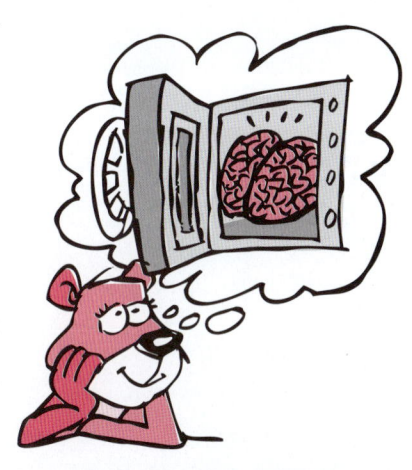

モンロー・ケリー仮説＝頭蓋骨は、脳内組織、血液、CSFを含有する閉じた堅い天井である。

頭蓋内容積の正常値

$$\text{頭蓋内容積の正常値} = 1700 \sim 1900 \text{ml}$$
$$\text{頭蓋内容物}$$

CBFは、酸素を脳内組織に運搬し、自己調節能の代償機構によって、脳内灌流を維持している。血圧（BP）の変化が起こると、脳血管は、自動的に収縮または拡張し、灌流を維持し組織に酸素を運搬する。自己調節能は、平均動脈圧（MAP）を50～70mmHgに保つように維持されている。

脳灌流圧（CPP）は、脳内の圧較差と定義されており、神経血管系に入ってくる動脈血と神経血管系から出ていく再循環静脈血の血圧差である。CPPは、内圧の推定値で、流入するMAPと動脈に逆の影響を及ぼす頭蓋内圧（ICP）の差として計算され、流出する静脈の容積による影響を受ける。

脳灌流圧

$$CPP = MAP - ICP$$

$$MAP = \frac{\text{収縮期血圧（SBP）} + 2（\text{拡張期血圧［DBP］}）}{3}$$

必須の基礎知識

　神経疾患患者のケアを行うときは、頭蓋内圧（ICP）のモニタリングを行い、ICPの有無を確認することが肝要である。ICPは生理学的動態を表し、損傷のない脳では、咳またはくしゃみのような日常の行動によって一時的にわずかに上昇するなど変動を繰り返している。このようにわずかにICPが上昇すると、脳の自己調節能が働き、ICPの一過性の上昇に対応し調整する。しかし、脳の自己調節能が喪失している場合は（すなわち、脳に損傷があると）、ICPの一過性のわずかな上昇により、細胞膜の透過性が増し、その結果ナトリウムポンプおよびカリウムポンプの正常な働きが損なわれる。このため、タンパク質および輸液が脳の組織に漏出し、その結果、脳浮腫が起こる。この脳浮腫のために脳組織の容積が増加し、その結果ICPの亢進と脳灌流圧（CPP）の低下が起こる。次の症状のみられる患者は、ICP亢進のリスクが高いと考えられる。

- 頭部外傷
- 頭蓋内血腫
- グラスゴーコーマスケール（GCS）スコア＜8
- 除皮質または/および除脳硬直状態
- 脳内占拠性病変（腫瘍、膿瘍、感染）
- 低酸素症
- 高炭酸ガス血症
- 脳浮腫（手術、外傷、動脈瘤、出血による）
- 脳水腫

　ICP亢進により患者の神経学的評価が変化する。これらの変化は、急性で軽度な場合もある。

頭蓋内圧亢進の初期兆候と症状

- 意識レベルの変化
- 不穏状態
- 興奮性
- 軽度の錯乱状態
- グラスゴーコーマスケールのスコア低下
- 人格の変化
- 瞳孔の大きさまたは瞳孔反応の変化
- 運動障害または感覚消失（例えば、知覚異常、四肢の脱力）
- 発話障害（不明瞭発語、発語異常、失語）
- 頭痛（早朝、特に起床時）
- 嘔吐（悪心の症状がない場合が多い）

頭蓋内圧亢進の後期兆候と症状

- 異常姿位
- バビンスキー反射消失
- 上肢の動揺
- 意識レベルの変化
- 覚醒レベルの低下
- グラスゴーコーマスケール(GCS)のスコア低下
- 呼吸パターンの変化(不規則になり無呼吸に至る)
- 発話障害(不明瞭発語、発語異常、失語)
- バイタルサインの変化(クッシング病の三徴候:徐脈、高血圧、不規則な呼吸パターン)
- 脳神経の機能障害(咳反射、催吐反射、角膜反射)
- 疼痛刺激に対する反応性の低下または無反応
- 四肢の弛緩
- 不全片麻痺
- 脳の病変部位の反対側の片麻痺
- 防御反射消失
- 運動障害
- てんかん発作の可能性
- 瞳孔の変化(両眼または片眼の拡張)
- 脱力
- ECGの変化(Q波の変化、ST下降、T波上昇、上室性頻脈、洞性徐脈、AVブロック、心室期外収縮、死戦調律)の結果、心停止に至る。

要点

脳に損傷があれば、コンプライアンスは低くなり、エラスタンスは高くなる。その結果、脳は容積(体液、血液、組織)の変動を調整できなくなり、危険性の高いICP亢進が引き起こされる。

ICPの危険な持続的上昇により、脳幹圧迫が起こり、脳組織が突出する脳ヘルニアが発現し、その結果、患者は昏睡に陥り、最終的に死に至る。

看護ケア

　ICPをモニタリングし、ICPの上昇を確認するためには、様々なICPモニタリング機器(例えば、脳室内カテーテル、くも膜下スクリュー・ボルト、脳実質への埋め込み型器具、硬膜外センサー)を使用しなければならない。各機器には、それぞれ長所と短所がある。最適なモニタリング用機器は、損傷の種類または/および処置の方法によって異なることが多い。

　ICPの持続的モニタリングは、頭蓋内の異常の評価と管理のための通常の方法である。ICPのモニタリングには、手術室または患者のベッドのそばで挿入できるモニタリング機器センサーが必要である。センサーを挿入し、それをトランスデューサーのケーブルに接続すると、ベッドのそばのモニター画面につながる。トランスデューサーで、圧力の信号化が行われ、圧力は視覚的画像(波形)に変えられ、数値になる。

> ⚠️ トランスデューサーによってICPのモニターを行うが、fluid-coupled systemをヘパリン添加または生理食塩水洗浄溶液に接続しない。何も頭蓋内内容に注入すべきではない。

頭蓋内圧（ICP）および脳灌流圧（CPP）のモニタリングの目的は、ICP上昇の評価を行い、処置の実施を可能にし、損傷レベルと患者の予後の予測手段を提供することである。ICPおよびCPPのモニタリングの目標は、(1) 正常値にまで回復させること、(2) ICPの長期的な著しい上昇を防ぐこと、(3) CPPの長期的な著しい低下を防ぐこと、(4) ICPの低減手段を提供すること、(5) CPP維持の手段を提供することである。

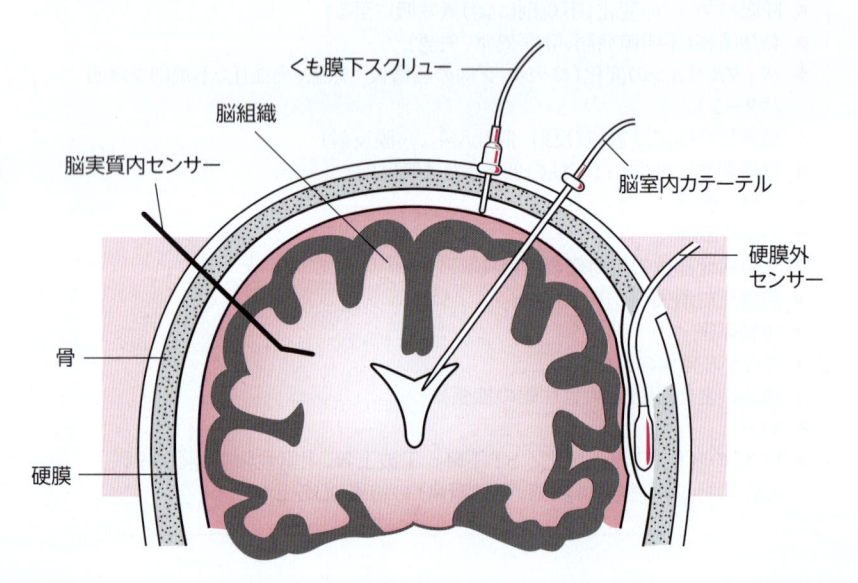

ICPモニタリング機器（出典：Bucher L, Melander S：『Critical care nursing』Philadelphia, 1999年, WBサンダース）

ICPモニタリング機器：長所と短所

ICPモニタリング器具	長 所	短 所
くも膜下ボルト・スクリュー	侵襲度が低い	CSFを排出できない
脳実質内センサー	感染率が低い 脳室の部位による差が出ない 波動と数値による結果が得られる fluid-coupled systemの開始および維持の必要がない	過剰（高）値の信頼性は低い。 漏出のリスク 出血のリスク 血腫のリスク
脳室内カテーテル	最も信頼性が高い CSFを排出できる。 CSFの採取と観察ができる。 医薬品のくも膜下腔内投与ができる。	（留置器具）による感染率が高い。 壊死組織片（組織、血液）によって血管が詰まることがある。 留意が困難（特に脳浮腫では）。 測定値および排液は、レベル依存（位置決めおよび目盛決めによって変わる）
硬膜外	感染のリスクが低い 挿入が容易 新生児に使用可能である	CSFの排出と採取ができない。 誤った測定値が得らことがある

CSF＝脳脊髄液

ICP亢進の治療と、ICPおよび脳灌流圧（CPP）の調節のための処置を次に列記する。

- 体位(頭部を真っ直ぐに保つこと─枕によってわずかに屈曲することのないように注意すべきである。)
- ベットの頭部を30度以上上げない。
- 腹臥位にし、股関節を極度に屈曲させること、トレンデレンブルグ体位は避ける。
- 看護ケアはタイミングを調節し連続して行うこと。
- 環境条件の管理(静かな暗室)
- 正常体温または軽度の低体温を維持するための体温管理(≦37℃)
- 血圧管理、脳血流(CBF)と脳灌流圧(CPP)の維持
- 脳脊髄液(CSF)ドレナージ
- 水分制限
- 換気と気道の管理
- 投与医薬品：浸透圧利尿薬、ステロイド薬、抗けいれん薬、バルビツレート系薬物、血管作用薬(血圧上昇または血圧降下)、鎮静薬、鎮痛薬

　脳血管に対する影響が大きいため、換気の管理と調整操作は、ICPの低減および維持のために重要である。低酸素症を防ぎ、酸素と二酸化炭素（CO_2）濃度をモニターすることは、重要な技術である。酸素を投与し、パルスオキシメーターの測定値と血液ガスの測定値をモニターすることによって低酸素症（動脈血[PaO_2]中の酸素圧＜60mmHg）を予防する。脳血管に強力な血管収縮作用を及ぼす動脈血中のCO_2をモニターすることは生命維持のために極めて重要である。CO_2の動脈血レベル（$PaCO_2$）を低下させることによって、過換気が起こり、そのため脳動脈の血管が収縮し、その結果、脳血流（CBF）が低下しICPが低減する。過換気の調節管理には、$PaCO_2$を正常範囲以下に保つことが必要である。急性のICPの亢進を抑制するために、過換気は即効性の重要な処置であり、患者に短時間の過換気を行うべきである。

　近年、脳組織の酸素（$PbtO_2$）モニタリングの高度な侵襲的技法が用いられるようになった。脳組織の低酸素症の予後はよくないので、低酸素症の二次的脳損傷を防ぐために、低酸素症の早期発見と処置開始を目指すことに力が注がれている。脳組織内の酸素のモニターは、脳の白質にカテーテルを挿入することによって行い、そのカテーテルは脳組織の酸素化を測定するように調節されている機器

⚠️ 過呼吸が長期化すると、脳灌流を低下させ、頭蓋内動態の変化を引き起こし、その結果、脳虚血または脳梗塞を引き起こすことがある。

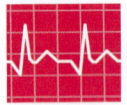

頭蓋内動態のモニタリング値：脳灌流圧(CPP)の目標値：60〜70mmHg、平均動脈圧(MAP)の目標値：>60mmHg

⚠️ 浸透圧利尿薬は、低血圧と頻脈を引き起こし、その結果、CBFおよびCPPを悪化させることがある。さらに、健康な脳組織から損傷を受けた脳組織に急激に体液が移行し、その結果、腫脹が増大し、ICPが上昇することもある。

に接続する。脳の酸素測定のもうひとつの有用な技法は、頸静脈血酸素飽和度(SjvO₂)モニタリングであり、これは、頸静脈球に留置した光ファイバーカテーテルによって行う。

呼気終末陽圧換気(PEEP)は、静脈灌流と還流を低下させ、その結果頭蓋内圧(ICP)および脳灌流圧(CPP)を上昇させるので、注意して行うべきである。

ICP、CPP、CBFを維持するために、血圧をモニターし目標範囲内に維持することは極めて重要である。維持すべきMAP値および収縮期パラメータは、医師が指定する。MAP値およびCPP値は、ドーパミン（イントロピン）およびニトロプルシドナトリウム（ニプリド）のような様々な静注血管作用薬を投与することによって管理できる。

マンニトール（オスミトール）のような浸透圧利尿薬も、ICP低減のための有効な管理戦略である。マンニトール（オスミトール）は、ICPに対して迅速な効果をもたらし、その作用発現時間は10〜15分である。

脳室カテーテルの留置により、脳脊髄液(CSF)の排出ができる。通常、医師の処方箋および指示があれば、ICP値を維持するために、脳脊髄液(CSF)を排出することができる。

頭蓋内動態およびICPの上昇は、外傷を受けた患者を適切に評価、看護、モニターする方法を習得するために重要な概念である。

理解度チェック

問題：下記のリストの語句の中から適切な語句を選び、空欄を埋め下記の文章を完成せよ。

失調性失語症	容積	脳実質センサー
血圧	除皮質	圧力
脳血流	エラスタンス	瞳孔の変化
脳浮腫	硬膜外	不穏状態
脳灌流圧	過呼吸	トレンデレンブルグ体位
脳髄液	脳室内カテーテル	血管収縮
コンプライアンス	モンロー・ケリー仮説	血管拡張

1. 頭蓋内＿＿＿＿＿＿＿＿＿＿＿＿は、ICPを上昇させずに、頭蓋内容積の増加に耐えうる脳の能力である。

2. _____は、平均動脈圧(MAP)値から頭蓋内圧(ICP)測定値を引き脳内の圧較差を推定することによって計算する。
3. _____は、ICP亢進の後期兆候である。
4. _____の使用は、ICPモニタリングの手段として最も信頼性が高い。
5. _____は、ICP亢進の早期兆候である。
6. _____体位は、ICPを亢進させることがあるので、避けるべきである。
7. 低いPaCO₂を保つために、_____を用いる。その結果、脳動脈の_____が起こり、CBFおよびICPが低減する。
8. ICP、脳灌流圧(CPP)、脳血流(CBF)を維持するために、患者の_____は、頻繁にモニターしなければならない。

外傷性脳損傷とは

J. A. クリーヴランド

　外傷性脳損傷（TBI）は、脳に関わる幅広い範囲の病状および種々の外傷を表す総称である。TBIは、相当な力（鈍力または/および鋭い貫通力）が脳にぶつかって起こる。その結果、脳の損傷が起こる。TBIは、外傷による死亡の主な要因のひとつで、米国で毎年発生している150,000件の損傷に起因する死亡のほぼ50%を占めている。あらゆる外傷性損傷のうち最も死亡率が高いばかりでなく、外傷性脳損傷受傷者は、死を免れたとしても長期にわたりその影響と障害によって最も重い身体障害症状に苦しむことになる。

　TBIの誘因は、通常、自動車事故、スポーツ事故、転倒、暴力である。頭部外傷は、頭蓋骨が吸収可能な力よりも大きな力が生じ、その下にある傷つきやすい神経組織が動態学的な損傷を受けることである。TBIの具体的な詳細については本章後半に記載する。

要点

損傷のメカニズム（MOI）または損傷の程度─その影響と救命率─には多くの因子があり、最終的には個々の患者によって異なる。

初期の評価は当てにならないこともある。例えば、閉鎖性頭部外傷の患者は、外出血がないため、脳損傷ははっきりしないこともある。

解答：1. コンプライアンス、2. 脳灌流圧、3. 瞳孔の変化、4. 脳室内カテーテル、5. 不穏状態、6. トレンデレンブルグ体位、7. 過呼吸、血管収縮機、8. 血圧

脳損傷患者の治療には、基本的な身体解剖図、生理学、損傷の種類、脳に対する外傷の影響、これらの兆候と症状の迅速な認識を理解することが重要である。

TBIとそのメカニズムの基礎を理解するだけでも、質の高い看護ケアの実施に役立つ。中枢神経系（CNS）の学習と管理は複雑で脅威となりかねないが、数件の単純な事実と治療の原則を知ることによって、容易に習得できる。

必須の基礎知識

外傷性脳損傷（TBI）の種類

TBIには主要な5つのタイプがあることがわかっている。それは、(1) 頭蓋骨骨折、(2) 脳震とう、(3) 脳挫傷、(4) びまん性軸索損傷、(5) 血腫である。

頭蓋骨骨折患者のおよそ3人に2人は、軽度〜重度の脳損傷を受けている。鈍器の単回殴打によって、通常、頭蓋の亀裂ラインに沿った骨折が起こるが、それは線状骨折と呼ばれている。通常、この線状骨折が最もよくみられ、すべての頭蓋骨骨折の75〜80％を占めている。線状骨折は、硬膜下および硬膜外出血を併発することが多い。あおむけに転倒し、頭蓋骨の後頭部に骨折を引き起こした場合の骨折は、たいていの場合頭蓋底骨折である。これらの骨折により骨関節が移動することがある（例えば、後頭の割れ目の亀裂の開口など）。これらの骨折は通常命に関わるものではないが、髄膜層を破壊し、耳と鼻から脳脊髄液（CSF）および血液を漏出させることもある。注意深く評価する場合の頭蓋底骨折の所見症状は、乳様突起部位出血斑（バトル徴候）または／および眼窩周囲の出血斑（アライグマの目）などである。

このような損傷が起こると、鼻腔内の組織に囲まれている小さな薄い骨である篩板が破壊され、脳が外界に露出することも多い。このような骨折の患者は、脳炎および髄膜炎のリスクが高い。また別のタイプの頭蓋骨損傷に、頭蓋骨陥没骨折があるが、この場合脳組織の裂創である脳挫傷を引き起こすことがある。頭皮に穿孔がみられる骨折は、開放骨折である。このタイプの骨折患者も感染のリスクが高い。頭蓋骨の破壊によって、頭蓋骨内の脳組織、血管、脳神経が損傷を受ける可能性があるので、詳細にわたる神経学的評価を継続する必要がある。

脳震とうは、直接神経組織（神経実質）に関与する脳損傷で、一般的に軽症であるが、損傷後数日経って初めて発症する遅発性硬膜下出血のような病状の帰

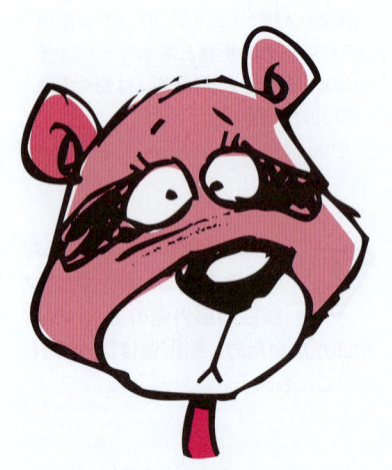

アライグマの目は、頭蓋底骨折の兆候である。

結が潜在していることもある。

　脳震とうの損傷のメカニズム（MOI）は、通常、頭部への殴打または転倒による鈍的外傷に起因している。頭部損傷は、身体上必ずしも明らかな損傷は認められないので、患者に発現している症状によって診断されている。脳震とうの場合、通常は完全に回復するが、外傷の付随事象によって記憶喪失の症状が現れることがある。中等度から重度の脳震とうの患者の症状は、意識喪失、深部腱反射の減退または完全な消失、無呼吸発作などである。頭蓋を通じて吸収されるエネルギーは、心筋に対して除細動器を用いるように、一時的に神経機能を停止させるポイントまで脳を失神させると考えられている。

　堅い物体によって直接影響を受けると、頭部挫傷が起こる。この損傷のメカニズム（MOI）は、脳震とうのMOIに類似しているが、挫傷の方が重症である。衝撃を受けた部位に直接組織損傷が起こる場合は、直撃損傷と分類される。さらに、挫傷に関連する損傷は、加速性-減速性事象の結果であることが多い。そのMOIは、脳が急速に移動し頭蓋骨の片側にぶつかり、その後もう片側にぶつかるため、頭蓋と脳の2箇所に病変を引き起こすというメカニズムであり、直撃-反衝損傷といわれている。脳挫傷は、脳の側頭葉および前頭葉にみられることが最も多い。挫傷は、組織浮腫と毛細血管の出血を引き起こす。

　ここまでは、主に神経組織の外側の灰白質に局在する病変に関与する損傷についての考察であったが、びまん性軸索損傷は、大脳および脳幹の広範囲にわたる神経組織に関与する広範な損傷である。びまん性軸索損傷は、神経組織の白質の最深部中心軸部位の損傷をいう。これらの損傷は、脳幹、小脳、二つの大脳半球間の情報伝達を促進する神経網線維と神経路を破壊する。このタイプの損傷の発症メカニズムには、自動車事故などのように、機械によるせん断力が関与している。外傷起因性昏睡全体のおよそ半分の症例で、びまん性軸索損傷が起こっており、それは外傷性脳損傷（TBI）患者が回復後に長期にわたって罹患する神経障害の原因でもある。

　出血時の動脈圧下で硬膜外血腫が発症し、その血腫がひろがるときに頭蓋の骨膜層（硬膜の一部）を裂き、その結果、脳組織を圧迫する。その症状は、即発性の神経学的徴候が症状として発現するが、TBI後何時間も意識清明であった患者の症状が突然悪化することもある。硬膜外血腫は緊急の症状で、永久的な脳の損傷を防ぐために、血腫を迅速に排泄させなければならない。

> 浮腫および挫創からの出血の進行は、緊急の臨床的問題である。

> 損傷の程度と進行は、注意深くモニターを行い、頻繁に神経系検査をして、ICPを亢進させる神経系の状態の発症またはわずかな変化を追跡する必要がある。

> TBIの症状は進行性で、神経機能の慎重なモニタリングを行い、患者のわずかな変化が適切に追跡されているかを確認すべきである。

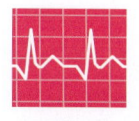

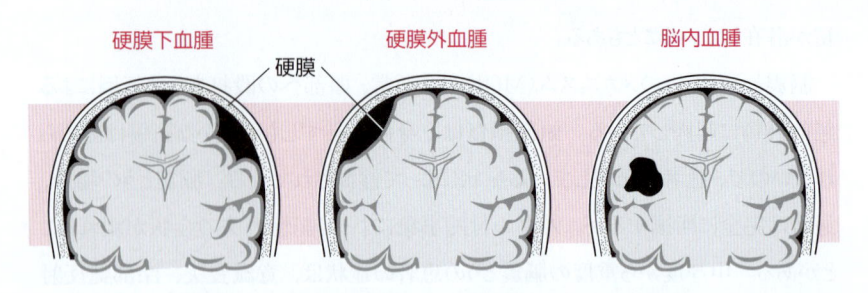

硬膜下血腫　　　硬膜外血腫　　　脳内血腫
硬膜

(出典：Urden L, Stacy K, Lough M：『Thelan's critical care nursing：diagnosis and management』第4版, St Louis, 2002年, Mosby)

要点

硬膜外血腫は動脈出血起因性で早発性であるが、硬膜下血腫は静脈出血起因性で遅発性である。

硬膜下血腫は、頭蓋内の硬膜髄膜層とクモ膜層の間の静脈からの出血によって起こる。硬膜下血腫は硬膜を横断する架橋静脈が関与していることが多く、通常、大脳半球の外側面で起こる。硬膜下血腫は静脈出血（低血圧出血）の結果広がるが、症状の発現および進行は遅く頭部外傷後早ければ48時間経て、または遅ければ2週間後に症状が発現する。特徴的な症状は、眠気の増進、錯乱状態、非局在の頭痛（ICP亢進が直接の原因である）などである。軽度の頭部外傷の初期症状は、硬膜下出血にみられる兆候と症状に類似している。

その他に、心室、クモ膜下腔、上矢状静脈洞への出血なども外傷性頭蓋内血腫を引き起こすことがある。これらの出血はいずれも、前述の外傷性脳損傷（TBI）と何らかの関連があり、併発の可能性がある。頭蓋内出血の患者は、生理的な代償能力をすぐに失うが、それは、喪失血液が100mℓ未満であっても起こりうる。

! TBIの確かな知識と理解がなければ、重篤な損傷は見過ごしやすい。

壊滅的な頭部損傷とは、自動車事故、かなりの高さからの転倒、機械による破砕、弾丸貫通などによって引き起こされる極端な力に頭蓋がさらされる重度の損傷である。これらの瞬間的な運動エネルギーを脳が直接また間接的に吸収するため、脳実質組織が裂断され、そのため髄膜、神経組織、神経路、血管の破壊が引き起こされる。頭蓋に強引に侵入する力によって引き起こされたTBIでは、頭蓋に亀裂を生じ、その亀裂によって脳内の組織がずれ、亀裂が頭蓋およびおそらくは頭蓋骨外まで至るに及び、広範な直接的な損傷を引き起こされる。このような患者は死に至ることが多く、損傷が脳だけに限定される場合は、臓器提供の有力な候補者になる。

要点

壊滅的な頭部損傷患者の救命率は低い。

二次的脳損傷

　二次的脳損傷とは、最初に損傷を受けた後に起こる神経組織の損傷であり、そのため恒常的な環境を維持する脳の機能が低下し、患者の罹患率および死亡率が増加する。平均動脈圧（MAP）、脳血流（CBF）、頭蓋内圧（ICP）、脳灌流圧（CPP）も悪化することが多い。症状と損傷が進行するにつれて、低換気および灌流低下状態によって酸塩基異常が起こり、細胞の毒物が蓄積し、自己調節能が低下する。脳への血流が低下すると、脳組織は血液によって運ばれる酸素または必須栄養素（例えば、ブドウ糖）を受け取ることができなくなり、その結果、さらに損傷が生じる。重度の脳虚血の後期徴候は、クッシング反応であるが、これはCBFを増加させることによって虚血を軽減しようとするフィードバックメカニズムである。ICP亢進を治療しなければ、脳幹が大後頭孔から脱出し、あらゆる心肺機能を停止させ、脳死を引き起こし最終的に死亡する。頭蓋内灌流の原理を理解することは、外傷性脳損傷（TBI）によって引き起こされる合併症の管理に極めて重要である（p.62のICP亢進に関する考察を参照）。

> ⚠ 二次的脳損傷を軽減できなければ、死亡率は2倍になる。

看護ケア

　急性傷害患者が救命救急科または外傷センターに搬送されると、基本的標準的な治療方法が開始される。画一的なアプローチを行わなければ、壮絶な外傷を負った患者によってケアチームのメンバーは気持ちが動転し、重要な蘇生法を省略してしまうことがある。基本的治療手順の操作の原則は、「簡潔に行うこと」であり、そうすればケアチームはTBIに関する一刻を争うストレスの多い状況下で、統合的な方法で、問題に対処できる。

　最初の最も重要な治療段階は、気道のアセスメントである。広範な脳損傷患者は、通常、救急医療センターを経由して病院に搬送され、初期の気道測定を終了していることが多い。TBI症例では、咽頭口部に明らか異物の身体障害物があるかまたは外傷性損傷がある場合以外は、急速挿管法（RSI）を開始するかどうかは、患者のGCSスコア（通常GCS＜8）または患者の気道保護能力の低下に基づいて決める。TBI患者は頸椎骨折のリスクが4～6倍高いと思われるので、常に、頸椎に対して注意を払うことが重要である。診察を開始するときは、患者の治療と緊急の必要性を予測するために、重要な質問を行う（p.53のRSIに関する考察を参照）。

評価チェック1

患者のGCSスコアは9以上ですか。

はい	いいえ
酸素供給を行う 評価を継続する	RSIの手順を行う準備をする 挿管する 気管チューブ（ETT）をしっかりと固定する 適切な酸素供給システムを始動する ETTの動きを抑制する（操作によって迷走神経を刺激し、その結果、ICPを亢進させることがある） 吸引機器を利用（ICP亢進は噴出性嘔吐および外傷後のけいれんを引き起こすことがある）

　TBI 患者の呼吸状態を評価するとき、TBIに伴う低酸素症は、頭蓋内圧（ICP）をさらに亢進させ、平均動脈圧（MAP）および脳血流（CBF）を低下させ、虚血を悪化させて脳をさらに損傷させる。過剰な過呼吸は推奨されないが、$PaCO_2$を約35mmHgに維持することを換気管理の治療目標にすべきである。

評価チェック2

患者は、自発的な規則正しい呼吸数で適切に呼吸できていますか。

はい	いいえ
評価を継続する 　呼吸数と呼吸の深さ 　酸素飽和度 　　（パルス・オキシメーター＞97％） 　動脈血ガス分析の良好な結果	呼吸支援（高流量酸素とエアウェイ供給システム） 未だ挿管していない場合は挿管を考慮する 炭酸正常状態の維持（$PaCO_2$ ― 35mmHg） 患者に過呼吸させる必要がある 禁忌でなければ、ベッドの頭部を上げる

　損傷の程度および脳の代償の能力は、循環系の反応に反映されている。患者の循環器の状態を評価するためには、脈拍数、リズム、強さを識別しなければならない。

次に、寒冷皮膚、爪床および口膜のチアノーゼなどの低酸素症の二次兆候の評価を行う。低血圧の治療は、脳損傷に対する治療の中でも最優先するべきである。脳血流（CBF）および脳灌流圧（CPP）を維持するために、早期に症状を改善すべきである。血行動態モニタリングの指示を開始しなければならない。患者の循環系に関するパラメータを正常または許容範囲に保つための治療法を行うことが必要である。

要点
TBIを管理するときは、低血圧を確認し、迅速に回復させることによって良い結果が得られる。

評価チェック3
患者の収縮期血圧（SBP）は90mmHgを超えていますか、末梢の脈拍は健全ですか。

はい	いいえ
1または2箇所の静注部位を確保する（18ゲージが望ましい）評価を継続する。体液および薬物投与の指示を待つ	2箇所の大量静注用静注部位（16ゲージ）を確保する既存の中心静脈カテーテル留置がなければ、中心静脈カテーテル留置に用いる必要がある晶質液または膠質静注輸液の迅速な投与の準備をする輸液の急速注入器を入手する心血管系の状態を注意深くモニターする緊急の薬物投与を行う準備をする尿路カテーテルを留置する体液の状態を注意深くモニターする（摂取および排泄）

経鼻胃（NG）チューブが必要なときは、極めて慎重に留意を行わなければならない。頭蓋骨骨折の診断が未確定の場合、NGチューブによって、脳実質に穿孔事故が起こることもある。

外傷蘇生治療の三要素（気道、呼吸、血液循環）の管理は、患者の症状を安定させるときに用いられる基本的な救命処置であるが、身体障害の予防処置は、脳の損傷を集約的に考慮する治療段階である。この治療段階では、外傷蘇生治療の三要素の管理を組み入れ、二次的脳損傷の軽減を促進し、その結果、患者の回復率が改善する。"tools of the trade"を用い、治療前の神経学的検査を行い、一次的損傷を測定し、緊急治療の必要性の予測し、さらに患者の症状の安定化をモニターする。さらに、看護師は、外傷性脳損傷（TBI）患者の症状安定化を促進するために、治療薬の使用を予測する必要がある。

要点
脳損傷を受けた直後の処置は重要であるが、同時に脳は脆弱で傷つきやすい。この時期のバイタルサインおよび神経系の状態の継続的なモニタリングは、看護師の必要不可欠な仕事である。

TBI患者を治療する場合の看護の目的は、慎重に正確で客観的なモニタリングを行うことである。この目的は、解剖学と生理学の豊富な知識基盤と、優れた観察技術によって達成される。技術のレベルにかかわらず、患者の評価の質を高め、比較評価を行うために、標準評価ツールまたは機器を正しく用いる必要がある。

患者の治療前の神経学的評価および損傷の進行を追跡するために、広く用いられている最も優れたツールは、グラスゴーコーマスケール（GCS）である。GCSは、意識レベル（LOC）の評価に多くのシステムを用いている。GCSの評価範囲は、3点（不良、反応なし）から15点（正常）までである。GCSは(1)開眼、(2)手足の運動反応、(3)言語反応の尺度である。この3つの尺度の得点を合計して、全体のスコアとする。重要なことは、このGCSスコアから患者の最終的な転帰を決定または予測できないことである。

　完全な神経学的検査のためには、瞳孔および四肢の評価を行うことが必要である。これらの評価要素は、精神状態の評価、身体運動の評価、瞳孔反応を伴う脳神経の評価を行うことによって得られる。神経学的変化とその傾向は、標準的形式を用いて、すべての評価項目を同じ方法で評価する経時的評価を行うことによって、確認することができる。このような標準化された経時的評価方法を用いることにより、検査を行う人によるばらつきが減り、客観的な臨床記録が得られる。

グラスゴーコーマスケール

開　眼
4＝自発的に開く
3＝言葉に反応して開く
2＝痛みに反応して開く
1＝反応なし

運動反応
6＝運動の命令に従う
5＝痛みの場所を突き止める
4＝痛みの刺激から逃避する
3＝除皮質姿勢(痛みに対する屈曲)で反応する
2＝除脳姿勢(痛みに対する伸展)で反応する
1＝反応なし

言語反応
5＝見当識があり会話はできる
4＝見当識は混乱しているが会話はできる
3＝不適切な言葉を発する
2＝理解できない音を発する
1＝反応なし

注釈）15点満点で、最低点は3点

神経学的評価

精神症状
- 意識レベル（GCSスコア）
- 見当識（時間、人、場所）
- 記憶（3つのものを思い出すことができる）
- 判断（理に適った正確な意見を構成する過程）
- 認知（経時的7s）

運動テスト
- 四肢のすべての関節の抵抗に対する屈曲と伸展
- 等級：
  * 5/5：最大抵抗で完全に運動できる
  * 4/5：若干の抵抗で完全に運動できる
  * 3/5：重力に抗して完全に運動できる
  * 2/5：重力を除外すれば完全に運動可
  * 1/5：筋収縮が可視および触知できる、関節運動はない
  * 0/5：収縮なし

脳神経
- 嗅覚神経—嗅覚能力の評価
- 視覚神経—視覚の評価、瞳孔は左右均等で円形、対光反射および輻輳反射正常（PERRLA）
- 動眼神経—眼球運動および眼球追跡の評価
- 滑車神経—眼球運動の評価
- 三叉神経—両側の顔面の感覚と咀嚼力の評価
- 外転神経—側方への眼球運動の評価
- 顔面神経—微笑が左右対称かどうかの評価
- 聴神経—聴力および平衡感覚の評価
- 舌咽神経—催吐反射および耳を感じるかどうかを評価
- 迷走神経—軟口蓋を観察し、口蓋垂の左右のアーチが対称かどうかチェックする（"アー"と発声）
- 副神経—患者が肩をすぼめるときの肩筋肉の抵抗を評価
- 舌下神経—舌の位置を評価する

GCS＝グラスゴーコーマスケール

　TBI患者の管理では、「再発」がモニタリングおよび頭蓋内圧（ICP）の管理の重要なテーマである。脳損傷の急性期の緊急治療の目標は、患者を激越状態にさせないように、また不注意にICPを亢進させないように患者の周囲を静かに保つことである。また、ICP亢進を抑制するためにもうひとつ重要なことは、脳内に貯留している体液（血液または脳脊髄液）と浮腫を管理し軽減するための薬物の投

要点
GCSは、他の医療従事者に患者の神経系の状態を迅速に伝えることができる評価尺度で、最もよく使用されている。

> ⚠ GCSの合計点数が2点以上下がれば、神経機能低下の危険な兆候である。

> 🏠 要点
> 瞳孔の変化は、脳損傷と同じ側に現れ（**同側性**）、四肢の症状（**脱力**）は反対側に現れる（対側性）。

> ⚠ 副腎皮質ステロイド療法—現在の研究結果によると、ステロイド薬の使用は、ICPの治療に有用ではない。さらに、ステロイド薬は免疫反応を抑制し、患者の感染のリスクを高める。ステロイド薬は禁忌ではなく、未だに使用している病院もあると思われる。

与である。TBIの治療に使用できる薬物はごくわずかしかなく、これらの薬物では効果がないかまたは増量しなければならないときは、脳内圧を軽減するために侵襲的手順を用いる（p.64のICP亢進に関する考察を参照）。

本章の次の表に、薬理活性物質についての考察を記載するが、それはすなわちTBI管理の薬物療法の概観である。用法用量の情報は、一例に過ぎず、実際に薬物を患者に投与する場合は、常に承認薬の関連情報を確認すべきである。

薬物療法

療法1：鎮静作用

ベンゾジアゼピン系
- ミダゾラム（バースト）—激越を予防するために最もよく使用される
  成人：望ましい効果が得られるまで、用量を漸増する。通常の用量範囲は、1～5mg静注/2分である

アヘン剤
- 鎮痛に用いる硫酸モルヒネ
  成人：4～10mg静注；適切に用量漸増を行えば、モルヒネの承認処方量の上限を超過することはない

療法2：体液の低減作用

浸透圧利尿薬
- マンニトール（オスミトール）—米国*で最もよく使用されている
  成人：初回用量は1.0～2.0g/kg静注。継続用量は4時間毎に0.25～1.00g/kg静注

* マンニトール（オスミトール）の作用のメカニズムは明らかになっていないが、マンニトールはICPを低下させ、脳から水分を排泄させ、心臓の前負荷に影響を与え、次にCBFを増加させる。

この時点での患者の治療は、放射線学的評価（患者の症状および利便性によって、例えば、コンピュータ断層撮影［CT］、一連のX線写真撮影、可能であれば磁気共鳴断層撮影［MRI］など）を得ることを目標にして、評価および再評価を継続する。治療前の血液検査は、患者の全病歴に基づく動脈血ガス（ABG）値、ヘモグロビン値、ヘマトクリット値などの測定値に注目して行うように指示される。患者の外傷性脳損傷（TBI）および結果として生じる障害の程度は、初期治療を受けから何時間または何日経ったかによって決まる。

TBIは、通常、単独の損傷として発現するが、脳損傷患者の約75%は、別の身体系にも明らかな損傷が認められる。実際の蘇生ではもっと複雑であるが、蘇生の基本は同じである。

理解度チェック

問題：次の略語の意味を答えなさい。

1. MVC: _____
2. CPP: _____
3. GCS: _____
4. MOI: _____

問題：次の文章の真／偽を判定しなさい。

_____ 5. TBIの結果、頭蓋骨骨折が起こるとき、最もよく起こる骨折は線状（単純亀裂）骨折である。

_____ 6. TBIによるリスクが最も高い人口層は30歳未満の成人女性である。

問題：A欄のTBIの最も適切な説明をB欄から選びなさい。

A欄

_____ 7. 陥没頭蓋骨骨折
_____ 8. 脳挫傷
_____ 9. 硬膜外血腫

B欄

a. 脳の限局性病変で、頭蓋骨の衝撃を受けた部位に主に限局される
b. 脳挫傷または脳裂傷を引き起こすことがある。この損傷は、頭皮の穿孔に起因する場合としない場合がある。
c. 硬膜下の静脈出血
d. 脳の深部組織の損傷で、神経経路および関連する白質を分断する
e. 頭蓋骨と硬膜との間の動脈出血

問題：次に質問に簡潔に解答しなさい。

10. 重度のTBI患者を鎮静させるために用いる薬物群は何か。
_____

11. なぜ、マンニトールは、TBI患者の治療に用いるのか。
_____

12. 催吐反射によって評価するのは、どの脳神経か。
_____

解答：1. 自動車事故；2. 脳灌流圧；3. グラスゴー・コーマ・スケール；4. 傷害のメカニズム；5. 真；6. 偽；7. b；8. a；9. e；10. ベンゾジアゼピン系；11. 脳から水分を吸収させることによってICPを低下させる；12. 舌咽神経

銃創に起因する急性出血とは

C. チェルネッキー

貫通性外傷は、出血の主要原因のひとつであり、銃創は高速貫通性外傷の主要原因である。これらの損傷は治療が難しい場合が多い。特に、外側からはわずかな穿孔にみえるが、内部の損傷は大きく致命的な場合もある。

必須の基礎知識

弾丸が皮膚を貫通し、組織を高速で通過するときに抵抗にあい、大きな円錐形の通路を切り開くので、それが組織内の重度の損傷となる。その後弾丸は射出するかまたは身体の別の部位へ侵入する。American Trauma Life Support (ATLS) Manualは、外傷の程度を決定する重要な指標として、銃の口径、弾丸の速さおよび推定通路、武器と被害者の距離などを挙げている。自殺の場合は通常銃弾による単一の外傷が口腔内にみられるが、殺人の場合は側頭頭頂部に多数の銃創がみられる。

多数の文献によれば、射入口の傷(**射入速度**)(V_1)に、最大のエネルギーがかかる。弾丸が身体から射出しない場合は、射出口の傷(射出速度)(V_2)はゼロと言われている。ひとつの弾丸が、骨を歪め、体内を移動し、その通路の多くの身体構造を破壊することによって、おびただしい損傷を引き起こすこともある。弾丸(発射体)が体内を移動するときに、組織の抵抗にあい、そのため減速する。高速のV_1により身体の内側への通路が創られ、弾丸が移動するが、弾丸が通った後にも逆方向の圧力が存在し、そのため壊死組織片の剥離が起こり、傷口に細菌が侵入する。

その後、この通路は、全てのエネルギーが組織内に拡散すると、崩壊する。弾丸およびその通路は、無差別に筋肉、血管組織、神経、骨組織を破壊する。組織によって比重または密度が異なるので、弾丸から組織に伝達されるエネルギーも

> **要点**
> 弾丸によってもたらされた運動エネルギー(KE)は、その後身体の組織に伝達され、銃弾の犠牲者に損傷を引き起こす。

異なる。

　高密度の組織は多くのエネルギーを吸収し、その結果、多大な損傷を被る。例えば、肋骨の比重は1.11で、肺の比重はわずか0.5～0.4である。予想通り、弾丸が肋骨に当たると、肋骨が砕けてその破片がさらに発射体になり、周辺の構造体および組織に重大な損傷を与える可能性がある。しかし、弾丸が肺に激突すると、肺への損傷は、多大な有害作用を引き起こし、その結果、肺の酸素化能を低下させるが、肺組織の損傷によって、周囲の組織が直接影響を受けることはない。

　銃弾に起因する損傷を検討するために、物理学による説明を行う。拳銃は金属に覆われた粉を含有する単一の弾丸を発射するが、散弾銃薬包は、多数(散弾銃の口径ゲージによって少なければ6、多ければ200くらい)の小さなペレットを含有する金属包である。さらに、通常は紙の小片によってペレットは火薬から隔てられている。このような違いがあるため、損傷のメカニズムと重傷度は様々である。概して、銃が火を噴くとき、投げ矢の形の弾丸が銃口を通って、かなりの速度で発射される。弾丸は、一旦銃を離れ空中に出ると空気の力に出会い、その進路がわずかにずれ、速度を落とし始める。弾丸が皮膚にぶつかる時の速度はV_1であり、ここでほとんどのエネルギーが組織の中に拡散される。弾丸は、真っ直ぐにまたは斜めにぶつかり貫通するが、ぶつかるときの角度が、組織層を貫通するときの弾丸の進み方に影響を及ぼす。前進するときに、わずかに上方および下方に揺れながら進む銃弾もあるが、これは偏揺れである。組織を通過するとき、前方へ回転する銃弾もある。いずれの場合も、損傷の重症度は、組織にする弾丸からのエネルギーの伝達に直接起因している。当たった瞬間にもっと徹底的な破壊が生じるように工夫した銃弾を製造する業者もあり、それは、例えば、ホローポイント弾などである。

　V_2は弾丸が身体から射出するときの速度である。前述のように、弾丸が身体から射出しない場合は、V_2はゼロに等しい。この概念を記述する計算は、「エネルギーの法則」に従った結果である。

要点
- 壊死組織片と傷口から侵入する細菌によって、傷口の汚染が起こることもある。
- 弾丸は、留まるかまたは器官を通じて移動し、最終的に器官または血行動態の異常および/または不全、さらに死に至ることになる。

要点

弾力性のある組織は、わずかな損傷には耐える。

要点

ホローポイント弾は、当たった瞬間に平板化し内破する傾向があり、大量のKEを伝達する。反対に、直径の小さい銃弾がもたらす損傷は比較的小さい傾向がある。

KEの計算：

$$KE = 1/2\ mv^2 \text{ or } KE = \frac{\text{Mass} \times (V_1^2 - V_2^2)}{2 \times g}$$

　V_1が高く、V_2が低い場合は著しい内部損傷が起こる。さらに、質量が2倍になるとエネルギーは2倍になり、速度が2倍になるとエネルギーは4倍になる。

　銃創の犠牲者は出血を伴うことが多い。出血は循環血液量の急速な損失と言われている。出血の様々な段階の特徴は、全血液量に対する喪失血液量によって決まる。残念ながら、現場で損失した血液量を集計し、救急科のスタッフに輸液蘇生および/または輸血の必要性を知らせることのできる人は誰もいない。また、患者の出血が主に内部出血であることも懸念される。現場で、大量の血液が確認されなくても、患者が血管内の血液枯渇の症状を呈している場合は、内部出血の可能性が考えられる。

　腹部、胸部、大腿部は、かなり容量が大きく、大量の血液を貯留することができる。皮膚がこわばり、膨れ上がり、テカテカになる患者もいれば、あるいは関与する体コンパートメントの器官による悪化の兆候と症状を呈する患者もいる。しかし、後腹膜出血のように、潜行性の出血で発見が難しいこともある。次節に記載している体液損失の推定法は、外傷患者を治療するときに非常に役立つが、失血が認められた瞬間に積極的な蘇生方法を開始すべきである。

看護ケア

　クラスIとIIの失血患者は、失血1mℓ毎に3mℓの割合で晶質液を補充することによって管理できる。しかし、クラスIIIとIVの失血患者は、晶質液補充に加えて、血液補充も必要である。クラスIVの失血患者の失血量を扱うには代償機構の作動時間は短かく不適切なので、迅速に救命処置を開始しなければ、このクラスの患者は通常死亡する。

要点
平均体重70kgの人の全血液量は約5000mℓである。

担当看護師は、内部出血の兆候に注意し、大量の血液を貯留できる体コンパートメントもあることを忘れてはならない。

体液および血液喪失の分類*

	クラスI	クラスII	クラスIII	クラスIV
失血(mℓ)	≦750	750～1500	1500～2000	>2000
失血(血液容積の%)	≦15%	15～30%	30～40%	>40%
脈拍	<100	>100	>120	>140
血圧	正常	正常	低下	低下
毛細血管の再充満	正常	遅延	遅延	遅延
呼吸数	14～20	20～30	30～40	>35
尿量(mℓ/時)	>30	20～30	5～15	ほとんど無
精神状態	わずかな不安	軽度の不安	不安および混乱	混乱、嗜眠状態
輸液療法(3:1の法則)	晶質液	晶質液	晶質液および血液	晶質液および血液

*患者の初期症状に基づく喪失量である

出典：『米国外科学会の外傷委員会・学生必携進行外傷患者の救命支援マニュアル』Chicago, 1993年，米国外科学会

> ⚠️ 失血状態を分類し、その分類に従って患者を安定させるために必要な治療を適切に行うことが重要である。

　主たる治療目標は、血液の喪失を軽減し、血管内容量を増加させることである。これらの目標は、晶質液および/または血液製剤を補充することによって血管内容量を回復させるための具体的な処置を開始することによって達成できる。蘇生法を行っても患者の出血が止まらなければ、外科的処置が必要なこともある。

急性出血の初期治療の第一選択肢

- （頸椎に注意して）気道の開存性を維持または支援すること
- 呼吸を適正に保つこと
- 血液循環を維持すること
- 大口径カテーテルによる血管アクセスを確保すること
- 血管内容量を補充すること（血液製剤または晶質液）
- 圧縮しやすい部位に直接圧力をかけて出血を止めること

> 🏠 **要点**
> 内部出血でも、外部出血であっても出血している患者は、血液量減少性ショックの病態の生理学的兆候と症状を呈している（第2章のp.33「血液量減少性ショック」を参照）。

　出血患者の治療では、その後、通常の患者ケアの基本三要素を確保すべきである。気道にアクセスし、酸素を供給し、必要であれば、挿管を行うべきである。治療目標は組織内灌流の維持である。患者は、出血のためにすでに酸素運搬能を喪失しているので、組織内灌流を促進するために、残存しているヘモグロビンをできるだけ多くの酸素で飽和させることが重要である。

> ⚠️ 出血患者の初期治療に、血管収縮薬、ステロイド薬、炭酸水素ナトリウムを投与すべきではない。最初に、患者の血管内容量を補充しなければならない。

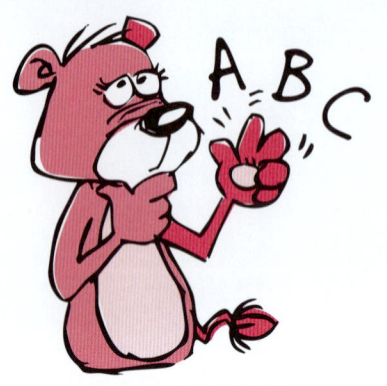

気道、呼吸、血液循環

呼吸を慎重に評価し、必要であれば換気を支援または管理する。動態循環は、身体診察およびバイタルサインによって評価すべきである。触診により脈拍を確認し、脈の特性(すなわち速度、リズム、強さ)を評価することによって、患者の収縮期血圧(SBP)を推定する。

脈拍部位	SBPの概略値
橈骨動脈	80mmHg
大腿動脈	70mmHg
頸動脈	60mmHg

このとき、大量静注用(16または18ゲージ)カテーテルを用いて、2本の静脈路を確保すべきであり、カテーテル留置部位は上肢の肘前部が望ましい。また、臨床家は治療前の検査に用いる血液を慎重に採取すべきである。その検査は、全血球数、身体の代謝についての情報を示す血液検査値、国際標準比(INR)によるプロトロンビン時間と部分トロンボプラスチン時間、血液型と交差適合、動脈血ガス(ABG)値、βヒト絨毛性性腺刺激ホルモン(hCG)を求める検査である。hCGは、妊娠可能年齢の女性患者が妊娠しているかどうかを調べるために用いる。輸液蘇生は、晶質液、生理食塩水(NS)、乳酸リンゲル液を用いて開始すべきである。

失血の初期治療の第一選択肢

● 乳酸リンゲル液の注入

晶質液は、失血1mlに対して3mlの割合で投与する。輸液はすべて加温すべきである。急速注入器具が必要な場合もある。

輸血は、血管内の必要条件が晶質液注入によって満たされないとき、考慮すべきである。最初はO型Rhマイナス濃厚赤血球輸血(PRBC)を輸血するが、血液型判定および交差適合試験が完了すれば、その結果に基づき患者に特異的な血液を輸血すべきである。全血輸血を行えば、患者が喪失した血液成分は全て補充され、多数のドナーからの輸血に曝露されることもないが、全血輸血を行うことは稀である。

たいていの患者は必ずしも全ての血液成分が必要ではないので、常に全血を輸血する必要があるとは限らない。さらに、たいていの血液バンクは、コスト効率よく全血を貯蔵することができない。自己血輸血も選択肢として考えられるが、症例

要点

頸椎に注意を払うことは、すべての外傷患者の治療の基本である。頸椎の適切な安定化を維持しなければ、頸椎の整合性を損なわずに、気道の開存性を確保することは不可能である。

! 患者の体液状態および腎臓内灌流が適切かどうかを評価するために、尿路カテーテルも留置すべきである。

要点

身体の片側から乳酸リンゲル液を点滴注入し、輸血の可能性に備えて反対側から生理食塩水(NS)を点滴注入することは理に適っている。

によっては制限および禁忌がある。

　損傷部位（例えば、結腸の穿孔）が血液汚染を引き起こすものは、通常、セルセーバー（自己血回収装置）の使用には向いていない。というのも、血液中に結腸からの細菌が現存し、この血液を再び患者に輸血することで、敗血症を発症させる恐れがあるからである。さらに、整形外科の手術中に用いるメチルメタクリル酸のような化学物質も自己血輸血には向いていない。

　血液量をかなり喪失すると、血液成分を追加した輸液製剤の適応になる。

　静脈還流量の増加を促進し、傷口からの激しい出血を止めるために役立つ器具を使用することもある。このような器具に、ショックパンツ（PASG）があるが、これは、以前から医療用の抗ショックズボン（MAST）として知られている。PASGまたはMAST器具の使用の現在の適応は、低血圧収縮期血圧（SBP）（＜80またはショック症状があればSBP＜100mmHg）の治療で、下肢または骨盤の骨折の安定化を促進し、器具下のいずれかの部位の出血を抑制するために用いる。これらの器具の使用には、賛否両論がある。絶対禁忌は、肺水腫、左室機能不全、既知の横隔膜破裂などである。賛否両論のある適応は、頭部損傷、胸部損傷、心タンポナーデなどである。相対禁忌は、妊娠（腹部器具の膨張に関して）、腹部の内臓のはみ出し、腹部の串刺し状態、コンパートメント症候群、腰椎不安定、器具の外側出血の抑制不可能などである。止血帯は、損傷から遠位の組織に虚血が起こるため、出血の治療には適用しない。止血帯の適用は、外傷性切断時の使用のみである。

　また、出血している患者の低体温を予防することも、極めて重要な処置である。患者をあらわにして損傷の評価をすることは重要であるが、体温の維持は欠かせないので輸液および血液はすべて投与前または投与中に温めるべきである。出血している患者が低体温になると、血液の喪失に対する耐久力が低下する。

　大量失血の最終的な結果は、血液量減少性ショックである。患者の血行動態が悪化し不安定になる可能性を防ぐために、出血患者に対する迅速で積極的な処置は欠かせない。銃創から出血のみられる患者の管理における看護師の役割は、極めて重要で、患者の情報を収集するかまたは見逃すかは、患者の転帰に著しい影響を与えかねない。

年齢および性別による相違

The American College of Surgeons（米国外科学会）の急速輸液療法の推奨投与量は、成人患者は1～2ℓ、小児患者は20mℓ/kgである。

要点

血液型および交差適合試験を行えない緊急患者には、通常、O型Rh−血液を輸血する。致命的な状況で、O型Rh−血液が利用できない場合はO型Rh＋血液を代用する。

出血が全く見えない患者の場合も、継続的に出血の再評価を行うべきである。

要点

患者および処置に対する患者の反応を継続的に注意深く行うことは、極めて重要である。

理解度チェック

問題：下記の空欄を埋め文章を完成せよ。

1. 高速射入物による外傷の原因のうち、最もよくみられる原因のひとつは、＿＿＿＿＿＿＿＿＿＿＿＿＿＿＿＿＿である。
2. V_1 は、弾丸が傷口に ＿＿＿＿＿＿＿＿＿＿＿＿＿＿ ときに、弾丸から組織に移行するエネルギーである。
3. V_2 は、弾丸が傷口から ＿＿＿＿＿＿＿＿＿＿＿＿＿ ときに、弾丸から組織に移行するエネルギーである。
4. 血液量の15%の喪失を、クラス ＿＿＿＿＿＿＿＿＿＿＿＿＿ 出血という。
5. クラスII出血は ＿＿＿＿＿＿＿＿＿＿ ～ ＿＿＿＿＿＿＿＿＿＿＿ ml の血液喪失である。
6. クラスIII出血の患者の血圧は ＿＿＿＿＿＿＿＿＿＿＿＿、心拍数は ＿＿＿＿＿＿＿＿＿＿＿＿＿＿＿。
7. クラスIV出血の患者の脈圧は ＿＿＿＿＿＿＿＿＿＿＿＿＿＿＿＿。
8. クラスIV出血の患者の救命のためには、通常、＿＿＿＿＿＿＿＿＿＿＿＿＿ および ＿＿＿＿＿＿＿＿＿＿＿＿＿ の ＿＿＿＿＿＿＿＿＿＿＿＿＿ が必要である。
9. 失血 ＿＿＿＿＿＿＿＿＿＿ ml に対して晶質液 ＿＿＿＿＿＿＿＿＿＿ ml の割合で、血液を補充する。
10. 橈骨動脈の触知は、通常、患者の収縮期圧が少なくとも ＿＿＿＿＿＿＿＿＿＿＿＿＿＿ mmHg であることを示している。
11. 大腿動脈の触知は、通常、収縮期血圧（SBP）がおよそ ＿＿＿＿＿＿＿＿＿＿＿＿ mmHg であることを示している。
12. 頸動脈の触知は、通常、SBP が ＿＿＿＿＿＿＿＿＿＿＿＿＿＿＿ mmHg であることを示している。
13. 出血している銃創の犠牲者の初期治療の目的は、＿＿＿＿＿＿＿＿＿＿＿＿＿＿＿ の抑制および ＿＿＿＿＿＿＿＿＿ 補充などである。

問題：次の文章の真/偽を判定しなさい。

＿＿＿＿ 14. 血管収縮薬は、銃創患者の低血圧の初期治療に有用である。

＿＿＿＿ 15. 止血帯は、外傷患者の出血を抑制するために日常的に使用されている。

_____ 16. D₅½NSは、救急科に来る外傷患者に最適な血管内液（IVF）で、急速輸注される。

_____ 17. MASTまたはPASGは、肺水腫、左室機能不全、横隔膜破裂の患者に有用である。

心タンポナーデとは

C. チェルネッキー

　心タンポナーデは、心臓から血液が駆出されなくなり心停止に至る致命的な病態である。そのため、迅速な処置を必要とする。心タンポナーデは、血液、血塊、膿汁などの体液またはガスが貯留することによって、心臓の4つの部屋すべてが強く圧迫された状態と定義されている。心臓の周囲にある心膜嚢に貯留された体液は、ほぼ完全に静脈還流を閉塞させ、低血圧を引き起こし、頸静脈を膨張させる。成人に心タンポナーデを引き起こす原因となる貯留体液量は一定ではない。心タンポナーデは、心膜嚢にわずか150mLの体液が急激に貯留されただけで引き起こされる場合もあれば、徐々に1Lの体液が貯留されて引き起こされる場合もある。

　このような体液貯留によって、心膜嚢の内圧が上昇する。内圧が上昇することによって、心臓の4つの部屋のすべての拡張期圧が等しくなる。その結果、心臓の充満量が低下し、1回拍出量が低下する。心タンポナーデは、心嚢圧が上昇し、心臓が血液循環を維持するために効率よくポンプ活動ができなくなると、死に至る。

　心タンポナーデを引き起こす原因となる疾患は多数あると思われる。それは、急性および慢性の心膜炎、癌、腎疾患、HIVと結核（TB）に同時感染した患者、全身性エリテマトーデスなどである。また、心タンポナーデは、心臓カテーテル、バルーン血管形成術、ペースメーカー挿入、中心静脈ライン挿入、経心筋的血行再建、胸部の穿刺生検、冠動脈バイパス手術、心臓移植などの医療処置によって引き起こされることもある。さらに、抗凝固薬、化学療法薬（すなわち、アブシキシマブ）、血栓溶解薬などの薬物療法も患者に心タンポナーデを引き起こす要因になることがある。心筋梗塞（MI）後の胸部外傷または心臓破裂の結果、急性心タンポナーデが起こることもある。

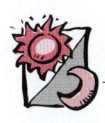

年齢および性別による相違

- 早産児は、中心静脈ラインに起因するタンポナーデのリスクが最も高い。早産児に中心静脈ラインを48時間留置すると、タンポナーデが引き起こされる可能性がある。
- 女性および高齢者は、血行再建術後のタンポナーデのリスクが最も高い。

解答：1. 鈍痛；2. 鋭い入る；3. 刺すような；4. 1：5. 750、1500；6. 低TL、傾向する；7. 低下する；8. 血液、血液型分類、輸血；9. 1, 3；10. 80；11. 70；12. 60；13. 出血、腸蠕動低下；14. 偽；15. 偽；16. 偽；17. 偽

> ⚠ 脱水患者は急性心タンポナーデを発症するが、体液貯留は少ない。

必須の基礎知識

　心タンポナーデの臨床症状は様々である。心タンポナーデの兆候および症状は、心不全および肺塞栓などの兆候および症状と類似していることもある。患者は、胸部絞扼感、めまい、息切れ、漠然とした不快感、嚥下障害、不穏状態および差し迫った死の訴えなどの精神的不安感を表すこともある。臨床兆候は、頻脈、浮腫、肝頸静脈反射陽性、四肢の脈拍低下、中心静脈圧上昇、収縮期血圧（SBP）および拡張期血圧（DBP）の差の減少（脈圧の狭小化）、ショック様症状、奇脈などである。奇脈とは、吸息時に起こるSBPの10mmHg以上の低下と定義されており、胸腔内圧の上昇を示す。奇脈は、動脈ラインの波形で観察され、血圧計を用いて測定される。これは、肺腫瘍のある患者または過度の脱水症状のある患者の方が、顕著である。

> 🏠 **要点**
> 心タンポナーデは、重篤な致命的な症状で、迅速な処置が必要である。

奇脈の測定法

1. 最高収縮期測定値よりも15mmHg超過するまで、血圧測定バンドを膨らませる。
2. 最初のコロトコフ音が聞こえるまで、血圧測定バンドを徐々に減圧させる（ステップ1）。当初、心タンポナーデがあれば、呼息中のみコロトコフ音が聞こえる。
3. 呼吸周期（すなわち、吸息および呼息）を通じてコロトコフ音が聞こえるまで、血圧測定バンドを減圧させる。
4. 最初の測定値（ステップ1）と最終の測定値の差が奇脈である。

　心電図（ECG）の波形は、QRS群の振幅の低下、高低電位の交互の変化（R波が上向きと下向きに交互に変わる［電気的交互脈］）、T波の異常などを示す。しかし、ECGの変化がみられるタンポナーデ患者は、タンポナーデ患者全体の約20％のみである。

　血圧低下、心音減弱、重症の頸静脈怒張（JVD）は、心タンポナーデの典型的な兆候と考えられており、ベックの三徴と言われている。

　患者が訴える症状は、タンポナーデの原因となっている基礎疾患の症状と同じである。

V₃　　　　　　　　　　　　　V₆

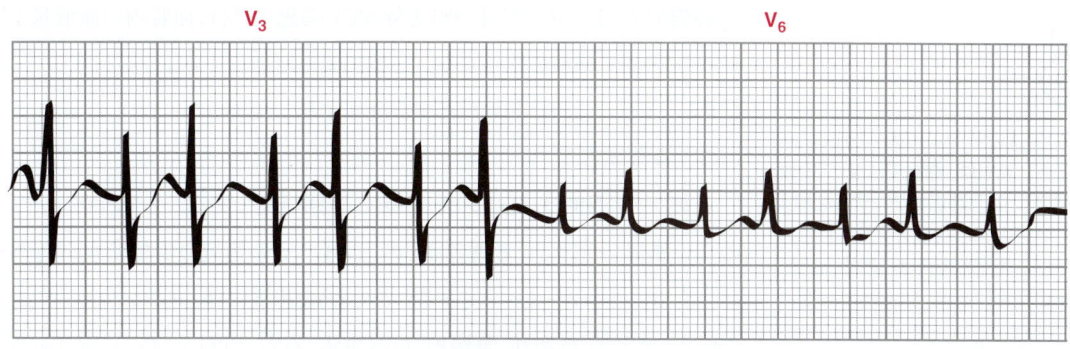

ECG高低電位の交互の変化
V3＝QRS群の振幅の低下
V6＝t波の異常
(出典：Conover M：Understanding electrocardiography, 第8版, St Louis, 2003年, Mosby)

看護ケア

　心臓カテーテル法と心エコー検査で、心タンポナーデを確認できる。心エコー図は、心タンポナーデを検出する最も安全な方法であり、心臓カテーテル法を行う準備には時間がかかるため、心エコー検査の方が使用頻度は高い。心エコー図は、吸息時の三尖弁血流速度および肺血流速度の増加と、僧帽弁血流速度および大動脈弁血流速度の低下を示す。心臓カテーテル法の結果は、右心房拡張期血圧（DBP）、肺毛細血管楔入圧、肺動脈DBPが上昇し、それぞれほぼ等しい（その差は5mmHg以内）ことを示す。また、心拍出量は低下するが、全身血管抵抗は上昇する。胸部X線撮影の結果は、以前のX線撮影の結果に比べて、心臓の膨張を示すが、これによりタンポナーデが示唆される。
　タンポナーデの診断が確定されると、医師は、針吸引、心膜穿刺、開腹ドレナージ（排膿）によって、心膜腔の過剰の体液を除去する必要がある。心膜穿刺は、局所麻酔薬を用いてベッドサイドで行うことができる。すなわち、胸壁から心膜嚢へ針を挿入し、体液を徐々に吸引する。
　吸引した体液の特徴は、タンポナーデの原因によって様々である。例えば、出血がタンポナーデの原因であれば吸引した体液は血液性であるが、感染が原因であれば吸引した体液は膿状を呈していることもある。このような体液の検体は、塗抹検査、培養検査、細胞学的研究のために検査機関に送るべきである。タンポナーデの原因が不明の場合は、開腹ドレナージを行うこともある。

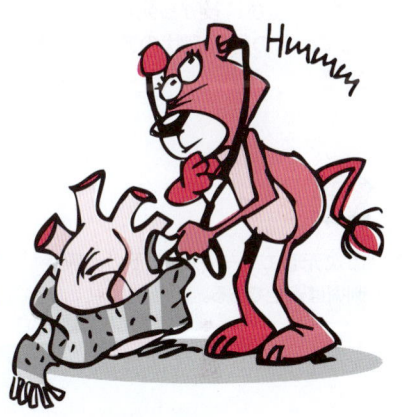

心音減弱は、タンポナーデの
典型的な兆候である。

要点

ベックの三徴は、血圧低下、心音減弱、頸静脈怒張（JVD）である。

年齢および性別による相違

乳幼児の症状の多くは、成人の症状と同様であるが、乳児は、頻脈ではなくて徐脈を発症する。中心静脈カテーテルを挿入している乳児および徐脈を発症し血圧が低下している乳児の場合は、必ず、心タンポナーデの可能性を検討すべきである。

⚠ ベックの三徴は、心タンポナーデの典型的な兆候であるが、後から発現する場合が多く、その他の症状の方が先に発現する。

要点

二次元心エコー図ガイド下の心膜穿刺術は安全である。

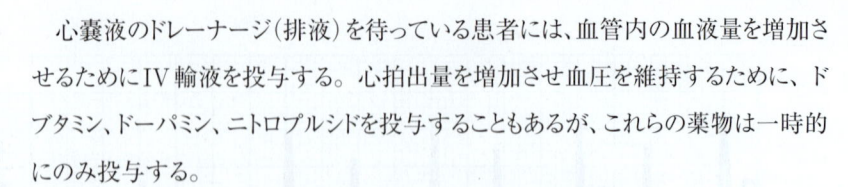

⚠ 心嚢液のわずか10㎖の除去が、患者の生死を分けることもある。

⚠ 患者の前負荷はすでに低下しているので、ニトログリセリンの使用は避けるべきである。

心嚢液のドレナージ（排液）を待っている患者には、血管内の血液量を増加させるためにIV輸液を投与する。心拍出量を増加させ血圧を維持するために、ドブタミン、ドーパミン、ニトロプルシドを投与することもあるが、これらの薬物は一時的にのみ投与する。

看護ケアの目的は、心タンポナーデの早期発見である。心タンポナーデのリスクの高い処置を受けている患者はどの患者も、その処置の少なくとも24時間後までは、慎重にモニターすべきである。このような患者には、心タンポナーデに起因する症状（例えば、息切れ、漠然とした不快感、不安、めまい、JVD、胸部絞扼感、不快感など）が観察される。心音と呼吸音の診察を行い、心音減弱（心タンポナーデの可能性を示す）または呼吸の副雑音（その他の疾患の可能性を示す）に特に、注意を払う。頻脈（成人）または徐脈（乳児）、血圧の変化、脈圧の狭小化、交互脈について、バイタルサインのモニターを行う。

患者に肺動脈カテーテルを留置するときは、中心静脈圧、肺毛細血管楔入圧、心拍出量をモニターする。ECGの電位の変化と、高電位と低電位の交代パターンを評価する。脱水および低カリウム血症の兆候に関して、臨床検査値のモニターを行う。心膜穿刺中に、低カリウム血症が不整脈を誘発することがある。脱水を評価するために、摂取量と排泄量のモニターを行う。心臓切開手術を受けた患者の心のうチューブが詰まるかねじれると、心タンポナーデが起こる可能性が

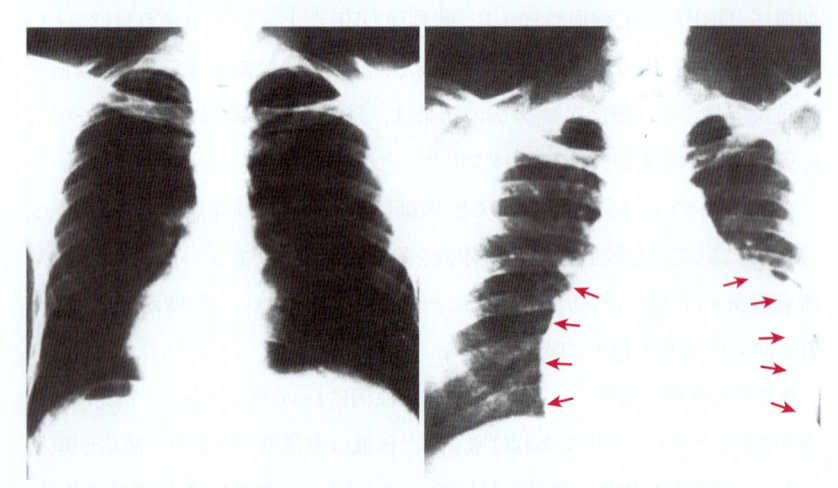

正常なX線写真　　　　　心陰影拡大

（出典：Lewis SM, Heitkemper MM, Dirksen SR：『Medical-surgical nursing：assessment and management of clinical problems』第5版, St Louis, 2000年, Mosby）

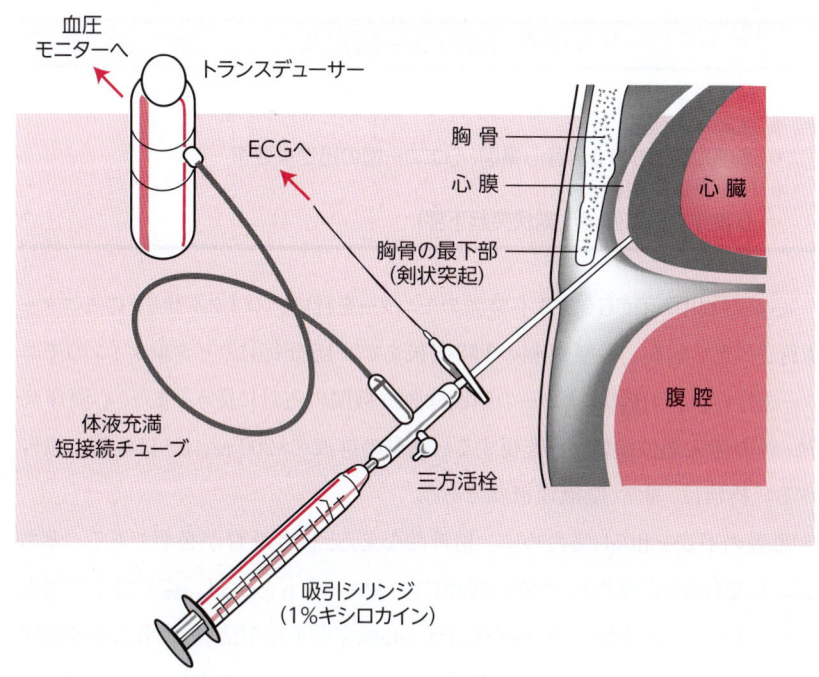

心膜穿刺(出典：Lewis SM, Heitkemper MM, Dirksen SR：『Medical-surgical nursing：assessment and management of clinical problems』第5版, St Louis, 2000年, Mosby)

あるので、心のうチューブの排液は、慎重にモニターする。心のうチューブの排液が急激に減少した場合は、その原因を調査すべきである。

心タンポナーデが示唆される場合は、酸素を供給し、医師に直ちに報告し、胸部X線、12誘導心電図、心エコー図の処方を直ちに要求する。患者に未だIVラインが留置されていない場合は、IVラインの留置を開始すべきである。時間的余裕があれば、血液検体を臨床検査室に送り、血液型および交差適合試験とカリウム濃度の評価を依頼する。低カリウム血症は、心膜穿刺中の不整脈の発症を促進する可能性がある。

要点

心のうチューブの閉塞またはねじれなどを注意深く評価することによって、心タンポナーデの早期発見が可能である。

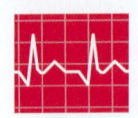

> 心タンポナーデの兆候と症状は、その他の症状と類似している場合があるので、慎重な評価をさらに行う必要がある。

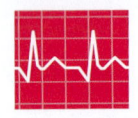

心タンポナーデの初期治療の第一選択肢
- 酸素供給
- 医師への報告
- 胸部X線撮影、12誘導心電図、心エコー図の迅速な要求
- IVアクセスの確保
- 心膜穿刺の準備（針、剣状突起下部）

> 心膜穿刺中、ECGによる不整脈の継続的モニタリングと、バイタルサインの頻繁な評価が必要である。

心膜穿刺中、ECGによる不整脈のモニターを行い、バイタルサインのモニターも行うべきである。心膜穿刺の1時間後までは15分毎にバイタルサインのモニターを行い、その後のモニターの頻度は医療機関の方針に従う。また、心膜穿刺後、針の挿入部位の包帯も監視する。過剰の排液（＞200mℓ／日）は医師に報告する。排液は、通常、漿液血液状である。

患者の不安を和らげるために、精神的な支えと患者教育が必要である。落ち着いた変わらない態度も、不安の緩和に役立つ。患者を励まし、症状は全て報告する。心エコーのような診断検査も行う。心膜穿刺を行うときは、患者にその情報を提供する。処置を受ける前の患者のそばにいることも、患者に安心感を与え、精神的に支えることになる。できれば、看護師は、心膜穿刺の間、患者のそばにいる。開腹ドレナージを受ける患者には、術前教育を行う。

マンニトール（オスミトール）のような浸透圧利尿薬も、ICP低減のための有効な管理戦略である。マンニトール（オスミトール）は、ICPに対して迅速な効果をもたらし、その作用発現時間は10〜15分である。

脳室カテーテルの留置により、脳脊髄液（CSF）の排出ができる。通常、医師の処方箋および指示があれば、ICP値を維持するために、CSFを排出することができる。

頭蓋内動態およびICPの上昇は、外傷を受けた患者を適切に評価、介入、モニターする方法を習得するために重要な概念である。

理解度チェック

問題：下記の空欄を埋め文章を完成せよ。

1. 心タンポナーデは、心臓の周囲の＿＿＿＿＿＿に＿＿＿＿＿＿が貯留されたときに起こる。

2. 心膜嚢の体液貯留により、心膜腔内圧が ＿＿＿＿＿＿＿＿＿＿ し、その結果、心臓充満が ＿＿＿＿＿＿＿＿＿＿ する。

3. ＿＿＿＿＿＿＿＿＿＿ は、中心静脈ラインの留置によるタンポナーデのリスクが最も高い。

問題：次の質問に簡潔に答えよ。

4. 奇脈とは何か。
　＿＿＿＿＿＿＿＿＿＿＿＿＿＿＿＿＿＿＿＿＿＿＿＿＿＿＿＿＿＿＿＿

5. ベックの三徴と言われている心タンポナーデの兆候は何か。
　＿＿＿＿＿＿＿＿＿＿＿＿＿＿＿＿＿＿＿＿＿＿＿＿＿＿＿＿＿＿＿＿

6. 乳児特有の心タンポナーデの兆候は何か。
　＿＿＿＿＿＿＿＿＿＿＿＿＿＿＿＿＿＿＿＿＿＿＿＿＿＿＿＿＿＿＿＿

問題：次の文章の真/偽を判定しなさい。

_____ 7. 心タンポナーデの診断法として、心臓カテーテル法が最も安全である。

_____ 8. 心膜穿刺を行う前に、できれば、カリウム濃度を測定すべきである。

_____ 9. ECGの波形から奇脈を検出することができる。

_____ 10. 心タンポナーデが疑われるときに、看護師は直ちに医師に報告すべきである。

低体温とは

J. メゾンゲイル

　低体温は、深部体温が35℃未満まで低下することと定義されている。体温測定は、深部体温を測定する箇所、できれば、2箇所で行うべきである。低体温は、原発性（偶発的）低体温と続発性（意図的）低体温に分類される。

　環境的曝露すなわち長期的外科的処置、特に、胸腔または腹腔の手術を受ける組織の曝露は、原発性（偶発的）低体温の原因である。脳神経外科手術中は、灌流が低下している脳および脊髄を保護するために意図的に軽度低体温にする。心肺バイパス法を行うときは、高度低体温（28℃まで下げる）にすることが多い。

解答：1. 心嚢膜、体液；2. 上昇、低下；3. 早産児；4. 吸気時に＞10mmHgの血圧低下がみられること；5. 低血圧、心音減弱、重度のJVD；6. 気泉は拍動を発症する；7. 偽；8. 真；9. 偽；10. 真

原発性（偶発）低体温は、寒さに曝露した結果、起こる。続発性（意図的）低体温は、副腎機能低下症および甲状腺機能低下症のように熱産生低下または視床下部に関わる脳の損傷に併発する体温調節異常の症状を呈している患者にみられることがある。多くの精神疾患または身体疾患の症状あるいは薬物療法によって、体熱平衡機構が阻害されることがある。低体温発症のリスク要因を下記に挙げる。

低体温のリスク要因

- 高齢
- 外傷、特にCNS外傷
- CVA
- 甲状腺機能低下症
- 副腎機能低下症
- パーキンソン病
- 多発性硬化症
- 熱傷
- 広範な皮膚疾患
- アルコールまたは処方薬あるいは麻薬によって誘発される血管拡張
- 栄養不良
- 敗血症
- ショック
- 腎不全または肝不全
- 低体温の反応性を低下させるアルツハイマー病などの精神疾患
- 対麻痺または四肢麻痺
- 外傷

CNS＝中枢神経系；CVA＝脳血管発作

　米国では、低体温による死亡は年間700件以上で、その半数は、65歳以上の高齢患者の死亡例である。これは、体温調節に影響する恒常性維持機構は高齢になるほど損なわれ、さらに文化的経済的要因から、高齢者は寒さに曝され罹患し薬物投与を受ける機会が多くなり、このような寒さ、疾患、薬物が体温調節を損ない、熱産生を阻害し、身体の熱保存を損なうからである。高齢になるにつれて、振戦反応は徐々に弱まり、血管収縮反応が発現し、環境温度の変化を感知し対応する能力が徐々に低下する。

必須の基礎知識

　低体温の生理学的影響の要約を次の表に記載する。

低体温の生理学的影響

低体温の発症段階	深部体温	兆候と症状
低体温の兆候	36℃	● 皮膚：蒼白、無感覚、ろう様 ● 振戦 ● 疲労 ● 脱力
軽度の低体温	32〜35℃	● 抑制できない激しい振戦 ● 協調運動障害 ● 寒冷痛および不快感 ● 頻脈 ● 血管収縮 ● BP 上昇 ● CO 上昇 ● CVP 上昇(振戦) ● 酸素消費量上昇 ● 心筋虚血、肺水腫、CHF（心機能障害患者） ● 代謝性アシドーシス
中等度の低体温	28〜32℃	● 振戦消失(32℃未満で消失) ● 筋肉硬直 ● 精神的錯乱状態 ● 感情鈍麻 ● ゆっくりとした不明瞭発語 ● 除呼吸、浅呼吸 ● 傾眠 ● 奇妙な行為 ● 寒さを訴えない(35℃未満で起こる) ● 心拍数低下 ● 心拍出量低下 ● 心房性および心室性不整脈のリスク増加 ● J波またはオズボーン波(低体温の波)のECG上への発現 ● 呼吸数低下 ● 酸素消費量の50%減少 ● インスリン作用の低下 ● 高血糖
重度の低体温	28〜30℃	● 皮膚は冷たく蒼灰色 ● 脱力 ● 協調運動の欠如 ● 意識レベルが昏睡まで低下 ● 腱反射消失 ● 四肢硬直(死んだようにみえる) ● 呼吸低下または呼吸停止 ● 瞳孔散大 ● 瞳孔の無反応(29〜30℃) ● 脳の自己調節能の消失 ● 脳血流量低下 ● 心拍出量低下 ● 腎臓の血流量低下(乏尿)

BP＝血圧；CO＝心拍出量；CVP＝中心静脈圧；CHF＝うっ血性心不全

年齢および性別による相違

- 高齢になるにつれて、代償機構の機能障害が起こるので、高齢者は、温度変化を感知しにくくなり、反応しにくくなる。
- 新生児は、熱を産生できるが、身体が小さく、体重あたりの体表面積が成人よりも大きく、皮下脂肪層が薄いため、成人よりも低体温に陥りやすい。

文化的背景

米国では、低体温は都市部で起こることが多く、その原因は環境的曝露およびアルコール依存症、麻薬依存症、精神疾患、ホームレスである。しかし、屋外での作業または娯楽のために発症する場合もある。

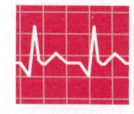

徐脈は、ペースメーカー細胞の脱分極の遅延によって引き起こされる。J波またはオズボーン波は、QRSの上から下への波形上に現れる。これは、ECG上でよくみられ、J点に現れる。

要点

低体温の兆候としての振戦は、活動によって克服される。

> ⚠
> - 低体温時の徐脈は、アトロピンまたはペーシングに反応しない。
> - 低体温時には、異常な精神状態およびイレウスのため誤嚥のリスクが高まる。
> - 深部体温が26℃未満になり回復しなければ、呼吸停止および心停止が起こる。

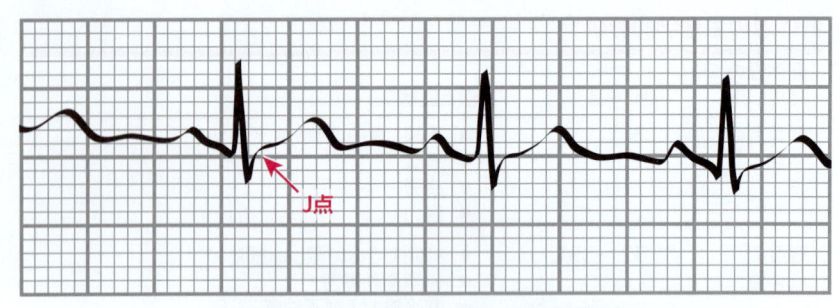

低体温では、ECG上、QRS波にJ点という点が発現する
(出典：Conover M：『Understanding electrocardiography』第8版, St Louis, 2003年, Mosby)

> 🏠 要点
> - 身体の中心コンパートメントは、体重の約50%～60%を占めている。
> - 熱の約90%は皮膚から放出され、10%は気道から放出される。

> 🏠 要点
> 視床下部が温度調節するためには、正常な数の白血球（WBC）が必要である。

さらに、低体温は血小板機能、凝固カスケード、線維素溶解系を損ない、そのため出血が促進されるが、これは、外傷の蘇生および手術中に、極めて重要な意味をもつ。免疫系では、好中球およびマクロファージ機能が損なわれる。血管が収縮し血液粘性が増加し器官の酸素分圧が低下し、そのため傷口の感染リスクが高まる。低体温は、カテコールアミンに対する反応も損なう。また、低体温は、肝臓および腎臓の血流量を低下させることによって、薬物代謝も損なう。低体温は「寒冷利尿」を引き起こすが、これは、腎尿細管の機能が損なわれるために起こり、その結果、ナトリウム、カリウム、水分の尿からの排泄量が増加する。さらに、アデノシン三リン酸（ATP）などの高エネルギーリン酸塩を枯渇させ、酸素ヘモグロビン解離曲線を左方移動させるため、組織への酸素供給が損なわれる。また、低体温は、ナトリウム-カリウム-アデノシン三リン酸分解酵素（Na-K-ATPase）ポンプを抑制して低カリウム血症を引き起こし、インスリンの放出を低下させ、末梢組織での糖利用を低下させて、高血糖も引き起こす。

熱平衡

ヒトでは、内部温度調節系が、熱消失、熱産生、熱保存を調節し、深部体温を狭い範囲内に保持している。生命を維持するために必要な多くの化学的過程は、特定の温度範囲内でのみ進行する。

ヒトには、深部体温コンパートメントと末梢体温コンパートメントがある。深部体温コンパートメントは、灌流量の多い中心器官と定義され、脳、胸部、腹部などである。中心コンパートメントの温度は、狭い範囲内に一定に保持されている。熱は迅速に分布されるが、エネルギーを必要とし熱を産生する代謝過程は、この中心コンパートメント内で起こることが多い。中心コンパートメントの代謝過程で産生され

る熱は、外界に放出されなければならない。

末梢コンパートメントは、四肢と皮膚である。

温度環境次第で、末梢コンパートメントの温度は、中心コンパートメントよりも1〜3℃低い。コンパートメント内の表面と深部では温度差がある場合もある。末梢コンパートメントでは、正常な筋活動または振戦による随意筋の収縮によって、熱が産生される。

熱は、血管内の対流および伝導によって中心コンパートメントから末梢コンパートメントまで移動し、末梢組織への血流量によって影響される（伝導および対流に関しては、本章後半の熱の産生と消失のメカニズムに関する節に記載）。

視床下部は、体温調節中枢である。視床下部には、高温感受性神経と低温感受性神経があり、皮膚、脊髄、腹部内臓、胸部の大血管の中またはそばにある体温センサーからの求心性入力を受ける。この感覚データは、前脊髄視床路を通じて視床下部の視束前核へ伝達される。視床下部は、深部体温を設定値の約37℃に維持している。深部体温が下がると、熱産生を促進し、深部体温をこの設定値に維持している。この体温調節システムの遠心性要素は交感神経系で、交感神経系が熱産生のために、振戦を開始し、熱を保存するために血管を収縮させる。

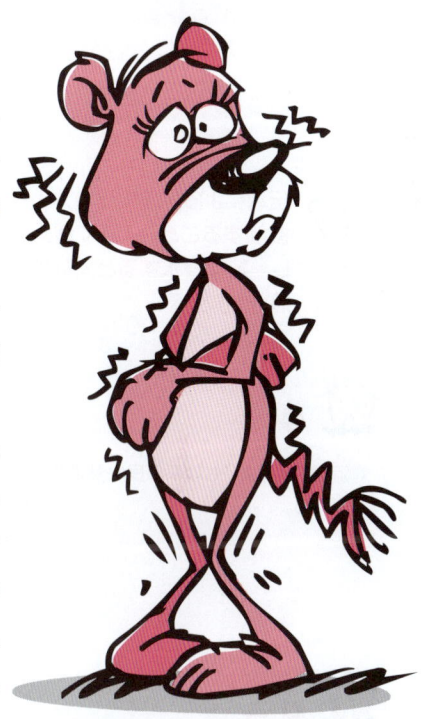

熱の産生と消失のメカニズム

身体は、筋緊張の促進および振戦によって熱産生を増進させる。振戦は、ほとんどのエネルギーが熱として保持されるため、かなり有効な熱産生法である。振戦によって、通常レベルの体熱産生の4〜5倍の熱が産生される。振戦は、通常より多い筋肉血流量が必要であり、深部体温維持のための血管収縮の有効性を低減させる。

エピネフリンが放出され、血管収縮を引き起こし、その結果、通常のメカニズムでは熱消失ができない中心コンパートメントへ血液を送る。エピネフリンは、短期間に基礎代謝率を上昇させることによって、化学的な熱産生を誘発する。長期的な寒冷曝露は、チロキシンの放出を促し、このチロキシンも、代謝率を上昇させる。

体熱消失のメカニズムは、放射、伝導、対流、蒸発の4つである。放射のメカニズムとは、電磁エネルギーの赤外線として熱を消失または得ることである。放射は、最も重要な熱消失のメカニズムで、全体の約60％を占めている。

絶対零度より高い温度を持つ物体はすべて熱波を放出する。直射日光の中

随意筋収縮は、振戦を引き起こし、熱を産生する。

要点

体温は日内変動するが（概日リズム）、この体温の日内変動は、食物摂取、運動、感染、甲状腺状態、薬物によって影響を受けることがある。

要点

振戦が起こる深部体温は、通常、34〜37℃である。

> **要点**
> 伝導による熱消失は、水と接触することによって増大し、特に浸水すると大量の熱が消失する。

> **要点**
> 対流は、伝導よりも効率の良い熱消失法である。

> **要点**
> ● ファンで、周囲の空気の流れを促進すると、蒸発および対流による熱消失も促進される。
> ● 手術中の熱消失は、特に胸部または腹部の手術の大きな傷口からの蒸発によって促進され、さらに、皮膚用に調製された冷たい溶液、特にすぐに蒸発するアルコールによっても促進される。

> **要点**
> 身体は、温暖な環境および高地には時間をかけて適応するが、寒冷に対する明確な生理学的適応はみられない。

に、あるいは熱いコンロのそばに立っているときに感じる熱感は、放射によるものである。体温の方が、周りの空気または物体よりも高いときは、身体に放射される熱よりも身体から放射される熱の方が多い。

伝導は、手術台のような固形の物体に直接皮膚が触れることによって起こる熱の移行であり、身体からの熱消失のうち伝導による消失はわずか約3%である。冷たい静注輸液を投与することによって起こる低体温は、伝導による低体温発症の一例で、輸液は血液および組織からの熱伝導によって体温まで加温される。

身体からの熱消失のうち、対流による消失は約15%である。対流では、熱が身体の周りの空気に伝導し、その空気の温度が体温と同じ温度になると、その空気分子が身体から離れ、低温の空気分子と入れ替わらない限り、熱消失は起こらない。対流は、手術室の重要な熱消失の要因であるが、手術室は1時間当り10倍の空気と入れ替えを行うべきである。これは、層流室よりも空気の入れ替え頻度が高い。風速冷却は、心拍出量要因の根拠としてよく知られている。

蒸発とは、気道および皮膚から水分が蒸発するときの熱消失である。身体からの熱消失のうち、蒸発による消失は22%である。発汗がないときでも、1日に450～600mLの水分が蒸発によって失われている。この熱消失は、皮膚および気道粘膜からの放散によって、持続的に水分が失われているので、調節することはできない。皮膚の表面で利用できる体液が多くなれば、体液は汗腺から盛んに分泌され、熱の消失は促進される。交感神経系の刺激に応じて、蒸発による冷却化が起こるので、発汗による熱の消失量は、体温と環境温度との差および空中の相対湿度によって変わる。

衣服は、皮膚のそばの空気を取り込み、専用の空気ゾーンを作る。衣服は、伝導、対流、放射による熱消失を防ぐ。ごく普通の服を一着着ているだけで、裸の状態に比べて熱消失は半分に低下する。防寒用着または熱絶縁着であれば、熱消失は1/6に低下する。衣服は湿っていれば、たとえ汗であっても、もはや体温維持に役立たない。水は、熱伝導性が高く、空気の32倍である。コンクリートは、水よりもさらに熱伝導性が高いので、コンクリートの面で転倒し動けなくなり何時間も発見されない高齢者の低体温を促進する。

アルコールは、血管を拡張させ、視床下部の体温調節中枢を抑制し、振戦運動を阻害し、寒冷環境に対する患者の感知感覚と反応を低下させるため、患者が低体温に陥るリスクを増大させる。

看護ケア

低体温患者の診断と治療

低体温は早期発見が重要である。治療施設は、25℃以下の深部体温を測る体温計を備えておかなければならない。さらに、体温は2箇所の中心部位で測定しなければならない。

下記の臨床検査項目を測定すべきである。

- **血糖値** 高血糖および低血糖（長期の低体温）の可能性がある。
- **カリウム** 高カリウム血症および低カリウム血症の可能性がある。高カリウム血症は、通常、広範な組織損傷を示唆する。
- **ABG** 動脈血ガス（ABG）値は、体温に対する補正が行われていない。正常体温の患者と比べ、低体温患者の酸素濃度とCO_2の濃度は高く、pHは低い。
- **ヘモグロビン値** 寒冷利尿により血液量が減少するため、1℃体温が下がると、ヘモグロビン値が2％上がる。
- **血液凝固検査** 低体温は、凝固過程を活性化させるために必要な酵素を阻害する。トロンボキサンB_2の血小板の産生は寒さによって損なわれるため、血小板機能も阻害される。輸血された血小板の機能も低下する。しかし、血液凝固検査は37℃で行われ、酵素は試験チューブを加温することによって再活性化されるので、この検査の結果は低体温による変化を必ずしも反映していない。

治療

気道と呼吸 酸素ヘモグロビン解離曲線左方移動の低体温は酸素補給の適応である。中心コンパートメントに熱を送り返すために、40～45℃まで加温した加湿酸素を補給する。患者の気道防御反射が損なわれているときは、心室性不整脈の発症を防ぐために、挿管の前に患者に酸素補給を行い、できるだけ穏やかに挿管する。

血液循環 低体温患者は、通常、体液が枯渇しているので、加温した生理食塩水の注入が必要である。低体温患者の肝臓は、乳酸リンゲル液の乳酸を代謝することができない。生理食塩水は、40～42℃まで加温すべきであるが、大量の

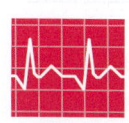

体温は2箇所の中心部位で測定しなければならない。

- 低温患者の心臓は易刺激性で、中心静脈ライン（末梢血管収縮のため、必要である）挿管のような診断手技と、さらに患者の動きによっても心室細動が誘発されやすい。
- 極めて低温の患者の心臓は（深部体温が30℃未満）は、心拍数を増加させるための血管作用薬、除細動、ペースメーカーによる活性化に反応しない。

ラインの開存性を維持するために、ヘパリン添加溶液を使用してはいけない。

要点

筋肉硬直のために口を開けることまたは首を動かすことが困難なので、挿管は技術的に難しい。

晶質液を使用しない限り、中心コンパートメントの復温に有意に役立つことはない。中心静脈ラインが必要である理由は、循環血液量のモニターのみならず、末梢血管収縮の結果、末梢アクセスが難しいためである。輸液投与および復温を行っても、患者の血圧が低いときは、ドーパミン（イントロピン）2〜5mcg/kg/分の静注投与を考慮する。患者の不整脈は慎重にモニターすべきである。低体温の結果、心拍数の低下が起こるので、通常、心房性不整脈の監視を行う。心室性不整脈が起これば、治療しなければならない。心室性不整脈の患者は、従来の治療法に反応しないため、深部体温が少なくとも30℃に達するまで、蘇生法を継続しなければならない。

復温法 復温には、（1）受動的復温、（2）能動的体外復温、（3）能動的体内復温の3つの方法を用いる。

復温法と処置

復温法	処　置
受動的復温	濡れた衣類を脱がせる 毛布をかける 冷風の対流による熱消失を防ぐ
能動的体外復温	● 水浴（ハバードタンク） ● 加熱灯 ● 循環式温水ブランケット ● 強制空気復温システム（Bair Hugger）
能動的体内復温	● 生理食塩水を用いて、多数の体腔を洗浄する（胃、結腸、膀胱、胸腔チューブを通じて胸部） 　＊ 胃 　＊ 結腸 　＊ 膀胱 　＊ 胸部 ● カリウムを含まない透析液による血液透析 　（40〜45℃に加温） ● 体外静脈血液復温 ● 心肺バイパス法

中等度から重度の低体温患者、特に、長期間低体温であった患者の看護には、四肢の加温を必ず加えなければならない。体外からの加温により末梢血管が拡張するため、冷たいアシドーシス性の血液が中心コンパートメントに戻ることがある。患者の血圧が下がり、そのため、ショック症状、心室性不整脈、深部体温の突然の低下が起こることがある。この深部体温の突然の低下を、アフタードロップという。体幹にのみ強制空気復温法を適用すれば、アフタードロップを防ぐことができる。

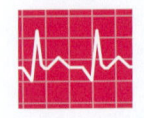

気管チューブ（ETT）を通じて、加温ガスを投与しているときは、食道の温度の信頼性はもはや失われている。

挿管前の酸素供給は、挿管中の心室性不整脈の発症率を低下させる。

要　点
静注溶液は、注入前に40〜42℃に加温すべきである。

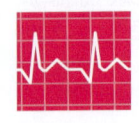

復温を行っている期間中、血管拡張または血液量減少が起こるので、血圧は低下する。

● 低体温による血管収縮継続の結果、血管収縮薬は、血管系に対して恐らくあまり効果を発揮しないと思われるので、使用を避けるべきである。
● リドカイン（キシロカイン）は、30℃未満では通常有効性が認められないので、心室細動患者の抗不整脈薬として使用すべきではない
● プロカインアミド（Pronestyl）は、心室細動のリスクを高める可能性がある。

中等度〜重度の低体温患者には能動的体内復温法が必要になる可能性が高く、心停止が起これば中心コンパートメントを加温しなければならないので、能動的体内復温法が絶対に必要になる。

重度の低体温患者に対する復温後の合併症は、血管床拡張、心筋抑制、血液量減少のために起こる復温ショックである。さらに、肺炎、消化管出血、心性不整脈、肺水腫、壊疽、横紋筋融解症によるミオグロビン尿症、血管内血栓症、コンパートメント症候群なども復温の合併症である。

低体温患者の心肺蘇生術（CPR） 患者に致命傷がある場合、体外心マッサージが不可能なほど患者の胸壁が凍結している場合、蘇生処置を行わないという指示がでている場合以外は、CPRを開始すべきである。低体温発症前に心停止が起こっている場合は、ほとんどの場合予後が悪い可能性が高い。というのも、恐らく心停止前の脳に対して低体温による保護作用が働かなかったからである。米国心臓協会の『Advanced Cardiac Life Support Provider Manual（2001年）』には、深部体温が30℃未満の重度の低体温になると、心臓、脳を含む生命維持に不可欠なすべての器官への血流量が低下し、血圧が下がると記載されている。心血管系の反射が損なわれ、その結果低血圧になっているため、患者の姿勢を水平に保つ必要がある。さらに、脈と患者の呼吸努力の確認は困難である。胸部圧迫を開始する前に、少なくとも30〜45秒かけて脈または呼吸を確認すべきである。利用可能であれば、脈拍の確認にはドプラーが有用である。

低体温の初期治療の第一選択肢

- 患者の気道、呼吸、血液循環の維持
- 復温療法の適用
- 原因となっている基礎疾患の考察と治療

- 低体温心臓は、極めて易刺激性で心室細動を起こしやすい。一次救命処置（BLS）の指示毎に、患者に3回ショックを与えるべきであるが、低体温心臓は除細動に反応しないこともある。患者の深部体温が30℃以上に復温するまでは、さらにショックを与えるべきではない。
- 救命処置を中止する何らかの判断が下されるまでは、患者の深部体温が32℃以上に復温するまで復温療法を継続すべきである。

要点

強制空気復温システム（Bair Hugger）は実用的で効率がよく、加温IV輸液および加温加湿酸素と共に使用できる。

低血圧は、寒冷利尿および長期的な振戦によるカテコールアミンの枯渇によって悪化する可能性がある。

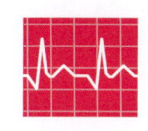

能動的体内復温法を用いる場合は、継続的な体温モニタリングが必要である。

血管作用薬は、低体温下では効果がなく、低体温肝臓による代謝率は低い。低体温状態の患者に反復投与すると、復温時に反復投与の毒性が発現することがある。

要点

10mEq/ℓよりも高い血清カリウム値は、広範な細胞破壊と予後の悪化を示唆している。

> ⚠ 血管収縮薬の使用は避けるべきである。というのも、低体温による血管収縮状態が継続しているため、血管系への効果は小さいと思われる。

理解度チェック

問題：下記の空欄を埋め文章を完成せよ。

1. 低体温は、寒冷環境に曝露することによって引き起こされるが、＿＿＿＿＿＿＿＿＿＿＿＿＿ および ＿＿＿＿＿＿＿＿＿＿＿＿＿ のような疾患の結果、引き起こされることもある。
2. ＿＿＿＿＿＿＿＿＿＿＿＿＿ および ＿＿＿＿＿＿＿＿＿＿＿＿＿ は、特に低体温に陥りやすい。
3. 重度の低体温患者は、＿＿＿＿＿＿＿＿＿＿＿＿＿ の血流量、＿＿＿＿＿＿＿＿＿＿＿＿＿ の血流量、＿＿＿＿＿＿＿＿＿＿＿＿＿ の拍出量の低下を伴う ＿＿＿＿＿＿＿＿＿＿＿＿＿ に陥っていることもある。
4. 体温は、＿＿＿＿＿＿＿＿＿＿＿＿＿ によって、＿＿＿＿＿＿＿＿＿＿＿＿＿ 約37℃になるように注意深く調節されている。
5. 身体は、＿＿＿＿＿＿＿＿＿＿＿＿＿ 体温コンパートメントと ＿＿＿＿＿＿＿＿＿＿＿＿＿ 体温コンパートメントに分けられる。
6. 熱消失の4つのメカニズムは、＿＿＿＿＿＿＿＿＿＿＿＿＿、＿＿＿＿＿＿＿＿＿＿＿＿＿、＿＿＿＿＿＿＿＿＿＿＿＿＿、＿＿＿＿＿＿＿＿＿＿＿＿＿ である。
7. 身体の熱消失のほとんどを占めるメカニズムは ＿＿＿＿＿＿＿＿＿＿＿＿＿ である。
8. 熱産生と保存のメカニズムは、＿＿＿＿＿＿＿＿＿＿＿＿＿ と ＿＿＿＿＿＿＿＿＿＿＿＿＿ である。
9. 「風による冷却」は、＿＿＿＿＿＿＿＿＿＿＿＿＿ による熱消失のひとつである。
10. 水の曝露とアルコールの摂取は低体温のリスクを高める。水は、＿＿＿＿＿＿＿＿＿＿＿＿＿ よりも身体の熱を速く大量に吸収する。アルコールは、＿＿＿＿＿＿＿＿＿＿＿＿＿ し、＿＿＿＿＿＿＿＿＿＿＿＿＿ の有効性を低下させ、寒冷環境の ＿＿＿＿＿＿＿＿＿＿＿＿＿ を低下させる。
11. 低体温患者の看護は、穏やかな動きで対処する必要がある。＿＿＿＿＿＿＿＿＿＿＿＿＿ 不整脈の発症を防ぐために、中心静脈ラインの留置は、細心の注意を払って行わなければならない。
12. 低体温患者にみられる臨床検査値の異常は、血液濃縮の結果起こる ＿＿＿＿＿＿＿＿＿＿＿＿＿ と ＿＿＿＿＿＿＿＿＿＿＿＿＿ の上昇、＿＿＿＿＿＿＿＿＿＿＿＿＿ と ＿＿＿＿＿＿＿＿＿＿＿＿＿ の上昇または低下などである。

外傷と救急医療 第3章　103

13. 能動的体外復温法には、強制空気＿＿＿＿＿＿＿＿＿＿法があるが、これは、＿＿＿＿＿＿＿＿＿＿コンパートメントと＿＿＿＿＿＿＿＿＿＿コンパートメントを同時に加温することができる方法である。
14. 気道の評価は、必ず第一に行うべきことである。酸素ヘモグロビン解離曲線の＿＿＿＿＿＿＿＿＿＿移動のため、＿＿＿＿＿＿＿＿＿＿に加温した＿＿＿＿＿＿＿＿＿＿を、軽度の低体温患者にも供給すべきである。
15. 能動的体内復温法には、フォーリーカテーテル、NGチューブ、胸腔チューブを用いる＿＿＿＿＿＿＿＿＿＿法もある。
16. ＿＿＿＿＿＿＿＿＿＿バイパス術が必要なこともある。特に、低体温の結果、心停止に陥った患者の場合は必要である。
17. 中心コンパートメントからの熱消失を防ぐためには、＿＿＿＿＿＿＿＿＿＿輸液の加温と、＿＿＿＿＿＿＿＿＿＿の投与が重要である。
18. 復温の合併症は、復温＿＿＿＿＿＿＿＿＿＿、＿＿＿＿＿＿＿＿＿＿、＿＿＿＿＿＿＿＿＿＿などである。
19. 低体温の患者に行うCPRは、最初＿＿＿＿＿＿＿＿＿＿回の除細動は必要であるが、その次の除細動ショックは、患者の＿＿＿＿＿＿＿＿＿＿が30℃以上になるまで待って行うべきである。
20. 心停止の低体温患者は、血管作動＿＿＿＿＿＿＿＿＿＿に反応しない。蘇生後、蘇生中に投与したこれらの＿＿＿＿＿＿＿＿＿＿の血液濃度は、＿＿＿＿＿＿＿＿＿＿濃度になることもある。その原因は、＿＿＿＿＿＿＿＿＿＿と、低体温による＿＿＿＿＿＿＿＿＿＿の代謝能の低下である。

薬物の過量摂取とは

R. ジョーンズ

患者に緊急のクリティカルケアを行わなければならない状況は様々である。例えば、薬物の過量摂取症状を発現している患者の場合もそうである。薬物の意図的な過量摂取は、自殺未遂として報告されることが多い。治療法は、患者の症状の安定化、薬物吸収の抑制、身体からの薬物の排泄、持続的モニタリングである。

薬物の過量摂取は、致命的な状況を招くことがあり、その結果、長期にわたって重篤な状態が継続し、死に至ることもある。過量摂取の定義は、偶然または意図的に違法薬物または合法医薬品であっても処方量よりも高用量を摂取することである。どんな薬物または医薬品であっても、過量摂取を引き起こす可能性がある。合法薬物であっても違法薬物であっても、正しく使用しなければ致命的な症状を引き起こすことがある。薬物を過量摂取した可能性のある患者は、緊急治療を受ける必要があり、医療従事者には難しい課題となる場合もある。薬物の過量摂取は、多臓器に影響するので、新たな合併症を起さないように、応急手当てを行う必要がある。

看護師は、また、過量摂取が偶発性かあるいは自殺未遂なのかを見極めるべきである。過量摂取の原因が判明するまでは、患者が自傷行為をしないように注意深く監視しなければならない。患者の身体状態の安定化が、第一に行うべき最も重要な治療法である。

要点
すべての薬は、医師の処方薬、店頭販売薬、麻薬のいずれにせよ、有害な結果を引き起こす可能性がある。

年齢および性別による相違
高齢になるほど、視力が弱るので、不注意に過剰摂取または過少摂取するリスクが高まる。

必須の基礎知識

薬物の過量摂取の可能性のある患者の診察は、まず信頼性の高い病歴を得ることから始める。その目的は、摂取した薬物の特定と、単独摂取か他の薬物または物質と併用摂取したかどうかの特定である。摂取した薬物、その摂取量、摂取した時期を知ることが重要である。診療歴、精神疾患歴、現在飲んでいる薬物、アレルギー、薬物過量摂取の病歴も得るべきである。次に、徹底的な身体診察を行うことによって、治療前の患者の情報が得られ、あらゆる身体症状を確認することができる。迅速な対応が重要なので、この身体検査はできるだけ早く完了しなければならない。この最初の身体検査では、患者の命が差し迫った危険性に曝

されているかどうかを見極め、過量摂取のために必要な治療を行う間に新たな病状または外傷の心配があるかどうかを確認しなければならない。

　患者は錯乱状態、意識不明、受け答えができず、病歴をすべて得るのは難しい場合もある。このような場合は、家族から患者の病歴の聞き取りを行う。患者もその家族も混乱していて、中毒に関する情報を聞き出せない場合、または患者がひとりで発見され、緊急治療のために病院へ運ばれてきた場合は、主に救急救命士から聞き取り調査を行うことになる。いずれの場合も、患者についての情報を提供してくれる人に、患者が発見された環境に関して次の質問をすべきである。

- 患者の意識はありましたか。最初に患者が発見されたときの、場所および時間など、どんな情報であっても教えてください。
- 錠剤の有無にかかわらず、何か処方薬の瓶がありましたか。
- 何か麻薬の道具が見つかりましたか。

> **要点**
> これらの質問は、薬物およびその摂取量と時間の特定に役立つ。

　前述のように、身体症状の評価はできるだけ素早く完了すべきである。患者の病歴を誰からも聞き取れない場合は、身体症状の評価が、過量摂取した薬物を特定し、適切な治療に関する判断を行うために不可欠な情報を得るための唯一の手段となる。身体症状の初期評価として、バイタルサイン、皮膚、息(匂い)、耳、鼻、咽喉、肺、心臓、腹部、四肢、神経症状などを検査すべきである。各評価の結果は、薬物の過量摂取によって実際に影響を受けている臓器およびその可能性のある臓器の特定に役立ち、さらに、単独または併用摂取された薬物の種類とそれらの薬物が臓器に至る経路を解明する手掛かりも提供する。例えば、皮膚の視診によって、新しい針の痕がわかることもある。

> **要点**
> - 薬物の種類とその症状が多様であることから、広範な身体診察が必要である。
> - 薬物の静注投与部位は、腕、つま先と下肢との間などが一般的である。

　さらに臨床検査を行えば、その検査値から有益な情報が得られる。血液検査によって、臓器中の薬物のスクリーニングを行い、モニタリングを継続することによって、薬物の体外への排泄速度を測定できる。尿検査も行い、薬物のスクリーニングと生体の化学反応の変化を検出する。さらに、腎障害と肝障害は、血液検査および尿検査によって検出することができる。このような評価の結果、二次救命処置の必要性がなくなれば、対症療法が過量摂取した患者の医学的管理の選択肢になる。

看護ケア

　治療の第一歩は患者の全病歴の入手と身体症状の評価が好ましいが、重症患者には迅速な治療が必要である。患者が覚醒しているか、覚醒の可能性があるか、無応答性であるかを見極める意識レベル（LOC）の評価が必要である。十分な換気と灌流も最優先すべき課題である。患者の気管が閉塞しているかどうかを確認するために、気道と呼吸の評価を行う。頭部の位置修正（頭部を傾け、顎を上げる下顎挙上）によって舌の後部が気道を閉鎖するのを防ぐ。患者が自力で呼吸を再開するために、この頭部の位置修正だけで十分な場合もある。また、昏睡状態の患者、催吐反射の喪失患者、けいれん患者には、挿管が必要なこともある。中咽頭エアウェイが有用なこともある。この中咽頭エアウェイは、自発呼吸ができるが意識不明の患者に用いて、舌による気道閉塞を防ぎ、泌物の吸引を行う。できれば、動脈血ガス（ABG）値の測定後、酸素を投与すべきである（p.54の必須の基礎知識臨床技術を参照）。

過量摂取患者の初期治療の第一選択肢

- 患者の反応性を評価する
- 気道を確保する（頭部を傾け、顎を上げる下顎挙上、中咽頭エアウェイ、挿管）
- 酸素を供給する
- 脈拍をチェックする。脈拍がなければ、CPRを開始する
- 心臓のモニタリングを開始する
- 静注ラインを確保する（成人には20または18ゲージ）
- 輸液療法を行う
- 摂取物質を確認し、適切な拮抗薬を投与する

　静注ラインはできるだけ早く確保する。薬物誘発性の低血圧患者には、輸液療法が必要である。さらに、薬物投与には静注投与が適している。心不全の患者には、中心静脈ラインの適応、さらに心外傷の有無の確認に役立つECGの適応となることもある。患者の心臓の状態は、医学的に明らかになるまで、モニターする必要がある。

　異常な精神状態を呈している患者には、治療用の拮抗薬を投与することもあ

る。ナロキソン（ナルカン）、デキストロース、チアミン、酸素は、すべて安全で無害な物質と考えられている。ブドウ糖とチアミンの投与は、低血糖患者に対する救命措置である。チアミンは、アルコール禁断症状に起因するウェルニッケ・コルサコフ症候群の予防にも有効である。

過量摂取患者の重点管理事項

- 対症療法
- 過量摂取物の吸収阻止
- 過量摂取物の排泄促進（可能であれば）
- 解毒薬の投与（利用可能であれば）

過量摂取患者の管理の重点事項のひとつは、対症療法である。対症療法とは、まず、バイタルサインのモニタリングを頻繁に行うこと、特に、低体温または体温上昇を確認するために体温測定に重点をおくことである。また、誤嚥のような合併症を避けるために、意識レベル（LOC）の急激なわずかな変化も迅速に検出すべきである。さらに、輸液の維持と補充のために、あるいは強制利尿のために、輸液の静注投与を行う。アルカリ療法を用いている場合または患者に人工呼吸器を装着している場合は、ABGの頻繁なモニタリングが必要である。最終的に、低血圧の管理は、患者のニーズと摂取した薬物に基づいて治療を行わなければならない。

過量摂取はたいていの場合、消化管経路で摂取されている。このような状況では、消化管からの吸収を阻止することが最も重要である。消化管から薬物を除去するために、いくつかの方法が用いられている。すなわち、嘔吐法、胃洗浄、下剤または吸着剤の投与である。

覚醒状態の患者に嘔吐を誘発させるために最適な薬物は、吐根（とこん）シロップである。

胃洗浄は、胃内容物を除去するもうひとつの方法である。胃洗浄のためには、患者の中咽頭を通過可能な最も太いチューブを通す必要がある。成人には、32～40フレンチ経口胃チューブを用いる。患者の体位は、左側臥位のトレンデレンブルグ体位とし、両膝を屈曲させる。この体位であれば、腹部が最も弛緩しているので胃内容物の除去がしやすく、さらに嘔吐が起こっても誤嚥のリスクも低い。洗

要点

催吐反射を有する意識のある患者には、活性炭とソルビトールの混合物の経口懸濁液を成人には60～100g、小児には15～30g投与する。これは、必要であれば、反復投与することができる。

要点

現在では、患者に嘔吐を誘発させる方法は用いないので、吐根シロップは使用しない。

> ⚠ 患者の薬物摂取から45分経つと胃洗浄はもはや有効ではないと考えられる。

浄の前に、X線撮影によってチューブの留置が適切であることを確認する。通常10～20ℓの水道水または生理食塩水を胃に流し込む。

胃に残っている錠剤の溶解を早めるために、溶液は加温する。その後チューブを床まで下げ、体液を吸い上げまたは吸引することによって、この溶液を取り除く。この胃洗浄を、患者の胃から戻ってくる洗浄液が透明になるまで、繰り返し行う。

薬物の吸収を低下させる手段として、活性炭と下剤を投与する。吸着剤は、過量摂取された薬物の消化管からの吸収を抑制する手段として投与する。これが、活性炭と下剤の使用目的である。活性炭は、過量摂取患者の治療において主要な役割を果たしている。活性炭は、有機物質を加熱乾留した後の残渣である。この有機物質を二～三例挙げると、木材、パルプ、紙、骨、おがくずなどである。CO_2中で加熱すると、表面の結合面積が増加し物質の吸着能力が増大し、木炭は活性化される。活性炭は、無味無臭の細かい黒色のざらざらした粉末である。60～90mℓの水と混合して懸濁液を作る。成人には、30～100gを経鼻胃（NG）チューブまたは洗浄チューブを通じて、胃へ注入する。患者が覚醒状態で協力的であれば、経口投与することもできる。成人の推奨用量は、50～100mgを約237mℓの水に混合した用量である。薬物摂取後、活性炭の投与は早ければ早いほど、大きな薬物吸収阻止効果が得られる。特定できる禁忌が存在しなくても、活性炭の反復投与を受けたイレウス患者は、嘔吐しやすい傾向がある。活性炭のみを投与された患者の10～15％に、嘔吐が報告されている。

> **要点**
> 胃管を通じて、ソルビトール33ccと活性炭50～75gを投与する方法が、過量摂取した成人患者に対する一般的な治療法である。

消化管からの薬物の排泄と活性炭の通過促進の手段として、下剤を投与する。下剤は、薬物の消化管通過時間を短縮し、その結果、吸収される可能性を低下させる。下剤は、例えば、ソルビトール、硫酸マグネシウム（エプソム塩）、クエン酸マグネシウム、硫酸ナトリウム（グラウバー溶液）、リン酸ナトリウム（フリート浣腸）などである。最も即効性で強力な下剤は浸透圧性下剤のソルビトールである。硫酸マグネシウム、クエン酸マグネシウム、高張生理食塩水は遅効性薬剤であり、マグネシウム濃度をモニターする必要がある。これらの薬剤は、塩分の摂取を制限されている患者および心不全の病歴のある患者には、使用してはいけない。

体からの薬物排泄を促進する方法は多数ある。それは、強制利尿法、尿のpH調節法、血液透析法、血液灌流法などである。それぞれの方法の使用は限定的であり、解毒薬が利用できないときに実施する。

強制利尿法とは、利尿薬を用いて尿流速度を3～5mℓ/kg/時にする方法である。この方法は、フェノバルビタール、臭化物、リチウム、サリチル酸塩、アンフェタミンの過量摂取のような特定の適応がある場合のみ用いる。体液量過剰または電解質異常のような合併症があるため、この方法はあまり用いられない。

尿のpH調節法は、イオントラッピングの概念と関わりがある。イオン化率が低く脂溶性が高いと、粘膜通過が促進される。弱酸はアルカリ性溶液中でイオン化され、弱塩基は酸性溶液中でイオン化される。膜の内側と外側にpHの差があれば、イオントラッピングが起こる。イオン型よりも非イオン型の方が、脂溶性細胞膜を速く通過するので、イオン化率の高い状態のコンパートメントに存在する薬物総量の方が多い。

ジアゼパム（バリウム）、ジゴキシン（ラノキシン）、フェニトイン（ディランチン）のように、血液透析法および血液灌流法のような侵襲的で複雑な処置によってあまり排泄されない薬物も多いが、血液透析法および血液灌流法は補助療法として有用である。血液灌流法と血液透析法とには類似点がある。どちらも血液を通過させる体外の装置が必要である。血液灌流法は、活性炭のような吸着剤を含むカートリッジに血液を通す。その後血液を静脈循環に戻す。血液透析法は、血液灌流法と類似しているが、透析器を通して血液を送ることだけが異なっている。この透析器は、拡散性の高い物質を、拡散性の低い物質から分離する。

過量摂取のために救急科に来る患者の中には、解毒薬の投与に反応する患者もいる。解毒薬は、生理学的解毒薬と特異的解毒薬に分けられる。一般的な解毒薬または補助療法の解毒薬が利用されることもある。一般的な解毒薬または補助療法の解毒薬は、活性炭および炭酸水素ナトリウムなどで、真の解毒薬ではないが、過量摂取の症状緩和に役立つ。多数の治療法が利用できるが、次の表に、過量摂取の可能性のあるすべての患者に行う必要のある対症療法の基本的なルールを示す。

> 解剖学的および生理学的要因があるため、リン酸ナトリウム（フリート浣腸）を小児に用いるときは慎重に行わなければならない。薬物の吸収は、直腸の解剖学的位置によって異なる。直腸下部に投与された薬物は、肝循環および代謝を受けない。さらに、浣腸を行ったときの体液と電解質の変化の可能性に関して、注意しなければならない。

要点

- 腹膜透析は、効率が悪く過量摂取物質は、血漿タンパク質に結合しているので、腹膜透析を用いるべきではない。
- メタノール、エチレン・グリコール、サリチル酸塩の過量摂取の患者にとって、血液透析は有効性が高く必須の方法である。

薬物の解毒薬と拮抗薬

過量摂取薬物	拮抗薬	用量
アセトアミノフェン（タイレノール）	アセチルシステイン（Nアセチルシステイン）	経口溶液(5%)成人初回量140mg/kg 維持用量70mg/kg 17回まで4時間毎に追加投与
麻薬類	ナルメフェン（リベックス） ナロキソン（ナルカン） ナルトレキソン（レビア）	IV, IM, SQ、それぞれ漸増投与 IV, IM, SQ成人投与量0.4～2.0mg 経口投与50mg/日または100qod

IV＝静脈内投与；IM＝筋肉内投与；SQ＝皮下投与；q4h＝4時間毎；qod＝隔日

よくみられる薬物の過量摂取とその中毒症状

前述のように、すべての薬物に、過量摂取薬となり得る可能性がある。偶然または意図的な過量摂取は、通常処方薬、店頭販売薬、麻薬によるものである。過量摂取の結果発現する症状は摂取した薬物の種類によって様々である。次の表に、通常、過量摂取されることが多い薬物を記載する。

よくみられる薬物の過量摂取症状と治療法

薬物	過量摂取の症状	治療法
抗コリン薬(アトロピン、スコポラミン、ベラドンナ、抗ヒスタミン薬、抗うつ薬、統合失調症治療薬、OTC咳止めおよび感冒薬)	● 呼吸促迫 ● BPの上昇または低下 ● 心拍数増加(リズム障害) ● 皮膚および粘膜の乾燥と熱感 ● 瞳孔散大 ● 腸雑音減少 ● 尿閉 ● けいれん	対症療法
アセトアミノフェン(タイレノール)	● 早発症状:悪心、嘔吐、発汗、食欲不振、疲労、蒼白 ● 進行期の症状:悪心、嘔吐、黄疸、右上腹部痛、嗜眠、昏睡、出血、低血糖、腎不全	胃洗浄 解毒薬の投与 (Nアセチルシステイン、ナロキソン、ナルメフェン、メサドン)、 対症療法
サリチル酸塩(アスピリン、筋肉痛と関節痛のクリーム)	● 呼吸促迫、呼吸性アルカローシス、過呼吸 ● 悪心、嘔吐、発汗、胃腸不快感 ● 錯乱状態、嗜眠、けいれん、耳鳴、神経過敏 ● 循環不全、心拍数増加、代謝性アシドーシス	胃洗浄 活性炭 強制利尿 対症療法
中枢神経系刺激薬(アンフェタミン、コカイン、メチルフェニデート)	● 心拍数増加、リズム障害、心筋梗塞、心停止、BP上昇 ● 脳卒中、けいれん、行動変化、頭痛	胃洗浄 活性炭 対症療法
中枢神経系抑制薬(鎮静薬、抱水クロラール、メプロバメート、睡眠薬)、ベンゾジアゼピン類(ザナックス、アチバン、バリウム、クロノピン)	● BP低下、心拍数減少、心停止 ● 呼吸低下、呼吸停止 ● 傾眠、昏迷、昏睡	胃洗浄 活性炭 強制利尿 透析 血液灌流 対症療法
バルビツレート系薬物(フェノバルビタール、ネンブタール、セコバルビタール)	● 心拍数減少、BP低下 ● 呼吸低下、呼吸抑制、肺水腫	胃洗浄 解毒薬投与(ナロキソン) 対症療法

よくみられる薬物の過量摂取症状と治療法──続き

薬 物	過量摂取の症状	治療法
麻薬（モルヒネ、コデイン、ヘロイン、パーコセット、メサドン、クロニジン、ロモティル）	● 意識レベルの低下、縮瞳	
幻覚剤（LSD、MDMA［エクスタシーともいう］、PCP）	● 心拍数増加、BP上昇 ● 反射亢進 ● 昏迷、昏睡（PCP）	胃洗浄 活性炭 対症療法
アルコール（エタノール）	● 神経症状―視力障害、頭痛、協調運動不全、昏迷 ● 心臓―心拍数増加、心臓虚脱 ● 呼吸―呼吸低下 ● 胃腸―悪心、嘔吐、腹痛、低血糖	胃洗浄 対症療法

OTC＝店頭販売薬；CNS＝中枢神経系；LSD＝リセルグ酸ジエチルアミド；MCMA＝メチレンジオキシメタンフェタミン；PCP＝フェンシクリジン；BP＝血圧

注意事項

　過量摂取患者の症状が安定してくると、経過観察の継続が必要かどうかの決断をしなければならない。治療による合併症の場合は、経過観察の継続が必要である。薬物の過量摂取患者は、多くの理由から入院が必要な場合もある。さらに、過量摂取以外に医学的問題がある患者も、引き続き入院する必要がある。また、アセトアミノフェンのように潜伏期のある薬物もある。回復しているようにみえる患者が、24〜72時間以内に、毒性症状を呈することもある。

　薬物離脱症状についても、引き続き病院における経過観察が必要である。使用中止により致命的な症状が発現し、医学的管理が必要になる薬物もある（次ページ「薬物の離脱症状」の表を参照）。患者は、一旦離脱症状が回復すれば、リハビリテーションのような追加治療を受けるべきである。

　意図的に過量摂取を行った患者は、救急科にいる間、特に注意して監視しなければならない。再び自殺を試みることがないように、積極的傾聴および効果的なコミュニケーションのような自殺予防策を開始すべきである。自殺願望があるうつ病患者および過去に自殺未遂を起したうつ病患者は、過量摂取をするリスクが高い。過量摂取の患者は、退院する前に全員精神科の診察を受けるべきである。

薬物離脱症状

薬物	離脱症状
CNS刺激薬	筋肉痛、腹痛、悪寒、振戦、空腹感、不安、長時間の睡眠、活力不足、深刻なうつ状態、自殺、極度の疲労感
CNS抑制薬	瞳孔散大、脈拍亢進、鳥肌、流涙、腹部疝痛、筋肉のけいれん、インフルエンザ様症状、嘔吐、下痢、振戦、あくび、不安

CNS＝中枢神経系

理解度チェック

問題：次の文章の真/偽を判定しなさい。

_____1. 医師による処方薬は、薬物過量摂取の症状を引き起さない。

_____2. 過量摂取症状の主な治療目標は、患者の身体症状の安定である。

_____3. 過量摂取患者に対する主な管理法は、対症療法、吸収防止、排泄促進、解毒薬の投与の4つである。

_____4. 活性炭と下剤は、排泄促進のために用いる。

_____5. 薬物過量摂取を治療中の患者に薬物離脱症状が発現するときは、引き続き入院治療が必要である。

自然災害時におけるクリティカルケアとは　P. インレー

　災害とは、自然災害と人工災害があるが、いずれも人を苦しめ、財産または社会基盤の喪失を招き、外からの支援なくしては解決できない犠牲者の要求が生じる状況または出来事である。

高リスク地帯

　断層線上に位置する多くの人口密集地帯は、地震の起こるリスクが高く、低平地は洪水に見舞われやすく、「竜巻多発地帯」として知られるアメリカ中西部では、多数の竜巻が頻発する可能性がある。海岸地域は台風の被害にあいやすく、都

解答：1. 偽；2. 真；3. 真；4. 偽；5. 真

市部から人口が周辺に広がると、家々は原野火災にあいやすくなる。化学物質流出、産業災害、テロリストの行為のような人工災害は、どこででも起こる可能性がある。

災害対策の時期とは

1. **災害の潜在期**：災害は起こっていないが、災害の潜在的脅威はすでに存在している。この時期に、地域住民は準備対策を立てるべきである。
2. **前災害期**：災害が今にも起こりそうであるが、未だ起こっていない。この時期に、警告、物資の動員、住民教育を行うべきである。
3. **災害発生期**：災害が起こる。災害とその地域住民への影響の最初の調査を行う。この時期は、災害発生から破壊の脅威が過ぎ去るまでである。
4. **救急期または災害直後期**：災害発生期直後の時期である。救助・復旧活動を開始し、災害に起因する外傷、疾病、破壊の脅威が消えるまで、継続する。
5. **復旧期**：通常の秩序と機能を回復するために、地域社会の再建築、再構築、復旧を行う時期である。この時期は、通常、数か月であるが、大災害の後は数年続く場合もある。

トリアージ（災害救急医療での傷病者分類）とは

　トリアージは、分類、精選、選別を意味するフランス語の「Trier」に由来する用語である。従来の救急救命科のトリアージは、各患者に最適の最高レベルの治療を供給するという概念に基づいている。災害時には、利用可能な物資を最大限有効に利用し最多数の人々に最良の結果をもたらすために、トリアージは、死傷者または患者を評価するシステムに移行する。トリアージの過程で、犠牲者は迅速に評価され、各犠牲者は、外傷の重症度および治療による救命率に基づいて、治療優先レベルに割り当てられる。

　災害トリアージの原則は、ほとんどまたは全く治療の必要のない人々を早急に除外し、医療従事者による治療を必要としている人々を迅速に評価し、症状の安定

化をはかり、避難させることである。米陸軍は標準トリアージ・システムを利用している：緊急群（優先順位1位）、待機群（優先順位2）,軽症群（優先順位3）、瀕死群（優先順位4）、死亡群（トリアージのカテゴリーとみなさない）。緊急群に分類された負傷者は優先度が最も高い。このカテゴリーの負傷者は、命または四肢への明らかな脅威を有している。このカテゴリーの患者は、治療を受けなければ死亡する可能性が高いが、迅速な処置によって救命の可能性がある。待機群の負傷者は明らかに治療の必要があるが、治療が数時間から数日遅れても救命の可能性は高い。この待機群によくみられる損傷は、開放骨折、胸部または腹部の外傷（バイタルサインは安定している）、大きく深い開放創（出血は抑制されている）で、気道は安定しまた呼吸困難はみられない。歩行可能でバイタルサインが安定している軽度の外傷患者はすべて軽症群に分類する。瀕死群の負傷者は、重度の損傷があるので、広範な治療を行っても救命が期待できない。

　MASSトリアージは、多数傷病者事故発生時に多数の負傷者を迅速に分類する方法である。第一段階は移動（M＝Move）である。負傷者に、治療が必要であれば、指定の場所に移動するように指示する（通常、色で識別し、軽症群は緑、待機群は黄、緊急群は赤、瀕死群は青または黒とする）。移動できる負傷者は、軽症群に分類する。次に、移動しなかった負傷者に、治療が必要であれば誰かに助けに来てもらえるように、手か足を上げるように指示する。手か足を上げた負傷者を待機群に分類する。最後に、いずれの指示にも反応しなかった負傷者を確認する。これらの負傷者は、重篤な負傷者かまたは死亡した負傷者であり、次に緊急群、瀕死群、死亡群に分類していく。

　MASSトリアージの第二段階は評価（A＝Assess）である。緊急治療カテゴリーのすべての負傷者の迅速な評価を行い、重度の外傷を有する負傷者を瀕死群に分類する。この段階では、三要素(気道、呼吸、血液循環）について迅速な評価を行い、瀕死の状態でない限り、緊急の生命を脅かす症状はいずれの場合も治療する。

　MASSトリアージの第三段階は負傷者を各治療群に分類（S＝Sort）し、必要であれば、外観と症状の何らかの変化に基づき再評価を行う段階である。最終段階は搬送（S＝Send）であり、この段階で負傷者を病院などの診療機関に避難させる。

災害対策の情報源（米国）

　米連邦緊急事態管理局（FEMA）のウェブサイト（www.fema.gov）は、あらゆるレベルの災害情報の主要な資料を提供している。それは、米国における災害の現状およびその可能性に関する最新の情報、地域住民および関係者のオンライン・トレーニング、国および地方の災害対策と救助組織への連絡、様々なタイプの災害に関する詳細な情報などである。米国赤十字のウェブサイト（www.redcross.org）は、米国および国際的な災害とその対応に関する情報を提供している。地方自治体の緊急事態管理局は、それぞれの地方のボランティア活動などの情報の最も良い情報源である。

要点

迅速な負傷者評価とトリアージ
- まず、歩行または簡単な手足の動作が行えない犠牲者の評価を行う。

三要素（気道、呼吸、血液循環）の迅速評価
- 気道は開存性を確認し、気道の確保を試みる。気道の確保ができなければ、その負傷者を瀕死群に分類し、次の負傷者の評価に取り掛かる。
- 出血が止まらないといは、止血帯を装着するかまたは直接圧力をかける。
- 致命傷がある負傷者は瀕死群に分類し、次の負傷者の評価に取り掛かる。

参考文献

AACN-AANN Protocols for Practice: *Monitoring technologies in critically ill neuroscience patients.* Sudbury, MA, 2009, Jones and Bartlett.

Alspach JG: *American Association of Critical Care Nurses certification and core review for high acuity,* ed 6, St. Louis, 2007, Saunders/Elsevier.

Baird MS, Keen JH, Swearingen PL: *Manual of critical care nursing: nursing interventions and collaborative management,* ed 5, St. Louis, 2005, Elsevier.

Barker E: *Neuroscience nursing: a spectrum of care,* ed 3, St. Louis, 2008, Mosby/Elsevier.

Carley SD, Cwinnutt C, Bulter J, Sammy I, Driscoll P: Rapid sequence induction in the emergency department: a strategy for failure, *Emergency Medicine Journal,* 19:109-113, 2002.

Chernecky C & Berger B: *Laboratory tests and diagnostic procedures,* ed 5, St. Louis, 2008, Elsevier.

Chulay M, Burns SM: *American Association of Critical Care Nurses essentials of critical care nursing,* New York, 2006, McGraw Hill.

Edelstein JA: Hypothermia. 2007, Retrieved May 23, 2008, from www.emedicine.com/emerg/TOPIC279.HTM.

Ikematsu, Yuko. Incidence and characteristics of dysphoria in patients with cardiac tamponade, *Heart & Lung,* 36(6): 440-449, 2007.

Kovacs G, Law A, Tallon J, Petrie D, Campbell S, Soder C: Acute airway management in the emergency department by non-anesthesiologists, *Canadian Journal of Anesthesia* 51:174-180, 2004.

Molina DK & DiMaio VJ. Rifle wounds: a review of range and location as pertaining to manner of death, *American Journal of Forensic Medicine and Pathology,* 29(3): 201-205, 2008.

Morton PG, Fontaine DK, Hudak CM, Gallo BM: *Critical care nursing: a holistic approach,* ed 8, Philadelphia, 2004, Lippincott Williams & Wilkins.

Perry JJ, Lee JS, Sillber VH, Wells GA:Rocuronium versus succinylcholine for rapid response induction intubation. *Cochrane Database of Systematic Reviews* 2003, *Issue 1.* No. CD002788. DOI: 10.1002/14651858.CD002788.pub2.

Phillips TG: 2008, Hypothermia. Retrieved May 23, 2008, from www.emedicine.com/MED/topic1144.htm.

Pousman R: Rapid sequence induction for prehospital providers. *Emergency and Intensive Care Medicine,* 4(1). Retrieved May 15, 2008, from www.ispub.com/ostia/index.php?xmlFilePath journals/ijeicm/vol4n1/rapid.xml.

Putza M, Casati A, Berti M, Pagliarini G, Fanelli G: Clinical complications, monitoring and management of perioperative mild hypothermia: anesthesiological features. *Acta Biomed* 78:163-169, 2007.

Reichman E, Simon R (eds): *Emergency medicine procedures,* New York, 2004, McGraw-Hill.

Urden LD, Stacy KM, Lough ME: *Thelan's critical care nursing diagnosis and management,* ed 5, St Louis, 2006, Elsevier.

アメリカ正看護師資格試験(NCLEX®)の問題

1. 84歳の四肢麻痺患者であるジョーンズ氏は、胃食道逆流症(GERD)および慢性腎不全(CRF)の重大な病歴があり、呼吸窮迫の兆候を呈している。挿管を行うという診断が下された。RSIの補助を行うときに、注意するべきことは次のどれか。
   1. CRFのために、ジョーンズ氏に挿管するために使用する医薬品のうち、作用の発現が遅延するものもある。
   2. ジョーンズ氏は、四肢麻痺の病歴があるので、光ファイバー挿管が必要になる。
   3. サクシニルコリン(アネクチン)をジョーンズ氏に投与すると、高カリウム血性反応が誘発されることがある。
   4. 四肢麻痺に伴う中枢神経系(CNS)受容体のアップレギュレーションのため、ジョーンズ氏の麻酔導入薬の必要量は増加する。

2. 頭蓋内容積の増加に耐える脳の能力をコンプライアンスという。コンプライアンスは次のどの2つの概念に基づいているか。
   1. 呼吸数(RR)と血圧(BP)
   2. 体温と心拍出量(CO)
   3. 容積と内圧
   4. 体温と容積

3. 平均動脈圧(MAP)と頭蓋内圧(ICP)の差として定義される脳内の圧較差は、次のどの定義なのか。
   1. 脳の血流
   2. 心拍出量
   3. 脳容積
   4. 脳灌流圧

4. 持続的なICPの上昇により脳幹ヘルニアが引き起こされることもある。脳幹ヘルニアの結果、次のどれが引き起こされるか。
   1. 脳卒中
   2. けいれん
   3. 死亡
   4. 片頭痛

5. 自動車事故後の頭部外傷のある21歳男性が、はしごから6m落下して、外傷ICUに入院している。看護師は、この患者の鼻から少量の血液性の排液を確認する。4×4ガーゼを用いて、血液をふき取り、看護師は、ガーゼのついた血液と透明の体液のハロー効果に気付く。看護師は目の周りの出血斑もみつける。看護師は次のどれを疑うか。
   1. 頭蓋底骨折
   2. 陥没骨折
   3. 線状頭蓋骨骨折
   4. ICP上昇

6. 脳内の体液低下を促進し、ICPを抑制するための適切な薬物は次のうちのどれか。
   1. マンニトール(オスミトール)
   2. モルヒネ
   3. ミダゾラム(バースト)
   4. エピネフリン(アドレナリン)

7. 医療用の抗ショックズボン(MAST)またはショックパンツ(PASG)の使用の禁忌は、次のどれか。
   1. 血液量減少性ショック
   2. 骨盤または下肢の骨折
   3. 敗血症性ショック
   4. 左室機能不全

8. 18歳男性のJW氏は、レベル1救急科に車で搬送されてきた。彼の友達が、JW氏は銃で撃たれたという。JW氏に銃創がみつかる。彼は頻脈、過換気、嗜眠である。バイタルサインは、心拍数146bpm、呼吸数40回/分、血圧60/40mmHgである。腹部の大きな傷口から多量に出血している。この患者の治療を考慮するとき、その対応として最もよいと思われるものを選びなさい。
   1. 静注を開始し、血管収縮薬および静注輸液を投与する。出血が抑制されるまで、救急科でバイタルサインのモニターを行う。

2　患者の評価を行い、手術室への緊急搬送の準備をする間、頸椎を固定し気道の確保、酸素投与、呼吸補助を行い、2箇所の大口径チューブによる末梢静注を開始し、晶質液と血液を投与する。

3　このような患者の管理のための機器を揃っている救急科へ患者を搬送する。

4　患者を安定させ、コンピュータ断層撮影によって評価するために迅速に搬送する。

9. 65歳の男性は、最近バルーン血管形成術を受けた。心タンポナーデを示唆する兆候は、次のうちのどれか。
1　両肺野のクラックル
2　徐脈
3　心音減弱
4　高血圧

10. 心タンポナーデの原因は、
1　心室への過剰な体液または血餅の貯留
2　静脈還流量の低下
3　心膜嚢への過剰な体液の貯留
4　心拍出量の増加

解答

1. 3　サクシニルコリン（アクネチン）を使用すると、脊椎損傷のような神経筋障害があれば、患者は危険な高カリウム血症に罹患しやすい。慢性腎不全（CRF）は、麻酔導入薬および麻痺性薬の作用発現時間にわずかに影響する。光ファイバー挿管の必要性に影響を与える要因は多い。四肢麻痺だけでは十分な理由にならない。脊椎損傷患者は通常麻酔導入薬を投与する必要はない。

2. 3　概念として、頭蓋内コンプライアンスは容積を内圧で割って求める。呼吸数（RR）と血圧（BP）は、代償機能に寄与しているかもしれないが、直接頭蓋内コンプライアンスに関与していない。体温とCOは、直接頭蓋内コンプライアンスに関与していない。

3. 4　脳灌流圧（CPP）は、脳内の圧較差である。脳血流（CBF）が脳灌流を維持している。心拍出量は1回拍出量と心拍数の積であり、脳容積は頭蓋内成分である。

4. 3　脳幹ヘルニアは、突然死を引き起こす。ICP上昇の後期症状のうち脳卒中に似ている症状もあるが、脳幹ヘルニアの結果、脳卒中が起こるわけではない。けいれんは、ICP上昇の後期症状の可能性もあるが、脳幹ヘルニアの結果、起こるわけではない。頭痛は、ICP上昇の初期症状の可能性もあるが、脳幹ヘルニアの結果、起こるわけではない。

5. 1　記載されている症状は、目の周囲の出血斑の典型的な症状（アライグマの目）と、鼻からの脳脊髄液（CSF）および血性排液によって裏付けされる頭蓋底骨折の典型的な症状を正確に表している。陥没頭蓋骨骨折に起因する頭蓋骨上の骨が外れていることを示す兆候は認められなかった。線状骨折は最もよくみられる頭蓋骨骨折であるが、この症例には、別の可能性を示唆する追加所見がある。この質問の情報には、ICP上昇を支持あるいは除外する情報は含まれていない。

6. 3　ミダゾラム（バースト）は、通常、外傷性脳損傷（TBI）の管理に使用し、その目的は、激越状態にある患者を落ち着かせ、鎮静させるためである。この鎮静作用は、患者の激越状態を取り除き動きを抑制することによって、患者のICPの低下を促進する。マンニトールは、脳から体液を排出させることによってICPを低下させるが、鎮静作用はない。モルヒネとエピネフリンは、その作用のメカニズムによりICPを悪化させる可能性があるので、TBI患者には有害である。

7. 4　左室機能不全は、MASTまたはPASGの禁忌である。下肢および腹部への圧迫が胸腔内圧および下半身の血管系への圧迫を促進し、その結果、機能が低下している左心室の仕事量の増加を招く。

8. 2　三要素（気道、呼吸、血液循環）を継続評価した結果、患者の外傷が広範なため救急科で管理することができないと判断された。クラスIV出血のこの患者の救命のためには、出血を抑制し大量の輸血を行わなければならない。この2つの処置はいずれも手術室で行うことができる。血液量減少性ショックおよび敗血症性ショックは、MASTまたはPASGの適応である。MASTおよびPASGは、静脈還流量を増加させ、血圧を維持する。骨盤または下肢の骨折も、MASTまたはPASGの適応である。

9. 3　心嚢中の体液が増加すると心音が減弱する。肺野のクラックルは、心タンポナーデを示唆するわけではない。乳児の徐脈はタンポナーデの兆候であるが、65歳の患者の徐脈はタンポナーデの兆候ではない。タンポナーデに起因する低血圧の方が、普遍的である。

10. 3　タンポナーデは、心膜嚢に体液、血餅、ガス、膿汁が蓄積することによって引き起こされる。心臓の心室の充満および収縮能は、心タンポナーデが起こると弱まる。静脈還流量低下は、心タンポナーデの兆候であるが、原因ではない。心タンポナーデの結果、心拍出量は低下する。

第4章 循環器系

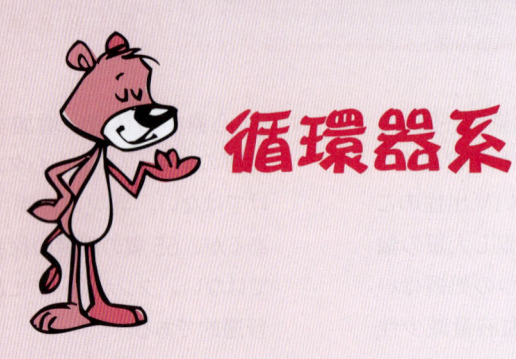

本章の概要

1. 急性冠症候群の様々な病理過程の相違点
2. 様々なタイプの急性冠症候群に起因する最も一般的な身体所見
3. 様々なタイプの急性冠症候群の比較
4. 急性冠症候群の患者の重点治療計画の確立
5. 急性冠症候群の合併症
6. 心不全に起因する生理学的変化
7. 患者が心不全を発症しやすくなるリスク要因の確認
8. 右心不全と左心不全の臨床症状の比較
9. 心不全患者を治療するときの適切な看護ケアを確認
10. クリティカルケアの臨床現場で実践可能な予防法
11. 患者教育

急性冠症候群とは

J. P. ベイルマン

　急性冠症候群（ACS）は、梗塞の有無に関わらず急性心筋虚血に起因して次々に起きる症状を示す用語である。この定義は広義であり、心筋への酸素の輸送を妨げるあらゆる病理過程、すなわち狭心症、非ST上昇型心筋梗塞（NSTEMI）、ST上昇型心筋梗塞（Q波）などを含んでいる。ACSの診断を決定する典型的症状は、胸骨下（胸骨後部）の胸部不快感で、この不快感は腕、首、顎、背に放散する場合としない場合があり、圧迫感、重圧感、圧挫感と表される。その他の症状として、息切れ（呼吸困難）、悪心、発汗、めまいなどがある。

急性心筋梗塞（AMI）とは

J. P. ベイルマン

　酸素と栄養分を含んだ血液が心筋に行き渡らなくなると、急性心筋梗塞（AMI）が起こる。このAMIの原因は、急性プラーク破綻の結果により酸素と栄養分の欠乏状態が引き起こされる場合と、酸素供給が持続的に低下して不可逆的な細胞死および壊死に至り、酸素と栄養分の欠乏状態が引き起こされる場合とがある。このような欠乏状態は、心筋組織の患部に構造的機能的変化をもたらす。急性冠症候群と同様に、アテローム性動脈硬化（CAD）が、AMIの最もよくみられる原因である。これらの基本的な類似点を考慮すると、AMIと心血管系疾患の経過および治療はある程度重なる部分が多いか、あるいは同様の進行過程を辿る。

　医学研究および薬物療法の絶え間ない進歩により、今日の看護師は、AMIの生存率の改善ばかりでなく患者の機能性を長期的に高レベルに保つための極めて大きな可能性の鍵を握っている。したがって、すべての看護師がAMIの兆候と症状を素早く確認することができ、患者の生存率と生活の質を向上させるために科学的根拠に基づくケアを行うことができることは極めて重要である。

必須の基礎知識

　多くの場合、アテローム性動脈硬化（CAD）が、AMIの根本原因であるが、稀に、直接外傷または感電死によってAMIが引き起こされることもある。しかし、このような場合も、診断未確定のアテローム性動脈硬化が実際にある程度存在するかどうかは不明である。CADによってAMIが引き起こされるときは、その原因となる事象は、通常、複数の冠状血管の血栓塞栓性閉塞症である。

　動脈硬化性プラークができ、特に、疾患が進行すると心筋への血液供給はかなり低下している。心筋の予備能が著しく制約されている症例では、心臓への負荷増大または心臓への血液供給の低下を引き起こす有害事象によって、心臓の虚血性変化のリスクが高まる。これは、単純な需要と供給の関係に基づいている。酸素の需要量が供給量を上回れば、酸素欠乏が起こり、その結果、心筋虚血が引き起こされ、梗塞が引き起こされる可能性もある。供給と需要の不均衡を引き起こす可能性のある増悪因子を次に挙げる。

- 身体運動
- 精神的ストレス
- 温度の極端な変化
- 消化しにくい食物の消化
- バルサルバ法
- 性的興奮
- 病態生理学的特徴

　前述のように、CAD患者には、いつでもプラーク破綻を起す危険性がある。このプラーク破綻は2つの悲惨な結果を招く可能性がある。破綻が起こるとすぐに、塞栓性プラークは冠状血管系に入り血流を妨げる。あるいは、例え、プラークが塞栓にならなくても、傷ついた内皮のでこぼこした表面は血小板凝集とフィブリン沈着を引き起こし、その結果、血栓が形成され、動脈の部分的または全般的な閉塞症が引き起こされる。冠動脈枝によって栄養分を補給されている心筋領域は、灌流不足の影響を受けやすい。

　酸化的リン酸化に利用できる酸素が欠乏すると、細胞は嫌気性代謝を行う。嫌気性代謝の有害な副産物である乳酸は、心筋内に早急に蓄積し、正常な酵素

の生理学的活動を阻害する。乳酸の存在下では、細胞内機能に不可欠な酵素が働かない。

さらに、アデノシン三リン酸（ATP）の必要貯蔵量は数分以内に使い果たされ、心筋は、嫌気性活動を持続できなくなる。ATPが枯渇すると、膜貫通ポンプは作動しなくなり、イオンが自由に細胞膜を行き来するようになる。このイオンの動きの最も重大な影響は、膜電位の変化であり、ナトリウムが細胞に流入しカリウムが流出する。このような変化は、最終的に、電気刺激の伝導を阻害し、その結果心筋収縮力を弱める。さらに、水分がナトリウムと共に細胞内に流入するため、腫脹が引き起こされる。

心臓細胞は、約20分間は虚血状態に耐えられるが、その後不可逆的な細胞の死亡が始まる。このような虚血状態が回復しなければ、水分は継続的に細胞質内に流入し、最終的に、リソソームおよびミトコンドリアの膨張などの構造的機能的変化を引き起こす。その結果、細胞膜破裂が起こり、リソソーム酵素が細胞内容物を加水分解する自己消化および細胞小器官と遺伝物質の破壊が引き起こされる。心筋患部は、身体の代謝要求に応じる能力を喪失するため、心筋収縮力および心拍出量は低下する。

細胞の壊死は、内因性カテコールアミンの放出を引き起こし、身体の炎症過程を活性化させる。循環血液中のエピネフリンおよびノルエピネフリン濃度の上昇は、グリコーゲン分解および脂肪分解を促進させ、その結果、血漿中のブドウ糖および遊離脂肪酸の濃度が急上昇する。損傷した細胞を治癒するために、炎症過程が開始され、白血球の放出と患部への浸潤が始まる。好中球とマクロファージは、壊死組織を分解し除去するために、食作用を開始する。この過程が完了すると、コラーゲン基質が蓄積し、最終的に瘢痕組織が形成される。瘢痕組織は強靭であるが、健常な心筋のように収縮および弛緩することができないため、心室機能不全（ポンプ機能不全）に陥る可能性がある。

急性心筋梗塞の重症度

心臓の機能障害の重症度は、心臓の患部部位、側副血行路の有無、梗塞のサイズと発症期間によって異なる。心筋梗塞は、その発症部位によって、前壁、下壁、側壁、後壁の用語を用いて区別する。また、併発心筋梗塞としては、前側壁心筋梗塞または前壁中隔心筋梗塞がよくみられる。心筋梗塞の部位とその範囲は、冠動脈の罹患部と相関している。

要点

心拍出量（CO）および末梢血管抵抗は、直接血圧に影響する。患者の血圧低下がみられるときは、COまたは全身血管抵抗（SVR）のいずれかが変化している。

要点

- 心筋への血流が阻害されると、閉塞箇所の遠位部位が虚血状態になる。血流がすぐに回復しなければ、この虚血状態は進行し、梗塞を引き起こす。
- 持続的虚血状態の結果起こる梗塞は不可逆的で、細胞の死亡および壊死を引き起こす。

要点

急性心筋梗塞（AMI）後には、グリコーゲン分解のため一過性の擬似糖尿病状態が引き起こされることが多い。

年齢および性別による相違

重症のMI患者は、年齢が若いほどあらかじめ側副血行路を形成する期間が十分になく、同程度の閉塞症の年上の患者に比べて、障害の程度が重症化する可能性が高い。

要点

心内膜下梗塞に比べて、貫壁性梗塞の方が、心臓の収縮力は大幅に低下する。

⚠ 心筋の細胞死は、虚血の20分後から始まり、3〜4時間後に、完全に不可逆的な損傷状態となる。

要点

再灌流療法および変力作用支援を迅速に開始すれば、虚血領域の細胞は治癒可能である。

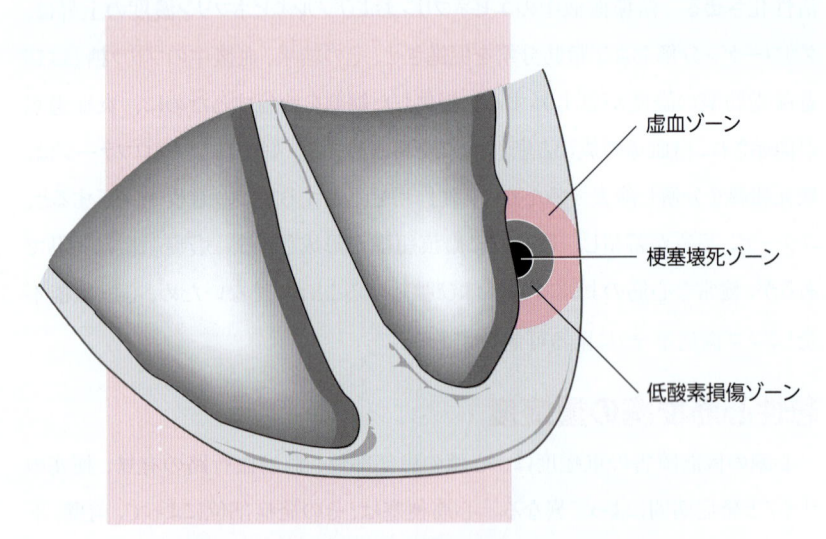

通常、例えば、下壁心筋梗塞は右冠動脈の病変の結果引き起こされ、後部または下壁AMIは左回旋枝の病変の結果引き起こされ、前壁心筋梗塞は左前下行枝の病変の結果引き起こされる（巻末付録図版4「冠動脈と心筋梗塞の位置」を参照）。

側副血行路があらかじめどの程度形成されているかによっても梗塞の重症度は異なる。心疾患の既往歴を有する患者は、適切な側副血行路がすでに形成されていて、梗塞の周辺部位に十分な血液の供給が可能な場合もある。

その他のAMIの評価項目は、罹患筋肉の深さと大きさである。心筋全層が罹患すると貫壁性梗塞が起こり、損傷が心室壁の全層に到達せず内側1/3〜1/2の部分に達しているだけの場合は、通常、心内膜下梗塞（非貫壁性）が起こる。

心筋梗塞は、いわゆるゾーンに従って進行する。中核は、梗塞壊死ゾーンである。中核の隣接ゾーンは低酸素損傷ゾーンである。最外側域は、虚血ゾーンである。各ゾーンの領域組織の大きさは、灌流低下の有無とその期間によって決まる。梗塞の領域が広がれば、その結果生じる機能障害も増悪する。

心筋梗塞(MI)ゾーン（出典：Phipps WJ et al：『Medical-surgical nursing：health and illness perspectives』第7版, St Louis, 2003年, Mosby）

急性心筋梗塞(AMI)の臨床症状

　AMIの特徴的な症状は、重度の間断のない胸痛である。狭心症と同様に、この痛みは、通常、激痛、圧迫痛、収縮性の痛み、締め付けられるような痛みと表現される。疼痛が最も感じられる部位は、胸骨下で、首、顎、左腕に放散する。それほど多くはないが、肩、背、右腕の疼痛が報告されることもある。さらに、陽性のレバイン兆候（患者に疼痛の場所を尋ねると、片方または両方の拳を胸部上で握り締める）は、診断に役立つ。

　狭心症の臨床症状とAMIの臨床症状との大きな違いは、発症時期、重症度、発症時間である。AMIに起因する胸痛は、通常、突発性で、活動中、休養中、睡眠中でさえも突然発症することがある。AMIの疼痛は、通常、狭心症の疼痛よりも重度で、少なくとも20～30分持続し、休養またはニトログリセリン投与によっても緩和しない。しかし、発現する臨床症状は、必ずしも同じではない。

　心虚血または心筋梗塞のある患者、特に女性患者、糖尿病患者、高齢患者のなかには、特殊な臨床症状を呈する患者もいる。これらの患者は、疼痛知覚の鈍化のために心臓痛を認識できない可能性があり、無症候性心筋梗塞として知られており、全患者の25％を占めている。無症候性心筋梗塞の患者は、通常、1つ以上の付随症状を訴える。

　AMI患者の付随症状とは、漠然とした不快感から意識喪失または心停止などである。身体が血液を生命維持に不可欠な器官に回すため、末梢の血管収縮が起こり、そのため皮膚は蒼白色になり発汗し冷たくなることが多い。最初に起こるカテコールアミンの急増によって、頻脈、高血圧、不安、動悸、憂慮、死が差し迫ってくるという感情などの兆候と症状が促進される可能性がある。髄質の刺激は、血管迷走神経反射によって媒介され、その結果、悪心および嘔吐を引き起こすこともある。炎症過程の活性化に続いて、発熱が起こることもある。梗塞が進行し、心臓のポンプ機能が損なわれるにつれて、心拍出量は低下する。心拍出量低下に起因する症状は、低血圧、不穏、呼吸困難、頸静脈怒張、乏尿、錯乱状態などである。聴診により、雑音、S3、S4、心音の分裂が聞こえることがあるが、それは、心室機能不全および正常な心臓弁機能の喪失を示唆する。その他の所見として、ECG波形上の右脚または左脚の新規発現と、顕著なQ波およびST部分上昇などがある。

要点

AMIによる胸痛は、休養によって緩和されない。

時々現れる漠然とした不快感または疼痛を訴える患者もいるが、その疼痛は消化障害に起因しているものもある。

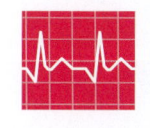

MIの臨床兆候／症状には、男女差がある場合もある。

急性心筋梗塞(AMI)の合併症

AMIによって、複数の心機能障害が起こるが、それは、前述の因子によって、軽度から重度の障害まで多岐にわたっている。生理学的変化は、心臓壁運動の異常による収縮力低下、1回拍出量の低下、左心室コンプライアンスの変化、駆出率の低下、左室拡張末期圧の上昇、洞房結節機能不全などである。これらの機能障害によって、次のような様々な合併症を引き起こす可能性がある。

- 不整脈(90%の患者が罹患する)
  * 1度房室ブロック
  * 2度房室ブロック
  * 3度房室ブロック
  * 心房細動
  * 心室性頻脈
  * 心室細動
- 心膜炎
- 心タンポナーデ
- 乳頭筋断裂
- 腱索断裂
- 心筋壁断裂
- 肺塞栓
- 脳血管発作
- 心不全
- 肺水腫
- 心原性ショック
- 心停止
- 死亡

> **要点**
> 伝導障害(不整脈)は、一過性の場合と慢性の場合があり、その重症度は血行動態がもたらす影響によって決まる。

看護ケア

詳細な既往歴の評価とフィジカルアセスメントを迅速に行うことは、AMIの診断に役立つ。既往歴の評価目標は、CADのリスク因子、狭心症および心筋梗塞の既往歴の有無を判断することである。狭心症と同様に、AMIのフィジカルアセ

スメントは、主に、現在の胸痛発作、外観、バイタルサインの常時測定、心臓リズムと脈拍の継続的なモニタリング、精神状態、心臓、肺、腹部、尿量、四肢の継続的な評価に重点を置いて行う。

このフィジカルアセスメントは、梗塞の範囲の計測および適切な治療法の選択に役立つ。

病歴の聞き取りおよび身体診察に加えて、12誘導心電図および経時的な心筋酵素検査は、急性心筋梗塞（AMI）の現在の標準診断法である。AMIの診断に役立ち、さらにその臨床像を促進すると思われるその他の臨床所見は、発熱、高血糖、高脂血症、沈降速度の増加、白血球増加などである。さらに、胸部X線により、心肥大、心臓の石灰化、肺うっ血の検査を行う。放射性映像法は、侵襲的であるが極めて高感度な診断法であり、通常、その他のデータでAMIの診断が確定できないときに用いる。

> **要点**
> 的を絞った病歴の聞き取りと身体診察は、他の原因による胸痛を除外し、AMIの診断材料の収集に役立つ。

心電図の波形

12誘導心電図は、AMI患者の80％の診断を行うことができるため、対費用効率がよく必要不可欠の非侵襲的ツールである。前述の病態生理学的な兆候のため、心筋の梗塞部位では、膜電位が変化し、脱分極および再分極ができなくなる。ゆえに、通常、伝導異常が確認される。通常の心臓モニターではひとつの角度からしか伝導系を観察できないが、12誘導心電図を用いると、身体の表面の多数の点から12枚の図が得られるので、12誘導心電図はAMIの診断法として極めて優れている。12のリードはそれぞれ心筋の特定の領域と相関しているので、梗塞の正確な位置を突き止めることができる（巻末付録図版4「冠動脈と心筋梗塞の位置」を参照）。梗塞領域に現れる伝導異常を、指標となる変化という。逆に、梗塞領域の反対側のリードに現れる異常は、鏡面像の変化といい、指標となる変化とは逆である。

通常、AMIが進行するにつれて、ECG上にST部分の上昇が認められるが、これは急速に進行する心筋壊死を示している。1mmを超過するST部分の上昇が2本以上の近接リードに認められると、AMIの診断が確定する。AMIが進行するにつれて、Q波の発現が観察されるが、これは電気的異常を示している。Q波の発現は、虚血の悪化と壊死を示す。治癒の過程で、ST部分は徐々に正常に回復するが、Q波は不変である

> AMIの高リスク患者には、2時間の間、30分毎に経時的ECGを行うことが推奨されている。

心筋梗塞の位置と心電図上の変化

心筋梗塞の位置	指標となる変化[※1]	鏡面像の変化[※2]	罹患冠動脈
側壁	I, aVL, V₅, V₆	V₁-V₃	左冠動脈―回旋枝
下壁	II, III, aVF	I, aVL	右冠動脈―後下行枝
中隔壁	V₁, V₂	無	左冠動脈―左前下行枝の中隔枝
前壁	V₃, V₄	II, III, aVF	左冠動脈―左前下行枝の対角枝
後部	不可視	V₁, V₂, V₃, V₄	右冠動脈または左回旋枝
右心室	V₁-R-V₆R		右冠動脈―近位枝

[※1] 罹患領域に対するリード
[※2] 罹患領域の反対側のリード
(出典：Aehlert B：ECGs made easy, 第2版, St Louis, 2002年, Mosby)

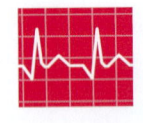

> AMIのリスク患者には、全員ST部分のモニタリングを行うべきである。

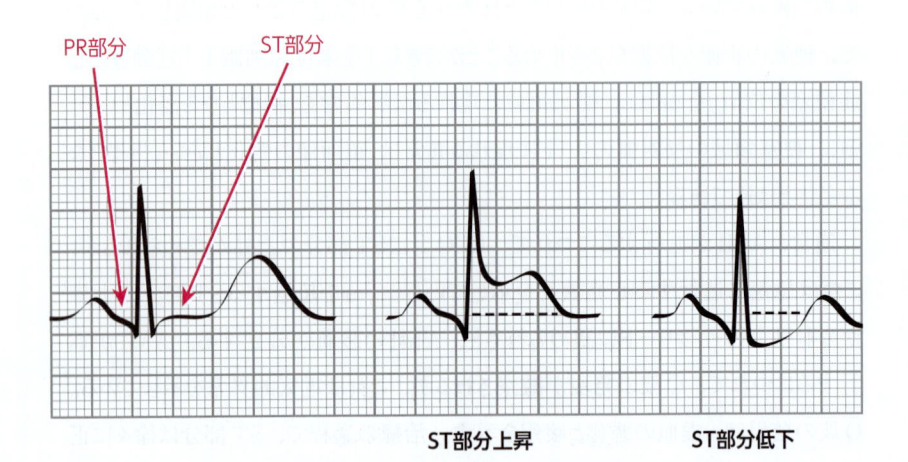

必ずしもすべての患者にST上昇が認められるわけではないので、ECGのみでAMIの診断を行うことは困難である。事実、Q波の有無に関わらず持続的なST低下およびT波の逆転は、心内膜下梗塞を示す。さらに、左脚ブロック(LBBB)と、AMIに併発することが多い不整脈は、ST部分上昇を分りにくくすることがある。さらに、ECGは心臓伝導系を表しており、その心臓伝導系は経時的変化の影響を受けやすい動力学的過程なので、AMIの確定診断のために1回の単独ECGでは不十分である。

PR部分 ST部分

ST部分上昇   ST部分低下

急性心筋梗塞(AMI)のECG上の12リードの変化
(出典：Aehlert B：ECGs made easy, 第2版, St Louis, 2002年, Mosby)

循環器系　第4章

急性前壁中隔心筋梗塞

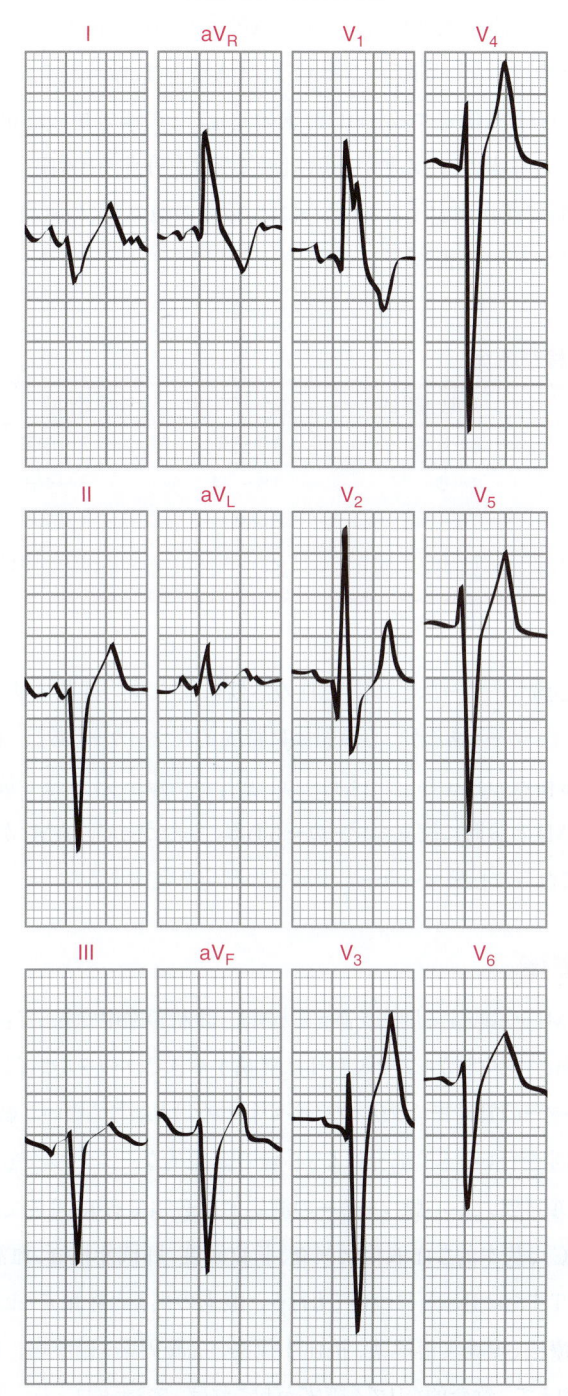

幅広R波を伴うリードV₁からリードV₃のQ波

(出典：Conover M：Understanding electrocardiography, 第8版, St Louis, 2003年, Mosby)

心筋酵素

　梗塞の過程で、細胞膜破裂により、細胞内酵素が血流に流入する。AMIの発症中またはその後のある時間帯に採取した血液検体は、臨床検査機関に送り、そこで、梗塞の有無を決定するために酵素の測定とその測定値の解釈を行う。問題は、これらの酵素のほとんどが心臓組織にだけ存在するとは限らないことである。AMI診断で通常測定するマーカーには、体内の他の多くの組織の損傷によっても上昇するマーカーもある。

心筋酵素の検査所見

酵素	初期上昇(時)	ピーク(時)	回復
CK	2～6	18～36	3～6日
CK-MB	4～8	15～24	3～4日
ミオグロビン	0.5～1	6～9	12時間
トロポニンI&T	1～6	7～24	10～14日

CK＝クレアチンキナーゼ；MB＝心筋マーカー

　これらの心臓マーカーはどれもAMIの診断に役立つ。細胞の壊死に極めて感度の高いマーカーもあるが、心臓組織に特異的なマーカーもある。梗塞を迅速に確定できる利点のあるマーカーもあれば、患者が治療を受けるまで数日待っているときに、AMIの診断に役立つマーカーもある。したがって、AMIが疑われるときは、通常、これらの心臓マーカーのすべての測定を発注する。

医学的管理

　患者がAMIを示唆する胸痛を訴えるときは、診断の途中であっても、治療を開始すべきである。フィジカルアセスメントは継続すべきで、バイタルサインおよびパルスオキシメーターの常時モニタリングは必ず行わなければならない。経時的12誘導心電図測定を行い、ST部分による心臓の継続的なモニタリングを行う。臨床検査の測定項目として、心臓マーカーの測定値は必須であり、可能であれば、全血球数(CBC)、基本的な血液化学検査、脂質濃度、肝機能検査、血液凝固の項目（PT/PTTまたはINR）についても行う。酸素の供給と静脈アクセスは必須である。薬物療法（線維素溶解薬、抗血小板薬、抗凝固薬、硝酸塩、モルヒネ、β遮断薬）に加えて、致命的なリズム障害が起これば、アミオダロンの注入開始が必要になることもある。

要点

トロポニンIは、心筋細胞にみられる唯一のタンパク質であり、その上昇によって早期にAMIの発症が示唆される検出物質である。

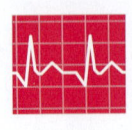

アミオダロンは、心室性および上室性不整脈、特に心房細動の治療薬である。

> **急性心筋梗塞（AMI）の初期治療の第一選択肢**
> - 酸素供給
> - 到着の10分以内に12誘導心電図の測定
> - バイタルサインとパルスオキシメーターの継続測定
> - 臨床検査の発注
> - ST部分のモニタリングによる心臓リズムの継続測定
> - 病歴の聞き取りおよび身体観察
> - 薬物投与

患者をCCUに入院させ、そこで詳細なデータを求めるために、動脈ラインおよび肺動脈（PA）カテーテルのような侵襲的ラインを挿入し、心室機能をモニターする。重度の左室機能不全の場合は、心室性駆出力を向上させ冠動脈灌流を促進させるために大動脈内バルーンパンピング（IABP）を用いる。最後に、血栓溶解薬が禁忌または有効でなければ、ステント配置またはCABGを伴う緊急経皮的冠動脈インターベンションのような血管再建法が用いられる。

薬物療法

米国心臓協会（AHA）（2003年）は、あらゆる急性心筋梗塞（AMI）の85%以上の原因が血栓形成であると報告している。したがって、現在の医療分野では、血栓溶解薬および抗凝固療法がAMIの標準治療法となっている。AMIの管理によく用いられるその他の薬物は、硝酸塩、βアドレナリン遮断薬、硫酸モルヒネ、抗血小板薬（アスピリン、クロピドグレル［プラビックス］など）、GIIb/IIIa阻害薬（アブシキシマブ［レオプロ］、エプチフィバチド［インテグリリン］、チロフィバン［アグラスタット］など）などである。

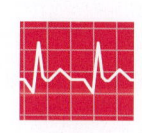

> AMIの治療薬：硝酸塩＝血管拡張作用により前負荷を軽減させる。
> βブロッカー＝βアドレナリン拮抗薬。
> モルヒネ＝心筋梗塞および急性左室不全の呼吸困難の痛みを緩和する。前負荷を軽減させる。
> クロピドグレル（プラビックス）＝出血時間を延長し、ステント留置後の再狭窄を低下させる。

血栓溶解療法

血栓溶解の再灌流療法を受けたAMI患者の生存率は95%と推定される。完璧な血管再建を迅速に行えば、梗塞の大きさを縮小させ、左室機能を維持し、罹患率を低下させ、生存期間を延長することができる。したがって、治療目標は、血栓溶解療法をできるだけ早く開始し、梗塞過程の進行を阻害し、最大量の心筋を救い、その後の梗塞を防ぐことである。

冠動脈を閉塞させる血餅を溶解させるために、ストレプトキナーゼ、組織プラスミノゲン活性化因子（t-PA）、レテプラーゼ（r-PA）、アルテプラーゼ（アクティベース）、テネクテプラーゼ（TNK-tPA）のような血栓溶解薬を投与すると、血管が拡張

> ⚠️ 出血性事象は、血栓溶解薬の主要な合併症であるが、アレルギー反応の可能性もある。というのも、線維素溶解は細菌性タンパク質によって生じるからである。

され、心筋の血流が回復する。しかし、血栓溶解薬は、病的な血塊を溶解するだけでなく、脳血管系、消化管、手術部位の血塊も溶解することがある。つまり血栓溶解療法を受けた患者は、その結果大なり小なり出血症状を引き起こすので、適用患者の選択は重要である。

治療効果を最大限に引き出すために、血栓溶解療法は、症状および心電図の変化発現の12時間以内に開始すべきであり、現在のところ6時間以内が好ましいとされている。12時間を超えると、効果が得られる患者はほとんどいないと思われ、有用性のほうが出血のリスクを上回っているかどうかを確定する明確な科学的根拠もない。年齢、性別、人種に関わらず、病歴および身体診察からAMIが示唆され、心電図（ECG）の変化（ST部分上昇あるいは新規RBBBまたはLBBBのいずれか）が実証されるすべての患者に、絶対的または相対的禁忌がない限り、血栓溶解療法を考慮すべきである。再灌流療法が成功すると、胸痛が突然消失し、ST上昇が迅速に正常値に戻り、再灌流不整脈または伝導異常が起こり、左室機能が改善される。

血栓溶解薬の禁忌

絶対禁忌	相対禁忌
大動脈解離	管理不良高血圧（＞180/110mmHg）
脳出血の既往歴	抗凝固薬を現在使用中
AVMまたは脳動脈瘤の既往歴	既知の出血性素因（出血しやすい状態）
能動的体内出血（月経以外）	外傷性脳損傷（過去4週間）
血栓塞栓性脳卒中（過去6か月間）	大手術（過去3週間）
既知の頭蓋内新生物	内出血（過去6か月間）
	妊娠
	活動性消化性潰瘍

AVM＝動静脈奇形

抗凝固療法

AMI患者に用いる**抗凝固療法**には、通常、3つの目的がある。その第一は、再灌流動脈の再閉塞を防ぐためであり、血栓溶解療法と併用して、または終了後に、未分画ヘパリン（UFH）または低分子量ヘパリン（LMWH）を投与することが多い。第二は、肺塞栓を防ぐためであるが、この肺塞栓は、梗塞を起した心内膜から壊死組織片あるいは血餅が剥れて肺に到達する塞栓で、よくみられる死因のひとつである。第三は、通常、AMIによる不整脈によって引き起こされた心房または心室細動の結果、血液が心臓の心室に蓄積されて起こる血栓形成の可能

> 🏠 **要点**
> 患者にMSO4（モルヒネ）に対するアレルギーがあるか。MSO4がアレルゲンである場合は、MSO4を投与してはいけない。その代わりに、titrite nitroを投与すること。そうでなければ、ベナドリルまたはステロイド薬を前投与すること。

性を、UFHまたはLMWHによって低下させるためである。

　これらの薬物の作用機序を次に示す。UFHまたはLMWHの低用量投与によりプロトロンビンからトロンビンへの変換が阻止され、高用量投与によりトロンビンが中和され、その結果、フィブリンからフィブリノーゲンへの変換が阻止され、最終的に新規血栓形成が阻止される。

看護ケア

　急性期AMI患者を看護する看護師の主な責務は、梗塞の重症度と、そのために引き起こされる機能障害を軽減するために、できるだけ迅速かつ安全に救命治療が開始されるように尽力することである。また長期にわたる看護の責務は、急性期の治療目標であるAMIの再発防止に加えて、主に、患者の機能回復の支援に重点を置く。

急性期看護ケア

　AMIの疑いのある場合またはその急性期には、看護師は、迅速に集中的なフィジカルアセスメントおよび病歴の聞き取りを行わなければならない。バイタルサインの常時モニタリングおよび継続的な心臓モニタリングも、看護師が必ず継続的に行わなければならない責務である。救命医療の看護機能は、処方された薬物療法を迅速に開始することであり、特に、血栓溶解薬の迅速な投与あるいは経皮的インターベンションまたは冠動脈バイパス移植術による血管再建の準備をすることである。

　血栓溶解薬を処方する場合は、看護師が、精神状態または意識レベルの変化、血尿、喀血、胃腸痛または出血のような内部出血の兆候と症状を頻繁に評価しなければならない。少量の出血（例えば、静注部位の皮膚表面からの出血など）であると思われても、大出血の何らかの兆候が現れたらすぐに医師に連絡する。

　急性期のあらゆる看護行為の目的は、心筋の酸素需要量を低下させ、酸素供給量を増加させることである。したがって、禁忌でない限り、必ず、鼻カニューレまたはマスクを通じて酸素を供給しなければならない。パルスオキシメーターによる継続モニタリングも必要である。また、看護師は、疼痛および不安の評価を頻繁に行わなければならず、必要ならば、処方薬によって迅速に治療しなければならない。刺激のない静かで落ち着いた環境は、ストレスと不安の軽減に大いに役立

要点
ヘパリンのような抗凝固薬は、血栓形成を予防し、現存する血栓の拡大を防止するが、現存する血栓を溶解することはない。

血栓溶解薬の投与により、再灌流不整脈が引き起こされることがある。

つ。負荷の増加に対する心臓の反応をモニターする間は、患者の活動を補助なければならない。

その後は、退院前に、患者が日常の活動パターンを再開できるように、患者の活動を徐々に増加させる。そのために、監督付き運動を伴う体系的な心臓リハビリテーションプログラムへの参加が推奨されている。患者の摂取量と排泄量の正確な測定も継続しなければならない。特に、尿量は心拍出量および全身の灌流の信頼性の高い指標であるため、その測定は必ず行わなければならない。排便時のいきみと血管迷走神経の刺激は急激な徐脈の発症を引き起こすことがあるので、その可能性を排除するために、便緩下剤を投与すべきである。精神的支援も重要である。したがって、看護師は、患者に安心感を与えながらも誤解を招くことのない冷静な態度をとる。さらに、すべての薬物療法の十分かつ適切な説明を行う。

長期的な看護ケア

続発性冠動脈イベントの予防および身体機能の維持は、AMI患者の予防ケアの重要なポイントである。したがって、患者のみならずその家族に対する総合的かつ広範囲にわたるカウンセリングは欠かせない。再発防止に関する教育は、主にリスクの軽減に重点を置いて行う。しかし、患者およびその家族に、心筋虚血の兆候と症状および適切な対策を教示することも重要である。さらに、患者に、処方された薬物のレジメン（具体的な用量、投与方法、副作用、相互作用）を順守する重要性を理解させなければならない。

患者の修正不可能なリスク因子を変えることはできない。したがって、修正可能なリスク因子を見つけ出し変えるために全力を注がなければならない。アテローム性動脈硬化（CAD）のリスク因子の中には修正可能な因子が多数あるが、それぞれの患者特有のリスク因子に合わせた教育を行うべきである。

効果的な高血圧管理には、血圧の常時モニタリング、適切な薬物療法の順守、低ナトリウム食に関する栄養カウンセリングが必要である。さらに、運動プログラムの処方は血圧値の管理に役立ち、一般に心臓の機能回復を促進する。禁煙は、一年以内の死亡率と梗塞の再発率を50%低下させることが確認されているので、修正可能なリスク因子のひとつである。禁煙に関する看護ケアは、禁煙後のニコチン補充、支援グループへの参加、リラックス訓練、高ストレス状態に対処する行動スキルに関する指導、カウンセラーによる定期的な電話連絡の長期継続など

要点
あらゆる看護ケアと同じように、治療法を適切に修正するためには、その治療法の効果を継続的に評価することが必要不可欠である。

要点
患者が経済的に処方された薬物療法を受けられるかどうかを見極めることが重要である。

要点
浮腫を防ぐために、ナトリウムの摂取量は2g/日未満にすべきである。冷凍食品および調理済みの缶詰食品を避けることを説明しなければならない。

である。心理社会的看護ケアは、不安およびうつ状態の原因を確認し軽減することを目標に行うが、具体的にはストレス管理療法などがある。

　このような特殊なリスク因子に取り組むために、患者は、職業の変更を考慮する必要があるかもしれない。全体として、冠疾患の進行を抑制し冠動脈イベントの再発を防ぐために、MIの体験者に、ライフスタイルを変える必要性と薬物療法を患者に合わせて個別化する方法を教える必要がある。

要点

- 心臓の健康促進をすべての看護師の基本的な目標にすべきである。
- 予防は治療よりも勝っており、若いうちに健康なライフスタイルを開始する方が、高齢になってライフスタイルを変更するよりも簡単であるばかりではなく、より長期にわたって生産的で充実した人生を送ることができる。

理解度チェック

問題：下記の空欄を埋め文章を完成せよ。

1. ＿＿＿＿＿＿＿＿＿＿＿＿＿＿ 虚血の結果、急性心筋梗塞（AMI）が引き起こされ、その結果、＿＿＿＿＿＿＿＿＿＿＿＿ 細胞の死亡および壊死が引き起こされる。

2. 心筋酸素の ＿＿＿＿＿＿＿＿＿＿＿ が ＿＿＿＿＿＿＿＿＿＿＿＿ を上回ると、心筋虚血が起こり、心筋梗塞が起こることもある

3. AMIの潜在的増悪因子を次に挙げよ：
   a. ＿＿＿＿＿＿＿＿＿＿＿＿＿＿＿＿＿＿＿＿＿＿＿＿＿＿＿
   b. ＿＿＿＿＿＿＿＿＿＿＿＿＿＿＿＿＿＿＿＿＿＿＿＿＿＿＿
   c. ＿＿＿＿＿＿＿＿＿＿＿＿＿＿＿＿＿＿＿＿＿＿＿＿＿＿＿
   d. ＿＿＿＿＿＿＿＿＿＿＿＿＿＿＿＿＿＿＿＿＿＿＿＿＿＿＿
   e. ＿＿＿＿＿＿＿＿＿＿＿＿＿＿＿＿＿＿＿＿＿＿＿＿＿＿＿
   f. ＿＿＿＿＿＿＿＿＿＿＿＿＿＿＿＿＿＿＿＿＿＿＿＿＿＿＿
   g. ＿＿＿＿＿＿＿＿＿＿＿＿＿＿＿＿＿＿＿＿＿＿＿＿＿＿＿

4. 心臓の細胞は、虚血状態に約 ＿＿＿＿＿＿＿＿＿＿＿＿ 分間耐えることができるが、その後不可逆的な細胞の死亡が始まる。

5. AMI後の心機能の変化に影響する因子を次に挙げよ。
   a. ＿＿＿＿＿＿＿＿＿＿＿＿＿＿＿＿＿＿＿＿＿＿＿＿＿＿＿
   b. ＿＿＿＿＿＿＿＿＿＿＿＿＿＿＿＿＿＿＿＿＿＿＿＿＿＿＿
   c. ＿＿＿＿＿＿＿＿＿＿＿＿＿＿＿＿＿＿＿＿＿＿＿＿＿＿＿
   d. ＿＿＿＿＿＿＿＿＿＿＿＿＿＿＿＿＿＿＿＿＿＿＿＿＿＿＿

www.americanheart.org

解答：1. 持続的、可逆的な；2. 需要、供給、3. a. 身体運動；b. 精神的ストレス；c. 過度の寒暖変化；d. 消化しにくい食物の摂取；e. バルサルバ法；f. 循環器系疾患的発症；g. 性的活動；4. 20；5. a. 梗塞が医されるまでの時間；b. 側副血行路の存在；c. 梗塞の大きさ；d. 梗塞の発症時間

心不全とは

K. M. ギャレット

「心不全」という用語は、まるで心臓が今にも止まってしまうように思えるが、実際には、心不全は心筋が弱っていることを意味している。心臓のポンプ室（心室）は、身体の代謝要求を満たすために十分な血液量を送り出せるほど、力強く動くことができない。組織内灌流量が不十分になり、疲労および運動耐容能の低下が引き起こされる。血液が左心室から肺静脈へ逆流すると、息切れおよび肺クラックルが起こる。血液が右心室から体循環静脈へ逆流すると、体液貯留および循環血液量の増加の結果、浮腫が起こる。必ずしもすべての患者にこれらの症状が発現するわけではない。体液貯留はみられないが、運動耐容能が低下する患者もいる。また、浮腫は認められるが、呼吸困難または疲労の症状はあまりみられない患者もいる。必ずしもすべての患者の循環血液量が増加するわけではないので、「うっ血性心不全」よりも「心不全」という用語のほうが好まれている。

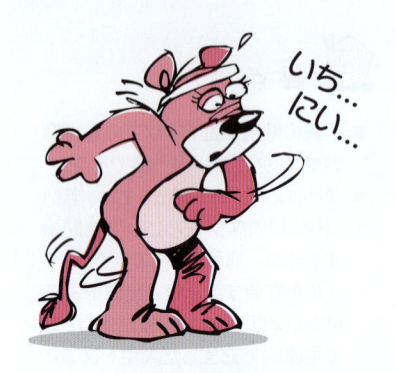

運動耐容能低下は、心不全の兆候である。

必須の基礎知識

心不全の最も一般的な原因

- **冠動脈疾患**　冠動脈の狭窄に起因して血流が停滞し、心臓のポンプ機能が低下することがある。
- **過去の心臓発作(MI)**　心筋の虚血状態が長引くと筋肉の損傷および細胞死が起こることがあり、心筋は衰弱する。
- **高血圧**　長期にわたる高血圧によって、抵抗に打ち勝つために心臓は過剰に働かなければならなくなり、そのような状態が長引くと、心筋は衰弱する。
- **心筋症**　原因不明(特発性)あるいは遺伝、アルコールの過剰摂取、感染、妊娠、化学療法などの薬物毒性に起因する心筋の広汎性変性および肥大。
- **心臓弁疾患**　心臓の弁が損傷を受けると、心臓は適切な血流を維持するために、それまで以上に働かなければならなくなる。心臓弁は、リウマチ熱、先天性欠損、石灰化、感染性心内膜炎によって損傷を受けることがある。

また、稀に、貧血、甲状腺機能亢進、リズム障害、心筋炎などによって、心不全が起こることもある。

収縮期心不全

　収縮期心不全とは、心臓が収縮し血液を駆出する能力が低下することであり、駆出率（EF）が40％未満になることと定義されている。EFは、1回の収縮毎に駆出される血液の割合である。EFの正常値は55〜75％である。収縮期心不全の心臓は、血液をもっと駆出しようとして肥大化する。神経ホルモンの影響により、腎臓はナトリウムおよび水分を排泄せず、血管の収縮を引き起こす。身体はこの血液供給の不足を補おうとして、実際には事態の悪化を招く。身体のこのような代償機構に対抗する目的で、薬物療法を行う。

拡張期心不全

　拡張期心不全は、心臓が拡張する能力が低下することである。心筋壁が、硬直し肥厚し、心臓に血液を充満させる心臓の能力が低下する。拡張期心不全では、EFは低下せず、収縮機能保持心不全と呼ばれることもある。心室は肥厚するが、求心性で内側に肥厚するので、全体の心臓のサイズは正常のままである。内側の肥厚により、心室のサイズは低下し、その結果、肺および体循環へ駆出される血液量は低下する。

　収縮期および拡張期心不全の場合、肺うっ血と同じ症状が起こることもある。収縮期および拡張期心不全の両方の症状を呈する患者もいる。ほとんどの臨床試験は、収縮期心不全患者を対象に行われているが、拡張期心不全の罹患率は、以前考えられていたよりも高いことが分っている。しかし、拡張期心不全の治療に関する具体的なガイドラインは公表されていないので、本章は、収縮期心不全に重点を置いている。拡張期心不全に関する徹底的な議論は、本書の範囲を超えている。

収縮期および拡張期心不全の一般的な原因

収縮期心不全	拡張期心不全
冠動脈疾患、MI	拘束型心筋症
特発性拡張型心筋症	肥大型心筋症
高血圧	大動脈弁狭窄症
心臓弁疾患(MR)	高血圧／虚血

MI＝心筋梗塞；MR＝僧帽弁逆流

慢性心不全と急性心不全

　たいていの心不全は慢性である。慢性心不全とは、左室機能が徐々に劣化していく病状である。冠動脈閉塞または心臓弁の異常などの機械的な原因による

要点

必ずしもすべての患者に肺または全身性のうっ血がみられるわけではないので、旧名の「うっ血性心不全」よりも「心不全」という用語のほうが好まれている。

要点

- 収縮期心不全：EFは40％未満である。
- 拡張期心不全：僧帽弁が開いたとき、左心室は弛緩せず血液を中に入れることができない。左心室（LV）圧および左心房（LA）圧が増加すると、血液は肺循環へ逆流する。EFは正常である。
- 収縮期および拡張期心不全はいずれも体液貯留の症状を伴う。

> **要点**
> NSAIDの慢性使用は心不全を引き起こすことがある。

慢性心不全でなければ、薬物療法とライフスタイルの変更によって管理する以外に治癒させる方法はない。

治療可能な原因を取り除いた後、慢性心不全の診断を行う。問題は、いったん初回発作が起こり心不全に陥ると、身体の代償機構がうまく適用されず状況を悪化させることである。容量過負荷および心拍出量低下の症状は、最初は軽度（運動耐容能低下）だが、徐々に進行し、疲労および呼吸困難の症状は重度を増し、安静時にさえ呼吸困難の症状が現れる。治療の緊急目標は、容量過負荷（前負荷）を防ぎ、ポンプ機能に対する抵抗（後負荷）を軽減することによって、心臓の負担を軽減させることである。心不全が進行し、心臓が肥大すると悪循環が始まり、その結果、細胞の永久的な変化と心臓の形の変化が起こることもある（それは、大まかに言って、フットボール形からバスケットボール形への変化と考えられる）。この変化は、リモデリングと呼ばれる。

急性心不全は、新規発症の心イベント（例えば、MI、リズム障害、弁破壊、タンポナーデ）の結果、起こることもあるが、慢性心不全の合併症であることの方が多い。以前に薬物療法によって安定していたが激しい息切れ（代償不全）のために救急科にやってくる慢性心不全患者は、急性心不全である。利尿薬の経口投与によって、患者のうっ血症状を抑制できない理由を、次に挙げる。

心不全の増悪理由

- 薬物および食事療法を守らないこと（塩分および水分の摂取過多）
- アルコール摂取量の増加
- 薬物吸収の低下
- 腎機能不全
- 基礎疾患の進行（MI、心臓弁疾患）
- 貧血
- 発熱（2℃、代謝要求の突然の増加）
- 運動増加または情緒不安
- 非ステロイド系抗炎症薬の使用の増加（ナトリウム貯留および末梢血管収縮を引き起こすことがある）

左心不全と右心不全

心不全は、心臓の心室の疾患である。心室は、互いに別々に不全状態に陥るが、左心室不全が最初に起こり、そのため血液が肺循環に逆流する。その結果、肺高血圧が引き起こされ、しばらくして右心室不全が起こる。たいていの慢性進

行性心不全の場合は、患者は、左心室不全および右心室不全の両方の症状を示す。その結果、慢性心不全患者は、左心室不全および右心室不全の合併症状を示す（巻末付録図版5「心臓の血流」を参照）。

容量過負荷の兆候と症状

	左心室不全（肺うっ血）	右心室不全（全身のうっ血）
症 状	左心室不全（肺うっ血） 呼吸困難* 発作性夜間呼吸困難* 起座呼吸* 疲労* 乾性咳嗽（夜間悪化） 夜間頻尿	右心室不全（全身のうっ血） 末梢圧痕浮腫* 体重増加 腹水 肝うっ血または不快感 食欲不振、悪心 腹部膨満 夜間頻尿
兆 候	心肥大 頻呼吸 頻脈 第3心音*（左側臥位で聴取） 両肺クラックル*	夜間頻尿 肝脾腫大症 頸静脈怒張* 正肝頸静脈逆流 CVP上昇

*典型的な兆候または症状。
HJ＝肝頸静脈；CVP＝中心静脈圧

> **要点**
> 発作性夜間呼吸困難（PND）は、熟睡状態から覚醒させる重度の息切れで、突然発症する。その原因は、下肢の過剰の間質液が、全身の循環血に再流入し、循環血液量過多症を引き起こし、その結果、肺の間質腔に体液が貯留し、息切れを引き起こす。

看護ケア

診 断

　心不全の診断は、概して臨床診断によるもので、それは単回の診断検査または臨床検査値に基づいて判断するわけではなく、主に慎重な病歴の聞き取りと身体診察によって判断する。心エコー図、胸部X線検査、核医学的心室造影のような診断検査の目的は、本来、診断というよりむしろ確認である。

　心不全の兆候および症状（例えば、息切れ、疲労など）は、その他の疾患と混同されることが多く、加齢、肥満、体調の調節不足に起因することが多いので、確認が困難である場合が多い。運動耐容能低下は徐々に進行するので、患者は症状を抑制するライフスタイルを採用するため、運動耐容能低下の報告をし損なうことがある。

　診断検査を次に示す。

- **心エコー図**　ドップラー血流計測による2次元心エコー検査は、標準的診断検査法である。この心エコー検査によって、心室壁のサイズと動きを求めることができ、収縮期心不全と拡張期心不全を区別することができる。収縮期心不全の所見は、左心室の拡張とEFの低下である（40％未

満)。心エコー図は、心不全の機械的原因となる心臓弁の状態を評価することができる。

- **胸部X線検査** 慢性閉塞性肺疾患(COPD)または肺炎による息切れなど、他の原因と判別するために、胸部X線を用いることがある。患者に胸部X線検査を行うと、その結果から、心臓の肥大および肺血管系の隆起が分かる。症候性患者の早期心肥大は、心不全を示唆するが、確定診断はできない。
- **ECG** A12誘導心電図は、心筋梗塞の既往歴、心室肥大、リズム障害の有無を示す。
- **核医学的心室造影** 核医学的心室造影は、血液駆出量を測定することによって、全体の機能および局所的な機能を正確に測定することができるが、心臓弁の異常または心臓肥大を直接評価することはできない。
- **脳性ナトリウム利尿ペプチド(BNP)測定** BNPは、心室不全が起こると、その本来の血管拡張作用および利尿作用によって血液の駆出を促進するために血流中に放出されるホルモンである。BNPの血中濃度は、息切れの原因が心不全か原発性呼吸器系疾患であるかを判別するために役立つ。BNP値の上昇は、心不全を示唆する。
- **トレッドミル負荷試験と心臓カテーテル検査** トレッドミル負荷試験または/および心臓カテーテルは、心不全の治療可能な原因であるアテローム性動脈硬化(CAD)を判別するために行う。

ニューヨーク心臓協会(NYHA)の心機能分類

クラスⅠ：通常の身体活動では、心不全(HF)の症状は引き起こされない。
クラスⅡ：通常の身体活動で、HF症状が引き起こされる。
クラスⅢ：通常の身体活動より軽い身体活動で、HF症状が引き起こされる。
クラスⅣ：安静時にHF症状が引き起される。

米国心臓協会(AHA)／米国心臓病学会(ACC)病期分類システム

病期A：HFを発症するリスクの高い患者(主に予防)
病期B：心臓の構造的異常またはリモデリングが認められるが、まだHFの症状を発現していない患者
病期C：現在または以前にHFの症状が認められた患者
病期D：既知のHF患者で、適切な薬物療法を行ってもHFの進行した症状を呈している患者

要点

心不全は2つの方法で分類する：(1)ニューヨーク心臓協会(NYHA)の心機能分類を用いて、心機能または症状の重症度によって分類する；(2) AHA/ACC病期分類システムを用いて、治療および予防の段階によって分類する。

要点

肺血管の血圧が高まり、血液が肺胞から溢れ出し肺のガス交換能が低下すると、急性肺水腫が起こる。

治療

心不全の根底にある原因が機械的な原因であれば（すなわち、心臓弁の問題または冠動脈の閉塞）、原因を修正するために手術および／または冠状血管再建を考慮すべきである。しかし、大部分の患者の治療の中心は薬物療法である。

急性心不全

入院患者の治療

急性増悪期には、入院が必要になることもある。症状が軽度から中等度の患者の場合は、利尿薬の静注投与を行い、症状が安定すれば退院できる。しかし、急性肺水腫またはショック症状あるいは心室性リズム障害のような合併症があれば、冠疾患集中治療室（CCU）への入院適応となる。このような場合は、酸素供給および薬物投与による緊急治療が必要である。症状の重症度によって、機械的人工換気、肺動脈（PA）カテーテル、大動脈内バルーンパンピング（IABP）が必要になることもある。

急性心不全の初期治療の第一選択肢
● 酸素供給；気管挿管が必要な場合もある
● 薬物の静脈内投与

薬物療法

前負荷を低下させるために、フロセミド（ラシックス）、ブメタニド（ブメックス）、エタクリン酸（エデクリン）、トルセミド（デマデックス）などのループ利尿薬を静脈内投与する。また、前負荷を低下させるために、ニトログリセリンのような静脈血管拡張薬を投与することもある。硫酸モルヒネは、不安を軽減するだけでなく、静脈血管を拡張することによって、前負荷を低下させる。ネシリチド（ナトレコール）は、クラスIVの新規薬物で、利尿薬による有効性が得られない心不全の急性増悪期に有効である。これは、後負荷と前負荷を低下させる。ミルリノンとドブタミン（ドブトレックス）またはイントロピン（ドーパミン）などの陽性変力作用薬は、急性心不全の収縮力増加のために用いる。

慢性心不全

外来患者の治療

慢性心不全は、通常、外来で管理する。以前は、症状の治療にのみ重点が置

⚠ 甘草の大量投与は、低カリウム血症およびナトリウム貯留を引き起こすので、甘草の投与は避けること。

⚠ 家庭でβ遮断薬を摂取していた患者が急性苦痛のため救急科を来院し、収縮力の増加が必要な場合は、Primacorが第一選択薬である。受容体の部位が遮断されている場合は、イントロピン（ドーパミン）の効果は見込めない。

要点

β遮断薬：カルベジロール（コレグ）、メトプロロール-SR（ロプレッサー，トプロル XL）、ビソプロロール（ゼベタ）、アテノロール（テノーミン）、プロプラノロール（インデラル）

> **要点**
> - 陽性変力作用薬は、心臓の収縮力を強化し、陰性変力作用薬は、心臓の収縮力を低下させる。
> - 患者の血行動態が24時間にわたり安定し、安静時に症状が発現しない状態になって冠状疾患集中治療室から出るときは、薬物の静注投与を経口投与に変えることもある。
> - 急性症状は治療されたように思われても、患者の慢性心不全の症状は未だ消失していない。

かれ、息切れ軽減のために、心臓および利尿作用を強化し過剰な体液を排泄するジギタリスが投与されていた。しかし、現在では、患者の病状の安定のみならず、疾患を安定化させ、代償機構の悪循環を断ち切り、永久的変化である心臓のリモデリングを予防することにも重点が置かれている。すなわち、（患者の）生活の質の向上および病院への再入院の減少をもたらす治療法を行うようになった。疾患のみならず患者の症状にも、薬物療法を用いる。さらに、患者に、疾患についての教育を行い、薬物投与、毎日の体重測定、ナトリウム制限、休養／活動の習慣を順守するように求める。

定期的な身体診察には、体液状態の評価も含める。来院のたびに、患者の体重、座位および立位の血圧、頸静脈怒張（JVD）の程度と腹圧による変化、器官のうっ血の有無とその重症度（肺クラックルおよび／または肝腫大）、下肢・腹部・前頸骨部位の末梢性浮腫の程度を記録する。また薬物療法の見直しが必要であれば調節する。正しい治療を行えば、心不全患者は質の高い生活を送り長生きすることができる。

慢性心不全治療の長期目標は、代償機構を抑制することによって、心臓の肥大とリモデリングという悪循環を断ち切ることである。すなわち、交感神経系の作用、レニン-アンジオテンシン-アルドステロン、心筋収縮力の低下という有害な影響を、アンジオテンシン-変換酵素（ACE）阻害薬、アンジオテンシンII-受容体遮断薬（ARB-II）、β遮断薬によって抑制する必要がある。

慢性心不全治療の短期的目標は、患者の症状を治療することである。収縮期心不全の治療には、後負荷を低下させるために血管拡張薬を投与し、前負荷を低下させるために利尿薬を投与し、収縮力を増大させるために陽性変力薬を投与する。

薬物療法（慢性心不全）

ACE阻害薬は、ナトリウムおよび水分の再吸収を抑制することによって、前負荷を低下させる。また、アンジオテンシン-1（AT-1）からアンジオテンシン-2（AT-2）への変換を阻害することによって、間接的に血管を拡張し、後負荷を低下させる。このような阻害作用により、悪循環を断ち切り、アルドステロンの放出を防ぐ。血管は収縮せず、ナトリウムと水分の再吸収は起こらない。

- ACE阻害薬は、あらゆる心不全患者にとって、第一選択処方薬である。
- 咳、腎機能不全、アレルギー、血管神経性浮腫の疾患を有しているため、

ACE阻害薬を投与できない患者もいる。咳のために、ACE阻害薬が禁忌であれば、アンジオテンシン-受容体遮断薬（ARB）を代用すべきである。
- 高カリウム血症または腎機能不全のために、ACE阻害薬に対する忍容性のない患者は、ARBによっても同じ副作用が発現する可能性が高い。このような患者の場合は、ヒドララジンと二硝酸イソソルビドの併用投与を考慮すべきである。
- ACE阻害薬の副作用は、低血圧および意識朦朧などである。

β遮断薬も、死亡率を低下させることが確認されているので、心不全の標準治療薬として考慮すべきである。β遮断薬は、SNSの作用を遮断するので、代償性頻脈、高血圧、血管収縮が引き起こされず、その結果、心負荷は低下し、心肥大およびリモデリングも起こらない。

- 状況によっては、他の薬物よりも有効性が高く安全なβ遮断薬もある。現在、心不全の治療薬として米国食品医薬品局（FDA）に承認されている薬物は、カルベジロール（コレグ）、徐放性メトプロロール（トプロル XL）、ビソプロロール（ゼベタ）のみであり、それは、これらの薬物が死亡率を低下させることが証明されている。
- β遮断薬の投与量は、忍容性を確認しながら徐々に増加させなければならない。改善が観察されるまで数日から数週間かかることもある。
- β遮断薬の、特に漸増期間の主な副作用は、疲労である。
- β遮断薬は、喘息、慢性閉塞性肺疾患（COPD）、伝導障害の患者には相対禁忌である（最初は、徐々に用量を漸増し、確認して用いる）。

慢性心不全患者の体液過剰の症状の予防および治療には、利尿薬を処方する。通常、急性心不全にはループ利尿薬を用い、静注投与よりもむしろ経口投与を行う。利尿薬の副作用は、低血圧、めまい、夜間頻尿、低カリウム血症などである。1日2回の投与が必要な場合、夜間頻尿の可能性増加を考慮し、午後4時頃までに2回の投与を済ますべきである。患者がカリウム保持性利尿薬またはアルドステロン拮抗薬の投与を受けていない場合は、低カリウム血症を予防するためにカリウムを投与する。このような患者には、血清クレアチニンおよび血清カリウムのモニタリングが推奨されている。

従来から慢性心不全患者の心臓の収縮力増加のために処方されていた主要薬物はジゴキシン（ラノキシン）である。ジゴキシンは、安価で症状軽減に極めて有効であり、心房細動の心拍数管理にも処方されることがある。毒性の兆候は、悪

急性心不全には、ACE阻害薬とβ遮断薬は処方しない。

要点
心不全が悪化すると、心拍数の増加、血圧増加、体液増加、血管収縮が発現する。これらの作用に拮抗する薬物はいずれも、有効である。

要点
カリウム含有量の多い食物は、バナナ、緑色野菜、ジャガイモの皮、塩の代用品などである。

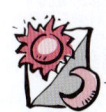

年齢および性別による相違
カリウム補給および/または高カリウム食物を摂取している高齢者は、腎機能低下に起因する高カリウム血症のリスクが高い。

> **要点**
>
> 慢性心不全の長期的治療目標は、疾病の治療であり、慢性心不全の短期的治療目標は、患者を治療することである。

> **要点**
>
> - ACE阻害薬は、本来、予防薬として使用するので、急性心不全患者には投与しない。
> - また、慢性心不全に対する持続的作用を得るために、スピロノラクトン（アルダクトン）のようなアルドステロン遮断薬は、ACE阻害薬と併用投与することもある。
> - β遮断薬は、患者の活動を制限する過剰な運動誘発性頻脈を抑制する。
> - β遮断薬は、血管を拡張し血流に対する抵抗を軽減する。
> - β遮断薬は、心不全の急性増悪期には投与しない。

> **要点**
>
> - 急性心不全に用いる薬物は、たいてい静脈内投与する。
> - 慢性心不全患者に用いる薬物は、すべて経口投与する。

心、かすみ目、リズム障害などである。ジゴキシン（ラノキシン）の治療用量と毒性発現用量との境目は、微妙な境界線上なので、特に、腎機能不全の患者には、常時血漿濃度のモニタリングが推奨されている。

心不全に有効な薬物は、他にアミオダロンのような抗不整脈薬がある。アミオダロン処方の目的は、心房性不整脈の再発を抑制するためと、心室性リズム障害における植込み型除細動器（ICD）の放電の発生率を抑制である。

症状が持続している患者に上述の標準薬物療法に二硝酸イソソルビドとヒドララジンを追加することは、理に適っている。特に、ニューヨーク心臓協会（NYHA）の心不全の機能分類クラスIIIまたはIVの黒人には有効であると思われる。

標準薬物療法による効果が得られない患者の症状緩和のために、外来患者に対してはミルリノン、ドブタミン、ネシリチドのような陽性変力作用薬の静注投与が行われている。米国心臓病学会（ACC）／米国心臓協会（AHA）の2005年の心不全の診断と管理のガイドラインは、これらの静注投与を、心臓移植待機患者または末期患者のための苦痛緩和に、短期間使用することのみを推奨している。

急性および慢性心不全に用いる薬物療法

薬物名（商品名）	薬物名（一般名）	目的	AHFの治療薬	CHFの治療薬
ループ利尿薬				
ラシックス	フロセミド	前負荷を低下	はい（IV）	はい
ブメックス	ブメタニド	体液過剰の症状を防ぐために使用	はい（IV）	はい
デマデックス	トルセミド		はい（IV）	はい
エデクリン	エタクリン酸		はい（IV）	はい
アンジオテンシン変換酵素（ACE）阻害薬				
カポテン	カプトプリル	AT-1からAT-2への変換阻害	いいえ	はい
バソテック	エナラプリル	体液貯留を軽減	いいえ	はい
モノプリル	ホシノプリル	血管拡張により後負荷低下	いいえ	はい
ゼストリル	リシノプリル	リモデリング予防	いいえ	はい
アルテース	ラミプリル		いいえ	はい
アセオン	トランドラプリル		いいえ	はい
AT-2受容体遮断薬（ARB）				
（腎機能不全ではなく）咳のためにAT-1が禁忌である患者に使用する				
アタカンド	カンデサルタン	AT-2の遮断	いいえ	はい
アバプロ	イルベサルタン	体液貯留の軽減	いいえ	はい
コザール	ロサルタン	血管拡張による後負荷の軽減	いいえ	はい
ディオバン	バルサルタン	リモデリング予防	いいえ	はい

急性および慢性心不全に用いる薬物療法―続き

薬物名(商品名)	薬物名(一般名)	目的	AHFの治療薬	CHFの治療薬
β遮断薬				
コレグ	カルベジロール	交感神経反応の阻止	いいえ	はい
トプロルXL	コハク酸メトプロロール	心拍数および血圧の過剰増加の防止	いいえ	はい
ゼベタ	ビソプロロール	症状および臨床状態を改善するための血管拡張 リモデリングの予防 死亡率の低下	いいえ	はい
アルドステロン拮抗薬				
アルダクトン	スピロノラクトン	利尿作用誘発のためにアルドステロン阻害	いいえ	はい
Inspra	エプレレノン		いいえ	はい
その他				
ナトレコール	ネシリチド	心不全に対する代償反応の影響を弱め、その結果、前負荷および後負荷を軽減する天然ホルモン	はい	いいえ
ラノキシン	ジゴキシン(強心配糖体) ドブタミン	心筋収縮力の増強	いいえ	はい
ドブトレックス	ミルリノン	心筋収縮力の増強	はい	いいえ
Primacor	(ホスホジエステラーゼ阻害薬)	心筋収縮力の増強	はい	いいえ
Nitrobid	ニトログリセリン	静脈容量血管の拡張による前負荷の軽減	はい	いいえ
ジェラモルフ	硫酸モルヒネ	静脈容量血管の拡張による前負荷の軽減	はい	いいえ

非薬物療法

薬物療法に加えて、下記のアドバイスを患者に行う。

- 禁煙。喫煙は、血管に損傷を与え、心臓の鼓動を速め、血液中の酸素量を低下させる。
- 血圧の管理。心臓の負荷を軽減するために血圧を管理する。
- ナトリウム摂取の抑制。過剰なナトリウムは水分貯留を促進し、その結果、心臓の負担が増加する。通常の推奨摂取量は2g/日以下である。体液過剰の患者には、輸液も制限することがある。
- 薬物、食物、ハーブのラベル記載のナトリウム成分について読むこと。
- 必要ならば、減量すること。
- アルコールの摂取量を制限すること。アルコールは、心筋を弱め、また、リズム障害のリスクを増大することがある。
- 少なくとも1日8時間以上の十分な睡眠をとること。
- ストレスを軽減し、ストレスをうまく管理する方法を見つけること。

要点

ナトリウム含有量の高い食物は、冷凍食品、缶詰食品、加工食品などである。

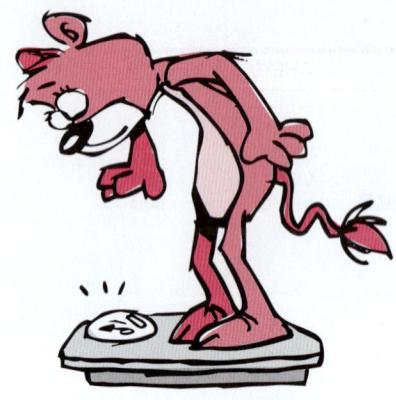

心不全患者にとって、体重の変化は重要な評価項目である。

要点
- 拡張期心不全の治療法は、収縮期心不全の治療法とは異なる。拡張期心不全では、左心室の仕事の軽減促進のために、カルシウムチャネル遮断薬を用いる。
- 収縮期心不全の治療には血管拡張薬を用いる。

要点

心不全患者が毎日測定する体重測定値は、体液の消失または貯留の最もよい指標である。著しい体重変化は、症状として現れる前に問題を示唆していることもある。体液が約4500g余分に貯留しなければ、体液増加による症状は発現しない。

⚠ 1361g/日を超える体重変化は、脂肪の増加または消失というよりむしろ体液の増加または消失の結果である。

- 体液状態を維持するために、毎日体重を測定すること。体重増加が1361g/日または2268g/週を超えたら医師に報告すること。
- NSAIDの使用は避けること。NSAIDは、ナトリウムおよび水分貯留を促進することがある。
- 身体調節機能異常を防ぐために、中等度の運動を行い、身体状態を改善すること。このとき、腕立て伏せおよび重量挙げのような等尺性運動は避けること。
- 症状の悪化または新規症状の発現は報告すること。薬物誘発性の低血圧またはめまいが起こる可能性もある。

治療法の他の選択肢を下記に挙げる。

心臓再同期療法 両心室ペースメーカーとも呼ばれ、ペースメーカーのリードを、左心室と右心室および冠静脈洞に挿入し、心室の収縮力を再同期する。この療法の適応は、重症の心不全であり、心室の非同期性（すなわち、脚ブロック）の認められる患者にのみ有効である。心臓再同期療法によって、脚ブロック患者が消失している心室の同期収縮を回復させることができる。適応例は、QRS波が130msec以上である。心不全の問題は、その電気系にあるのではなくその機械系（収縮力）にあるので、心不全の治療に通常のペースメーカーを用いることは適切ではない。

心臓移植 患者の適性を考慮し、心臓移植を行う医療機関もある。心臓移植は、大胆な措置であり、患者の特性全体を慎重に考慮しなければならない。すなわち、心臓移植の適応とは、難治性の心原性ショックを呈しているか、あるいは適切な器官灌流を維持するために強心薬の静注投与に依存しなければならない末期心不全のみである。その他の器官は、健常でなければならない。左室（LV）駆出率が低いだけでは心臓移植の適応にならない。さらに、手術のストレス、拒絶反応を抑制する免疫抑制薬の副作用、適合するドナー臓器を利用できるかどうか、継続的追跡調査の費用と必要性なども考慮しなければならない。

左心補助循環装置（LVAD）または人工心肺装置 LVADは、腹部に植込み弱った心臓に装着して、心臓のポンプ機能を増強する機器である。心臓移植の代替法として用いたり、ドナーの心臓が利用できるようになるまで、心不全状態の心臓を支援することもある。適応は、薬物療法だけでは1年以内の推定死亡率が50%を超過する難治性の末期心不全である。心臓移植の場合ほど、年齢および併発疾患による使用制限を行うことはない。

合併症

心不全は、下記のような一連の心機能障害をもたらすことがある。

- 拡張した心室が僧帽弁尖を伸長させるために僧帽弁逆流が起こる。
- 逆流血圧によって左心房(LA)圧の上昇と伸長が引き起こされ、その結果、心房細動が起こる。
- 駆出機能が低下し拡張した心臓の残存血液あるいは心臓細動によって血栓が形成される。
- 虚血、心肥大、電解質平衡異常によって、心室性リズム障害が起こる。リズム障害治療薬および植込み型除細動器(ICD)が必要になることもある。

要点

心不全の治療に新しい取り組みがある。近年、心筋を再生するために、壊死した心筋または瘢痕組織への骨格筋肉細胞(筋芽細胞)の移植についての研究が開始され、その結果は有望である。

理解度チェック

問題：下記の問いに対する最もよいと思われる解答を選びなさい。下線部に当てはまるアルファベットを書きなさい。

_____ 1. どちらが、心不全についての記述として最適か。
  a. 心臓の鼓動が停止した状態である。
  b. 心臓の鼓動が弱まり、身体の要求に十分に応じられなくなった状態である。

_____ 2. 患者の責任は、次のうちのどれか。
  a. 処方された薬物を順守して服用する。
  b. 毎月体重測定を行い、突然の頭痛は報告する。
  c. 1週間に1回下剤を服用する。
  d. 急性心筋梗塞(AMI)発症後1週間以内に、有酸素運動と筋力強化運動を行う。

_____ 3. 心不全は、再入院の最もよくみられる原因のひとつであるが、避けられると思われるものもある。再入院率を低下させるための看護行為は、下記のうちのいずれか。

  a. 退院前に、病院に2日よけいに患者を滞在させる。
  b. 退院時の利尿薬の投与量を2倍にする。
  c. 患者にかかりつけの医者の近くに引っ越すように頼む。
  d. 退院時に適切な患者教育を行い、退院後7日間以内に患者に連絡をとる。

_____ 4. 一人の患者が同時に慢性心不全および急性心不全に罹患することもある。

  a. 真
  b. 偽

問題： 次の質問に対する解答を簡略に述べよ。

5. 収縮期心不全を診断する標準診断検査は、どの診断検査か。
  _____

問題： 各群それぞれに、収縮期心不全の治療目標を正確に記述している用語を○で囲みなさい。

6. 前負荷:増加または低下
7. 後負荷:増加または低下
8. 収縮力:増加または低下
9. 心拍数および血圧:増加または低下
10. 血管拡張または血管収縮

循環器系　第4章

問題：心不全の治療に用いるＡ欄の薬理作用に当てはまる薬物名をＢ欄から選び、そのアルファベットを空欄に記入しなさい。

Ａ欄

_____ 11. 心臓のポンプ機能（収縮力）を増強する

_____ 12. AT-1からAT-2への変換を阻害し、その結果、末梢の細動脈を拡張し、後負荷を軽減する。

_____ 13. 心拍数および血圧（心臓の酸素要求量）を低下させる。

_____ 14. 利尿作用によって、前負荷を軽減する。

_____ 15. ACE阻害薬が禁忌である場合の代替薬品である。

_____ 16. 心不全に対する身体の代償反応を弱める天然ホルモンである。

_____ 17. 静脈容量床を拡張し、前負荷を軽減する。

Ｂ欄

a. ネシリチド
b. フロセミド
c. ラノキシン
d. ACE阻害薬
e. β遮断薬
f. モルヒネ
g. ARB

参考文献

Adams KF, Lindenfield J, et al: 2006 Heart Failure Society of America comprehensive heart failure practice guidelines, *J Card Failure,* 12:e1-e122, 2006.

Albert N: Heart failure with preserved systolic function: giving well-deserved attention to the "other" heart failure, *Critical Care Nursing Quarterly,* 30(4):287-296, 2007.

American Heart Association web site: Retrieved January 6, 2003, from www.americanheart.org.

Antman EM, Braunwald E: ST elevation myocardial infarction: pathology, pathophysiology, and clinical features. In E Braunwald, DP Zipes, P Libby, & R Bownow: *Braunwald's heart disease: a textbook of cardiovascular medicine,* ed 7, Philadelphia, 2005, Saunders.

Bowman MA: *Current concepts in the management of heart failure: maximizing medical therapy.* Presentation at St. Joseph Hospital, Augusta, GA, January 2002.

Cannon CP, Braunwald E: Unstable angina and non-ST elevation myocardial infarction. In E Braunwald, DP Zipes, P Libby, & R Bownow: *Braunwald's heart disease: a textbook of cardiovascular medicine,* ed 7, Philadelphia, 2005, Saunders.

Carroll DL: Acute coronary syndrome: updates. Presented at the AACN National Teaching Institute, Chicago, May 2008.

Fraker TD, et al: 2007 Chronic angina focused update of the ACC/AHA 2002 guidelines for the management of patients with chronic stable angina: a report of the American College of Cardiology/American Heart Association task force on practice guidelines writing group to develop the focused update of the 2002 guidelines for the management of patients with chronic stable angina, *Circulation* 116:2762-2772, 2007.

Gibler WB, et al: Practical implementation of the guidelines for unstable angina/non-ST-segment elevation myocardial infarction in the emergency department: a scientific statement from the American Heart Association on Cardiovascular Nursing, and Quality of Care and Outcomes Research Interdisciplinary Working Group, in collaboration with the Society of Chest Pain Centers, *Circulation* 111:2699-2710, 2005.

Heart Failure Practice Guidelines 2006. Heart Failure Society of America. Retrieved May 23, 2008, from www.HFSAorg.

Hochman JS, Califf RM: Acute myocardial infarction. In Elliott M: *Antman's cardiovascular therapeutics,* Philadelphia, 2002, Saunders 2002, pp 233-280.

Hunt SA, Abraham WT, Chin MH, et al: ACC/AHA guideline update for the diagnosis and management of chronic heart failure in the adult: a report of the American College of Cardiology/American Heart Association Task Force on Practice Guidelines. *J Am Coll Cardiol* 20:46(6)e1-e82, 2005.

Jacobson C: Cardiovascular drugs: why we use what we use. Presented at AACN National Teaching Institute, Chicago, May 2008.

Jacobson D, Marzlin K, Webner C: *Cardiovascular nursing practice: a comprehensive resource manual and study guide for clinical nurses,* Seattle, WA, 2007, Cardiovascular Nursing Education Associates.

Mayo Clinic Health Solutions: Heart failure: living better and longer with a damaged heart. *Mayo Clinic Health Letter,* Rochester, MN, June 2007, Mayo Foundation for Medical Education and Research.

Monroe S, Pepine CJ: Management of unstable angina. In Elliott M: *Antman's cardiovascular therapeutics,* Philadelphia, 2002, Saunders, pp 205-228.

Pearson TA, et al: AHA Guidelines for primary prevention of cardiovascular disease and stroke: 2002 update: consensus panel guide to comprehensive risk reduction for adult patients without coronary or other atherosclerotic vascular diseases, *Circulation* 106:388-391, 2002.

Webner CL, Marzlin KM: From door to discharge: acute care strategies in acute coronary syndrome. Presented at AACN National Teaching Institute, Chicago, May 2008.

アメリカ正看護師資格試験(NCLEX®)の問題

1. 急性心筋梗塞(AMI)後に最もよくみられる合併症は、下記のうちのどれか。
    1 心原性ショック
    2 リズム障害
    3 うっ血性心不全
    4 心筋壁破壊

2. AMIによって伝導異常が引き起こされる理由は、下記のうちのどれか。
    1 心筋細胞が好気的代謝をせざるを得なくなる。
    2 心筋細胞が過度に興奮する。
    3 心筋の膜電位が変化する。
    4 心筋細胞のカリウム含有量が過剰になる。

3. 患者は間断のなく激しい胸痛、悪心、呼吸困難を訴え、患者の皮膚は寒冷である。看護師が、患者のAMIを疑うとき、心電図には次のうちのどの変化がみられると思われるか。
    1 T波降下
    2 ST部分上昇
    3 T波逆転
    4 P波逆転

4. 看護師は、II、III、VFのリードの心電図の変化が、AMIを強く示唆していることに気付いた。心筋のどの部位が罹患しているか。
    1 下壁
    2 前壁
    3 後部
    4 側壁

5. 下記の心疾患診断マーカーのうち、AMIに対する感知力が高く特異的で、発症の3〜9時間以内に上昇し始め10〜14日間上昇値を維持するため、極めて有用性の高いAMIマーカーはどれか。
    1 ミオグロビン
    2 クレアチニンキナーゼ(CK)
    3 乳酸脱水素酵素(LDH)
    4 トロポニンI

6. LR氏は、全身疲労および夜間に悪化する頻発性の咳が6週間継続している60歳の男性である。また、痛風性関節炎の陽性の病歴も有している。胸部X線検査の結果は、広汎性心肥大を示す。質問に対して、LR氏は最近4500g体重が増加したと報告している。患者は、心臓病専門医に紹介され、ドップラー血流計測による2次元心エコー検査を受ける。下記のどの所見が、収縮期心不全の診断を支持する所見か。
    1. 左心室の駆出力が低下し、左心室(LV)駆出率(EF)が40%未満になった。
    2 充満期に心室が弛緩できない。
    3 僧帽弁逆流により左心房圧が上昇する。
    4 心室充満圧は上昇するがEFは正常値である。

7. LR氏の駆出率は30%である。彼の病歴を考えると、最も可能性の高い原因は、下記のうちのどれか。
    1 長期的な高血圧
    2 最近の心筋梗塞発症
    3 先天性心臓弁欠損
    4 ウイルス性心筋症

8. LR氏の身体診察により、わずかな末梢性浮腫および頸静脈怒張陽性の所見が得られた。これらの症状の原因は下記のどれか。
    1 左心不全
    2 左心不全に起因する右心不全
    3 原発性肺疾患に起因する右心不全
    4 急性肺水腫

9. 薬物の服用順守に加えて、看護師は下記のどの指示をLR氏に与えるべきか。
    1 ナトリウム摂取を4g／日までに制限すること。
    2 毎日体重測定を行い、体重増加が、1300g～2200g／日になれば、報告すること。
    3 心臓を休養させるためにすべての運動を避けること。
    4 就寝時に利尿薬を服用すること。

10. 診断の数か月後、LR氏は、突然重度の起座呼吸による息切れを発症し、救急科へ搬送された。バイタルサインは、心拍数が150回／分、呼吸数（RR）が32回／分、血圧が170/110、SpO₂が85％であった。脳性ナトリウム利尿ペプチド（BNP）は1500pg/mlであった。胸部X線の結果は、両側浸潤を示唆していた。心エコー図による駆出率（EF）は20％であった。LR氏には、利尿薬の静注投与と酸素供給が必要であったが、辛うじて、気管挿管は免れた。LR氏の妻によると、LR氏は痛風性関節炎の再燃のために、大量のイブプロフェンを摂取していた。この肺水腫の急性発症の原因として最も可能性の高いものは次のうちのどれか。
    1 LR氏は、利尿薬を飲み忘れた可能性が高い。
    2 LR氏は、その日、塩分を過剰摂取した可能性が高い。
    3 LR氏は、肺炎に罹患していた可能性が高いが、それは彼の心不全とは無関係である。
    4 イブプロフェンが体液貯留を引き起こした。イブプロフェンは心不全には禁忌である。

解答

1. 2 リズム障害は、AMI後に最もよく発症する合併症である。心原性ショックは、あまり発生せず、心筋壁の破壊も滅多に起こらない。うっ血性心不全は、合併症ではなく併発症である。

2. 3 膜電位の変化は電気伝導の異常をもたらす。酸素不足の結果、嫌気的代謝に陥る。AMIは、過度の興奮状態ではない。過剰なカリウムはリズム障害を引き起こすが、心臓細胞は、過剰なカリウムを含有していない。

3. 2 心電図のST上昇は、AMIに起因する典型的な変化である。AMIの場合、その他の3件の変化は見られない。

4. 1 II、III、VFリードは、心臓の下壁部位に起因している。

5. 4 トロポニンIは、特異的なAMI診断マーカーで、トロポニンTとして用いる。ミオグロビンは、排尿障害の原因になることが多い。CKの上昇には、複数の原因があるので、CKは非特異的な検査値である。LDHは、あらゆる身体組織でみつかる酵素である。

6. 1 心臓が駆出する収縮期に収縮期不全が起こる。正常なEF値は55～75％であるが、収縮期心不全のEF値は40％未満である。充満期に心室が弛緩できないことと、心室充満圧上昇は、正常なEF値とともに、拡張期心不全の定義である。左心房（LA）圧上昇は、僧帽弁逆流に起因する可能性はあるが、収縮期心不全の原因ではない。

7. 4 高血圧、最近の心筋梗塞（MI）発症、心臓弁欠損は、収縮期心不全の原因であるが、LR氏の病歴にはない。病歴からみて、ウイルス性心筋症が原因である可能性が最も高い。

8. 2　左心不全の症状は、息切れのような肺うっ血症状などである。右心不全の症状は、腹水貯留、末梢性浮腫、頸静脈怒張のような全身性うっ血症状などである。慢性右心不全は、慢性左心不全によって引き起こされることが多い。左心不全は、血液を肺に逆流させ、それが右心室から肺への血流に対する肺血管抵抗を引き起こす。そのため血液は右心房に逆流し、さらに体循環へと逆流するため、右心不全の症状を引き起こす。患者には、原発性肺疾患の科学的根拠はない。急性肺水腫の主な症状は、重度の呼吸困難であると思われる。

9. 2　毎日の体重測定により、症状が発現する前に体液過剰を発見できる。ナトリウム摂取量は、2g/日以下に抑えるべきである。心不全患者には、軽度～中等度の有酸素運動（非等尺性運動）が推奨されている。夜間頻尿を防ぐために、午後4～5時以後に利尿薬を投与しないこと。

10. 4　患者は、慢性心不全に罹患していたが、現在、さらに急性心不全にも罹患している。肺水腫の急性発症は、利尿薬の飲み忘れとナトリウムの摂取量増加によって誘発されることもあるが、その要因として、イブプロフェンの大量摂取によって引き起こされる過剰な体液貯留が最も可能性が高い。BNP値の上昇は、肺炎ではなく、心不全の診断を支持する。

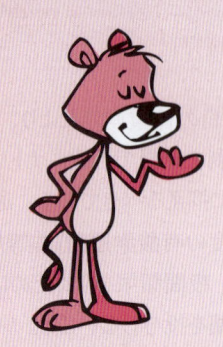

第5章 呼吸器系

本章の概要

1. 機械的人工換気の開始理由
2. 侵襲的換気法
3. 機械による人工呼吸を受けている患者に対する適切な介護ケア
4. 機械的人工換気の合併症
5. 肺塞栓および急性呼吸窮迫症候群の病態生理
6. 患者が肺塞栓および急性呼吸窮迫症候群を発症しやすくなるリスク要因
7. 肺塞栓患者の看護管理
8. 急性呼吸窮迫患者の治療計画
9. 患者教育

機械的人工換気とは

A. ブルゴー

機械的人工換気は、呼吸筋および呼吸器官によって行われる仕事の一部または全てを引き受ける補助換気法である。血液に酸素を送り込み二酸化炭素（CO_2）と交換する身体の能力が損なわれると、その患者に対して機械的人工換気を開始する。次の症状が、機械的人工換気の適応となる。

- 低酸素血症
- 呼吸不全
- 無気肺
- 誤嚥
- 気道熱傷
- 肺水腫
- 肺塞栓(PE)
- 呼吸筋疲労
- 脊髄神経支配の消失
- 急性呼吸窮迫症候群(ARDS)
- 過鎮静／過量摂取
- 頭蓋内圧の低下のため
- 胸壁の安定化のため

機械的人工換気の主要目的は、疾患過程の好転または症状の軽快がみられるまで、ガス交換を支援することである。

> **要点**
> - 患者に機械的人工換気を行う前に、鼻カニューレまたはフェイス・マスクのような酸素供給器具を用いる。鼻カニューレは、鼻に挿入したプラグを通じて、低流量の酸素（1～6ℓ/分）を供給し、鼻と口を覆うフェイス・マスクは、比較的高濃度の酸素（40～60％）を供給する。
> - 非再呼吸式マスクは、100％のFiO_2を供給するが、このマスクは、挿管による換気が可能になるまでのつなぎの治療法としてのみ用いられている。

必須の基礎知識

陽圧換気

陽圧換気(PPV)は、救急治療の現場で最もよく用いられる機械的人工換気法である。この換気法では、気管チューブまたは気管切開チューブを通じて、一呼吸ごとに肺へ酸素を強制的に送り込む。従量式および従圧式のタイプが、クリティカルケアの臨床現場で最もよく用いられるPPVのモードである。従量式タイプは、一呼吸により1回換気量が設定値になるまで空気を送る。従圧式タイプは、気道内圧が設定値になるまで空気を送る。マイクロプロセッサ人工呼吸器の進歩により、換気モードを組み合わせることができるようになったが、そのため、クリティカルケアに従事する新人看護師の混乱を招くこともある。

換気モード

患者の換気と酸素化を行うために様々な換気モードが利用可能であり、治療の目的に基づいて選択する。基本的に、これらのモードは、換気を促進し、患者の

> ⚠ $PaCO_2$を保持している慢性肺疾患患者(すなわち、慢性閉塞性肺疾患［COPD］)に対しては、高濃度の酸素供給は呼吸に対する意欲を喪失させる可能性があるので、慎重に行わなければならない。したがって、通常、まず低流量の酸素器具を試す。医療チームは、このような患者のSpO_2濃度が低めであることを容認することもあるが、その決定は個々の患者に基づいて行う。

> **要点**
> - 機械的人工換気の最も一般的なタイプは陽圧である。
> - 人工呼吸器関連肺炎（VAP）を防ぐ看護ケア法は、禁忌でなければ、患者の頭部をベッドから30～45度上げることと、患者に銀加工の気管チューブの装着を提唱することの2つである。

> **要点**
> - ACVでは、人工呼吸器による呼吸でも自発呼吸でも、設定された1回換気量が換気される。
> - SIMVでは、人工呼吸器による呼吸時には設定された1回換気量が換気され、自発呼吸によって開始される呼吸の1回換気量は一定ではない。

⚠ PCVの適切な1回換気量を確保するために、鎮静および神経筋ブロック（NMB）による筋肉麻痺が必要なこともある。

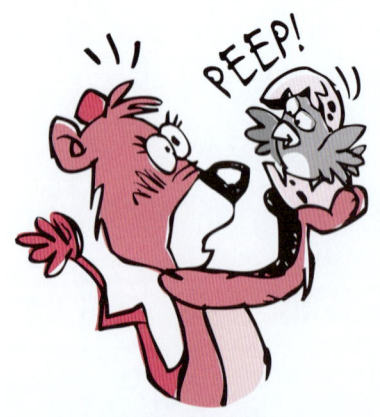

呼気終末陽圧（PEEP）
(Positive End-Expiratory Pressure)

呼吸を部分的または完全に管理することのできる方法である。主要換気モードの選択に影響する要因は、肺の基礎疾患状態（すなわち、換気の難易の程度）、酸素化、患者の自発呼吸力である。

部分的補助換気法（ACV）は、一定時間毎に設定された換気量を換気させる方法であり、患者はいつでも自発呼吸を開始することができる。患者が一定期間に呼吸を開始しなければ、人工呼吸器が強制換気させる。このモードは、呼吸筋の弱い患者または自発呼吸によって適切な1回換気量の達成できない患者に用いる。このモードの欠点は、人工呼吸器による呼吸であっても自発呼吸であっても、1回換気量がすべて最大換気量になることである。1回換気量が最大換気量になり、呼吸数が人工呼吸器の設定値よりも増加すると、分時換気量が増加するため、$PaCO_2$が低下し、その結果、呼吸性アルカローシスが引き起こされる。自発呼吸を抑制するために鎮静薬を用いることもある。

同期的間欠的強制換気法（SIMV）は、患者の努力呼吸に合わせて、設定呼吸数で設定換気量を換気する方法である。このモードでは、人工呼吸の間に自発呼吸を行うことができ、患者と人工呼吸器との競合は避けられる。自発呼吸は、患者独自の呼吸数と1回換気量で行われる。SIMVは、通常、最小限の換気補助が必要な患者に用い、また人工呼吸器からの離脱にも用いる。

従圧式換気法（PCV）は、最高気道内圧に到達するまで陽圧呼吸を行い、最高気道内圧に到達すると吸息相を終了する。人工呼吸誘発性肺損傷（VILI）の発症を抑制するために、最高吸息圧が設定されている。気道抵抗と肺コンプライアンスに基づき、1回換気量は一定ではない。通常、医師によって指定された1回換気量の目標値を達成するように、設定を調節する。1回換気量の目標値は、患者の体重と肺の状態に基づいて決定される。このモードは、肺コンプライアンスが低下している患者または酸素化のようなガス交換に補助が必要な患者に用いることが多い。

圧制御従量式換気法（PRVC）は、PCVの一種で、あらかじめ設定した1回換気量に合うように圧調節を行う人工呼吸器による換気法である。気道内圧のピーク値は、肺コンプライアンスの変化に伴い、様々に変化する。例えば、肺コンプライアンスが低下している患者は、肺の組織の弾力性が低下しているので、吸息期のピーク圧（PIP）が上昇する。PRVCモードでは、人工呼吸器がPIPの上昇を感知し、気道圧が正常範囲に戻るまで1回換気量を低下させる。1回換気量が目標値よりも低くなれば、医療チームは換気戦略の再評価を行う必要がある。

肺の肺胞に対するPEEP適用の影響

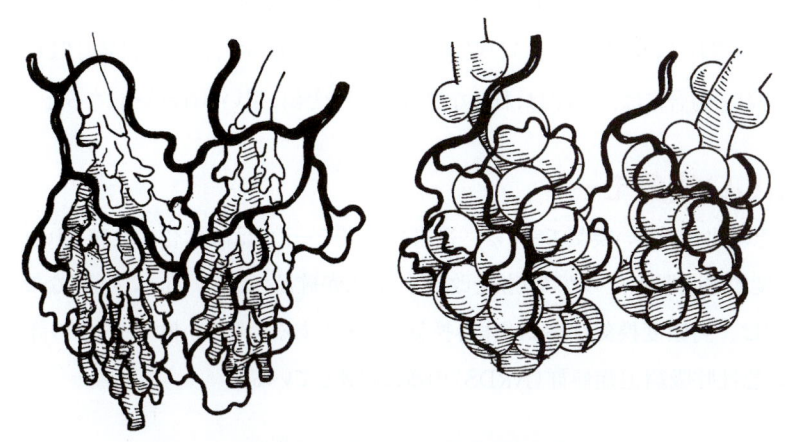

(出典：Pierce LNB：『機械的人工換気と集中呼吸治療のガイドブック』
Philadelphia, 1995年, WB サンダース)

補助換気モード

呼気終末陽圧（PEEP）は、呼気中の肺胞内圧を陽圧に保つ方法である。PEEPは、ほとんどの換気モードの補助法として用いられることが多い。PEEPを2〜24 cm H_2O に保つことで、呼気終末期に肺胞が虚脱することを防ぎ、酸素化を改善し、機能的残気量（FRC）を増加させる。

PEEPの悪影響は、胸腔内圧の増加が10 cm H_2O を超過することであり、その結果、静脈還流量と心拍出量が低下することがある。酸素化が最優先事項である場合は、血圧が低下すると、輸液によって前負荷を増加させるか、または血圧を保つために血管収縮薬を用いることが必要になる。PEEPが高まると、気道内圧が高まり、その結果、VILI、低血圧、頭蓋内圧の亢進、肺胞の換気と灌流の不均衡のような合併症が起こる。

持続的気道陽圧法（CPAP）は、PEEPに類似しているが、自発呼吸中にも陽圧をかける。呼気終末期の肺胞閉鎖を防ぐことによって、酸素化を促進し、機能的残気量（FRC）を増加させる。CPAPは独立換気モードで、概して5〜10 cm H_2O の圧をかける。患者から人工呼吸器をはずす時または非侵襲的換気法として用いることが多い。

圧補助換気法（PSV）では、吸息中に設定した陽圧をかけることによって、自発呼吸の1回換気量を増加させる。PSVは、SIMVまたはCPAPのような換気モードの補助として用いられ、患者から人工呼吸器を外すときに用いることが多い。PSVの設定値は、通常、8〜20 cm H_2O である。PSVの設定値を高くすると、1

> ⚠ CPAPで、陽圧が10 cm H_2O を超過すると、胸腔内圧が上昇し、患者の静脈還流量に影響し、心拍出量と血圧を低下させることもある。このようなCPAPの陽圧は、気胸を発症させることもある。

> CPAP＞10cmH₂O圧の場合は、気胸が引き起こされることもある。

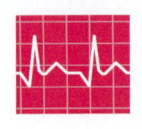

回換気量が増加される。PSVによって、自発呼吸毎に患者に要求される仕事量が軽減されて、患者の快適さが促進される。最近になって、患者の自発呼吸が許容される場合には、PSVは、様々な換気モードとともに用いられるようになった。

新しい換気モード

その他の新しい換気モードは、従来の換気モードでは酸素化が改善されない重度の呼吸器不全のガス交換を改善することが確認されている。このようなモードには、高頻度換気法および体外換気法などがある。新しい換気モードの詳細は、急性呼吸窮迫症候群（ARDS）の章に記述している。

人工呼吸器の設定

人工呼吸器の設定は、各患者が適切にガス交換できるように、個別化しなければならない。設定は、通常、動脈血ガス（ABG）の測定値に基づいて行う。たいていの救急治療機関には、人工呼吸器の設定と管理を行う呼吸療法士がいる。看護師は、シフトの開始時に人工呼吸器のモード、設定、警報を確認し、人工呼吸器の変化と呼吸状態の悪化を見逃さず、施設の方針に従うべきである。

換気の用語

人工呼吸器の設定	解説	範囲
Vt	人工呼吸器の1呼吸毎に患者に供給される酸素量	5-15mℓ/kg（平均10mℓ/kg）
呼吸数	人工呼吸器の設定呼吸数/分 人工呼吸器の1呼吸毎に患者に供給される酸素の割合	4-20回/分
FiO₂	人工呼吸器の1呼吸毎に患者に供給される酸素の割合	21-100%
I:E比	吸息時間：呼息時間（I:E）	1:2（IRVを用いない場合）
感度	人工呼吸器によって換気される前に患者が行わなければならない努力を示す	過度に低い—患者は換気のためにかなり努力しなければならない 過度に高い—患者の自発呼吸努力が人工呼吸器に競合する（非同期性呼吸）
流速	吸息中にが供給される速度を示す	高速—気道内圧増加 低速—気道内圧低下
圧力限界	Vtの設定量を供給するために人工呼吸器がかける圧力の最高限界圧力	圧力限界に達すると人工呼吸器は停止する（従圧式換気モード）

Vt＝1回換気量；FiO₂＝吸気酸素分画；I:E＝吸息：呼息；IRV＝逆比換気

換気の用語

用語	解説	範囲
分時換気量	1分間の吸息または呼息されるガスの総量 呼吸数×1回換気量	5-8ℓ
コンプライアンス	肺組織の弾力性 コンプライアンスの増加＝各呼吸抵抗の増加	
ピーク吸気圧(PIP)	最大吸息時の気道圧；ピーク気道内圧とも言われる	<30㎝H$_2$O
低圧警報	人工呼吸器の回路の漏れまたは遮断 患者は適切な換気を受けられない問題の即時解消が不可能な場合は 蘇生バッグによって手動で患者に酸素供給を行う	
高圧警報	PIPは安全限界を超えており 患者にVILIのリスクが生じている	
容積損傷	肺胞の過膨張に起因する肺組織の損傷；VILIのひとつ	
内圧損傷	気道内圧の過度の上昇に起因する肺組織の損傷；VILIのひとつ	
無気肺損傷	肺胞内圧低下に起因するVILIで肺胞の虚脱を引き起こす	
頻呼吸指数(RSBI)	自発呼吸に対する患者の対応力を評価する定量化可能な測定値	<105

機械的人工換気の合併症

人工呼吸器誘発性肺損傷は、内圧損傷、容積損傷、無気肺損傷とも言われ、気胸、縦隔気腫、皮下気腫、肺胞毛細血管の膜の損傷などの合併症を引き起こす症状である。内圧損傷は、続発性の肺胞の気道内圧上昇を引き起こし、容積損傷は、肺胞の過膨張に起因する損傷と言われている。無気肺損傷は、肺胞ユニット内の圧力が適切でないため、肺胞が閉鎖するときおよび再開するときに組織に引き起こる損傷である。

機械的人工換気に起因する低血圧は、陽圧換気およびPEEPによって胸腔内圧が高まるために、引き起される。胸腔内圧の上昇により、心臓の右心房に流入する静脈還流量が低下し、そのため前負荷が低下し、その結果、心拍出量が低下する。

消化性潰瘍、消化管(GI)出血、栄養不良、麻痺性イレウスなどは、よく見られる機械的人工換気に起因する消化管の問題である。十分な栄養と胃酸を減らす薬物の投与によって、これらの問題の発生を低下させることができる。消化性潰瘍の形成を防ぐために、ヒスタミンH2-受容体拮抗薬（例えば、ラニチジン［ザンタック］、シメチジン［タガメット］、ファモチジン［ペプシッド］など）またはプロトンポンプ阻

要点

動脈血酸素飽和度(SaO$_2$)および動脈血液ガス(ABG)の測定値に基づいて、人工呼吸器の設定調節を行う。

要点

長期的な人工呼吸器による管理が予想される場合は、患者に気管切開チューブを装着させる必要がある。気管チューブ（経口または経鼻）は、長期管理には向いていない。粘膜の破綻、皮膚潰瘍（唇）、副鼻腔炎、声帯の麻痺または損傷のような問題が起こることもある。

害薬（例えば、パントプラゾール［プロトニクス］、オメプラゾール［プリロセック］、エソメプラゾール［ネキシウム］など）を用いる。

　人工エアウェイは、咳反射および粘膜線毛クリアランスのような上部呼吸器系の正常な防御機構反応の多くを避けることができる。分泌物は、人工エアウェイのカフの上部に蓄えられ、下気道へ漏出することができ、必要ならば吸引することもできる。24時間以内に、分泌物は細菌に汚染され、患者に人工呼吸器関連肺炎（VAP）のリスクが生じてしまう。VAP予防の有効な看護ケアは、患者の頭部をベッドから30～45度上げること、声門下吸引、口腔ケア、銀加工の気管チューブの使用などである。人工呼吸器の装着日数を制限し、VAPのリスクをさらに低下させる対策には、毎日の鎮静療法の休止期間を設けること、人工呼吸器離脱の可能性の評価、深部静脈血栓症（DVT）予防、消化性潰瘍予防などがある。

人工呼吸器からの離脱

　人工呼吸器からの離脱とは、患者が徐々に自力で呼吸できるように徐々に換気の補助を減らしていくことである。人工呼吸器および患者の症状に従って、離脱過程の長さは様々に変化する。短期的に人工呼吸器の補助が必要な患者（例えば、術後）は、長期的補助が必要な患者（例えば、肺炎、ARDS）よりも、迅速に離脱させる。人工呼吸器離脱の可能性に影響を与える因子は、患者の基礎疾患の状態、栄養状態、心血管系の状態、呼吸状態、神経筋機能、さらに患者が離脱の過程に耐えられるかどうかなどである。安定していると考えられる患者については、人工呼吸器離脱の可能性を毎日評価すべきである。その評価は、医療チームのメンバーの主観的解釈よりはむしろ頻呼吸指数（RSBI）のような定量法で行うべきである。人工呼吸器を永久的に離脱する前に、自発呼吸試行（SBT）が必要である。SBTのために、T字型式、PSV併用CPAP法、単独CPAP法などを含む様々な方法が用いられるが、有効性には違いがないことが実証されている。人工呼吸器の離脱過程中は、患者の血行動態の不安定、筋肉の疲労、ガス交換の悪化をモニターすべきである。酸素化は、パルスオキシメーターにより継続的にモニターできるが、$PaCO_2$の測定にはカプノグラフィーまたはABGが必要である。抜管できるかどうかは、患者の換気能力および気道保護力によって決まる。

　人工呼吸器の離脱過程で、T字型チューブを使用するためには、短期間患者から人工呼吸器を外し（SBT）、それから換気補助に戻すことができなければならない。患者が自発呼吸をする間、酸素供給を行う。

> **要点**
> 人工呼吸器の離脱が成功するためには、医師、看護師、呼吸療法士、患者の努力が必要である。

換気補助が必要なくなるまで、人工呼吸器を外す時間を徐々に延長していく。人工呼吸器の離脱に同期的間欠的強制換気（SIMV）様式を用いるとき、患者の呼吸の労力を軽減するために、圧補助換気を併用することも多い。患者が完全に自力で呼吸できるようになるまで、換気補助を徐々に減らしていく。この様式では、陽圧補助と設定呼吸数を交互に減らしていくことが多い。圧補助換気法は、自発呼吸を増強し、呼吸の労力を軽減し、患者の自発呼吸による1回換気量を増加させることができる。この圧補助換気は、5～7cm H_2O のレベルに到達するまで、持続的に減少させていく。通常あらゆる換気モードと併用される呼気終末陽圧法（PEEP）は、患者が呼吸数を設定しなくても呼吸できるようになれば、持続的気道陽圧法（CPAP）に変えていく。

　CPAP法には、圧補助を併用する場合と併用しない場合があるが、CPAP法は、連続して自発呼吸を行うことのできる患者に用いる。CPAP法は、浅呼吸時の無気肺の予防に役立ち、FRCを増加させることによって、酸素化を改善する。CPAP値（5cm H_2O）とPSV値（5～7cm H_2O）が低い患者は、抜管できるかどうかを評価すべきである。

肺塞栓とは

A. ブルゴー

　肺塞栓（PE）とは、血栓性（血塊）または非血栓性（脂肪）塞栓が肺動脈（PA）系に詰まることである。この障害物が、その血管により供給される血液の肺組織への流れを妨げる。静脈血栓塞栓（VTE）は、通常、下肢の深部静脈、心臓の右心室（RV）、骨盤で生じる。非血栓性塞栓は、主に、骨格筋損傷後に放出される脂肪、羊水、空気、異物から生じる。

必須の基礎知識

原因

　血流低下（**静脈うっ血**）、血液凝固の問題、血管壁の損傷が、静脈血栓発症を引き起こす可能性のある3要因である。これらの3要因は合わせてウィルヒョウの3主徴と呼ばれる。次のコラムは、患者が発症しやすい症状または静脈血栓形成を誘発する可能性のあるリスク要因を示している。

要点

ウィルヒョウの3主徴とは、血流低下（静脈うっ血）、血液凝固の問題、血管壁の損傷である。

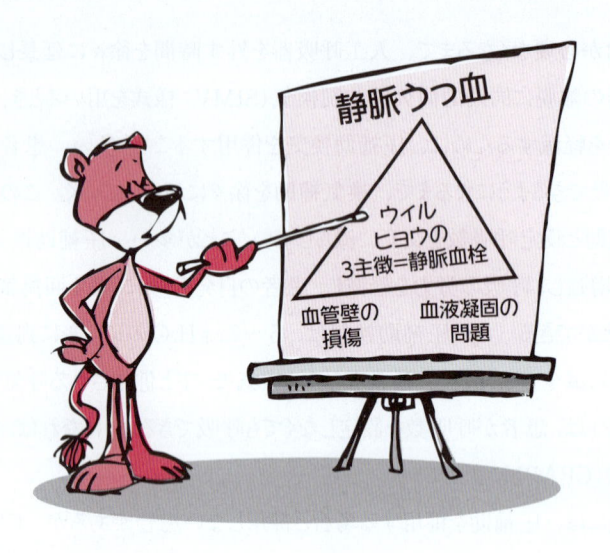

静脈血栓：症状とリスク因子

静脈血栓の発症要因
心房細動
不動
感染
アテローム性動脈硬化
赤血球増加症
静脈血栓の形成を誘発する可能性のある症状
心不全
右心室性心不全
心筋症
手術(整形外科、血管、腹部)
外傷
妊娠

その他の肺塞栓リスク因子

不動化(ねたきり)
肥満
静脈瘤
長骨骨折
心房細動
静脈カテーテル挿入

病態生理学的変化

　血栓が形成され、流出し、肺血管系に詰まると、呼吸の変化と心血管系変化が起こる。閉塞部位より末梢の肺胞は換気されるが、灌流されない。ガス交換ができなくなり、この領域のCO_2の濃度が低下する。このような低下により気管支収縮が引き起こされるため、血液は肺の換気されている領域のみへ送られ、肺血管抵抗が増加し、換気-灌流の不均衡が生じる。この不均衡のために、低酸素症が起こり、患者の呼吸の労力は増加する。

　肺塞栓（PE）によって、肺血管系の50％以上が閉塞すると、肺高血圧が生じる。損傷部位でのメディエーターの放出および低酸素症によって肺血管が収縮する。肺血管抵抗が増加するにつれて、心臓のRVの負荷も増加する。最終的に右心不全が起こり、そのため左心室不全も起こり、心拍出量と血圧が低下し、ショック状態となる。

肺塞栓（PE）の臨床症状

　PEの臨床症状は非特異的であることが多く、診断を行うためには、通常、既往歴と現病歴が必要である。塞栓症の発症期間と範囲が臨床症状に影響することが多い。

　息切れ（SOB）は、最もよく見られるPEの臨床症状のひとつであるが、SOBの症状が見られない患者も多く、患者全体の20％を占める。SOBは突然発症することもあるが、労作時に起こることもある。咳および喀血は、PEと診断された患者の半分に見られることがある。肺の末梢の梗塞領域が出血し始めると、喀血が起こる。頻呼吸（呼吸数＞24回／分）は、ガス交換不良によって発症した低酸素症に対する反応である。

　PEと診断された患者の半分に、胸痛が起こる。概して、胸膜の神経が支配する領域に近い肺血管の梗塞によって、この胸痛は起こる。深呼吸を行うと、通常、この疼痛は悪化する。

　酸素化の低下とガス交換不良に反応して、頻脈（心拍数＞100回／分）が起こる。肺高血圧および右心室機能低下により、頸静脈怒張（JVD）が起こる。低血圧は、大規模なPEを有する患者に観察されることがあり、心室機能不全による心拍出量低下に起因している。

> **要点**
> 凝固能亢進状態の患者は、血栓を生じやすく、それが最終的にPEになる。

そのほかにも臨床症状が見られることがあるが、PEに特異的な症状ではなく、「気分が優れない」という訴え、憂慮、動悸、失神、ラ音およびクラックル、発熱、発汗、雑音または奔馬律、チアノーゼなどの症状が発現する。

診 断

全病歴の聞き取りおよび身体診察を行わなければならないが、それは、リスク因子（p.162「静脈血栓：症状とリスク因子」とp.163「その他の肺塞栓リスク因子」参照）、最近の病歴および手術歴の聞き取りと、身体所見などである。SOBおよび胸痛は、発生時期、発生時（安静または運動中）の場所、期間、姿勢を記載すべきである。Well's Clinical Prediction Ruleによって肺塞栓の可能性を推定するが、特に高齢患者または合併症のある患者には、臨床判断を用いるべきである。

一般的な初期診断ツールは、胸部X線写真、ABG分析、Dダイマー血液検査、心電図（ECG）の所見などである。胸部X線写真はPEの存在を診断することはできないが、同様の臨床症状を引き起こすその他の理由を除外することができる。PE患者は、肺動脈（PA）膨張、横隔膜の上昇、微小浸潤、胸水貯留などの症状を呈することもある。ABG分析の結果から、呼吸性アルカローシス、酸素分圧（PaO_2）低下、CO_2分圧（$PaCO_2$）低下が確認できる。Dダイマー血液検査は、血餅溶解から生じる血餅破片を検出する。その結果が陰性であれば、PEの可能性は低いと予測される。ECGの異常所見は、通常、一過性の非特異的ST部分およびT波の変化である。

鑑別診断検査は、換気-灌流（V/Q）走査、ヘリカルCT肺血管造影法などである。他の診断検査と比べて、V/Q走査は、不確定な場合もあるので、他の診断検査も行う必要がある。PEを除外するための診断検査の第一選択肢として、ヘリカルCTが、V/Q走査に取って代わり始めている。というのもヘリカルCTは迅速で非侵襲的検査だからである。静脈内の造影剤を用いると、血管および血栓性塞栓を可視化することができる。肺血管造影法は、PEの最も確定的な診断法であるが、高価で、侵襲的で、すべての環境で利用できるわけではない。

要点

Well's Clinical Prediction Rule のスコアが1未満で、Dダイマー検査が正常値であれば、DVTの診断に、超音波検査は必要ない。このルールは外来患者には有用であるが、初期診療患者には有用でないことを示す最近の研究結果もある（Oudegaら、2005年）。

要点

末梢穿刺中心静脈カテーテル（PICC）に関しては、レギュラー PICC カテーテルではなくパワー PICCにのみ造影剤を用いる。

看護ケア

　肺塞栓（PE）の最もよい治療法は、予防である。患者にPE発症のリスクが認められるときは、ヘパリン製剤である低分子量ヘパリン（ロベノックス）の静脈内または皮下投与および／またはワルファリン（クマディン）のような経口抗凝固薬の投与などの予防対策を開始すべきである。治療の目的は、血栓形成を防ぎ、血栓増殖を抑制し、存在する血栓の分解を促進することである。低酸素症の管理には、酸素の供給、挿管、機械的人工換気が必要になることもある。

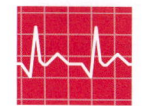

皮下投与ヘパリン（ロベノックスなど）の皮下注入投与をするとき、注射針を抜いた痕を拭ったりこすったりしない。

低酸素症に対する初期治療の第一選択肢
- 酸素供給
- 挿管
- 機械的人工換気

　ヘパリン療法は、医療機関のプロトコルに基づき、大量投与（通常、患者の体重に基づき投与量を決める）で開始し、その後の継続投与量は4～6時間毎に調節する。活性化部分トロンボプラスチン時間（aPTT）は、正常値の1.5～2倍の値を維持すべきである。一般に、安静状態の患者にはヘパリン療法を7～14日間継続する。ワルファリンのような経口抗凝固療薬を用いるときは、ヘパリン療法開始の2～3日後、aPTT値が安定してから開始する。ヘパリン療法と経口抗凝固薬療法を5日間併用することが推奨されている。経口抗凝固薬の投与量は、国際標準比（INR）が正常値の2～3倍になるように調節し、この投与を3～6か月継続する。退院後も、この抗凝固薬療法を継続するために、INRを頻繁に検査すべきである。

　高リスク患者または抗凝固薬療法が禁忌である患者には、必ず傘形フィルター（すなわち、グリーンフィールドステンレス鋼フィルター）の留置を行う。塞栓が肺に到達する前に捕捉するために、このフィルターを下大静脈に留置する。大きな肺塞栓（PE）のある患者および血行動態が安定していない患者には、血栓溶解療法を行う。このカテゴリーの薬物は、ストレプトキナーゼ、ウロキナーゼ、遺伝子組み換え型組織プラスミノゲン活性化因子（rt-PA）などである。血栓溶解療法の目的は、形成された血餅の分解で、一般に症状発症の最初の24～48時間以内に投与する。さらに、血栓溶解薬の投与開始後24時間以内にヘパリン投与を開始すべきである。これらの療法の主要な問題は出血である。

グリーンフィールドステンレス鋼フィルター

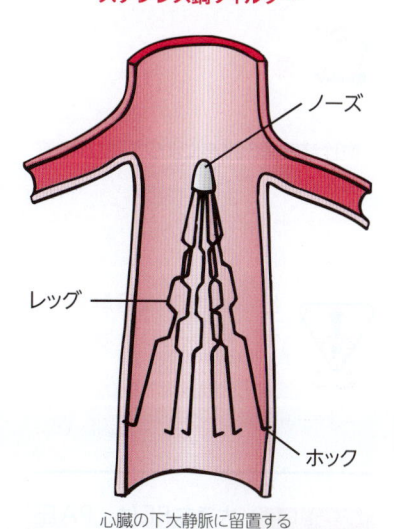

― ノーズ
― レッグ
― ホック

心臓の下大静脈に留置する
（出典：Lewis SM, Heitkemper MM, Dirksen SR：Medical-surgical nursing：assessment and management of clinical problems, 第5版, St Louis, 2000年, Mosby）

外科的処置は滅多に用いず、最後の手段と考えられている。肺塞栓除去術は、肺血管系の大血管の血塊を除去する手術である。この手術は、死亡のリスクが高いので、その他の治療法による効果が得られないか、あるいは禁忌である患者にのみ用いる。

PEに起因する血行動態の変化は、肺高血圧の発症に由来する。急性肺高血圧は、肺動脈（PA）圧の上昇および心臓の右心室（RV）の拡張を引き起こす。RV前負荷を増加させ収縮力を改善するために、輸液を用い、収縮力と心拍出量の改善のために変力作用薬を用いる（心不全の詳細に関しては、第4章 p.136を参照）。

看護師の責務

看護の目標は、血栓性PEを引き起こす可能性のある深部静脈血栓症（DVT）の予防である。静脈内の血流を改善する方法として、寝たきりの患者には、弾力圧迫靴下の使用と関節可動域（ROM）運動を行うことと合わせて、早期歩行させること、または間欠的空気圧迫（IPC）器具の使用などである。さらに、四肢に疼痛、発赤、熱感などのDVTの兆候が広がっていないかどうかを観察することである。たいていのDVTはふくらはぎから生じるが、上腕も高リスク部位であることに注意する。

その他の看護ケアは次の通りである。

- 四肢にDVTの兆候と症状（ふくらはぎの疼痛または圧痛、発赤、腫脹、熱感、足の背屈に伴う疼痛［Homansサイン］）がみられるかどうか監視する。
- 処方された酸素投与を継続し、2時間毎に患者に咳をして深呼吸をするように指示する。
- 呼吸窮迫の兆候と症状および肺の状態の悪化（心不全，肺水腫）を監視し、何か異常があれば医師に報告する。
- ABGおよび継続パルスオキシメーターのモニターを行う。パラメータに何か変化があれば、医師に報告する（$SpO_2 < 90$、$PaO_2 < 80$、$SaO_2 < 90$）。
- 患者の姿勢は、適切に酸素供給を受けられ、分泌物の排泄が促進されるようにする。酸素供給に問題があれば、換気と灌流を改善させるために、患者の姿勢を罹患していない方へ向けるべきである。
- 抗凝固療法または血栓溶解療法の進行に伴う出血の兆候と症状（例えば、糞尿中の血液、粘膜の蒼白さ、点状出血、出血斑、背部痛または側腹

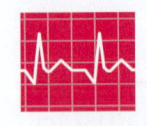

患者へのヘパリンの治療投与量の範囲はaPTTに基づいて決めるが、この場合のaPTTは、正常値の1.5～2倍の値にすべきである。

未分画ヘパリンの拮抗薬は硫酸プロタミンであり、ワルファリンの拮抗薬はビタミンKまたは新鮮凍結血漿（FFP）である。

要点
下大静脈フィルターは、PEの治療器具ではなく、むしろ、既存の静脈血栓のある患者または血栓発症のリスクの高い患者に、PEが起こらないように予防する器具である。

要点
血栓溶解薬の投与によって、血餅は溶解する。

出血は、血栓溶解薬の投与に伴う主な懸念事項である。

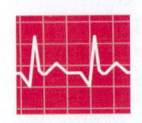

大きなPEは、PA圧を上昇させることがある。

部痛の訴え、意識レベルの変化など）を監視する。
- 抗凝固作用を表す臨床検査値（全血球数［CBC］、aPTT、INR、フィブリノーゲン）が治療効果の見られない異常な値にならないように監視する。処方された治療濃度を維持するために、抗凝固薬の投与量を調整する。
- 心房細動および粗動のような心性不整脈の兆候を監視する。このような症状により、患者に血栓形成が起こりやすくなる可能性がある。
- 不安および疼痛を軽減する薬物を投与する。
- 皮膚のすべての穿刺部位（例えば、静脈穿刺、腰椎穿刺、骨髄穿刺）に、出血の兆候、例えば、漏れ、出血、血腫などがないか監視する。

> ⚠ Homansサインが陽性であれば、再検査をしない。再検査をすると、血餅を遊離させることもある。

患者教育

患者およびその家族に対する教育項目は次のとおりである。
- 原因、兆候と症状、肺塞栓（PE）の治療と予防のための方法を患者とその家族に説明する。
- 患者が抗凝固薬の投与あるいは血栓溶解療法を受けている場合は、出血の兆候と症状を患者とその家族に説明する。
- 退院時に、患者に経口抗凝固薬を渡すときは、薬物、その用量、副作用、食物と薬物の相互作用、臨床検査の追跡調査の重要性、医師を受診することについて説明する。
- 患者に、弾力圧迫靴下を着用するように指示し、さらに、足を組むことや、長時間座位（飛行機または車に乗るなど）、身体を締め付ける衣服の着用を避けるように指示する。
- 水分補給の重要性を説明する。

理解度チェック

問題：下記の問いの正解を選び、下線部に当てはまるアルファベットを書きなさい。

_____ 1. 肺塞栓（PE）発症のリスク因子は次のうちどれか。
　　　a. 抗凝固剤を投与された血液
　　　b. 早期歩行
　　　c. 圧迫器具
　　　d. 血管壁の損傷

_____ 2. 換気-灌流の不均衡に起因するCO_2によって次のどれが引き起こされるか。
    a. 気管支収縮
    b. 肺血管抵抗の低下
    c. 酸素化の増加
    d. 血液が肺の患部へ流れる

_____ 3. PEの臨床症状は次のうちどれか。
    a. 心タンポナーデ
    b. 高血圧
    c. 喘鳴
    d. 呼吸困難

_____ 4. 正常値の _____ 倍の治療濃度で、ヘパリン療法を継続する。
    a. 1〜1.5
    b. 2〜2.5
    c. 1.5〜2
    d. 0.5〜1.5

急性呼吸窮迫症候群とは

A. ブルゴー

急性呼吸窮迫症候群（ARDS） は、重症の急性肺損傷（ALI）で、肺胞毛細血管膜の透過性の亢進と、肺血管系の血管収縮を引き起こす全身性炎症疾患である。このような炎症が重度のガス交換不良を伴う非心原性肺水腫を引き起こす。死亡率は40％を超え、その死因のほとんどが多臓器不全である。生存者の多くにも、長期的な肺機能障害がみられる。

必須の基礎知識

原因

直接的および間接的な肺の損傷に起因するARDSの原因の可能性は多数ある。それらのうちARDSを誘発する一般的な症状を次に挙げる。

- 敗血症（18〜48％）
- 胃内容物の誤嚥
- 肺炎

解答：1. d; 2. a; 3. d; 4. c

- 溺水
- 外傷またはショック
- 膵炎
- 反復輸血
- 播種性血管内凝固症候群(DIC)

> **要点**
> ARDSのリスク増加
> - >68歳
> - 女性
> - 慢性閉塞性肺疾患(COPD)
> - 悪性腫瘍
> - VRE感染
> - 喫煙
> - ETOH乱用

病態生理学的変化

　肺に損傷が引き起こされると、免疫系の炎症性反応が始まる。この反応は、好中球、マクロファージ、エンドトキシンの活性化と、肺への集積およびタンパク質メディエーターの放出を促進する。さらに、肺胞毛細血管膜の透過性が増大し、タンパク質に富んだ体液のような巨大分子が肺組織に入ることが可能になり、その結果、肺胞の虚脱が引き起こされ肺が硬化する(コンプライアンスの低下)。重度の低酸素症が発症し、その結果、呼吸性アシドーシスに陥り、末梢気道が狭窄し、肺血管が収縮する。低酸素症が悪化するにつれて、患者の呼吸が亢進し始め、そのため、疲労が起こり、最終的に呼吸器不全が起こる。肺血管の収縮の結果、右心室(RV)の機能障害および心拍出量の低下を伴う肺高血圧が起こる。

臨床症状

　患者の病歴およびARDSに起因するリスク因子を検討することは、早期評価、診断、治療に役立つ。たいていの患者は、呼吸補助に最初の損傷が起きてから、24～48時間後に症状を呈する。呼吸補助筋の使用に伴う不安感と不穏、過呼吸、高血圧、頻脈、息切れなど最初の兆候が発現した結果、呼吸器不全が起こる。肺の聴診によって、肺野の状態およびクラックルまたはラ音が明らかになる。その他のARDSの兆候と症状には、肋間陥入、チアノーゼなどがあり、体温上昇および咳を伴うこともある。

> **要点**
> ARDSの患者は、肺に最初の損傷が起きてから、24～48時間後に症状を呈することが多い。

急性呼吸窮迫症候群(ARDS)の診断基準

　供給酸素の濃度を上げても、動脈血ガス(ABG)分析結果によりPaO_2が低いことが明らかになる。これは、難治性低酸素血症として知られており、PaO_2/FiO_2比200mmHg未満を診断基準とすることが多い。$PaCO_2$は、過呼吸のため、初めは低下するが、患者が疲労を感じ始めるにつれて、$PaCO_2$は増加し始め、最終的に呼吸性アシドーシスが引き起こされる。胸部X線写真(CXR)によって、肺

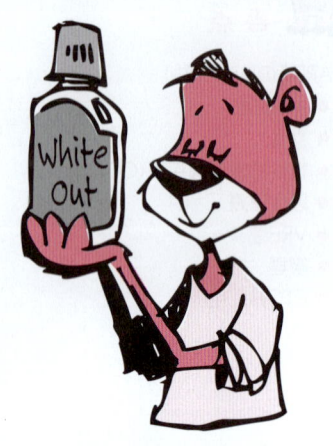

肺に浸潤があることを示す胸部X線の結果は、外見上から「白い影」または「斑状浸潤」と呼ばれることが多い。

浮腫形成の段階

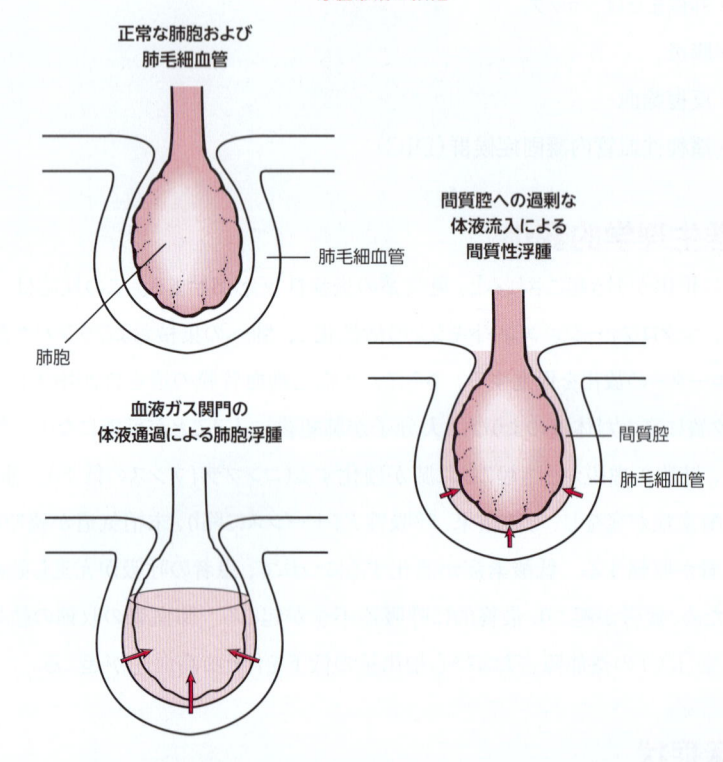

正常な肺胞および肺毛細血管

肺毛細血管
肺胞

間質腔への過剰な体液流入による間質性浮腫

間質腔
肺毛細血管

血液ガス関門の体液通過による肺胞浮腫

(出典：Lewis SM, Heitkemper MM, Dirksen SR：Medical-surgical nursing：assessment and management of clinical problems, 第5版, St Louis, 2000年, Mosby)

⚠ ARDS患者の場合、酸素を供給してもPaO_2が低い。$PaCO_2$は、過呼吸の結果、初めは低下する。

胞の透過性上昇の結果起こる両側浸潤が明らかになる。

「斑状浸潤」または「白い影」の用語は、CXRの両側浸潤に関連する用語である。PAカテーテルによる血行動態モニタリングにより、肺動脈閉塞圧（PAOP）が18mmHg未満であることが明らかになる。

📊 PAカテーテルによるPAOPの測定値が正常（18mmHg未満）である場合、それは肺水腫が心原性でないことを意味する。

看護ケア

治療

ARDS治療の主要目的は、酸素化の改善と維持、体液と電解質バランスの維持、十分な栄養の供給、呼吸性および代謝性合併症の予防などである。

酸素供給は、ARDS患者の治療の第一歩である。ARDS患者の適切なガス交換を維持するために、挿管および機械的人工換気が必要になることが多い。組織の酸素化を促進するために、吸気酸素分画（FiO_2）を100%にし挿管することが必要になることもある。酸素療法の目標は、可能な限り低いFiO_2を用いて、PaO_2を55〜80mmHgに維持し、またSpO_2を88〜95mmHgに維持することである。60%を超過するFiO_2による酸素供給を24〜48時間より長く継続すると、酸素中毒が発症することがある。酸素中毒は、膜透過性を高め肺胞の損傷を引き起こし、肺組織の損傷を増加させる。患者に合わせて個別化した治療を行うために、呼吸器治療の医療チームによって、各患者に合わせて治療目標を設定することが重要である。

> 高酸素濃度の供給が24〜48時間を超えると、酸素中毒が発症することがある。

疲労および呼吸器不全の治療のために、挿管に続いて機械的人工換気が必要である。機械的人工換気によって基礎疾患の治療が可能になる。機械的人工換気の治療目標は、換気機能を改善するとともに、呼吸の仕事量を軽減しFiO_2を低下させることである。呼気終末陽圧（PEEP）を5〜24㎝H_2Oにすると、概して、（虚脱した肺胞が開くので）ガス交換が改善され、酸素濃度を低濃度にすることができる。PEEPは、通常、FiO_2が60%を超えると増加し、さらに、高濃度の酸素の使用を避けるために必要に応じて増加する。

> **要点**
> 換気量を低下させ1回換気量（6.2mL/kg）にすると、人工呼吸器に起因する肺の損傷が軽減する。

肺胞虚脱または体液充満によりガス交換能が低下するため、高炭酸ガス血症（CO_2上昇）が引き起こされ、1回換気量の低下および逆比換気（IRV）などの換気因子によって悪化することもある。呼吸数の増加または新しい換気法などを用いることによって、$PaCO_2$値を低下させることができる。高$PaCO_2$値は、重症のアシドーシスを引き起こし、その結果、致命的な血行動態の合併症を引き起こすこともあるので、医療チームによる高炭酸ガス血症の治療目標の設定は重要である。

ARDSに起因する呼吸器不全の患者は、継続的に呼吸を亢進させる傾向があり、その傾向は人工呼吸器を装着しても継続する。鎮静薬を使用することによって、患者の呼吸は人工呼吸器による呼吸に引き継がれ、不安は軽減され患者は安静を保つことができる。鎮静薬とともに神経筋遮断薬を使用することで、呼吸筋を弛緩させ、肺の膨張を達成することができる。神経筋遮断薬および鎮静薬には鎮痛作用がないので、看護師は患者の疼痛症状を継続的に監視し、必要ならば鎮痛療法を行わなければならない。

> **要点**
> 高レベル（＞7.5㎝H_2O）のPEEPが必要になることもあるので、看護師は、気胸および心拍出量低下のような合併症の可能性に注意すべきである。

逆比換気法（IRV）とは、酸素化を改善するためにARDS患者に用いられている治療法である。正常な自発呼吸では、吸息：呼息（I：E）＝1：2である。IRV

では、吸息時間を長く呼息時間を短くする。吸息時間を呼息時間以下にすることが推奨されている。

吸息時間を長くすることによって、閉鎖している肺胞の再開放（肺胞動員）を促進し、ピーク気道内圧を低下させる。吸息時間が長くなるとガス交換時間も長くなり、したがって酸素化が改善される。近年、さらに高度な換気法が利用可能になり、IRV法の使用は少なくなってきている。IRV法は、圧制御従量式換気法（PRVC）などの主要換気モードと併用する。IRV法を用いると、異常な呼吸パターンを生じるので、不安を軽減し自発呼吸を抑制するために、深いレベルの鎮静または神経筋ブロックが必要になることが多い。IRV法の短所の一つは、呼息時間が短いために$PaCO_2$値が高くなる可能性があることである。高めの$PaCO_2$値（許容範囲の高炭酸ガス血症）は許容される場合もあるが、高炭酸ガス血症により重症のアシドーシスが引き起こされると、呼吸数の増加により$PaCO_2$値は低下する。

陽圧換気法（PPV）の使用により、肺組織が過度に膨満し、気道内圧上昇、炎症の悪化、肺胞の出血などの合併症が生じることもある。これらの合併症は、肺の損傷を悪化させ死亡率を増加させることもある。気道抵抗を低下させ、肺組織の伸張を抑制し、恐らくは死亡率を低下させるために、換気補助の1回換気量は少量（6mL/kg）が用いられている。人工呼吸器誘発性肺損傷（VILI）は、1回換気量を少なくし、気道内圧プラトー圧を30cmH_2O未満に抑えることで、抑制できる。

呼気終末陽圧（PEEP）上昇および逆比換気（IRV）などの追加措置を行っても、従来の換気モードによってピーク気道内圧が高まる場合（30cmH_2O超過）、または患者に難治性低酸素血症が認められる場合は、新規換気モードを用いることもある。これらの新規換気モードの有効性と長期的な有用性を確定するために、臨床試験が継続して行われている。高頻度人工換気法、体外膜酸素化、部分的液体換気などが新規換気モードである。酸素化を改善するための追加方法として、一酸化窒素を他の換気モードと併用して用いることもある。新規様式には、深いレベルの鎮静効果が必要になることが多く、神経筋遮断薬が必要な場合もある。

高頻度人工換気法（HFV）は、少量の1回換気量を呼吸数をかなり上げて供給する換気モードである。1回換気量の範囲は、50〜400mLで、呼吸数の範囲は60〜200回/分を超えるまでである。HFVには、ジェット換気および高頻度振動換気（HFOV）などがある。1回換気量を少量にすることで、気道内圧の低下を促進し、その結果、VILIのリスクが低下する。HFVは、概して、従来の1回換気量を用いるとピーク気道内圧が高くなる患者に用いているが、この療法の効果を

> **要点**
> IRV換気は、吸息時間を長くすることによって酸素化を改善する。

支持する臨床試験の確定データはまだ得られていない。

　従来の換気モードによって治療効果が得られない低酸素血症患者の重度の呼吸器不全の治療には、高頻度振動換気（HFOV）を用いる。HFOVは測定可能な1回換気量によって呼吸を供給するわけではないので、HFOVとその用語は従来の換気法とは極めて異なっている。HFOVは、ガス分子を振動させることによって、肺への酸素の輸送および肺からのCO_2の輸送を促進させることができる。HFOVは、肺胞の過膨張を防ぎ、さらに完全な肺の動員を促すため、従来の換気様式よりも効果的にガス交換を促進する。

　体外式膜型人工肺（ECMO）も、新規治療法であり、従来のPPVで難治性低酸素血症を発症するARDS患者への適用が検討されている。心肺バイパス法と同様に、ECMOも患者の長期支援に用いることができる。ECMOは、酸素化を改善し、肺の休養と回復を可能にする。ECMOの使用によるARDS患者の死亡率低下は未だ確認されておらず、その臨床試験は主要医療機関に限られている。新規ECMO法のポンプレス体外式肺補助装置（iLA）により、酸素化と二酸化炭素の除去が改善されることが実証されている。

　液体換気法は、難治性低酸素血症患者の有望な新規治療法である。部分的液体換気法（PLV）では、気管チューブを通じて、機能的残気量（FRC）に到達するまで、液体ペルフルオロカーボンを肺に注入する。その後、酸素と1回換気量を供給しCO_2を除去するために通常の人工呼吸器を使用する。この療法のガス交換改善の科学的根拠は得られているが、あらゆる患者に対するこの療法の有効性を支持する適切な科学的根拠は未だ得られていない。液体フルオロカーボンは、閉鎖している肺胞を動員し、酸素と二酸化炭素の輸送を改善し、肺の血流を改善することが確認されている。

　選択的肺血管拡張薬の一酸化窒素の吸入は、酸素化を改善することが確認されているが、その他の死亡率などの転帰に対する効果は認められていない。一酸化窒素は、従来の換気法または新規の換気法のいずれかと併用して換気装置を通じて供給できる。治療中の患者のメトヘモグロビン形成を監視しなければならない。

血行動態モニタリング

　血圧のモニターとABG採取のために、通常、動脈圧ラインを用いる。心拍出量の測定と体液管理のモニターのために肺動脈（PA）カテーテルを用いることもあ

要点

HFOVは、気道熱傷後の換気療法としては最適な換気法ではない（Cartottoら、2009年）。

要点

「肺胞動員」は、虚脱肺胞を開くことを意味している。

る。呼気終末陽圧法（PEEP）の使用は、静脈還流量（中心静脈圧［CVP］の低下）、心拍出量、血圧の低下を引き起こすことがある。

急性呼吸窮迫症候群（ARDS）では、肺血管が収縮し、その結果、肺高血圧およびRV機能障害が起こる可能性がある。ARDSにPAカテーテルを用いることによってリズム障害が亢進されるという報告があるが、データによると、これは血管収縮薬の併用投与に起因している疑いがある。最近のガイドラインは、ARDSの管理にPAカテーテルを常用しないように勧告している。

混合静脈血酸素飽和度

混合静脈血酸素飽和度（SvO_2）の測定値は、組織を灌流した後に利用できる酸素量を表している。酸素の供給と需要について有益な情報が得られる。PAカテーテルのPA管腔から混合静脈血液を断続的に採取することができる。また、特殊PAカテーテルによってSvO_2値を継続的に測定できる。SvO_2を求めるためには、(1) SaO_2、(2) ヘモグロビン、(3) 心拍出量、(4) 酸素消費量（VO_2）の4つの測定値を用いる。SvO_2の正常値は60〜80％である。この値が50％未満になると、組織の酸素需要量の増加が示唆される。PAカテーテルが利用できないときは、中心静脈血酸素飽和度（$ScvO_2$）のための採血は、中心静脈カテーテルの遠位管腔から得られる（左記要点を参照）。

輸液管理

輸液療法の目的は、組織内灌流の維持である。肺胞への体液の漏出を防ぐために、ショック症状がなければ従来の輸液管理が推奨されている。平均動脈圧（MAP）は、必要に応じて、ドーパミンまたはノルエピネフリンのような血管収縮薬と輸液を併用投与して、65mmHg以上に保つべきである。低血圧が心原性ならば、ドブタミンのような変力作用薬を用いる。

体位

ARDSの初期に腹臥位をとると、酸素化が改善されることが確認されている。従来の仰臥位では、無気肺または体液により正常な機能が損なわれた肺胞に、重力の効果により、肺の血流の大部分が流入する。腹臥位による酸素化改善のメカニズムは十分に解明されていないが、腹臥位は肺胞動員を促進する。腹臥位では、健常な肺胞が十分に灌流を受け、肺内短絡を改善する。患者の体位を安

要点
中心静脈カテーテル（CVC）の遠位管腔。

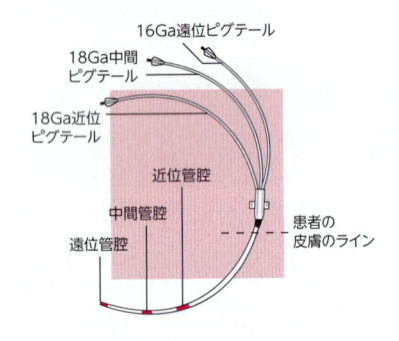

16Ga遠位ピグテール
18Ga中間ピグテール
18Ga近位ピグテール
近位管腔
中間管腔
遠位管腔
患者の皮膚のライン

要点
水分制限は必要であるが、組織内灌流および心拍出量を悪化させてはいけない。

⚠ 酸素消費量の増加および血行動態の不安定（不安定な血圧）は、腹臥位の禁忌である。

全に腹臥位に変えるためには、医療チームの協力が必要である。その際は気道保護が、極めて重要になる。血行動態の不安定および酸素消費量増加による活動不耐は、腹臥位の禁忌である。患者を腹臥位のままにすると、褥瘡のリスクがあるため、定期的に患者の体位を変えなければならない。

栄養

呼吸器不全状態の患者は呼吸仕事量が増加するため、エネルギー消費も増加する。栄養支援の目的は、患者の現在の代謝レベルを維持し、免疫系にエネルギーを供給し、末端器官の機能を維持するために必要な栄養素を供給することである。経腸栄養は、必要なカロリーと栄養素を供給し、正常な消化機能の維持を支援するための最適な手段である。患者が経腸栄養に耐えられなければ、耐えられるようになるまで、非経口（静脈内）投与により中心静脈栄養を投与する。

副腎皮質ステロイド療法

肺胞毛細血管膜の透過性を低下させ、肺胞への体液の漏出を防ぐために、抗炎症薬として副腎皮質ステロイド薬が処方されることがある。中等量のグルココルチコイドの長期投与によって、炎症が軽減し、酸素化が改善することを示す最近の研究結果がある。ステロイド薬投与は免疫抑制に起因する感染のリスクを高める可能性があるが、このリスクは厳格な血糖管理によって軽減されることを示す試験結果がある。

> **要点**
> 経腸栄養は、消化管の正常な機能改善を促進するので、静脈内投与よりも優れている。

看護師の責務

看護の目的は、酸素化を最適化し、組織内灌流を維持し、十分な栄養を供給し、患者とその家族を精神的に支えることである。機械的人工換気をその目的通りに行うために、次の項目を追加して行うこと。

- 1～2時間毎に、呼吸状態を評価し、呼吸数、リズム、呼吸パターン、副筋の使用を記録する。
- クラックルまたはラ音のような異常音あるいは気胸のような合併症を発見するために、少なくとも4時間毎に呼吸音を評価する。
- 不穏状態、不安、意識レベルの変化、頻呼吸を評価する。これらの症状のうちのどれかひとつが見つかれば、呼吸窮迫の進行が示唆される。

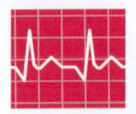

> ステロイド薬（すなわち，グルココルチコイド）を投与されている患者は、血糖値が上昇するので、血糖値のモニターを行うべきである。

- 最適なガス交換と快適性のために患者の体位を変える（禁忌でなければ、腹臥位が推奨されている）。
- 動脈血ガス（ABG）のモニターを行い、何か顕著な変化があれば医師に連絡する（治療目的は、患者ごとに個別化し、医療チームによって明確に定義すべきである）。
- 適切な酸素飽和度を保って酸素を供給するために、酸素供給の割合はできるだけ低くする。
- 酸素需要量を増加させる通常の看護ケアなどの活動を留意し、適切な安静期間を確保する。
- 十分な栄養を供給する。経腸栄養は、胃（vs. 小腸）に留置したチューブから注入し、4時間毎に胃内残存量（GRV）を計測する。GRVが100mlまたは施設の方針により定められた値を超過すれば、医師に知らせる。GRVの増加は直接胃の運動性を反映しているわけではないが、メトクロプラミド（レグラン）などの消化管運動賦活調整剤の投与または注入速度の一時的な低下が必要になることもある。

患者およびその家族への教育

患者およびその家族への教育項目を次に示す。

- ARDSの説明を行う。
- 呼吸器不全の兆候と症状を説明する。
- 患者およびその家族とARDSに対する一般的なケア方法を話し合う。
- 常時臨床検査とABGモニタリングが必要な理由を説明する。
- 換気補助を行う間の鎮静薬の役割を説明する。

理解度チェック

問題:下記の問いの正解を選び、下線部に当てはまるアルファベットを書きなさい。

_____ 1. ARDSでみられる透過性上昇のために、体液の貯留が増大するのは次のどの領域か。

    a. RV

    b. 脳組織

    c. 心膜嚢

    d. 肺胞

_____ 2. ARDSに起因する呼吸窮迫の症状は、肺に最初の損傷が起きてから、_____ 時間以内に発現し始める。

    a. 6〜12

    b. 12〜24

    c. 24〜48

    d. 48〜72

_____ 3. 呼気終末陽圧(PEEP)の増加は次のうちのどれを引き起こすか。

    a. 静脈還流量の増加

    b. 心拍出量の低下

    c. 酸素飽和度の低下

    d. 呼吸の仕事量の増加

_____ 4. 心原性ではない低血圧の場合、組織内灌流を維持するために用いる薬物は次のうちのどれか。

    a. ドーパミン

    b. フェニレフリン(Neo-Synephrine)

    c. ニトログリセリン

    d. ニトロプルシドナトリウム(ニプリド)

解答:1. d;2. c;3. b;4. a

参考文献

Acute Respiratory Distress Syndrome Network: Ventilation with lower tidal volumes as compared with traditional tidal volumes for acute lung injury and the acute respiratory distress syndrome, *New England Journal of Medicine,* 342(18):1301-1308, 2000.

Adhikari N, Burns KEA, Meade MO: Pharmacologic therapies for adults with acute lung injury and acute respiratory distress syndrome, *Cochrane Database of Systematic Reviews,* (4):2007.

Alsaghir AH, Martin CM: Effect of prone positioning in patients with acute respiratory distress syndrome: a meta-analysis, *Critical Care Medicine,* 36(2):603-609, 2008.

American Association of Critical Care Nurses: AACN practice alert: ventilator-associated pneumonia, *AACN Clinical Issues: Advanced Practice in Acute & Critical Care,* 16(1):105-109, 2005.

American Association of Critical Care Nurses: Practice alert. Oral care in the critically ill, *AACN News,* 23(8):4-4, 2006.

American Association for Respiratory Care. AARC clinical practice guideline: capnography/capnometry during mechanical ventilation—2003 revision & update, *Respiratory Care,* 48(5):534-539, 2003.

Bein T, Weber F, Pilipp A, Prasser C, Pfeifer M, Schmid F, et al: A new pumpless extracorporeal interventional lung assist in critical hypoxemia/hypercapnia, *Critical Care Medicine,* 34(5):1372-1377, 2006.

Bourgault AM, Ipe L, Weaver J, Swartz S, O'Dea PJ: Development of evidence-based guidelines and critical care nurses' knowledge of enteral feeding, *Critical Care Nurse,* 27(4):17-29, 2007.

Brown JK, Haft JW, Bartlett RH, Hirschl RB: Acute lung injury and acute respiratory distress syndrome: extracorporeal life support and liquid ventilation for severe acute respiratory distress syndrome in adults, *Seminars in Respiratory & Critical Care Medicine,* 27(4):416-425, 2006.

Cartotto R, Walia G, Ellis S, Fowler R: Oscillation after inhalation: high frequency oscillatory ventilation in burn patients with the acute respiratory distress syndrome and co-existing smoke inhalation injury, *Journal of Burn Care & Research,* 30(1):119-127, 2009.

Chan EY, Ruest A, Meade MO, Cook DJ: Oral decontamination for prevention of pneumonia in mechanically ventilated adults: systematic review and meta-analysis, *BMJ: British Medical Journal,* 334(7599):889-893, 2007.

Dellinger RP, Levy MM, Carlet JM, Bion J, Parker MM, Jaeschke R, et al: Surviving Sepsis Campaign: international guidelines for management of severe sepsis and septic shock: 2008, *Critical Care Medicine,* 36(1):296-327, 2008.

Dong B, Jirong Y, Liu G, Wang Q, Wu T: Thrombolytic therapy for pulmonary embolism, *Cochrane Database of Systematic Reviews,* (2):CD004437, 2006.

Fessler HE, Derdak S, Ferguson ND, Hager DN, Kacmarek RM, Thompson BT, et al: A protocol for high-frequency oscillatory ventilation in adults: results from a roundtable discussion, *Critical Care Medicine,* 35(7):1649-1654, 2007.

Goldhill DR, Imhoff M, McLean B, Waldmann C: Rotational bed therapy to prevent and treat respiratory complications: a review and meta-analysis, *American*

Journal of Critical Care, 16(1):50-62, 2007.

Granton JT, Slutsky AS: Ventilator-induced lung injury. In Hall JB, Schmidt GA, Wood LDH, eds: *Principles of critical care,* New York, McGraw-Hill, 2005.

Meduri GU, Golden E, Freire AX, Taylor E, Zaman M, Carson SJ, et al: Methylprednisolone infusion in early severe ARDS. Results of a randomized controlled trial, *Chest,* 131(4):954-963, 2007.

Oudega R, Hoes AW, Moons KG: The Wells rule does not adequately rule out deep venous thrombosis in primary care patients, *Annals of Internal Medicine,* 143(2):100-107, 2005.

Qaseem A, Snow V, Barry P, Hornbake ER, Rodnick JE, Tobolic T, et al: Current diagnosis of venous thromboembolism in primary care: a clinical practice guideline from the American Academy of Family Physicians and the American College of Physicians, *Annals of Family Medicine,* 5(1):57-62, 2007.

Schmidt GA, Hall JB: Management of the ventilated patient. In Hall JB, Schmidt GA, Wood LDH, eds: *Principles of critical care,* New York, McGraw-Hill, 2005.

Stapleton RD, Wang BM, Hudson LD, et al: Cause and timing of death in patients with ARDS, *Chest,* 128(2): 525-532, 2005.

Steinberg KP, Hudson LD, Goodman RB, Hough CL, Lanken PN, Hyzy R, et al: Efficacy and safety of corticosteroids for persistent acute respiratory distress syndrome, *New England Journal of Medicine,* 354(16):1671-1684, 2006.

Wratney AT, Cheifetz IM: AARC clinical practice guideline. Removal of the endotracheal tube—2007 revision & update, *Respiratory Care,* 52(1):81-93, 2007.

Wunsch H, Mapstone J, Takala J: High-frequency ventilation versus conventional ventilation for the treatment of acute lung injury and acute respiratory distress syndrome: a systematic review and Cochrane analysis, *Anesthesia & Analgesia,* 100(6):1765-1772, 2005.

アメリカ正看護師資格試験(NCLEX®)の問題

1. 肺のコンプライアンスが低下している患者に最適な換気モードは次のうちのどれか。
   1. SIMV
   2. PRVC
   3. CPAP
   4. ACV

2. 高濃度の酸素の長期投与は酸素中毒を引き起こすことがあることを認識した上で、FiO₂を低下させるために酸素化を促進させるための初期療法として、次のうちのどの方法が用いられているか。
   1. 逆比換気
   2. 腹臥位
   3. PEEPの増加
   4. 高頻度人工換気法

3. 不適切なPEEPは、次のどのリスクを亢進させる可能性があるか。
   1. 気圧損傷
   2. 容積損傷
   3. 無気肺損傷
   4. 気胸

4. 患者の換気の設定は次のとおりである：SIMV，FiO₂ 0.50，TV 600，速度 10，PEEP 5cmH₂O，PSV 12cmH₂O。患者は平均1回換気量350mlの自発呼吸を4回行った。この状態を最もよく表している記述は次のうちのどれか。
   1. 機器故障の可能性があるので、手動で換気を行う準備をする。
   2. 自発呼吸の1回換気量は低くなることが多い。
   3. 圧支援設定が高すぎる。
   4. 低圧警報を監視する。

5. 心房細動の患者に次のどの兆候・症状が発現すると、肺塞栓が示唆されるか。
   1. 動悸，発汗
   2. 不整脈，失神
   3. 高血圧，発熱
   4. 低酸素症，呼吸困難

6. 患者は、大きな肺塞栓と診断され血栓溶解薬を投与されている。この薬物投与の主要な合併症として警戒される兆候と症状は、次のうちのどれか。
   1. 意識レベルの変化
   2. 粘膜の赤み
   3. 大量の低濃度の尿
   4. 心拍出量の増加

7. 肺塞栓の患者が退院して経口抗凝固薬療法を行うとき、退院教育で、看護師がおこなう最も良いアドバイスは次のうちのどれか。
   1. 定期的な活性化部分トロンボプラスチン時間(aPTT)のモニタリングが必要である。
   2. 定期的な投与量調節が必要である。
   3. 定期的なINRモニタリングが必要である。
   4. 5日間ヘパリン投与を継続する。

8. 肺塞栓の治療のために、静脈内ヘパリンの継続的な静脈内投与を受けている患者のaPTT値が正常値の1.2倍である。このとき行うべき看護ケアは次のうちのどれか。
   1. 経口抗凝固薬療法の開始
   2. プロトコルによるヘパリン投与量の増加
   3. プロトコルによるヘパリン投与量の低下
   4. 4時間後にaPTTのモニタリングを繰り返す

9. ARDS患者は、平均動脈血圧（MAP）を65mmHgまで増加させるために輸液の大量投与を受けた。その後、酸素需要量がFiO₂ 1.0まで増加し、血圧が65mmHg未満に低下した。次のどの方法を行うべきか。
    1　利尿
    2　FiO₂を低下させる
    3　ドーパミン投与
    4　ニトロプルシド投与

10. ARDS患者が低酸素症に陥ったとき、細胞レベルでは何が起こっているか。
    1　呼吸性アシドーシス
    2　肺高血圧
    3　右心室不全
    4　肺胞毛細血管膜からの漏出

解答

1. 2　圧制御従量式換気法（PRVC）は、気道内圧を制限する従圧式換気モードなので、プラトー圧が30cm H₂Oを超過すると発生する人工呼吸器誘発性肺損傷のリスクは低い。SIMVおよびACVは、従量式換気モードなので、気道内圧が安全限界を超えることもある。CPAPは、自発呼吸を行っている患者にのみ適用し、肺コンプライアンスの低下している患者の換気要求を満たすための使用には向かない。

2. 3　肺胞を開放するためにPEEPを増加する方法は、吸気酸素分画（FiO₂）が高すぎる場合の酸素化促進の最良の戦略である。逆比換気、腹臥位、高頻度人工換気法はいずれも酸素化を改善することが確認されているが、これらの方法によるリスクも高まる。

3. 3　不適切なPEEPは、肺胞虚脱を引き起こすことがある。肺胞の開閉は、肺胞組織に損傷を与えることがあり、これを無気肺損傷と言う。気圧損傷は、気道内圧上昇によって引き起こされる。容積損傷は、肺胞の容積増加または過剰膨張によって引き起こされる。気胸は、PPVの合併症で、気道内圧の過剰な上昇によって引き起こされる。

4. 2　PPVモードの1回換気量よりも自発呼吸の1回換気量が低くなるのは異常ではないので、この場合ケアを行う必要はない。患者が自発呼吸をできるようになれば、CO₂が適切に除去されるかどうかは、総分時換気量（呼吸数×1回換気量）によって決まる。

5. 4　心房細動を有する患者は、血栓形成および塞栓のリスクが極めて高い。呼吸困難などの低酸素症の兆候と症状があれば、看護師は呼吸状態の急性変化を警戒し、精査が必要である。

6. 1　既存の血餅を分解するために血栓溶解薬が用いられている。この血栓溶解作用のために、出血が主要な合併症である。意識レベルの変化は、脳出血の発症を示唆し、このような場合は、さらに詳細な神経学的検査の適応となる。出血が疑われる場合は、血栓溶解薬の投与を中止し、医師に知らせるべきである。

7. 3　ワルファリンは、肺塞栓に用いる最適な経口抗凝固薬である。経口抗凝固薬ワルファリンの治療レベルは、国際標準比（INR）でモニターする。INRをモニターするために患者は定期的に血液検査を受けなければならない。INRが治療域範囲外になれば、ワルファリンの用量を調節する必要がある。血液検査の頻度は、ワルファリン用量の変化によって決める。

8. 2　静脈内ヘパリン投与は、aPTTが正常値の1.5～2倍の範囲になるように、用量を調節する。aPTTが正常値の1.2倍しかなければ、看護師は、プロトコルに従ってヘパリンの投与速度（用量）を増加し、再びaPTTが適応範囲になるようにすべきである。aPTTが治療範囲内になるまで、aPTTの検査を行い、その後ヘパリン投与量を調節する必要がある。

9. 3　肺胞毛細血管膜の漏出に起因するARDSの患者には、診療に輸液の投与を行う。治療目標に、適切な組織内灌流によるMAPの65mmHg以上の維持を組み入れるべきである。大量の輸液を投与すると、酸素需要量が増大することもある。血圧および灌流が、適切な値に達していなければ、ドーパミンまたはノルエピネフリンなどの血管収縮薬の投与を開始すべきである。

10. 4　ARDS患者の低酸素症の主な原因のひとつは、全身性炎症性反応に起因する肺胞毛細血管膜の漏出である。ARDSに併発して、呼吸性アシドーシスおよび肺高血圧が発症することもあるが、それらは低酸素症の直接の原因ではない。

神経系

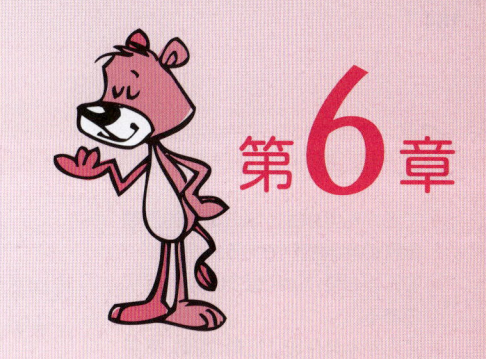

第6章

本章の概要

1. てんかん発作の兆候と症状
2. てんかん発作とてんかん重積の違い
3. 様々なタイプのてんかん発作
4. てんかん患者の治療
5. 髄膜炎に起因する生理学的変化
6. 髄膜炎患者の看護ケア
7. 脊髄損傷の病態生理
8. 様々なレベルの脊髄損傷の兆候と症状の比較
9. 脊髄損傷患者の治療の際の適切な看護ケア
10. 患者教育

てんかん発作とは

L. M. シムコ

　てんかん発作とは、脳内に突然起こる過剰な異常放電で、脳の正常な神経伝導系の混乱が起こる。てんかん発作自体は慢性疾患ではない。てんかんは慢性疾患で、てんかん発作の再発がその特徴である。

要点

- てんかん発作は、脳の電気的活動混乱の発現症状である。
- てんかん発作は疾患ではなく、症状である。
- てんかん発作後に行動、運動、感覚機能、認知機能、意識に変化が起こることが多い。

⚠ てんかん発作の前に前兆が起こることもある。

年齢および性別による相違

- 欠神発作（小発作）は、小児に起こることが多い。
- 若年成人のてんかん発作の最も一般的な原因は、頭部外傷および損傷である。

要点

- 未分類てんかん発作は特発性で、原因が不明であり、部分発作にも全般発作にも分類できない。
- てんかん発作の75％は特発性である。
- てんかん発作は、単独で発現することもあれば、急性中枢神経（CNS）障害（例えば、低血糖、薬物またはアルコールの離脱、頭部外傷、低酸素症による）を伴うこともある。
- てんかん発作の最も一般的な原因は脳腫瘍である。てんかん発作は、頭蓋内腫瘍の最初の症状であることが多い。

必須の基礎知識

てんかん発作には、3つの病期がある。第1期は前駆期で、てんかん発作の数時間または数日前に気分の変化または行動の変化が起こる。てんかん発作の前に前兆が起こる患者もいる。それは、感覚兆候で、異常な味覚または臭覚、金属味、閃光が見えることもある。第2期は発作期で、てんかん発作それ自体が起こる。第3期は、てんかん発作後の発作後期で、行動変化、嗜眠、錯乱状態に陥ることもある。

てんかん発作の分類

てんかん発作の国際分類では、発作性疾患を大きく3つのカテゴリに分類している。てんかん発作は、（1）部分（焦点）発作、（2）全般発作、（3）未分類てんかん発作に分類される。単純部分発作患者は、てんかん発作患者の約15％を占める。大脳皮質のどの領域が罹患しているかによって、運動性、認知性、感覚性、自律神経性、情動性の症状が発現する。このタイプのてんかん発作では、意識障害は起こらない。複雑部分発作患者は、てんかん発作患者の約35％を占める。意識は、部分的または完全に損なわれるが、初めから全般強直間代発作が起こるわけではない。

臨床症状は様々であるが、たいていの患者に前兆、自動症、発作後錯乱状態、疲労の症状が認められ、てんかん発作中の記憶はない。

全般発作患者は、てんかん発作患者の40％を占める。全般発作の症状は、両側脳半球での過剰放電を示唆し、通常、両側の運動障害と意識障害を伴うことが多い。患者は、通常、記憶を喪失する。

全般発作の種類およびその兆候と症状

全般発作の種類	兆候と症状
欠神発作（小発作）	てんかん発作患者の5％を占める 主に小児に起こる 虚ろなまなざし、まばたき、凝視 何らかの体の動きが起こることもある けいれん症状または発作後の兆候・症状は見られない
脱力発作（転倒発作）	姿勢筋の緊張の突然の低下
ミオクロニー発作	四肢、通常は上肢の筋肉けいれんが左右対称に短期間起こる
間代発作	反復性の短期間の運動発作
Tonic	強直発作

神経系　第6章　185

全般発作の種類およびその兆候と症状—続き

全般発作の種類	兆候と症状
強直性-間代発作（大発作）	てんかん発作患者の25%を占める 成人の全般てんかん発作のうち最もよくみられるタイプである
	強直性硬直(伸展)後痙動(間代期)が起こる
	チアノーゼ、努力呼吸、便失禁または尿失禁（その両方）、不随意の咬舌、発作後の疲労、錯乱状態、昏迷が起こることもある

てんかん発作の原因

てんかん発作の原因は、中毒症状、電解質平衡異常、無酸素症、脳腫瘍、CNS組織の炎症、脳血管疾患、異常高熱症、頭蓋内圧(ICP)上昇、外傷、低酸素症、ハンチントン病、多発性硬化症、アルツハイマー病などであるが、原因不明の場合もある。

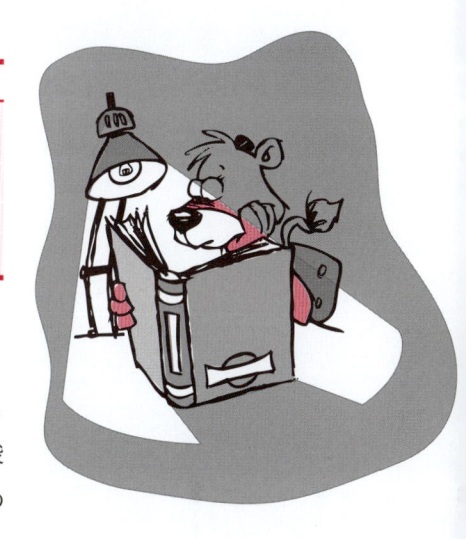

てんかん発作に付きまとう俗説と偏見

てんかん発作には多くの俗説と偏見が付きまとっているが、それらはすべて間違いである。

- てんかんは、馬鹿と同義語である。
- てんかんは、伝染病である。
- てんかん発作は、超常現象である。
- てんかん患者には、精神医学上の問題がある。
- てんかん患者は、スポーツなど日常生活の通常の活動に参加できない。
- てんかん患者の従業員は、仕事中の怪我および常習的欠勤の確率が高い。

診断検査

行うべき血液検査項目は、ナトリウム、カリウム、カルシウム、リン、マグネシウム、血液尿素窒素値(BUN)、血糖値であり、さらに薬物中毒のスクリーニング検査も行うべきである。その他、てんかん発作の原因となる異常を検出するために用いる臨床検査値は、動脈血(PaO_2)の酸素圧(低酸素血症)、抗けいれん薬の治療濃度(低濃度)、疾患(鉛中毒、白血病、鎌状赤血球貧血)を特定するための血液検査値などである。脳波(EEG)の検査は、てんかん発作の確定診断検査である。EEGは、頭皮上に装着した電極によって脳の電気的活動を測定することによって、てんかん発作の病巣の存在を確認できる。

要点

通常の脳波(EEG)検査の24～48時間前に、患者は、医師に処方された薬物以外は、いかなる薬物も摂取してはいけない。精神安定薬、刺激物（紅茶、コーヒー、コーラ、煙草など）、アルコール類はすべて脳内パターンの変化を引き起こす。低血糖は脳内パターンの変化を引き起こす可能性があるので、患者は規則正しい食事を取るべきである。患者の髪は、EEGの前日に洗い、オイル、ローション、スプレーをつけてはいけない。

年齢および性別による相違

- 通常、成人患者には、EEGの前日は遅くまで起きていて、朝は早く起きるように指示する。
- 断眠脳波検査の前に、小児および乳児に昼寝をさせてはいけない。

標準型21リード30分間脳波計（EEG）は、感度がわずか50〜60%であるため、誤って陰性の結果が出ることがある。確定診断を得るためには、24時間EEGが必要である。

睡眠不足が異常な脳内パターンを引き起こすことがあるため、断眠脳波検査が処方される。脳波計（EEG）による検査は、たいていの場合、検査の後半は患者の睡眠中に行わなければならない。

コンピュータ断層撮影（CT）で、頭部を、コントラストをつけて走査することは、焦点てんかん発作患者、神経障害患者、アルコール依存症の病歴のない患者、外傷の可能性のある患者に、特に有用である。頭部の磁気共鳴画像（MRI）の適応は、強直間代性てんかん発作後である。CTでは正常と診断された全般強直間代性てんかん発作患者の10〜20%に、MRIで異常が見つかることがある。単一光子放射型コンピュータ断層撮影法（SPECT）走査も、てんかん発作の診断に役立つ。この走査法は、数種の一般的な人工放射性核種を用いる。その結果から脳組織の代謝および血流についてのデータが得られるSPECT走査法は、ある種のCNS疾患の診断に最適な走査法である。CTでは見つからない血管の異常を図示するために、脳動脈造影が処方されることもある。頭部に外傷があれば、頭蓋骨X線写真を撮ることもある。最終的に、てんかん発作の原因として、感染または出血が疑われる患者は、腰椎穿刺（LP）の適応となる。白血病が疑われる患者にも骨髄穿刺を行う。

治療

てんかん発作の管理法として、通常、薬物療法を用いる。しかし、抗けいれん薬によって完全に抑制できる発作は、てんかん発作のうちの75%未満である。てんかん発作の種類と薬物の副作用に対する患者の忍容性によって、薬物を選択する。単独投与でてんかん発作を抑制できない患者のうち10%は、併用投与によって症状を完全に抑制でき、40%は、併用投与によっててんかん発作の発生回数を低下させることができる。抗けいれん薬の投与量は、血清薬物濃度によってではなく臨床反応によって決定する。てんかん発作のない患者への投与量を増加しても、将来のてんかん発作のリスクは低下せず、薬物濃度が治療濃度未満であっても毒性が増加する。最終的に、患者に明らかな薬物毒性が認められない場合は、てんかん発作を抑制するために、通常の有効血漿濃度を超過して投与することもある。

要点
EEG後に必要な特有の看護ケアは、患者の髪から電極ゲルを取り除くために、患者の髪を洗うことである。

要点
脳SPECT走査法にかかる費用は、脳CT走査法とほぼ同じである。

抗てんかん薬

薬物	血清治療薬物濃度(μg/mℓ)	適応	よくみられる副作用
アセタゾラミド(ダイアモックス)	未確定	ミオクロニー発作の第二選択薬	嗜眠、知覚異常、食欲抑制腎結石、代謝性アシドーシス
カルバマゼピン(テグレトール)	6-12 毒性濃度>14	部分単純および複雑発作と強直性-間代発作の第一選択薬	めまい、複視、白血球減少
クロナゼパム(クロノピン)	0.02-0.08	ミオクロニー発作の第二選択薬	鎮静、錯乱状態、運動失調、うつ病
エトスクシミド(ザロンチン)	40-100	定型欠神発作の第一選択薬 非定型欠神発作の第二選択薬	胃腸の副作用；悪心/嘔吐；嗜眠、食欲不振、皮膚発疹Ω
ガバペンチン(ニューロンチン)	未確定	部分単純および複雑発作の第二選択薬	嗜眠、運動失調、めまい、疲労、体重増加、悪心
ラモトリギン(ラミクタール)	未確定	部分単純および複雑発作 定型および非定型欠神発作 強直間代性発作の第二選択薬	体重増加、嗜眠、発疹、運動失調、めまい、複視、頭痛、悪心/嘔吐、鼻炎
レベチラセタム(ケプラ)	未確定	部分複雑発作の第二選択薬	精神症状、嗜眠、無力症、鎮静、協調運動障害
オクスカルバゼピン(トリレプタル)	未確定	部分複雑発作および強直間代性発作の第一選択薬	複視、運動失調、めまい、嗜眠、振戦
フェノバルビタール	10-40 毒性濃度>60	強直間代性発作の第二選択薬	めまい、運動失調、発疹、鎮静、認知障害、傾眠
フェニトインナトリウム(ディランチン)	10-20 毒性濃度>40	部分単純および複雑発作 強直間代性発作の第一選択薬	歯肉過形成、胃部不快感、発疹、運動失調、眼振、骨軟化症、リンパ節腫脹、大赤血球症、多毛症
プリミドン(マイソリン)	5-12	強直間代性発作の第二選択薬	眼振、運動失調、悪心、めまい、鎮静作用、回転性めまい
トピラマート(Topamax)	未確定	強直間代性発作の第二選択薬	体重減少、神経過敏、嗜眠、運動失調、錯乱状態、めまい
バルプロ酸(デパケン)	50-100 毒性濃度>150	部分単純および複雑発作 定型および非定型欠神発作 強直性-間代およびミオクロニー発作の第一選択薬	嗜眠、悪心/嘔吐、食欲不振、脱毛、肝酵素増加、挫傷
ゾニサミド(ゾネグラン)	未確定	部分複雑発作およびミオクロニー発作の第二選択薬	頭痛、めまい、運動失調、嗜眠、腎結石

　てんかん発作を引き起こす患者の管理法として、外科的手段も考慮される。てんかん発作の病巣である脳組織を取り除く切除法も外科的治療法のひとつである。その目的は、神経障害を引き起こさずに、てんかん発作を発生させている組織をできるだけ多く切除することである。他に、対症療法的脳梁分断法という外科手術による治療法がある。脳梁は、両方の脳半球をつなぐ神経の線維網なので、この治療法により、てんかん発作の広がりを抑え、意識喪失を防ぐ。

　てんかん発作の治療に迷走神経刺激(VNS)法を用いることが、注目されてきている。VNSは、プログラマブル・ジェネレーターに接続されたペースメーカー様の器具である。VNSは、頸部の左迷走神経(てんかん発作を伝播する脳の部分に影響を及ぼす神経)を刺激することによって、てんかん発作の回数を軽減することができる。患者は、前兆を感じると、携帯型の器具(マグネット)でVNSを引き起こすこともできる。そうすれば、てんかん発作の予防、またはその重症度の軽減が可能になることが多い。

要点

- 単独投与（ひとつの抗痙攣薬の使用）の方が好ましいが、併用投与が必要な場合もある。
- 薬物投与量とてんかん発作患者の管理法を決定する重要な因子は、血清薬物濃度ではなく、薬物投与に対する臨床反応である。
- 脳梁分断を行うと、たいていのてんかん発作の発症回数は減少するが全く発症しなくなるわけではない。

⚠ てんかん発作が起こっているときにパッド付舌圧子を使用すべきではない。

看護ケア

てんかん発作の予防措置

てんかん発作が起こった場合に患者の受傷を防ぐために、医療機関によって様々な予防措置がとられている。たいていの医療機関では、酸素（O₂）供給、吸引機器、エアウェイを、患者の部屋ですぐに使えるようにしておくことが推奨されている。必要であれば、いつでも静脈内薬物投与ができるように、てんかん発作の病歴のある患者には常に静脈（IV）路を確保しておくことが適切である。サイドレールによって、てんかん発作患者が重大な損傷を受けることは滅多にないので、サイドレールをクッションで包むことの有用性は疑わしい。てんかん発作には社会的に不名誉なイメージがあるため、クッション付きのサイドレールは、患者と家族にとって困惑の元になる可能性がある。しかし、サイドレールは、ベッドからの転倒を防ぐために常に設置しておくべきである。患者がベッドから転落しないように、ベッドは常に一番低い位置に設定しなければならない。

てんかん発作に対する初期治療の第一選択肢

- 患者にてんかん発作の予防措置を行うときは、O₂供給、吸引機器、エアウェイをすぐに使えるようにしておくこと

パッド付舌圧子をベッドサイドに常備することは稀であり、てんかん発作が開始した後は、患者の口に挿入すべきではない。てんかん発作開始後は、顎をぎゅっと食いしばることがあるので、舌圧子またはエアウェイを口に入れると、患者が舌を噛み切ることを防ぐというよりむしろ、歯を折り、その歯の欠片を吸い込む可能性が高くなる。さらに、パッド付舌圧子の不適切な留置により気道を塞ぐ可能性もある。

最善の治療計画を立てるため、看護師はてんかん発作のタイプ、患者に前兆が認められたかどうか、てんかん発作前後に発症したイベントを記録しなければならない。てんかん患者に外科的処置を行うことによって、てんかん発作およびその前兆症状が発現しないなど健康に関連する（患者の）生活の質が改善することを示す最近の研究結果が1件ある（Spencer氏ら、2007年）。患者にてんかん発作が認められたときは、次の看護ケアを行うべきである。

- 患者が受傷しないように保護すべきである。必要であれば、患者の動きを誘導する。
- 損傷を予防するために、患者の邪魔になる物体は取り除く。

- 患者を決して拘束すべきではない。
- 患者がぴったりとした衣服を身に着けているときは、緩める。
- 舌圧子またはエアウェイを患者の口に挿入すべきではない。
- 患者の体位を、右側臥位にする。
- 患者の気道を維持するために必要であれば、吸引する。

てんかん発作の終了時に医療チームが行うべき事項を次に挙げる。
- 患者のバイタルサインを測定する。
- 神経学的評価を行う。
- 患者を右側臥位に保つ。
- 患者を安静にする。
- てんかん発作を記録する。

てんかん発作を記録するとき、看護師は次の項目を記録すべきである。
- 発症時：突然起こったか、または前兆症状があったか（前兆症状があれば、それを記録する）。
- 発症時間：てんかん発作の開始時刻と終了時刻。
- 頻度と回数：患者に起こったてんかん発作は1回かまたは数回だったか。
- 意識状態：患者は意識不明になったか。そうであれば、その時間。患者は覚醒できたか（意識の変化はいずれも記録すべきである）。
- 目と舌：瞳孔の形、サイズ、均一性の変化と光に対する瞳孔の反応の変化。目と舌が片側に偏っていなかったか。
- 歯：歯は開いていたかまたは食いしばっていたか。
- 運動発作：運動発作はどこから始まったか。体のどの部分が関わったか。その運動発作は進行性であったか。患者の動きを記述する。
- 体の状態：患者は、尿または糞便の失禁状態になったか。患者に口腔出血、嘔吐、唾液分泌は認められたか。
- 呼吸：呼吸数とその質はどうか。チアノーゼは認められたか。
- 薬物の反応：てんかん発作中に何らかの薬物を投与した場合、患者の反応はどうだったか。てんかん発作は治まったか、それとも悪化したか。
- てんかん発作中の意識：患者は何が起こったか認識しているか。てんかん発作直後、患者は深い眠りに陥ったか。患者は動揺していたか、それとも恥ずかしがっていたか。患者が発作前の状態に戻るまでどのくらい時間がかかったか。

患者にてんかん重積が認められたときは、本章で概説している次の看護ケアを行うべきである。

てんかん重積とは

てんかん重積は、（1）患者が意識を回復することなく、連続して2回以上てんかん発作を起すこと（2）てんかん発作が5分以上持続すること、と定義されている。これは、あらゆるタイプのてんかん発作の合併症を引き起こす可能性がある。けいれん性のてんかん重積では、無酸素症、不整脈、アシドーシスが主に懸念される。てんかん重積の通常の原因を次に挙げる。

- 抗てんかん発作薬の投薬中止
- 急性アルコール離脱
- 中枢神経系（CNS）感染
- 代謝障害
- 頭部損傷
- 脳腫瘍
- 脳浮腫
- 脳血管疾患

要点

エアウェイを患者の口内に逆さまに挿入し、それが口腔の真ん中に入ってから、正しい向きに変える。こうすることによって、舌が後ろに押されて気道を閉塞するのを防ぐ。

www.epilepsy.com
www.neurologychannel.com/seizures/index.shtml
www.epilepsyfoundation.org

てんかん重積は、医学的緊急事態である。

看護ケア

てんかん重積が起こったら、看護師はすぐに医師に連絡し、患者の気道、呼吸、血液循環の維持を支援しなければならない。緊急処置は、鼻カニューレまたはフェイス・マスクを通じてO_2を供給すること、挿管の準備、患者が損傷しないように保護すること、静脈ルートを確保すること、生理食塩水（NS）の静注点滴を開始することである。さらに、経鼻胃（NG）チューブを挿入し、胃の吸引装置に接続すると、患者の嘔吐を防ぎ、誤嚥の可能性を取り除くことができる。血圧の継続測定とともに、心拍数および心臓リズムもモニターすべきである。

てんかん重積に対する初期治療の第一選択肢

- 三要素（気道，呼吸，血液循環）を監視する
- 医師に知らせる
- 静脈ルートを確保する
- 損傷を防ぐ
- 心拍数、ECGのリズム、血圧のモニターをする
- 薬物投与の準備をする

薬物は、処方通りに投与する。てんかん発作が継続する場合は、恐らく10〜15分毎に2〜5分かけて、ロラゼパム（アチバン）4mgを静注するように処方される。ロラゼパムの作用発現までの時間は約15分である。ロラゼパムは呼吸抑制を引き起こすので、患者のバイタルサインは慎重にモニターする。患者の呼吸状態が悪化すると、フルマゼニルを投与することもある。フルマゼニルはベンゾジアゼピン受容体拮抗薬で、患者の呼吸抑制を緩和する作用がある。フルマゼニルの成人静注投与量は次のとおりである。30秒かけて0.2mgを投与し、30秒間休薬し、また30秒かけて0.3mgを投与する。次に30秒かけて0.5mgを投与し、1分間の休薬期間を置いて投薬を繰り返し、累積投与量が3mgになるまで行う。フェニトイン（ディランチン）も処方されることがあり、総投与量は15〜18mg/kgで、時間をかけて静注する（わずか50mg/分）。作用発現までの時間は10〜20分で、作用時間は24時間である。

フェニトインは容易に浸潤するので、組織に浸透する。フェニトインの浸潤した組織の最新治療法は、四肢を上に持ち上げることと、乾式加温湿布の後に冷湿布を行うことなどである。血管内吸収を促進し血管攣縮を緩和するために、外用ニトログリセリンの使用も推奨されている。フェニトインには浸潤および血行動態の副作用（低血圧，徐脈）の可能性があるため、ホスフェニトインを投与することもある。ホスフェニトインの作用はフェニトインの作用と類似しているが、有害な副作用の可能性はない。ホスフェニトイン15〜20mg/kgを150mg/分までの速度で静注投与する。フェノバルビタール（ルミナール）も5〜8mg/kgの投与量を60mg/分の速度で静注投与することがある。作用発現までの時間は5〜20分で、作用時間は約24時間である。

てんかん発作が上記の薬物投与によって収まらないときは、高用量のペントバルビタールを投与することもある。負荷用量は、5〜10mg/kg/時間で、その後5mg/kg/時間を3回投与する。維持投与量は、1〜3mg/kg/時間である。血清濃度（治療濃度は25〜40mg/dℓ）と継続脳波（EEG）をモニターしなければならない。

てんかん重積の場合は、看護師またはその他の医療チームのメンバーが、次の措置を行う。

- 患者の気道を維持する。別のメンバーが医師に連絡している間に、水溶性の潤滑剤を塗布した経鼻エアウェイを挿入する。
- 鼻カニューレまたはフェイス・マスクを用いて、O_2を供給し、挿管の準備をする。
- 分泌物を口腔から排出させるために、患者を右側臥位に保つ。

要点

フェニトインは、中心静脈ラインから投与すべきである。

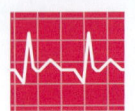

フェニトインを投与するときは、低血圧、徐脈、心ブロックの発症があるかどうかを確認しなければならない。

⚠ ●フェニトインは、いかなるブドウ糖溶液とも混合してはいけない。というのも、この溶液によって沈殿または結晶化が起こるからである。
●フェニトインの有害な副作用が発生するときは、ホスフェニトインを代替薬物とする。

⚠ フェノバルビタールによって呼吸抑制、低血圧、意識の抑制が起こることもあるため、バイタルサインおよび神経系の状態のモニタリングを行わなければならない。

- 必要ならば、気道吸引を行う。
- 血管の開放を維持するために、生理食塩水（NS）の静注を開始する。カテーテルが外れることがあるので、手首または肘前部からカテーテルを静脈に挿入すべきではない。
- 患者を傷つける可能性のある物体は取り除く。
- 患者を心臓モニター、血圧モニター、遠隔測定パルスオキシメーターによる酸素飽和度（SpO_2）モニター、自動血圧測定機器に接続する。
- 処方された通りに薬物を投与する。
- NGチューブを挿入し吸引器に接続する。
- その現場が集中治療室でなければ、集中治療室（ICU）への移送を計画する。
- てんかん発作を有していると診断された患者には、いずれの患者にも患者教育が不可欠であることを忘れないこと。

患者への指示

推奨事項	禁止事項
● 十分な水分補給状態を保つ ● 適切な栄養を摂取できるバランスのよい食事をする ● 前兆を見極め、安全な姿勢を体得する ● てんかん発作が起こったときに周囲の人が冷静に安全に対処してくれるように予め伝えておく ● 抗けいれん薬は処方通りに時間を守って摂取し、用量を間違えてはいけない ● 医療警告ブレスレットまたはネックレスを着用する ● 米国てんかん協会（Epilepsy Foundation of America：www.epilepsyfoundation.org）などのてんかん団体に連絡を取る ● てんかん発作支援団体に入会する ● てんかん患者の運転に関する法律を調べておく	● カフェインを取り過ぎてはいけない ● 違法薬物またはアルコールを用いてはいけない ● 過労にならないようにする ● 同時に多数のストレスフルな活動に取り組んではいけない ● 店頭販売薬またはハーブなど、医師に伝えていない薬物は、何であっても摂取してはいけない

理解度チェック

問題：次の質問または記述に対する最もよい解答を選びなさい。

1. Dill氏は、交通事故によって閉鎖性頭部外傷を受け、強直性‐間代（大発作）てんかん発作が発症し始めた。Dill氏に対する看護行為として最も適切なものは次のうちのどれか。
   1. ベッドのサイドレールにパッドをつける。
   2. 誰かが常にDill氏に付き添う。
   3. パッド付き舌圧子をDil氏のベッドの脇に置く。
   4. 酸素供給と吸引機器をDill氏の部屋に備えておく。

2. Dill氏のそばにいるときに、Dill氏が大発作を起した場合、次のいずれの行為を行うべきか。
   1. 医師を呼ぶ。
   2. Dill氏を右側臥位にする。
   3. Dill氏の歯の間にパッド付き舌圧子を押し込む。
   4. Dill氏を拘束する。

3. Dill氏のてんかん発作後の看護ケアとして、次のうちのいずれを行うべきか。
   1. 数時間、目覚めさせておく。
   2. 直ちにフェニトインを投与する。
   3. 安心させ気楽な気分にさせる。
   4. 6時間にわたり、5分毎に神経学的検査を行う。

4. Tomは若年成人で、フェニトイン（ディランチン）による長期的てんかん発作治療を受けている。定期的なフォローアップの重要性が強調されている。この患者の教育には、次のどの指示が重要か。
   1. フェニトインは、常に空腹時に摂取すべきである。
   2. 便秘はフェニトインによくみられる副作用なので、線維および水分を多く摂取すべきである。
   3. 良好な口腔衛生状態を保ち、歯肉マッサージを行うことを、日課に組み入れるべきである。
   4. 多動および不眠症はよくみられる初期作用であるが、時間と共に徐々に軽減するはずである。

解答：1. 4；2. 2；3. 3；4. 5, 4

5. Smithさんは、左総頸動脈の部分的閉塞と診断され、入院している。彼女はてんかん患者で10年間フェニトインを摂取している。彼女の治療計画作成に関して、看護師がすべき最も重要な事柄は次のうちのどれか。
   1. ベッドサイドにエアウェイ、吸引器具、拘束具を備える。
   2. 歯の矯正治具および眼鏡をはずすように彼女に指示する。
   3. 不穏状態が高まり激越が見られないか彼女を観察する。
   4. てんかん発作発症の病歴を得る。

髄膜炎とは

L. M. シムコ

要点
- 髄膜炎は脳膜の炎症で、クモ膜下腔および脳脊髄液（CSF）に関与している。
- 髄膜炎菌性髄膜炎は、集団発生が起こる細菌性髄膜炎の一種である。

髄膜炎とは、脳および脊髄（クモ膜と軟膜）を覆っている細胞膜の炎症である。ウイルス、細菌、真菌、化学物質、外傷、腫瘍が原因である。感染体は、洞または外耳道から侵入することもある。その他に、感染の可能性が考えられる原因は、(1) 頭蓋底骨折の結果、硬膜裂傷が起こりそれに伴う脳脊髄液（CSF）の漏出、(2) 中耳炎または副鼻腔炎、(3) 穿通性頭部創傷、銃創、陥没頭蓋骨骨折による血液-脳関門の崩壊、(4) ICPモニタリング器具、(5) 歯の腫瘍または最近の歯の治療、(6) 敗血症または敗血症性塞栓、(7) 脳膿瘍の破裂、(8) 外科的処置などである。微生物はクモ膜下腔を通って中枢神経系（CNS）全体に移行し、クモ膜、軟膜、CSF、脳室内で、炎症性反応を引き起こす。炎症性反応によって形成される滲出液は、脳神経および脊髄神経に広がり、その結果さらに神経機能が低下する。

要点
細菌性髄膜炎を防ぐために利用できるワクチンがあり、10代後半の若者達への投与は大いに推奨されている。

必須の基礎知識

細菌性髄膜炎

細菌性髄膜炎の症例中80〜90％は、肺炎球菌、ヘモフィルスインフルエンザ菌、髄膜炎菌によって引き起こされる。細菌性髄膜炎は、秋冬に最もよくみられるが、その時期の細菌性髄膜炎は、上気道感染が多い。

細菌性髄膜炎は、難民グループ、大学の学生寮、軍隊の兵舎、刑務所、人口密集地域などの人口密度の高い地域で発症することが多い。

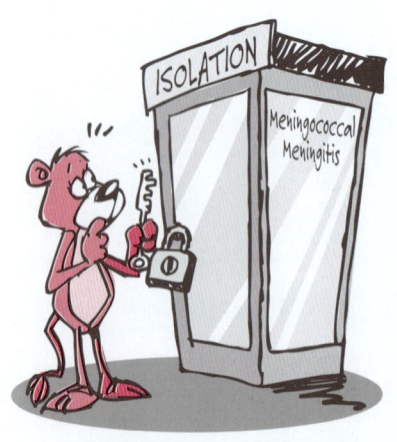

髄膜炎菌性髄膜炎の治療法として隔離を行うこともある。

感染性呼吸分泌物に直接接触することによって感染が起こる。細菌性髄膜炎を発症する患者は、中耳炎、肺炎、急性副鼻腔炎、鎌状赤血球貧血のような素因となる条件を有していることが多い。頭蓋骨または脊椎の骨折または脳手術も髄膜炎発症の一因になることがある。治療は抗菌療法が中心である。疾病の蔓延を防ぐために、髄膜炎菌性髄膜炎患者は、隔離しなければならない。髄膜炎菌性髄膜炎患者の死亡率は10〜15％で、治癒患者の10％もの患者に関節炎、心筋炎、聴力損失などの後遺症が残る。

> ⚠ 身体のどこかに感染症を有する患者、免疫抑制状態の患者、免疫力が低下する疾患を有する患者、高齢者、特に慢性消耗性疾患患者が罹りやすい。

ウイルス性または無菌性髄膜炎

ウイルス性または無菌性の髄膜炎は、様々なウイルス性疾患の続発症として発症することが多い。例えば、エンテロウイルスに起因することの多い呼吸器疾患または消化管（GI）疾患は、ウイルス性髄膜炎を引き起こすことがある。米国では、エコーウイルスおよびコクサッキーウイルスなどのエンテロウイルスが、ほとんどのウイルス性髄膜炎の原因ウイルスである。その他の原因ウイルスは、麻疹、ムンプス、単純ヘルペス、帯状疱疹などのウイルスである。ウイルス性髄膜炎は呼吸器の分泌物との接触によって伝染することが多いが、伝染経路、伝染性、潜伏期間は伝染するウイルスによって様々である。

ウイルス性髄膜炎の症状は、通常、細菌性髄膜炎よりも軽く、頭痛、筋肉痛、疼痛、腹痛、胸痛などであり、たいていの場合、治癒後神経障害は残らない。

> **要点**
> - 症例の約50％で原因ウイルスが確認されていない。
> - ウイルス性髄膜炎には、ポリオワクチン、水痘ワクチン、麻疹・ムンプス・風疹ワクチンによって予防できるものもある。

> **年齢および性別による相違**
> ウイルス性髄膜炎患者の大部分（70％）は5歳未満である。

真菌性髄膜炎

クリプトコッカス・ネオフォルマンスは、免疫不全症（例えば、後天性免疫不全症候群［AIDS］）患者、細網内皮系疾患（例えば、サルコイドーシス）患者、副腎皮質ステロイド療法を受けている患者の真菌性髄膜炎の原因として最もよくみられる真菌である。劇症侵襲性真菌性副鼻腔炎も真菌性髄膜炎の原因である。患者の免疫系が悪化し、それが炎症反応に影響するため、臨床症状は患者によって様々である。発熱する患者もいれば、しない患者もいる。ほとんどすべての患者に発現する症状は、悪心、嘔吐、頭痛、精神状態の悪化である。吸入による感染が疑われることもある。真菌は、ある種のユーカリの木の樹皮と葉、ハトの巣、土から単離される。患者に、腎臓、肺、前立腺、骨への感染症状が見られることがある。治療をしなければ、患者は数週間から数か月で死亡する。

> **要点**
> 真菌性髄膜炎は、人から人へは伝染しない。人口密集地域に累積されるハトの糞を除去することが最もよい予防法である。

> **年齢および性別による相違**
> インフルエンザ菌性髄膜炎の患者は、通常、生後1か月〜6歳までの小児である。

インフルエンザ菌性髄膜炎

インフルエンザ菌性髄膜炎は、ヘモフィルスインフルエンザ菌によって引き起こされる。疾病の伝染期間（患者が24～48時間の効果的な抗生物質療法を受けるまで）中に、患者の鼻腔および咽喉の分泌物に接触することによって、またはその飛沫によって、感染する。中耳炎または上気道感染後に感染することもある。治療は抗菌療法を中心に行うが、副腎皮質ステロイド薬の使用により、聴力損失のリスクを軽減できる。治療を受けても、患者の死亡率は5％である。患者の50％に、学習障害、言語発達障害などの神経学的異常が認められる。

文化的背景
アメリカの先住民およびエスキモーのインフルエンザ菌性髄膜炎の発症率は、高く、全人口の3倍である。

肺炎球菌性髄膜炎

肺炎球菌性髄膜炎は、肺炎連鎖球菌によって起こる。伝染期間および潜伏期間は、基礎疾患または症状（通常、中耳炎、菌血症、乳様突起炎、肺炎、感染性心内膜炎、頭蓋底骨折）と関連している。このタイプの髄膜炎の死亡率は約25％である。

年齢および性別による相違
肺炎球菌性髄膜炎は、成人に最もよく見られる髄膜炎である。

要点
肺炎球菌性髄膜炎は人から人へは感染しない。

新生児髄膜炎

新生児髄膜炎は、B群連鎖球菌、モノサイトゲネス、大腸菌によって引き起こされることが多い。新生児が、産道通過時または院内感染により、感染すると考えられている。生後1週間以内の感染は、通常、産道通過時の感染に起因する。院内感染によって感染した疾患の潜伏期間は、通常、2週間～2か月である。新生児髄膜炎は、通常、人々の普通の社会的接触によっては伝染しない。このタイプの髄膜炎の死亡率は高く、50％である。

年齢および性別による相違
新生児髄膜炎は、生後2週間～2か月に発症する感染症であり、その感染は出産時または院内感染に関連していると思われる。

梅毒性髄膜炎

梅毒性髄膜炎は、梅毒トレポネーマによって引き起こされる。この疾患の発症リスク要因は梅毒の既往歴である。続発性または初期の潜在性梅毒を治療しないと梅毒性髄膜炎が引き起こされる可能性がある。臨床症状は、心理的変化、視力障害または感覚障害、脳血管発作、振戦、運動失調、てんかん発作などである。

要点
梅毒性髄膜炎は人から人へは感染しない。

結核性髄膜炎

結核性髄膜炎は結核菌によって引き起こされる。この疾患の発症リスク要因は結核の既往歴である。臨床症状は、食欲不振および体重減少などである。

髄膜炎の原因は異なっていても、その兆候と症状は、通常、類似している。成人の症状は、重度の頭痛、発熱、悪心、嘔吐、頸部硬直、ケルニッヒ徴候陽性（p.200参照）、ブルジンスキー徴候陽性（p.200参照）、羞明、てんかん発作、精神状態の変化、皮膚発疹、点状出血または紫斑である。神経的異常は、関与している脳神経（CN）を反映する。髄膜炎の合併症として、出血およびショックを伴うウォーターハウス・フリーデリクセン症候群（副腎出血）、脳炎、脳水腫、脳浮腫、聴力または視力喪失、脳の損傷、筋肉麻痺、播種性血管内凝固（DIC）などが予想される。

> **要点**
> 患者の体の他の部位から結核性感染症が広がることによって結核性髄膜炎が発症する。結核性髄膜炎は、人から人へ伝染することはない。

診断検査

髄膜炎の診断用CSF検体を採取するために腰椎穿刺を行うことが多い。そのCSF所見は、髄膜炎を引き起こす微生物によって異なる。頭蓋内圧（ICP）の亢進が疑われる場合は、通常、腰椎穿刺は行わない。

> **!** 結核性髄膜炎は治療しなければ、通常、18週間から5年で死に至る。

髄膜炎の脳脊髄液（CSF）所見

CSF所見	WBC（細胞数/mm³）	タンパク質（mg/dl）	血糖値（mg/dl）	分 画	グラム染色	培 養
ウイルス性髄膜炎	増加 (6-1000)	増加 (40-150)	正常 (50-75)	ほとんどリンパ球	陰性	ウイルスが単離される
髄膜炎菌性髄膜炎	増加 (>100)	増加	同時血糖値 <40%	ほとんど双球菌	グラム陰性	髄膜炎菌
インフルエンザ菌性髄膜炎	増加 (>100)	増加 (50-1000)	同時血糖値 <40%	ほとんど多形核細胞	グラム陰性桿菌	ヘモフィルスインフルエンザ菌
肺炎球菌性髄膜炎	増加 (>100)	増加 (50-1000)	同時血糖値 <40%	ほとんど多形核細胞	グラム陽性球菌	肺炎連鎖球菌
新生児髄膜炎	増加または減少	増加 (50-1000)	同時血糖値 <40%	ほとんど多形核細胞	グラム陰性桿菌	通常B群連鎖球菌はリステリア・モノサイトゲネス大腸菌
クリプトコッカス性髄膜炎	増加 (10-500)	増加 (50-1000)	同時血糖値 <40%	ほとんどリンパ球	白血球に類似	陰性
結核性髄膜炎	増加 (25-500)	増加 (50-1000)	ほとんど正常 (50-75)	リンパ球	陰性	結核菌

血液検査も髄膜炎の診断に役立つ。全血球数（CBC）測定によって白血球（WBC）数が正常値よりも増加していることが明らかになれば、髄膜炎の可能性が示唆される。ナトリウム濃度を中心に血清電解質も測定する。

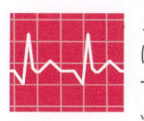

> 点状出血または紫斑は、髄膜炎菌性髄膜炎で最もよくみられる症状である。

年齢および性別による相違

髄膜炎の小児には、発熱、行動の変化、嗜眠、摂食拒否、嘔吐、背骨の湾曲、首の後退、うつろな表情、泉門膨隆、てんかん発作、蒼白または赤く炎症を起こした皮膚などの症状が見られる。

> ● ICP亢進患者には腰椎穿刺（LP）は有害で、ICPが突然上昇し脳幹ヘルニアが引き起こされることもある。
>
> ● 抗利尿ホルモン分泌異常症候群（SIADH）に起因する希釈性低ナトリウム血症が認められることもあるが、それは細菌性髄膜炎の合併症としてよく見られる。

急性の無併発性髄膜炎のCT画像からは異常が認められないが、重症になると、拡散強調すなわち脳水腫が認められることもある。空気洞、乳様突起、胸部のX線フィルムによって感染または頭蓋底骨折の有無が分かる。脳膿瘍または頭蓋内圧（ICP）上昇を確認するために、MRIが処方される。脳波（EEG）は全般性徐波活動を示すこともある。

医学的管理

医師は細菌性または真菌性の原因物質に特異的な抗生物質を処方する。リファンピシン（リファジン）は、家庭・幼稚園・保育園・学校・医療機関で細菌性髄膜炎に接触する機会のある人々および医療従事者に最適な薬剤である。

髄膜炎の経験的治療法

微生物	抗生物質／抗生剤
ウイルス	アシクロビル（ゾビラックス）
ナイセリア・メニンギティディス	ペニシリン（髄膜炎菌） セファロスポリン
ヘモフィルスインフルエンザ菌	セフトリアキソン（ロセフィン） セフォタキシム（クラフォラン）
肺炎連鎖球菌	ペニシリン セフォタキシム（クラフォラン） セフトリアキソン（ロセフィン） リファンピシン（リファジン） バンコマイシン（Vancocin）
梅毒トレポネーマ （梅毒性髄膜炎を引き起こす）	ペニシリンG プロカインペニシリン＋プロベネシド
真菌 （クリプトコッカス・ネオフォルマンス）	アンホテリシンBに5-フルオロシトシンを併用 フルコナゾール（ダイフルカン）
結核菌	イソニアジド（INH）、リファンピシン（リファジン）、エタンブトール（ミアムブトール）、ピラジナミド（Tebrazid）の4剤併用療法
ブドウ球菌	バンコマイシン セフタジジム（Fortaz）

細菌性髄膜炎に対する初期治療の第一選択肢

● 細菌性髄膜炎患者に接触する人には、リファンピシン（リファジン）を処方する

ヘルペスウイルスおよび水痘帯状疱疹ウイルスの治療には、静注による水分補給と併用してアシクロビルを用いることもあるが、ウイルス性または無菌性髄膜炎の治療は主に対症療法である。

> **インフルエンザ菌性髄膜炎に対する初期治療の第一選択肢**
> - インフルエンザ菌性髄膜炎患者に接触する人には、リファンピシン(リファジン)を処方する

　肺炎球菌性髄膜炎の治療は抗菌療法に基づいて行い、このタイプの髄膜炎の予防は、肺炎を防ぐための肺炎球菌ワクチンの予防接種によって行う。新生児髄膜炎の治療も抗菌療法に基づいて行い、その予防は、妊娠女性に対してB群連鎖球菌のスクリーニングを行い、B群連鎖球菌の保菌者に対しては出産前に抗生物質の投与を開始する。適応となった妊婦には、帝王切開による出産を考慮すべきである。

要点
肺炎の発症率は、肺炎球菌ワクチンの接種によって低下する。

髄膜炎の予防法

　ヘモフィルスインフルエンザb菌(Hib)、肺炎、肺炎球菌性髄膜炎、髄膜炎菌性髄膜炎を引き起こす可能性のある細菌に対してはワクチンを利用する。米国疾病対策予防センターは、11～18歳の青少年には、髄膜炎菌性髄膜炎に対するMCV4ワクチンを接種することを推奨している。MCV4ワクチンの接種は、軍隊入隊者、大学1年生、脾臓に損傷を受けた患者(脾摘後患者)、髄膜炎の蔓延に遭遇する人、髄膜炎の流行している国への旅行者(サハラ以南のアフリカの国々に12月から6月までの季節に出かける旅行者)にも推奨されている。髄膜炎菌性ワクチンは、すべてではないがほとんどのタイプの髄膜炎菌性疾患を予防する。米国で入手できる抗髄膜炎菌ワクチンは2種類ある。すなわち、髄膜炎菌性多糖類ワクチン(MPSV4)と髄膜炎菌性共役ワクチン(MCV4)である。

看護ケア

　罹患率および死亡率を低下させるためには、髄膜炎の疑いのある患者の正確な評価を早急に行うことが肝要である。それは、看護師が正しい問診を行うことによって達成される。髄膜炎の主観的および客観的な所見を次に挙げる。
- 徐々に悪化する頭痛
- 悪心および嘔吐
- 羞明

- 屈曲時の首または背中の痛み
- てんかん発作
- 易怒性、錯乱状態
- 免疫抑制剤などの薬物
- 原因因子または増悪因子の存在：髄膜炎を発症する可能性の高い損傷、手技、病状
- 静注麻薬の乱用のような社会的経歴

看護師は次の項目の観察を行う。
- 感染の兆候：悪寒、発熱、頻脈、皮膚発疹、点状出血または紫斑(髄膜炎菌性髄膜炎で最もよく見られる)
- 髄膜刺激(の症状)：頭痛、頸部硬直、ブルジンスキー反射、ケルニッヒ徴候
- 神経的異常：意識レベル(LOC)の低下、てんかん発作、神経学的局所徴候(片麻痺、不全片麻痺)

中枢神経(CN)に関連する症状
- 視覚(CN II)：視神経乳頭浮腫が見られ、失明することもある。
- 動眼神経、滑車神経、外転神経(CN III, CN IV, CN VI)：眼球運動障害、眼瞼下垂、瞳孔不同、複視がよく見られる。
- 三叉神経(CN V)：羞明
- 顔面神経(CN VII)：顔面神経不全麻痺
- 聴覚神経(CN VIII)：耳鳴、めまい、難聴
- 合併症：ウォーターハウス・フリーデリクセン症候群(副腎出血)。結果として生じる出血およびショック(電撃性の髄膜炎菌性髄膜炎に見られることがある)、DIC、脳水腫、脳浮腫、脳膿瘍、硬膜下滲出液、脳炎を伴う。

その後、看護師は、患者の臨床検査値および放射線所見を検討すべきである。
- 脳脊髄液(CSF)：微生物のタイプによって得られる結果が異なる。
- タンパク質値：細菌性髄膜炎の方がウイルス性髄膜炎よりも高い値を示す。
- ブドウ糖の値：ブドウ糖の値は、たいていの細菌性髄膜炎では低いが、ウイルス性髄膜炎では正常である。
- 膿性混濁は、たいていの髄膜炎で見られるが、ウイルス性髄膜炎では特に顕著である。
- 細胞：ウイルス性髄膜炎ではリンパ球優位で、細菌性髄膜炎では多形核

> **要点**
> ケルニッヒ反射＝患者の腰部を90度に曲げ、患者の膝を広げる。この動作により疼痛が引き起こされると、それは陽性の兆候である。
> ブルジンスキー反射＝患者の首を曲げる。この動作によって患者の腰部が屈曲すると、それは陽性の兆候である。

白血球優位である。
- 培養：脳脊髄液（CSF）検体、血液検体、洞または傷口からのドレナージ（排膿）の培養によって、感染微生物を確認できる。看護師は、検査室への検体の迅速な輸送を確認すべきである（速やかな培養が必要な微生物もある）。
- 脳波（EEG）：全般性徐波活動を示すことがある。
- 電解質：低ナトリウム血症の発症が認められる。
- 鼻咽頭塗抹標本：病原細菌が認められる。
- 放射線所見：急性無併発性髄膜炎は、正常なCT画像が得られるが、拡散強調が認められ、脳水腫が発見されることもある。頭蓋骨の放射線所見によって、感染洞または頭蓋底骨折が明らかになる。

要点
ダクロンスワブ（綿ではない）を用いて、鼻咽頭の拭き取り検体を収集する。鼻孔に、抵抗にあうまでスワブを入れ、患者がいつものように咳をした数秒後に抜き取る。

患者の神経系の状態、バイタルサイン、血管評価の正確なモニタリングと記録を重視し、看護ケアを行う。看護師の任務は次の通りである。
- 2〜4時間毎、または処方通りに、バイタルサインの測定と一般的な神経学的検査を行う。
- 特に、CN II, III, IV, V, VI, VII, VIIIに着目して脳神経の評価を行う。
- ICP亢進の予防または治療のための処置を行う（p.62頭蓋内圧亢進を参照）。
- てんかん発作によって患者が損傷を受ける可能性があるので、損傷を受けないように患者を保護する（p.183てんかん発作に関する節を参照）。

次のような看護ケアを行うことによって、患者の疼痛を管理する。
- 疼痛症状を評価し、処方通りに鎮痛薬を投与する。
- 鎮痛薬の副作用と有効性をモニターし記録する。
- 患者が静かに寛げるように、慰め元気づける。
- 必要に応じて、ラジオ、テレビ、読書、見舞い客との面会を許容するなど、娯楽となるような活動を計画する。
- 明かりを消し（易刺激性［羞明］の軽減に役立つ）、患者が心地良い姿勢を保てるようにするなど、環境を整え、患者の安静状態を改善する。

次の処置を行い、体温の上昇を管理する。
- 感染が最初に疑われた時点で、例え培養による脳脊髄液（CSF）の結果が未だ得られていなくても、処方通りに抗生物質の投与を開始する。
- 2〜4時間毎または処方通りに体温を測定する。
- アセトアミノフェン（タイレノール）のような解熱薬を投与する。

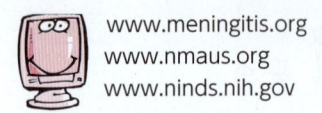

- 指示通りに、冷却法を用いる（例えば、毛布の除去；低体温毛布の使用；脇の下にぬるま湯、アルコールスポンジ、氷嚢を入れる；環境冷却のために扇風機を使用する）。
- 感染または発熱に対する全身反応、すなわちバイタルサイン、呼吸数、意識レベルなどをモニターする。
- 血管の評価を行い、敗血症性塞栓によって引き起こされる血管の変化をモニターする。患者の体温、顔色、脈拍、四肢の毛細血管再充満時間を評価すべきである。
- 医療機関の方針に従い、予防的隔離を維持する。
- 細菌性髄膜炎患者に接触する人には予防的に必ずリファンピシンを投与する。

理解度チェック

問題：文字を並べ換えて、髄膜炎のタイプまたは髄膜炎の管理、治療、その用語などを完成せよ。

1. _____（ピシファンリン）
2. _____（反ルブースキ射ジン）
3. _____（明羞）
4. _____（部硬頸直）
5. _____（クロアビシル）

脊髄損傷とは

L. M. シムコ

脊柱に外力がかかると、脊椎が損壊し、脊髄に損傷をうける。脊髄損傷は、その箇所とメカニズムによって分類される。損傷箇所とは、損傷が起こった脊椎の箇所を指す（頸部、胸部、腰部、仙骨部）。脊椎の損傷箇所が上に行くほど、障害レベルは高くなる。損傷のメカニズムには、過屈曲、過伸展、軸負荷、垂直圧迫、穿通性損傷などがある。脊髄は損なわれないこともあるが、破損が起こることもある。

解答： 1. リファンピシン； 2. ブルジンスキー反射； 3. 羞明； 4. 項部硬直； 5. アシクロビル

髄膜炎の経験的治療

脊髄分節/脊髄根	神経支配
頸部	C4—横隔膜 C5—三角筋と二頭筋 C6—手関節伸展筋 C7—三頭筋 C8—手
胸部	T2-T7—胸筋 T9-T12—腹筋
腰部	L1-L5—脚筋
仙骨部	S2-S5—膀胱、腸、性機能

損傷のメカニズム

過屈曲/屈曲損傷
頸部屈曲損傷：頭部が突然、強い力で前方に倒される
下位胸部/腰部：胴体が突然屈曲すると、臀部を着いて転倒する場合と同様に、屈曲損傷が起こる
- 後部靱帯は伸長または破損する
- 椎骨は骨折または脱臼する
- 出血、浮腫、壊死が引き起こされる

過伸展損傷
- 自動車事故（後ろから追突される）または転倒して顎を打つときに発症することが多い
- 頭部は突然前に倒されその後後ろへ倒される
- 前縦靱帯は伸長または破損する
- 椎骨は骨折または亜脱臼する
- 椎間板は破断されることもある

軸負荷/垂直圧迫損傷
- ダイビングまたは梯子からの転倒によって起こることが多い
- 殴打による椎骨の破壊
- 骨の破片が脊柱管に入り脊髄に損傷を与える

穿通性損傷
- 低速（ナイフ）：穿通部位に直接損傷を与え、脊髄神経に局所的な損傷を与える
- 高速（銃創）：直接および間接的損傷を与え、脊髄浮腫が起こり、毛細血管循環および静脈還流量の低下により脊髄の壊死が引き起こされる

損傷の解剖学的レベルは、上位運動ニューロンと下位運動ニューロンの損傷を示す。上位運動ニューロンは脳から脊髄までの伝導経路で、中枢神経系から発し中枢神経系内までである。下位運動ニューロンは脊髄の前角から発し筋肉および組織までである。髄質の交差レベルより上方の上位運動ニューロンに損傷が起こると、同側性（同じ側）機能障害が引き起こされ、上位または下位運動ニュー

脊髄機能活動図

脊髄分節	摂食	着衣	身繕い	排泄	入浴	食事の準備	運転	公共交通機関の利用	車椅子移動	歩行	情報伝達	職業	性機能
C-1	*	*	*	*	*	*		*			*	**	**
C-2	*	*	*	*	*	*		*			*	**	**
C-3	*	*	*	*	*	*		*			*	**	**
C-4	*	*	*	*	*	*		*			*	**	**
C-5	*	*	*	*	*	*		*			*	**	**
C-6	*	*	✓	*	*	*		*	✓		✓	**	**
C-7	✓	✓	✓	*	✓	*	✓	*	✓		✓	**	**
C-8	✓	✓	✓	✓	✓	*	✓	*	✓	*	✓	**	**
T-1	✓	✓	✓	✓	✓	✓	✓	*	✓	*	✓	**	**
T-2	✓	✓	✓	✓	✓	✓	✓	*	✓	*	✓	**	**
T-3	✓	✓	✓	✓	✓	✓	✓	*	✓	*	✓	**	**
T-4	✓	✓	✓	✓	✓	✓	✓	*	✓	*	✓	**	**
T-5	✓	✓	✓	✓	✓	✓	✓	*	✓	*	✓	**	**
T-6	✓	✓	✓	✓	✓	✓	✓	*	✓	*	✓	**	**
T-7	✓	✓	✓	✓	✓	✓	✓	*	✓	*	✓	**	**
T-8	✓	✓	✓	✓	✓	✓	✓	*	✓	*	✓	**	**
T-9	✓	✓	✓	✓	✓	✓	✓	*	✓	*	✓	**	**
T-10	✓	✓	✓	✓	✓	✓	✓	*	✓	*	✓	**	**
T-11	✓	✓	✓	✓	✓	✓	✓	*	✓	*	✓	**	**
T-12	✓	✓	✓	✓	✓	✓	✓	*	✓	*	✓	**	**
L-1	✓	✓	✓	✓	✓	✓	✓	*	✓	*	✓	**	**
L-2	✓	✓	✓	✓	✓	✓	✓	✓	✓	*	✓	**	**
L-3	✓	✓	✓	✓	✓	✓	✓	✓	✓	*	✓	**	**
L-4	✓	✓	✓	✓	✓	✓	✓	✓	✓	*	✓	**	**
L-5	✓	✓	✓	✓	✓	✓	✓	✓	✓	*	✓	**	**
S-1	✓	✓	✓	✓	✓	✓	✓	✓	✓	✓	✓	**	**
S-2	✓	✓	✓	✓	✓	✓	✓	✓	✓	✓	✓	**	**
S-3	✓	✓	✓	✓	✓	✓	✓	✓	✓	✓	✓	**	**
S-4	✓	✓	✓	✓	✓	✓	✓	✓	✓	✓	✓	**	**

- 頸部 C1-T1 頸筋と上腕筋および横隔膜
- 胸分節 T2-T11 胸筋と腹筋
- 腰分節と仙骨分節 臀部と膝の筋肉 L1-L4
- 腰部、膝、足首、足の筋肉、L5-L1
- 腸管、膀胱、生殖器 S2-S4

四肢麻痺／対麻痺

- ✓ 正常またはほぼ正常な機能または動作
- * 何らかの介護または介助器具が必要
- ** 関与は可能だが、他の選択肢または代替手段を検討することが必要
-   この損傷レベルでは、実行できないか、あるいは実行できない可能性がある

（出典：Phipps WJ, et al：Medical-surgical nursing：health and illness perspectives, 第7版, St Louis, 2003年, Mosby）

ロンの交差レベルよりも下方に損傷が起こると、対側性（反対側）機能障害が引き起こされる。

損傷の機能的レベルは、正常な脊髄機能の破壊の程度を示す。損傷は、完全損傷または不完全損傷に分類される。脊髄が完全に離断される完全損傷はあまり起こらないが、完全損傷が起こると、通常、損傷レベルより下方の運動、感覚、反射活動が完全に喪失される。完全損傷によって脊髄または神経原性ショックが起こることもあり、それは1～6週間継続し、その後、患者の50%は、ある程度脊髄機能を回復するが、運動、感覚、反射活動に様々な不完全な形の障害が残る。不完全な脊髄の障害に起因する症候群は5つある。

> **要点**
> - 解剖学的領域は、損傷が起こった脊椎のレベルを示す。
> - 同じ側の機能障害は同側性と言われる。
> - 反対側の機能障害は対側性と言われる。

不完全な脊髄の障害に起因する症候群

不完全な障害	要因	機能の喪失	残存機能
前部脊髄症候群	頸椎屈曲および脱臼	温痛覚と運動機能 バビンスキー反射陽性 痙性麻痺	接触覚、 固有受容性感覚、圧覚、 振動覚
後部脊髄症候群	頸椎の過伸展	固有受容性感覚	温痛覚と運動機能 触知覚
脊髄中心症候群	頸椎の過伸展椎骨と椎間板の退行性変化が認められる高齢患者に脊髄中心部圧迫が起こる	上肢運動機能 しかし、下肢運動機能の有意な喪失はあまり認められない	下肢運動機能の喪失が認められない患者もいる 感覚機能の残存の程度は様々である
ブラウン・セカール症候群	ナイフまたは弾丸痕のような穿通性損傷は、脊髄の半側切断を引き起こすまたサーフボードが首に当り、外傷性損傷を被るサーファーにも見られる	同側（損傷と同じ側）性運動、 固有受容性感覚、 振動覚、深部触覚 対側（損傷の反対側）性温痛覚、 触知覚	対側性運動、 固有受容性感覚、 振動覚、深部触覚 同側性温痛覚、 触知覚
馬尾または脊髄円錐症候群	外傷誘発性骨折脱臼に起因する仙骨部の脊髄神経根の損傷	様々なパターンの運動または感覚の喪失の結果、神経因性大腸と神経因性膀胱	関与している神経根に特異的な神経障害

要点

- 完全脊髄損傷では、損傷レベルより下方の反射活動は完全に喪失する。
- 不完全損傷では、様々な反射活動が失われるが、残存する反射活動も認められる。

前部脊髄症候群

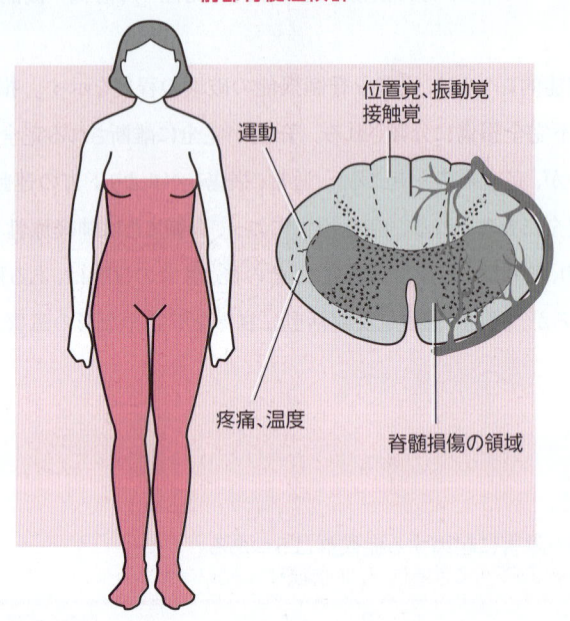

運動
位置覚、振動覚、接触覚
疼痛、温度
脊髄損傷の領域

(出典：Ignatavicus DD, Workman ML：Medical-surgical nursing：critical thinking for collaborative care, 第4版, Philadelphia, 2002年、WB サンダース)

脊髄中心症候群

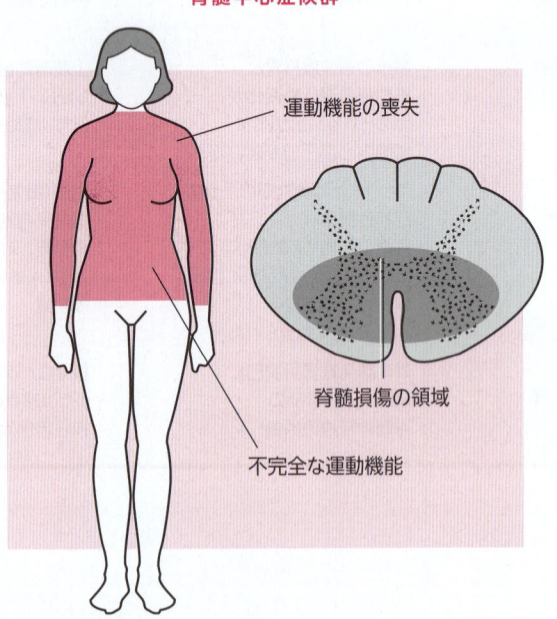

運動機能の喪失
脊髄損傷の領域
不完全な運動機能

(出典：Ignatavicus DD, Workman ML：Medical-surgical nursing：critical thinking for collaborative care, 第4版, Philadelphia, 2002年, WB サンダース)

神経系　第6章

ブラウン・セカール症候群

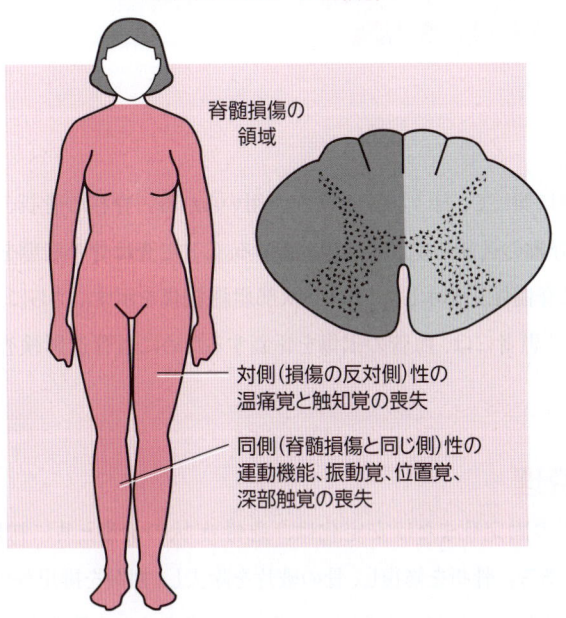

脊髄損傷の領域

対側（損傷の反対側）性の温痛覚と触知覚の喪失

同側（脊髄損傷と同じ側）性の運動機能、振動覚、位置覚、深部触覚の喪失

（出典：Ignatavicus DD, Workman ML：Medical-surgical nursing：critical thinking for collaborative care, 第4版, Philadelphia, 2002年, WB サンダース）

馬尾または脊髄円錐症候群

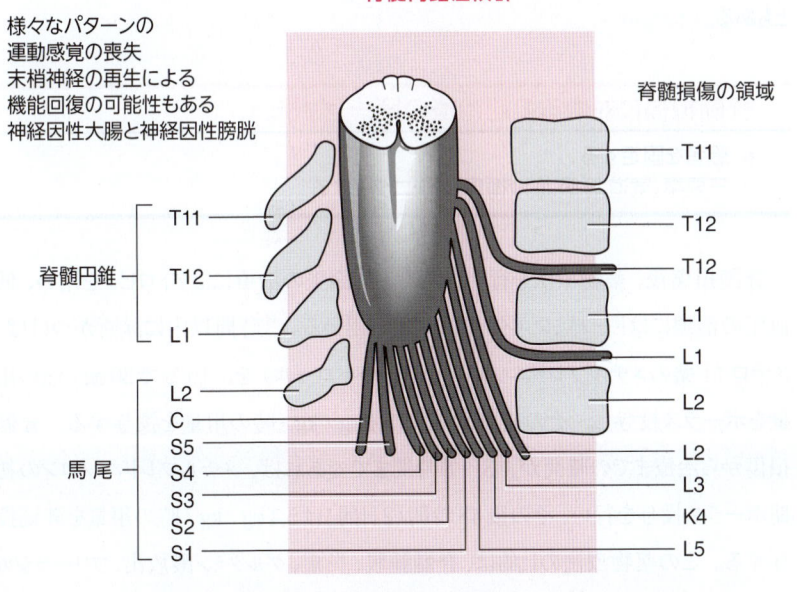

様々なパターンの運動感覚の喪失
末梢神経の再生による機能回復の可能性もある
神経因性大腸と神経因性膀胱

脊髄損傷の領域

脊髄円錐
- T11
- T12
- L1

馬尾
- L2
- C
- S5
- S4
- S3
- S2
- S1

右側：
- T11
- T12
- T12
- L1
- L1
- L2
- L2
- L3
- K4
- L5

（出典：Ignatavicus DD, Workman ML：Medical-surgical nursing：critical thinking for collaborative care, 第4版, Philadelphia, 2002年, WB サンダース）

必須の基礎知識

診断検査

　脊髄損傷に関して、様々な診断検査が用いられる。脊柱の骨折、脱臼、退行性変化は、脊椎のX線写真によって評価する。CT走査は骨の病態を明らかにし、脊髄造影は脊髄圧迫を示し、MRIは軟部組織損傷を示す。さらに、銃弾または刺創を有する患者には、血管の損傷を評価するために血管造影検査が処方されることもある。

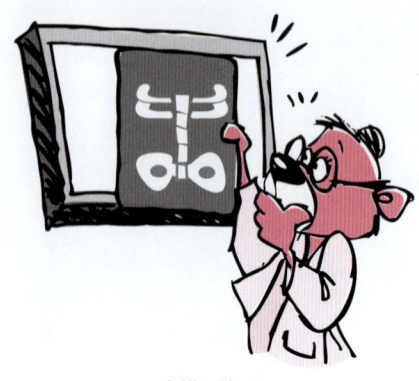

脊椎X線は、脊髄損傷患者を対象に行う診断検査である。

医学的管理

　脊椎損傷の固定化または安定化は、急性症状の治療と共に初期治療の最優先事項である。骨折を修復し、骨の破片を除去し、血腫を排出させ、穿通物体（弾丸）を除去し、脊髄にかかる圧力を低下させるために、緊急手術が必要なこともある。頸椎損傷の場合は、頸部脊柱の不動化促進のために、ガードナーウェルズトングまたはハローベスト固定器具を患者の頭部に装着することもある。脊椎損傷を固定するために、骨プラグまたはワイヤーとロッドによる脊椎固定が必要なこともある。

脊髄損傷に対する初期治療の第一選択肢
- 患者を固定する
- 三要素(気道,呼吸,血液循環)をモニターする

　脊髄損傷後、薬物療法を行うこともある。徐脈の治療にはアトロピンを用い、低血圧の治療にはドーパミン（イントロピン）を用いる。3時間以内に診断がつけば、ステロイド薬のメチルプレドニゾロン（ソル・メドロール）を、15分で30mg/kgの用量をボーラス投与し、その後23時間は5.4mg/kg/時の用量を投与する。脊髄損傷から治療までの時間が、3～8時間までであれば、メチルプレドニゾロンの初期ボーラス投与を行い、その後48時間(2日間)は5.4mg/kg/時の用量を継続投与する。この薬物療法の目的は、脊髄腫脹、炎症、グルタミン酸放出、フリーラジカルの蓄積を抑制し、その結果脊髄損傷を抑制することである。

脊髄損傷に対する初期治療の第一選択肢
- 脊髄損傷時に起こる破壊過程に起因する浮腫を軽減させるために、数時間以内にメチルプレドニゾロン投与を開始することもある

血圧を正常に保つために、血管収縮薬と共に晶質液および膠質輸液療法を用いる。デキストランのような血漿増量剤は、脊髄内の毛細血管の血流量を増加させる。

損傷の12～24時間後に高圧酸素療法を用いる医療機関もある。この療法では、与圧室で100% O_2 を供給するので、血液が運ぶ O_2 量が増え、脊髄への O_2 灌流量が改善されると考えられている。その結果、虚血性損傷が軽減される。

自律神経異常反射

T6レベル以上の脊髄の損傷は、自律神経異常反射を引き起こすことがある。自律神経異常反射は、脊髄ショックの期間が終了後に引き起こされる緊急を要する臨床症状である。その結果、脊髄損傷レベルより下方への侵害性刺激に対する交感神経放電を抑制できない。脊髄損傷が神経伝達の脳への到達を阻害するので、交感神経系（SNS）の反応が抑制されず、致命的な高血圧が発症する。この交感神経放電の症状は、損傷レベルより上部の発汗と紅潮、損傷レベルより下部の悪寒と重度の血管収縮である。血圧の急増によりズキズキする頭痛が生じる。その他に、鼻閉、悪心、徐脈、下肢または腹部の異常な発作などの兆候および症状が見られる。

このような反応を引き起こすことが最も多い侵害性刺激は、膀胱拡張または腸拡張である。さらに、熱または寒冷刺激（吹きさらしのホールに座る）、皮膚への圧力（例えば、きつい衣服または同じ姿勢を長時間持続）、褥瘡、足の巻き爪、排泄訓練および排尿訓練中の腸および膀胱の刺激なども引金になる。自律神経異常反射は、通常、突然起こる。

医師は、高血圧による脳卒中が発症しないように、侵害性刺激の除去と降圧薬の投与によって自律神経異常反射を治療する。侵害性刺激がすぐに除去されれば、神経の反射異常も消失する。医師は、侵害性刺激を緩和できなければ、2%ニトログリセリン外用軟膏を処方する。

患者がクエン酸シルディナフィル（バイアグラ）類似の薬物を過去24時間以内に摂取しているときは注意すべきである。これらの薬物は硝酸塩化合物と併用す

要点
いずれの機能を維持するためにも、脊髄の安定化が重要である。

要点
自律神経異常反射は、緊急を要する症状で、損傷後いつでも起こる可能性がある。

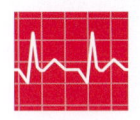

自律神経異常反射を有する患者は、重度の致命的な高血圧を発症する。

要点
侵害性刺激は、自律神経異常反射を誘発する。

> ⚠ 高血圧によって脳卒中が起こることがある。

ると、低血圧を引き起こす危険性がある。さらに、血圧を下げるために、即効型ニフェジピンの経口投与または塩酸ヒドララジンの静注投与を行う。

自律神経異常反射に対する初期治療の第一選択肢

- 侵害性刺激(例えば、尿道留置カテーテル、手作業による直腸の糞便排泄)を除去する
- 降圧薬の投与

看護ケア

　頭蓋骨の外面に2つのトングを挿入し、牽引するガードナーウェルズトング(次ページの図参照)で、患者の脊椎を固定化する場合は、この器具による牽引と感染抑制が、看護ケアの中心となる。そのための看護ケアを次に示す。

- この器具に処方通りに荷重がかけられ、無理なく取り付けられていることを常に確認する。
- 患者のアラインメントが適切に保たれ、滑車器具にロープが残っていることを確認する。
- 処方通りに少なくとも4時間毎またはもっと頻繁に、神経学的徴候を評価する。
- ピン感染の兆候および症状がないかどうかを調べ、シフト毎(または病院の方針および手順マニュアルの指示通り)に1/2過酸化水素と1/2生理食塩水(NS)溶液でピンのケアをする。

> **要点**
> ピンの感染は、グルコン酸クロルヘキシジンを染み込ませたポリウレタン包帯を用いることによって、減らすことができる(Wu氏ら,2008年)。

　患者にジャケット付きのハローリング固定器具を装着する場合は、4本のピンを頭蓋骨内に挿入し、器具を固定してからジャケットを装着する。そうすれば、ハローリングが胸部から固定され安定する。頸部の安定性を保ち、患者の安全を維持するために、看護師は次の評価と処置を行わなければならない。

- 圧力がかかっていないことを確認するために、皮膚とジャケットを調べること。すなわち、ジャケットの下に簡単に指が1本挿入できるようにすべきである。

- 前述のように、ピンがしっかりと固定されぴったりとはまっていることを確認し、ピンのケアを行い、ピン感染の兆候と症状を確認し、神経学的評価を行う。
- 心停止が起きたときにすぐに取り外せるように、ジャケットの外側の胸部に「キー」またはアレン・レンチが取り付けられていることを確認する。

ガードナーウェルズトング

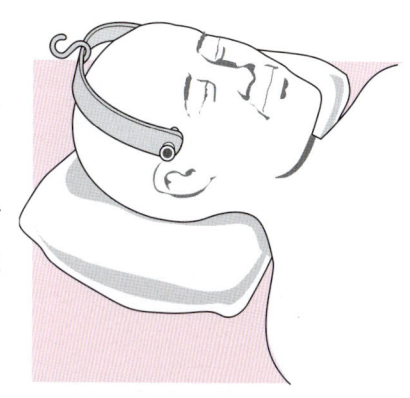

看護師は、患者を固定することによって、低換気、肺炎、肺塞栓のリスクが増大することを忘れてはならない。これらの合併症を防ぐために、看護師が行うべきことを次に挙げる。

- 2時間毎または処方通りに呼吸および呼吸音を評価する。
- 気道を清潔に保つために無菌法を用いて、必要に応じて吸引する。
- 病棟のプロトコルに従って、胸部理学療法を行う。
- 喀痰培養、プロトロンビン時間（PT）、部分トロンボプラスチン時間（PTT）、国際標準比（INR）のモニターを行う。
- 分泌物の液化促進のための水分補給を必ず行う。
- 抗塞栓ストッキングおよび／または連続／空気圧式圧迫器具を装着させる。
- 脊髄が安定しているときは、1日に3～4回患者をベッドから起き上がらせる。
- 患者が目覚めている間は、深呼吸を行い、動機付け肺活量計を1時間毎に使用することを推奨する（咳によって脊髄圧が高まることがある）。
- 肺活量および1回換気量を測定し、パルスオキシメーターおよび動脈血ガスのモニターを行う。

ジャケット付きの
ハローリング固定器具

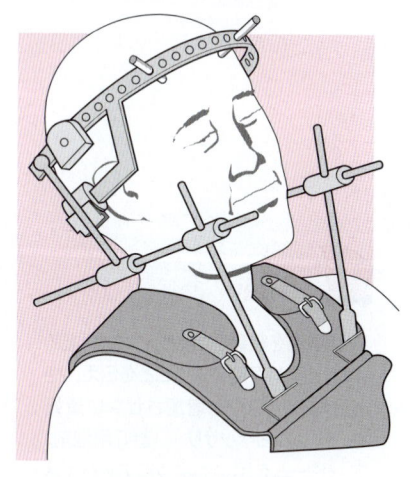

骨プラグまたはワイヤーとロットで、患者の脊椎の一部を固定するための外科的処置を行った場合は、看護師は次の術後策を開始すべきである。

- 少なくともシフト毎に、ジャクソン・プラット式ドレーン（排液管）を空にし、排膿を記録する。
- 損傷前の値からの変化を確認するために、脊髄損傷のレベルに基づいた神経学的徴候（運動と感覚）の評価を行う。
- 通常、数日間外気に曝したままにした後、処方通りに脊椎の包帯を換える。
- 固定化した部位が、そのためにさらに損傷を受けないように、特別なベッドと器具を使う。

- 患者を、左右交互に、丸太を転がすように回転させる。このとき必要ならば、他の看護師などの助けを借りる。
- 患者に、血圧低下、徐脈、血管迷走神経反射が起こっていないか確かめる。このような症状発現後に、心停止が起こることがあるので、二次救命処置（ACLS）を行う準備をする。
- 低酸素症および血管迷走神経反応を防ぐために、吸引の前後に高濃度酸素を供給する。
- 麻痺している手足から末梢静脈ラインをとらないようにする。
- 患者の姿勢を適切に保ち、常に向きを変え、関節可動域運動を行い、抗塞栓症ストッキングを着用させ、処方通り予防的抗凝固療法を行い、深部静脈血栓症（DVT）および皮膚の損傷を防ぐ。
- 正常なアライメント維持と下垂足予防のために、副木またはハイトップテニスシューズの2時間毎の装着と離脱を繰り返す。

出血、胃拡張（嘔吐）、胃潰瘍などにより体液量の欠乏が起こることもある。解剖学的要因により膀胱反射が消失し、尿貯留が起こることもあり、その結果、尿路感染症（UTI）、結石形成、腎臓の機能低下が生じる可能性もある。このような問題に対処するときに、看護師は次のような方法を考慮する必要がある。

- 処方通りに、ヒスタミン2拮抗薬と制酸薬の投与、胃洗浄、輸液投与を行う。
- 腹部の膨張を調べる。
- 血行動態が不安定な場合は尿道カテーテルを留置する。
- 必要に応じて、尿培養のモニターを行う。
- 患者の症状が安定すれば、間欠的カテーテル法またはセルフカテーテル法を開始する。
- 実行可能であればできるだけ早く患者にセルフカテーテル法に関する教育を開始する。
- 脊髄損傷患者によくみられる不整脈（特に、頻脈と徐脈）のような損傷に起因する合併症の対症療法と治療を行う。損傷の位置レベルによって呼吸障害もよくみられる。高位頸部損傷によって呼吸神経の麻痺が引き起こされるため、患者に人工呼吸器が必要になる。

T6以上の位置に損傷を負った患者は自律神経異常反射を引き起こしやすいので、看護師は一連の治療手順を（www.pva.org）を知っておかねばならない。

> **要点**
> 脊髄損傷を経験した女性には、妊娠および出産が可能であることを伝え、血栓形成のリスクを増加させない避妊法、すなわちペッサリー、避妊用泡剤、コンドームを用いるようにアドバイスすべきである。

神経系　第6章

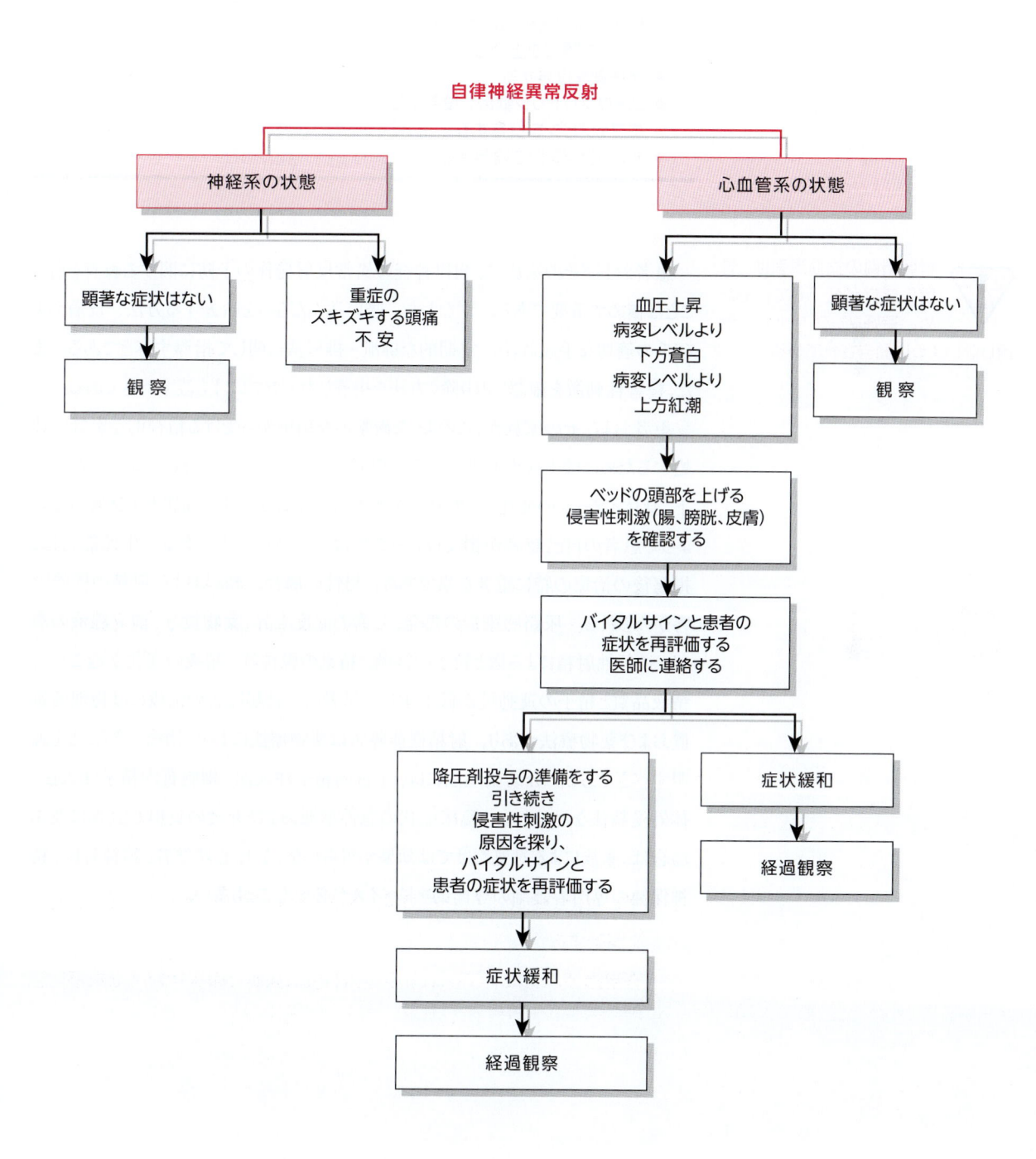

```
                        自律神経異常反射
           ┌──────────────────┴──────────────────┐
     神経系の状態                              心血管系の状態
      ┌─────┴─────┐                    ┌──────────┴──────────┐
  顕著な症状はない  重症の              血圧上昇                顕著な症状はない
      │          ズキズキする頭痛       病変レベルより              │
      │          不 安                 下方蒼白                  観 察
     観 察                              病変レベルより
                                        上方紅潮
                                          │
                                    ベッドの頭部を上げる
                                    侵害性刺激(腸、膀胱、皮膚)
                                    を確認する
                                          │
                                    バイタルサインと患者の
                                    症状を再評価する
                                    医師に連絡する
                                  ┌───────┴───────┐
                          降圧剤投与の準備をする    症状緩和
                          引き続き                    │
                          侵害性刺激の              経過観察
                          原因を探り、
                          バイタルサインと
                          患者の症状を再評価する
                                    │
                                  症状緩和
                                    │
                                  経過観察
```

自律神経異常反射に対する初期治療の第一選択肢

- 侵害性刺激を確認し除外する
- ベッドの頭部を上げる
- 降圧薬を投与する
- ニトログリセリン軟膏を投与する
- ニフェジピンを投与する
- ヒドララジンIVを投与する

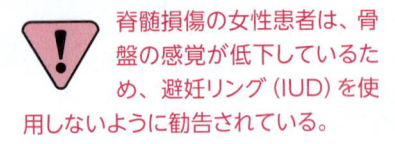

⚠️ 脊髄損傷の女性患者は、骨盤の感覚が低下しているため、避妊リング（IUD）を使用しないように勧告されている。

　患者およびその家族に、自律神経の異常反射発作の予防に関する教育を行うことは極めて重要である。すなわち、吸い込んだものを除去する方法、皮膚および爪の適切な手入れ法、定期的な排泄・排尿法に関して指導すべきである。また、侵害性刺激を確認し取り除く方法を掲載したパンフレットも渡すべきである。

　患者およびその家族が、このような衝撃的な損傷から受ける精神的な影響に対処するためには支援が必要である。患者の問題は、うつ状態による適応力の低下、身体イメージの変化、役割遂行の変化などである。性の問題および無力感によって患者の自己認識が損なわれることもよくみられることである。生殖能力は、損傷後の治療の特に重要な点である。男性の場合、勃起および射精の機能障害がみられる。尿路感染症の再発、陰嚢の温度上昇、薬物投与、前立腺液の滞留、逆行性射精による尿と精子の接触、精巣の脱神経、精液の変化が起こると、精液品質と精子の運動性が低下する。患者に、勃起障害の治療には物理的処置および薬物療法があり、射精機能障害は薬物療法によって治療できることを説明すべきである。介助生殖法には、子宮内精子注入法、細胞質内精子注入法、体外受精法などがある。臨床症状の急性増悪および介護の負担が長期に及ぶ場合は、家族による対処だけでは効果が得られなくなり、心理学者、精神科医、精神保健の専門看護師の専門的アドバイスが必要なことも多い。

理解度チェック

問題：次の質問または記述に対する最もよい解答を選びなさい。

1. 20歳の大学生のジャックは、飲酒ドライバーによる自動車事故後、完全C3脊髄横断損傷を受けた。ジャックに対する最優先看護診断項目は、次のうちのどれか。
   1. 麻痺に起因する皮膚の完全性低下の可能性
   2. 麻痺および不動に起因する尿排泄の変化
   3. 麻痺による身体可動性の低下
   4. 高位頸髄損傷による気道クリアランス能低下

2. 損傷の1週間後、ジャックに自律神経の異常反射が認められた。次の看護ケアのうち、不適切な項目はどれか。
   1. 刺激の源を調べる。
   2. 尿路の閉塞を緩和する。
   3. ジャックの体位を仰臥位にする。
   4. 血圧のモニタリングを行う。

3. スミス氏は梯子から転倒し、L4-5に軸負荷損傷を負った。骨の破片除去の手術後、看護ケアとして行う極めて重要な評価は、次のうちのどの項目か。
   1. 脳神経 II, III, IV, VI の評価と、ガーゼ等の被覆の評価
   2. 腕の力と感覚の評価とガーゼ等の被覆の評価
   3. 瞳孔の評価と膀胱膨張のチェックとガーゼ等の被覆の評価
   4. 下肢の力、動き、位置覚、感覚の評価とガーゼ等の被覆の評価

4. サム・ジョーンズ氏は、バイクで転倒し入院している。脊椎頸部の骨折が疑われる。看護ケアの最優先事項は次のどれか。
   1. 頸椎の固定
   2. 10分毎の神経学的検査の実施
   3. 四肢の動きの制限
   4. 絶食の継続

5. C4の脊髄損傷患者に、自律神経の異常反射が認められる。次の症状のうち、反射異常の症状でないものはどれか。
   1. 重度の頭痛
   2. 頻脈
   3. 多量の発汗

解答：1. 4；2. 3；3. 4；4. 1；5. 2

参考文献

Alspach JG, ed: *Core curriculum for critical care nursing*, ed 6, St Louis, 2006, Elsevier.

Abrahm JL, Banffy MB, Harris MB: Spinal cord compression in patients with advanced metastatic cancer, *The Journal of the American Medical Association*, 299(8):937-946, 2008.

Burnet S, Huntley A, Kemp KM: Meningitis the inflamed brain, *Nursing2007 Critical Care*, 2(4):28-36, 2007.

Carlson KK, ed: *AACN advanced critical care nursing*, St Louis, 2009, Elsevier.

Centers for Disease Control and Prevention. *Vaccines and preventable diseases: meningococcal vaccination*. Retrieved May 22, 2008, from www.cdc.gov/vaccines/vpd-vac/mening/default.htm#vacc.

Fagley MU: Taking charge of seizure activity, *Nursing* 2007, 37(9):42-47, 2007.

Hickey JV: *The clinical practice of neurological and neurosurgical nursing*, ed 5, Philadelphia, 2003, Lippincott Williams & Wilkins.

Kaplow R, Hardin SR: *Critical care nursing: synergy for optimal outcomes*, Sudbury, MA, 2007, Jones and Bartlett Publishers.

Lowey SE: Spinal cord compression: an oncologic emergency associated with metastatic cancer: evaluation and management for the home health clinician, *Home Healthcare Nurse*, 24(7):439-446, 2006.

Marini JJ, Wheeler AP: *Critical care medicine: the essentials*, ed 3, Philadelphia, 2006, Lippincott Williams & Wilkins.

Marino PL: *The ICU book*, ed 3, Philadelphia, 2007, Lippincott Williams & Wilkins.

Matthews C, Miller L, Mott M: Getting ahead of acute meningitis & encephalitis, *Nursing 2007*, 37(11):36-41, 2007.

Newberry L: *Sheehy's emergency nursing: principles and practice*, ed 5, St Louis, 2003, Mosby.

Spencer SS, Berg AT, Vickrey BG, Sperling MR, Bazil CW, Haut S et al.: Health-related quality of life over time since resective epilepsy surgery, *Annals of Neurology*, 62(4):327-334, 2007.

Urden LD, Stacy KM, Lough ME: *Thelan's critical care nursing: diagnosis and management*, ed 5, St Louis, 2006, Elsevier.

Vacca VM: Action stat: acute paraplegia, *Nursing*, 2007, 37(6):64, 2007.

Vacca VM: Action stat: autonomic dysreflexia, *Nursing2007*, 37(9):72, 2007.

Vacca VM: Action stat: status epilepticus, *Nursing*, 2007 37(4):80, 2007.

Wiegand DJL, Carlson KK, eds: *AACN procedure manual for critical care*, ed 5, St Louis, 2005, Elsevier.

Wu SC, Crews RT, Zelen C, Wrobel JS, Armstrong DG: Use of chlorhexidine-impregnated patch at pin site to reduce local morbidity: the ChIPPS Pilot Trial, *International Wound Journal*, 5(4):416-422, 2008.

アメリカ正看護師資格試験（NCLEX®）の問題

1. てんかん重積と診断され、医療機関に49歳の男性が運ばれてきた。彼は、5分毎に全般強直間代性てんかん発作を起している。1回のてんかん発作の継続時間は30～90秒間である。彼は、ICUに来る前に、総計50mgのジアゼパムを服用していた。安全上の注意事項に従うと、患者に使用できる薬物は次のうちのどれか。
   1. フルマゼニル（マジコン）
   2. フェノバルビタール
   3. ナロキソン（ナルカン）
   4. フェニトイン（ディランチン）

2. Colettaさんは、自動車事故により閉鎖性頭部外傷を負った。彼女に強直性-間代（大発作）てんかん発作が起こり始めている。最も適切な看護行為はどれか。
   1. ベッドのサイドレールにパッドをつける。
   2. 患者には必ず常に誰かが付き添う。
   3. パッド付舌圧子を患者のベッドサイドに常備する。
   4. 患者の部屋に酸素と吸引器具を設置する。

3. 患者のてんかん発作に出会った場合、何をすべきか。
   1. 患者の頭部が損傷しないように保護し、できれば右側へ向ける。
   2. 患者の歯の間に物体を入れて、患者に立位を取らせる。
   3. 損傷を防ぐために、患者を拘束する。
   4. 患者を床に移動させ、押さえつける。

4. 強直間代性てんかん発作患者のてんかん発作のリスク低下に最も有効な方法は、どれか。
   1. 患者を安静に保つ。
   2. 刺激を軽減するために、部屋のドアを閉める。
   3. 処方通りに鎮静薬を投与する。
   4. スケジュール通りに抗けいれん薬を投与する。

5. 強直性-間代（大発作）てんかん発作後に患者にみられる評価所見はどれか。
   1. 傾眠
   2. 動くことができない
   3. 低血圧
   4. 記憶の想起

6. トムは、フェニトイン（ディランチン）を用いた長期てんかん発作治療を受けている若い男性患者である。定期的な医学的フォローアップの重要性が強調されている。この患者に対する教育のうち、必須の指示はどれか。
   1. 薬物は、必ず空腹時に摂取すべきである。
   2. 下痢はよくみられる副作用なので、多量の線維と水分を摂取すべきである。
   3. 良好な口腔衛生管理と歯肉マッサージを、患者の日課に組み入れるべきである。
   4. 活動過剰と不眠症は早期副作用としてよくみられるが、これらの作用は時間の経過と共に徐々に軽減する。

7. 体温の上昇は、髄膜炎を伴うことが多い。熱性せん妄の緩和にもっとも有効な看護ケアはどれか。
   1. 頸部の後ろ側に温水の入ったビンを当てる。
   2. 自傷行為を防ぐために、患者を拘束する。
   3. 額に冷湿布または氷嚢を当てる。
   4. 脱水を防ぐために水分の摂取量を増やす。

8. 脳脊髄液（CSF）の検査結果から、急性細菌性髄膜炎と診断される検査値はどれか。
   1 ブドウ糖値70 mg／dℓ
   2 タンパク質値450 mg／dℓ
   3 白血球数（WBC）4／㎣
   4 比重1.007

9. 髄膜炎患者のケアを行うときに、クリティカルケアに従事する看護師が注意すべき合併症はどれか。
   1 脳の脱水
   2 難聴
   3 低体温
   4 過覚醒

10. 髄膜炎の疑いのある4歳児に医師が腰椎穿刺を行った。その脳脊髄液（CSF）検体を臨床試験機関に送った後、看護師のすべきことは、次のうちのどれか。
    1 穿刺部位に不快感があるかどうかを確認し、処方通りに麻薬を投与する
    2 小児を必ず8時間以上横臥させる
    3 両親に小児を抱きしめるように促す
    4 3時間、穿刺部位の上に砂袋を置く

解答

1. 1 フルマゼニルは、ジアゼパムの作用に拮抗するベンゾジアゼピン拮抗薬である。ジアゼパム（バリウム）過量摂取後に、呼吸窮迫が顕著であれば、フルマゼニルを投与すべきである。フェノバルビタールは、てんかん発作の抑制効果を有しているが、呼吸抑制効果も有しているため、看護師はすでに投与された投薬量を確認しなければならない。ナロキソンは、オピオイド作用に拮抗するため用いられる。フェニトインは、ベンゾジアゼピンの作用に拮抗しない。

2. 4 気道、呼吸、血液循環の確保は、患者のケアの最優先事項である。てんかん発作には社会的汚名が伴っているので、看護ケアとしてベッドのサイドレールにパッドをつけることには、賛否両論がある。必ずしも、患者に常時誰かが付き添う必要はない。てんかん発作発症以前にはパッド付き舌圧子が用いられるが、患者ケアの優先事項ではない。

3. 1 頭部が損傷を受けないように保護し誤嚥のリスクを低下させることは、患者の安全性を確保するための最優先の方法である。てんかん発作開始後に患者の口に何かを押し込むと、損傷を受ける可能性が高まる。歯が折れて吸い込んでしまうこともあるからである。患者を拘束し押さえつけると、さらに重篤なる損傷を引き起こす可能性がある。

4. 4 スケジュール通りに抗けいれん薬を投与すれば、てんかん発作の再発予防に役立つ。安静とドアの閉鎖は、てんかん発作のリスク低下には役立たない。鎮静薬にも、てんかん発作のリスク低下作用はない。

5. 1 てんかん発作後、患者は傾眠状態に陥ることが多い。傾眠状態ではあるが、通常、患者は動いたり話したりできる。低血圧は、必ずしもてんかん発作の症状ではない。患者は、むしろ、てんかん発作の引金となった原因を思い出せない。

6. 3 フェニトイン（ディランチン）の長期投与のよくみられる副作用は、歯肉組織肥大である。この問題は、良好な口腔衛生によって緩和する。胃腸障害を緩和するために、ディランチンは必ず食間に摂取すべきであるが、下痢は必ずしも副作用ではない。活動過剰は、早期の副作用としてはあまりみられず、むしろ傾眠が起こるが、時間が経つにつれ軽減する。

7. 3 額に冷湿布または氷嚢を当てることによって、熱性せん妄が緩和される。温めることによって発熱が促進され、拘束具は患者に損傷を負わせることが多い。水分を摂取しても、発熱は緩和されないが、脱水予防には役立つ。

8. 2　急性細菌性髄膜炎の場合は、脳脊髄液（CSF）の分析結果、タンパク質値の上昇が認められる（100〜500mg/dℓ）。CSFのタンパク質の正常値は15〜45mg/dℓである。ブドウ糖値は、通常、低下する（40mg/dℓ）。CSFのブドウ糖の正常値は、60〜80mg/dℓである。CSFのWBC数は上昇する（1000〜2000mm³以上）。CSFのWBC数の正常値は0〜5mm³である。また、CSFは混濁する。CSFの比重の正常値は1.007である。

9. 2　髄膜炎に伴い、持続性神経障害が起こることがある。脳神経VIIIが関与すると、結果として難聴が起こる。脱水よりもむしろ脳浮腫が起こる。低体温ではなく体温上昇が起こることがある。過覚醒は、選択性精神障害にみられる症状である。

10. 3　侵襲的手技を受けた後、小児は、信頼する人に慰めてもらうことが必要である。腰椎穿刺後、穿刺部位に不快感はほとんど生じない。麻薬は、神経系の状態の評価を妨げるので、最適な薬物ではない。小児は、腰椎穿刺後あまり長いあいだ横臥する必要がない。4歳児にわずかな期間でも横臥するように説得することは難しい。漏出を食い止め穿刺部位の感染を防ぐためには、通常、短期間圧力をかけた後、小さな絆創膏をつけるだけで十分である。

第7章 消化器系

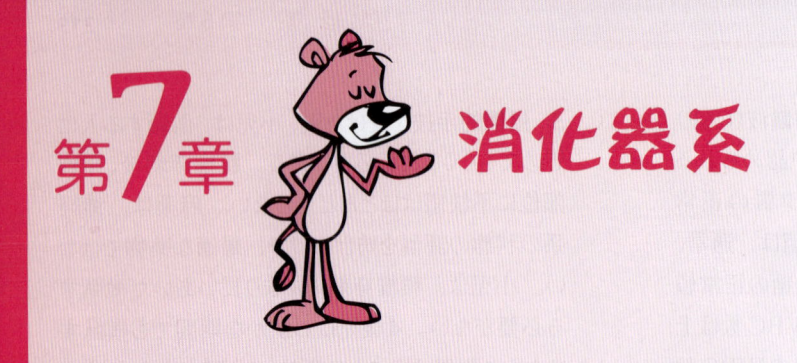

本章の概要

1. 消化管出血、膵炎、肝不全の鑑別
2. 消化管出血、膵炎、肝不全の病態生理学的過程
3. 重症患者の消化管の変化に起因する合併症
4. 消化管の変化を伴う患者の介護をするために適切な看護ケア
5. 消化管の変化を伴う患者の介護をするために、クリティカルケアの臨床現場で実施可能な予防法
6. 患者教育

消化管出血とは

L. シューマッハー

　消化管出血は、基礎疾患が原因となり発現する症状である。出血は、食道、胃、小腸、大腸、直腸の様々な疾患によって引き起こされる可能性がある。それらの疾患とは、消化性潰瘍、マロリー・ワイス症候群、食道または直腸の静脈瘤、新生物、食道炎、ストレス性潰瘍、炎症性腸疾患などである。、また、肝疾患者のように潜在的な血液凝固障害によって消化管出血が引き起こされる場合もある。

出血は、慢性または急性の場合がある。消化管出血の症状は、何の前触れもなく突然起こり重症に到る場合もあれば、徐々に引き起こされることもある。急性消化管出血は、その原因が治療または抑制不可能な場合は、患者は致命的な状態に陥ることもある。患者の出血の根底にある原因の究明と血行動態の安定性が、患者の初期治療の鍵となる因子である。

要点
消化管からの出血は症状であり、疾患ではない。

消化管出血を抑制または治癒することができなければ、患者は死に到る。

必須の基礎知識

臨床症状

基礎疾患を示す食欲不振、悪心、嘔吐、便秘、下痢、脱力、疲労、体重減少、腹痛、不快感のような臨床症状によって、消化管出血が引き起こされる。

排泄物および吐物が、消化管出血の科学的根拠を明らかにする最初の手掛りになることが多い。胃の中の血液の存在が嘔吐を引き起こす刺激となる。吐血は、明赤色の血性吐物またはコーヒー粉末様の吐物である。明赤色の吐物は、新鮮血の出血に起因している。コーヒー粉末様の吐物は、しばらくの間、胃酸およびペプシンの作用を受けた血液である。

消化管出血の患者の糞便検査により、血便の血液の色が、明赤色か、または直腸を通過したえび茶色かが明らかになる。黒いタール状糞便を下血という。下血の黒い色は、腸内細菌および消化酵素によって血液が分解されたためである。また、消化管出血のもうひとつの臨床症状は潜血である。潜血は、外観検査では確認できないので、グアヤク（潜血）検査で検出する。

吐血と下血の原因は、出血を引き起こす上部消化管疾患である。血便の原因は、概して、下部消化管疾患である。血便の原因が上部消化管出血である場合は、その失血量は、通常、大量である。吐物または糞便中の血液の量は、失血の量と速度、患者の心血管系の状態、出血を引き起こす基礎疾患の状態によって異なる。

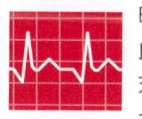

明赤色の血液は、新鮮血を示し、コーヒー粉末様の分泌物は、出血から時間が経っていることを示す。

要点
- 便に下血が認められるということは、血液が消化管を通過したことを意味している。
- ショックの兆候は、低血圧、頻脈、毛細血管再充満不良、寒冷皮膚、息切れ、意識レベルの変化、不安、尿量低下である。
- 慢性失血の臨床症状は、脱力、疲労、息切れ、嗜眠、失神型めまいなどである
- ポビドンヨード（ベタジン）は、グアヤク検査（潜血試験）に対して擬陽性の反応を引き起こす。

原因

消化性潰瘍は、胃内の防御因子と攻撃因子とのバランスが崩れることによって引き起こされる。胃の粘膜内層は、胃内容物の酸-ペプシン作用に対する保護壁を形成している。

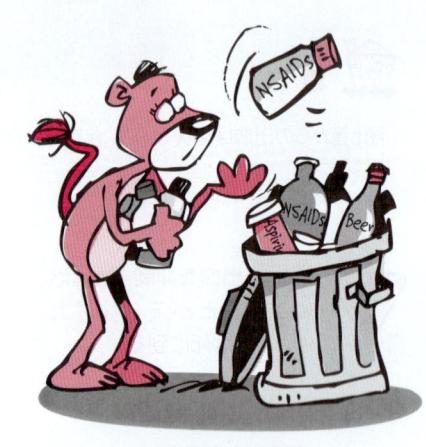

消化性潰瘍の原因

急性の失血患者は、進行性の出血ショック症状を発現する。

要点

胃の内側の粘膜を破壊または弱めるものは何であっても消化管出血のリスクを高める可能性がある。

粘膜内層は、再生作用を有している。粘膜内層が再生作用を発揮するためには、適切な血流が必要である。粘膜血流の変化により、細胞の再生が抑制され防御壁が弱まる。また、アスピリン、アルコール、非ステロイド系抗炎症薬（NSAID）の長期摂取によって、胃酸およびペプシンの作用に対する胃粘膜関門の機能が低下する。アスピリンおよびNSAIDは、胃粘膜への刺激作用およびプロスタグランジンの合成阻害作用を有しており、その結果、胃液の分泌が促進される。その他の防御因子は、重炭酸の分泌およびプロスタグランジン産生などである。重炭酸は、胃酸の分泌を調節している。プロスタグランジンは、胃酸の分泌を抑制し、重炭酸および粘液の分泌を促進し、粘膜下の血流を維持することによって胃を保護する。

攻撃因子には、ヘリコバクター・ピロリ菌の存在がある。H.ピロリ菌は、胃および十二指腸潰瘍の大多数の患者に確認される細菌である。この細菌は酸性環境下で生き延び、胃の粘膜関門に損傷を与えることがある。胃の粘膜関門が破壊されると、胃の下層は、胃酸およびペプシンの作用に侵され易くなる。酸、ペプシン、ストレス、喫煙も消化性潰瘍を引き起こす可能性を有する攻撃因子と考えられている。胃壁細胞による胃酸の分泌を促進する3つの刺激物質は、（1）アセチルコリン、（2）ヒスタミン、（3）ガストリンである。迷走神経の刺激によってアセチルコリンが放出され、そのアセチルコリンのための壁細胞ムスカリン受容体があるため、塩酸の放出が促進される。マスト細胞はヒスタミンを放出し、ヒスタミンは壁細胞にあるヒスタミン2（H_2）受容体と反応して塩酸を放出する。G細胞はガストリンを放出し、ガストリンは壁細胞G細胞受容体と結合し、その結果、塩酸を放出する。酵素ペプシンは、タンパク質の分解に関与する。胃主細胞はペプシノーゲンを放出し、酸性の胃環境下でペプシンが形成される。適切な粘膜の保護層がなければ、ペプシンは胃壁の下層に存在するタンパク質を分解する。

胃の中の防御因子と攻撃因子の不均衡によって、細胞の損傷が促進され、びらんおよび潰瘍が引き起こされる状態になる。胃の下位の血管層にびらんが進行した結果、消化管出血が引き起こされる。消化性潰瘍の治療法には、薬物療法と非薬物療法がある。薬物療法で効果が得られず消化管出血が起こる場合は、外科的処置が必要になることもある。消化性潰瘍のための外科的処置は、胃全摘術または部分的胃切除術、ビルロートIまたはII法、幽門洞切除、迷走神経切離、幽門形成などの手術法である。

マロリー・ワイス症候群の特徴は、嘔吐のむかつきによって引き起こされる食道胃接合部の胃粘膜の線状裂傷である。その結果、軽度〜大量の消化管出血が引き起こされる。マロリー・ワイス症候群の発症を促進する要因は、アスピリンまたはNSAIDの使用、アルコール乱用、過食、食道裂孔ヘルニア、胃炎、食道炎である。この裂傷を修復するために外科的処置が用いられる。出血部位の確認および血管収縮薬注入による出血の抑制には、血管造影法が有用である。

胃粘膜表面のびらん状態は、通常、ストレス性潰瘍の特徴であり、重症患者に見られることが多い。免疫抑制、急性呼吸窮迫症候群、敗血症、ショック、熱傷、外傷、急性脳損傷、多臓器不全と診断された患者は、ストレス性潰瘍発症のリスクを有している。粘膜虚血によりストレス性潰瘍が引き起こされる。すなわち、粘膜が虚血状態になると、防御粘膜関門が損なわれ、粘膜関門が損なわれると、胃の内側は胃内容物の酸およびペプシンの作用を受けやすくなる。ストレス性潰瘍の治療は、粘膜虚血の根底にある原因に焦点を当てて行う。

食道、胃、小腸、大腸に良性および悪性の新生物ができると、消化管出血が起こる。初期段階で未だ確認できない腫瘍が、消化管の血管層に広がり侵食し、その結果、消化管出血が引き起こされることもある。消化管内新生物の治療法には、外科的切除法、化学療法、放射線療法の単独および併用療法がある。どの治療法を用いるかは、腫瘍の所在位置、タイプ、進行状況によって異なる。

胃粘膜のびまん性炎症である胃炎は急性または慢性である。急性胃炎を引き起こす可能性のある要因は、アルコール、アスピリン、細菌性エンドトキシンの摂取などである。慢性胃炎は、ヘリコバクター・ピロリ菌に起因する炎症によって引き起こされると考えられている。急性または慢性胃炎は、消化管出血を引き起こすことがある。胃炎の治療には、炎症過程を引き起こす刺激物質の除去、すなわち禁酒と、H.ピロリ菌陽性患者に対しては抗生物質による除菌を行う。

食道静脈瘤

静脈瘤とは、静脈が拡張しうっ血し出血しやすい状態である。これは、門脈圧亢進（肝門脈系循環内の血圧の上昇）によって引き起こされ、この門脈圧亢進は、通常、慢性アルコール依存症に起因する。食道の静脈が拡張すると食道静脈瘤が発症する。脆弱な静脈が破裂すると、致命的な消化管出血が引き起こされることもある。

免疫抑制状態の患者は、潰瘍発症のリスクが高いので、予防的治療を行う必要がある。

要点
- 喫煙は、粘膜血流の低下を促進し、粘膜の再生過程を遅延させると考えられている。
- 消化管出血を防ぐために、消化性潰瘍は治療しなければならない。

マロリー・ワイス裂傷は、動脈出血である。

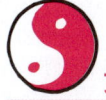

文化的背景
マロリー・ワイス症候群は男性に見られることが多い。

要点
- マロリー・ワイス裂傷による出血は、手術によって治療する。
- 疾患および入院のストレスのために、重症患者にストレス性潰瘍が急速に形成されることもある。

> **要点**
> 食道静脈瘤は硬変症の症状で、門脈圧亢進をきたす。初期出血での死亡率は40〜70%である。

静脈瘤の治療は、薬物療法および禁酒など行動パターンの変更による門脈圧の低下に重点を置いている。門脈圧低下のために、バソプレシン（ピトレシン）、酢酸オクトレオチド（サンドスタチン）、β遮断薬、硝酸塩のような薬理活性物質を用いる。内視鏡は、診断ツール（出血部位の確認のため）として、さらに、治療法（例えば、静脈瘤の治療のために、拡張した脆弱な静脈に内視鏡的硬化療法または内視鏡的結紮［止血法］を行う）として用いる。内視鏡的結紮（止血法）では、内視鏡下で静脈を吸引し、小さな紐で結紮する。静脈を結紮することによって血流の欠乏が起こり、時間が経つと、血栓症および線維化が起こり、結紮した静脈は剥がれ落ちる。内視鏡的硬化療法では、血栓を形成し止血する薬剤を注入する。硬化剤の反復投与により、粘膜の線維化が起こり静脈出血は軽減される。

食道静脈瘤の初期治療の第一選択肢
- バソプレシン（ピトレシン）、酢酸オクトレオチド（サンドスタチン）、β遮断薬、硝酸塩を投与すること
- 内視鏡検査、内視鏡的硬化療法、内視鏡的結紮術（止血法）、バルーンタンポナーデで治療する
- ゼングスターケン・ブレークモアチューブ、ミネソタチューブ、リントン・ナクラスチューブを用いる

もうひとつの食道静脈瘤の治療法は、バルーンタンポナーデを用いる方法である。この方法に用いるチューブは数種類あり、それはゼングスターケン・ブレークモアチューブ、ミネソタチューブ、リントン・ナクラスチューブである。一般に、これらのチューブには3つのポートがある。それは、(1) 胃バルーンポート、(2) 胃吸引ポート、(3) 食道バルーンポートである。チューブは、胃バルーンを通って胃まで到達する。胃バルーンは、胃底に圧力をかけ、食道の血流を圧迫する。その後、食道バルーンを膨らませ、静脈瘤に直接圧力をかける。バルーン圧をモニターし、膨張時間の上限を確認する。一旦チューブを留置したら、チューブの上方移動を防ぐことが必要不可欠である。というのも、上方移動によって気道閉塞症が引き起こされることもあるからである。中咽頭と胃からの分泌も抑制しなければならない。

これらの治療法によって、食道静脈瘤の軽減効果が得られなければ、放射線療法または外科的処置を考慮する。この放射線手技は、門脈体循環シャントを形成し門脈圧を低下させるステントを留置する治療法である。

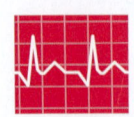

> バルーンタンポナーデを用いるとチューブから圧力がかかるため、気道の開存性を継続的に確認することが極めて重要である。

消化器系　第7章　225

ゼングスターケン・ブレークモアチューブ

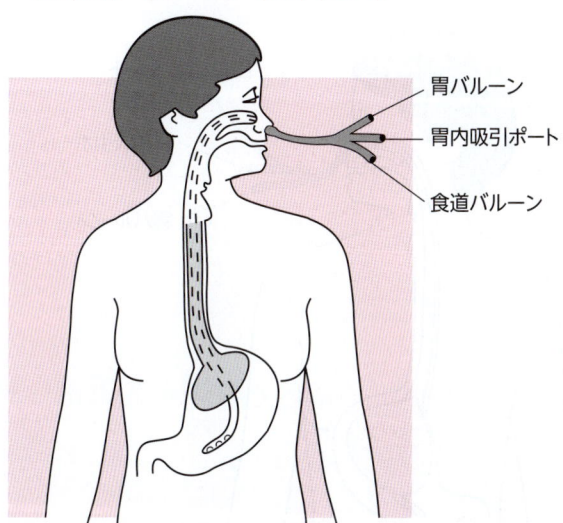

- 胃バルーン
- 胃内吸引ポート
- 食道バルーン

（出典：Urden L, Stacy K, Lough M：Thelan's critical care nursing：diagnosis and management, 第4版, St Louis, 2002, Mosby）

ミネソタチューブ

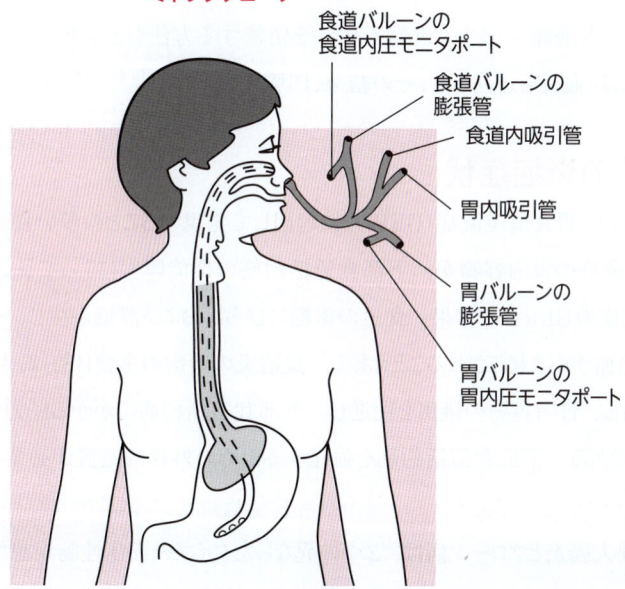

- 食道バルーンの食道内圧モニタポート
- 食道バルーンの膨張管
- 食道内吸引管
- 胃内吸引管
- 胃バルーンの膨張管
- 胃バルーンの胃内圧モニタポート

（出典：Urden L, Stacy K, Lough M：Thelan's critical care nursing：diagnosis and management, 第4版, St Louis, 2002年, Mosby）

要点

静脈瘤の治療法は、副作用および合併症を併発する。それは、静脈瘤の出血、血液量減少性ショック、治療後の再出血、バルーンタンポナーデチューブの移動による気道閉塞症などである。

リントン・ナクラスチューブ

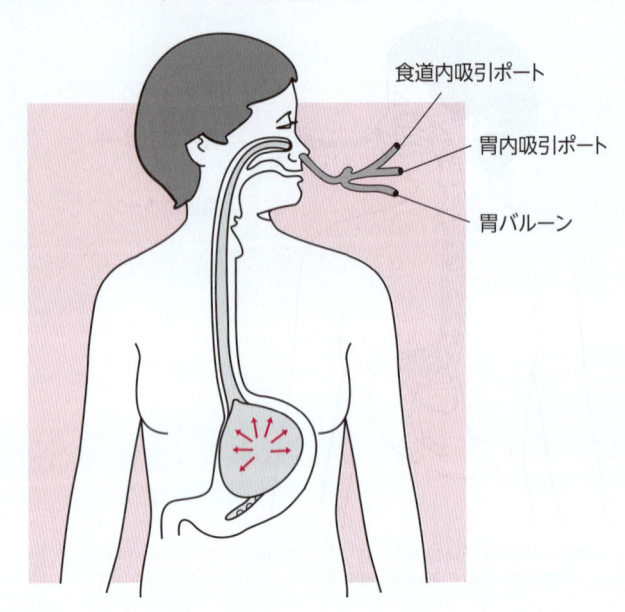

- 食道内吸引ポート
- 胃内吸引ポート
- 胃バルーン

　亢進している門脈圧を下げる外科手術法として、門脈大静脈シャント、上腸間膜静脈-下大静脈シャント、脾腎シャントを留置する方法などがある。このようなシャント法は、血流を迂回させ、その結果、門脈圧を下げる。

消化管の炎症症状

　食道炎は、胃食道逆流症（GERD）に起因して発現することの多い食道の炎症である。酸性の胃内容物が、下部食道括約筋の機能障害によって食道へ逆流する。重度のGERDの結果、食道の組織にびらんおよび潰瘍が生じ、そのため消化管出血が引き起こされることもある。食道炎の治療の主要目的は、胃の酸性度を抑制し、胃内容物の排出を促進し、下部食道括約筋にかかる圧力を低減させることである。下部食道括約筋を強化するための外科的処置が必要な場合もある。

　潰瘍性大腸炎とクローン病は、2つの異なったタイプの炎症性腸疾患で、消化管出血が生じることもある。潰瘍性大腸炎は、結腸および直腸に発症することが多く、その特徴的な症状は、腹痛、下痢、直腸出血である。クローン病は、近位結腸および回腸末端に発現する炎症性疾患である。潰瘍が生じ、それが消化管壁のあらゆる層へ広がっていく。

クローン病の臨床症状は、腹痛、下痢、消化管出血などである。これら2つの炎症性腸疾患の主な治療目的は、薬物治療および食事による炎症症状の軽減であり、外科的処置を行うこともある。炎症性腸疾患による消化管出血の見られる患者に対しては、結腸または小腸の患部を除去する。

診断法

内視鏡検査は、消化管および出血部位を直接可視化するための診断ツールである。食道胃十二指腸内視鏡検査（EGD）は、食道、胃、十二指腸を可視化する。大腸内視鏡検査は、結腸を可視化し、S状結腸鏡検査は直腸を可視化する。腸内視鏡検査は、小腸を可視化する。内視鏡検査は、生検標本を入手して出血を抑制し治療するためにも、また、電気凝固止血法、結紮術（止血法）、硬化療法、レーザー療法を行うためにも用いる。

消化管出血の診断に、一連の上部消化管検査およびバリウム浣腸などの放射線手技を用いることもある。一連の上部消化管検査は、上部消化管の静脈瘤、潰瘍、新生物、炎症を検出するために用いる。バリウム浣腸は、新生物および炎症性腸疾患のような出血源になり得るあらゆる基礎疾患を確定するために役立つ。

出血源に内視鏡が接近できないときは、出血している血管部位を確定するために、血管造影法で、染料を注入する。また、出血を抑制するために、血管造影の方法で、血管収縮薬のような薬物を直接投与することもある。

核医学検査は非侵襲的診断ツールである。微量の放射性物質を患者に注入する。出血部位を突き止めるために走査を行う。

全血球数（CBC）、基礎代謝プロファイルおよび包括的代謝プロファイル、凝固プロファイル、肝機能検査、動脈血ガス（ABG）、胃吸引標本または糞便を用いるグアヤク検査は、消化管に出血の認められる患者に用いる診断検査である。失血直後のヘモグロビン値およびヘマトクリット値は有用ではない。消化管出血の24時間後までに血液尿素窒素値（BUN）の上昇がみられ、その結果、吐血または下血が起こる。何か異常があれば、血液凝固検査を行うべきである。消化管出血後、当初、血小板値およびWBC値は上昇し、血糖値も同様に上昇する。これはストレス反応による血糖値の上昇である。凝固因子の代謝において、肝臓は重要な役割を果たしているため、消化管出血の要因となる潜在的な肝臓の機能障害を除外するために肝機能検査を行うべきである。

要点

内視鏡検査は、消化管出血の標準診断検査である。

要点

- BUNの上昇は、消化管内の血液タンパク質を細菌および消化酵素が分解した結果、生じる。
- WBC値および血小板値の上昇は、身体が失血後ホメオスタシスを維持しようとしていることを表している。
- グアヤクは血液の存在下で青色に変わる化学試薬検査である。注釈：ベタジン（ポビドンヨード）は偽陽性の結果を引き起こす。

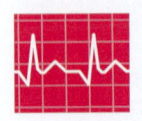

患者のクレアチニン値をモニターすべきである。それは、血液量減少および出血性ショックに起因する腎臓の灌流悪化（消化管の大量出血に起因する合併症）の兆候である。クレアチニン値上昇は、糸球体ろ過率（GFR）の低下と腎臓のネフロン機能の低下を示す。

大量出血の患者では、乳酸値の上昇が認められるが、それは、体内の代謝が好気性から嫌気性代謝に変わり、細胞の要求に応じられなくなっていることを示す。

要点
消化管壁に穿孔が生じると、腹膜炎が発症する。

患者が嘔吐すると、嘔吐による水素イオン喪失のため、低カリウム血症および代謝性アルカローシスが生じる。慢性消化管出血の疑いのある患者は、便および吐物の潜血を検出するためにグアヤク（潜血）検査を受けるべきである。

消化性潰瘍および慢性胃炎の患者は、H.ピロリ菌の有無を検査すべきである。この細菌の有無を確認するために利用できる侵襲的および非侵襲的検査がある。非侵襲的検出法としては、血液検査および呼吸検査がある。侵襲的検出法としては、侵襲的内視鏡を用いて組織検体を採取する方法がある。

合併症

消化管出血の患者の治療において、出血性ショック、穿孔、閉塞など予測される合併症を理解することが重要である。

消化管出血が大量であれば、出血性ショックが起こることもある。出血性ショックの特徴は、血液が喪失することによって、心臓への前負荷（静脈還流量）が低下することである。血液量の15％以上が喪失すると、出血性ショックの臨床症状が発現する。

消化性潰瘍、新生物、静脈瘤、炎症性腸疾患によって、穿孔が生じることがある。消化管壁の全層にびらんが発現すると、穿孔が生じ、消化管の内容物が腹膜に溢流し、腹膜炎が発症する。穿孔の臨床症状は、重度の腹痛、圧痛、膨張の突然の発症である。腹部は固い板のようになることが多い。その他の症状は、悪心、嘔吐、発熱、頻脈、低血圧、麻痺性イレウス、体液および電解質の平衡異常などである。穿孔が生じると、外科的手段で、その領域を閉鎖または継ぎ合わせる。そうしなければ、腹膜炎が進行し、敗血症が発症し、次いで敗血症性ショックが生じ、死亡に至る。また、消化管閉塞は、消化管出血の合併症である。

看護ケア

従来の患者病歴の質問に加えて、消化管出血の患者には次の質問もするべきである。

- 出血の問題を悪化させる薬物を飲んでいますか。

患者の抗凝固薬（ワルファリン）、NSAID、抗血小板薬（アスピリン）の使用法または血栓溶解薬の最近の使用に関しても確認すべきである。

- 消化器系疾患の既往歴はありますか。また、以前に消化器系の手術を受けたことはありますか。

  手術部位からの出血は、術後合併症の可能性がある。

- 肝疾患の既往症はありますか。

  凝固因子の代謝は、肝臓の機能のひとつである。肝疾患があれば、これらの凝固因子が代謝されず、その結果、血液凝固異常が引き起こされる可能性がある。

- 出血または凝固異常の既往症はありますか。

  血小板減少症、白血病、多発性骨髄腫、リンパ腫などの関連疾患も、出血および凝固異常を引き起こす可能性がある。このような既往症の存在を確認することで、出血の根底原因の可能性をひとつずつ除外していくことができる。

- 現在、どんな薬物（処方薬、店頭販売薬、ハーブ）を飲んでいますか。

  特に、NSAIDの服用は注目すべきである。看護師は、薬歴をとるときに、ハーブなどの健康食品についてもたずねることを忘れてはいけない。ニンニク、フィーバーフュー、中国のキノコ、レイシ、イチョウは、抗凝固薬または抗血小板薬と併用すると、血小板凝集能を抑制し出血のリスクを高める可能性がある。

- 飲酒しますか。飲酒の習慣がある場合は、その頻度はどのくらいですか。

  アルコールは、防御粘膜関門に対する既知の刺激物質であり、出血の関連要因である。

看護師は、病歴の聞き取りに加えて身体診察も行うべきである。腹部について視診、打診、聴診、触診などすべての項目の評価を行うべきである。このような身体診察に、消化管出血の根底にある原因を確認できる手掛りがある。例えば、肝臓に結節性病変が触診でき、クモ状血管腫、点状出血、挫傷が認められるときは、肝硬変が示唆される。硬直し板様で圧痛のある腹部は、穿孔の可能性がある。消化管出血があれば蠕動運動が促進されることが多く、聴診によって、腸雑音の亢進が確認される。

消化管出血患者の看護目標は、出血の抑制、血行動態の安定性の達成と維持、胃酸分泌の抑制、合併症の確認、必要ならば外科的処置の準備、消化管出血の治療と抑制に関する患者と家族への教育などである。

要点

- 消化管出血の関連要因について的を絞った病歴をとることが重要である。
- フィジカルアセスメント（身体診察）の所見から、消化管出血の原因となる基礎症状が明らかになることがある。

> **消化管出血低減のための初期治療の第一選択肢**
> - 酸素(O_2)の供給
> - 静脈ラインの確保
> - バイタルサインのモニターと血行動態値の測定
> - 輸液(晶質、膠質)と血液の投与
> - 経鼻胃(NG)チューブの挿入
> - 胃洗浄の可能性を考慮
> - 内視鏡検査の準備

> **要点**
> 出血性ショックの治療は、補充輸液の投与である。

血行動態の安定性を達成するために、静脈および動脈ラインを挿入し、静脈および動脈への輸液注入と、脈拍、血圧(BP)、平均動脈圧(MAP)、中心静脈圧(CVP)などの血行動態値の継続モニタリングができるようにする。肺毛細血管楔入圧(PCWP)と心拍出量(CO)をモニターするために、肺動脈カテーテルを挿入することもある。

晶質、膠質、血液(補充輸液の最良の形態)、濃厚赤血球輸血(RBC)、凝固因子などを患者に投与すべきである。RBCは、酸素運搬能を改善し、凝固因子は止血を促進する。赤血球(RBC)およびヘモグロビンの消失に起因する血液の酸素運搬能の低下を補うために、酸素療法も開始すべきである。パルスオキシメーターによって、酸素飽和度も評価すべきである。上部消化管から血液を除去し、失血量を評価するために経鼻胃(NG)チューブを挿入すべきである。内視鏡検査の準備には、胃洗浄を行う。腎臓の灌流と尿量の評価のためにフォーリーカテーテルを挿入すべきである。冠動脈灌流の低下に起因する心筋虚血(出血性ショックに起因する場合が多いが)の兆候を診断するために、心電図(ECG)の波形を確認すべきである。

> **要点**
> 大量の補充輸液が必要であれば、低体温を防ぐために補充輸液製剤を暖めておくべきである。

消化性潰瘍、胃炎、ストレス性潰瘍、食道炎の患者の血行動態の安定が得られれば、治癒を促進するために、薬物を投与し、胃酸分泌およびペプシンの作用を抑制する。この場合、H2-受容体拮抗薬、プロトンポンプ阻害薬、制酸薬、粘膜保護薬などの薬物を使用することが多い。

H2-受容体拮抗薬は、胃壁細胞のH2-受容体に作用して、酸の産生を低下させる。H2-受容体拮抗薬は、シメチジン(タガメット)、ラニチジン(ザンタック)、ファモチジン(ペプシッド)、ニザチジンなどである。

プロトンポンプ阻害薬は、H$^+$K$^+$-ATPアーゼ酵素の阻害によって、胃酸の分泌を抑制する。このプロトンポンプ阻害薬は、胃酸分泌抑制に最も有効であると考えられている。H$^+$K$^+$-ATPアーゼ酵素は、壁細胞の胃酸の産生に関与している。プロトンポンプ阻害薬は、オメプラゾール（プリロセック）、ランソプラゾール（プレバシド）、パントプラゾール（プロトニクス）、ラベプラゾール（アシフェックス）などである。

粘膜保護薬は、既知の潰瘍のまわりに胃酸およびペプシンの作用に対する保護壁をつくることによって、治癒を促す。粘膜保護薬は、胃の酸性環境下で活性化される。制酸薬と併用投与する場合は、制酸薬投与の30〜60分前に、粘膜保護薬を投与すべきである。この粘膜保護薬には、スクラルファート（カラファート）などがある。

制酸薬の使用目的は、胃酸の中和、胃内容物のpHを上げることによるペプシン作用の不活化、粘膜関門を強化するプロスタグランジンの産生促進である。制酸薬には4種類あり、それは、(1) 水酸化マグネシウム（マグネシア乳）、(2) 水酸化アルミニウム、(3) 炭酸カルシウム（カルトレイト、タムズ）、(4) 炭酸水素ナトリウムである。マグネシウム製剤および水酸化アルミニウム製剤が使用されることが多い。制酸薬は、食後および就寝時に規則正しいスケジュールで投与すべきである。

ヘリコバクター・ピロリ菌感染の確定患者には、抗生物質の併用投与を行う。クラリスロマイシン、テトラサイクリン、アモキシシリン（アモキシル）、メトロニダゾール（フラジール）を用いることが多い。

患者の診察に関しては、特に血行動態の状態に注意し、消化管出血に起因する合併症の診察を行うべきである。外科的処置が必要な場合は、感染、腹膜炎、体液および電解質異常、血行動態の合併症などの術後合併症のモニターを行うべきである。

看護師は、上部消化管の減圧を確認し嘔吐を防ぐために、NGチューブの開存性も評価すべきである。消化管出血の患者は、出血の原因が確認されるまでは、経口摂取および経胃経腸栄養を中止すべきである。出血の症状が回復されれば、患者が忍容できる限り食事の量を増加するように処方する。看護師は、治療期間中、患者が快適に過ごせるように介護すべきである。その方法には、薬物療法と非薬物療法がある。

内科的治療によって消化管出血を止められない場合は、外科的処置の適応となる。それは、例えば、(1) 薬物療法で効果の得られない出血性ショック患者、

要点

- 制酸薬の乱用によって、代謝性アルカローシスが引き起こされることがある。
- ミソプロストールは、特に、NSAIDの使用によって引き起こされる潰瘍の予防に用いる薬物である。

嘔吐の症状がある場合は、誤嚥を防ぐために、ベッドの頭部を上げる。

> **要点**
> 消化管出血から回復中の患者に対する特別な食事療法の処方はない。食事療法は、出血の根底にある原因になっている疾患の治療に焦点を合わせたものにすべきである。

> **要点**
> 消化管出血の外科的処置の目的は、患者の大量失血を防ぐことである。

(2) 24時間に8単位を超える血液を輸血する必要がある患者、(3) 消化管に穿孔がある患者である。

　消化管出血の症状の治癒過程について、患者とその家族に教育を行わなければならない。集中治療室（ICU）への移動が必要な患者には、なぜ移動するかという説明をし、ICUに移動した患者とその家族には、ICUの環境および治療法の説明などを行い、その環境に順応させる。出血の原因が確認されれば、治療計画を、患者およびその家族とともに検討し、彼らが質問および懸念を表明できる機会を与えるべきである。患者が回復するにつれ、看護師は、出血の根底にある原因に対する治療法を再検討し強化すべきである。

理解度チェック

問題：下記の問いに対する最も良い解答を選び、下線部に当てはまるアルファベットを書きなさい。

1. 看護師は、消化管出血のために入院し、血液量減少性ショック状態の患者の動脈血ガス（ABG）の結果を検討している。患者のABGの結果はpH＝7.27；pCO₂＝38；pO₂＝78；HCO₃＝14；O₂飽和度＝94％である。このようなABGの結果の原因の可能性としても最も高い原因は、次のどれか。
   1. ショックに応じた代償機構に起因する頻呼吸
   2. 細胞の損傷および障害による好気性代謝から嫌気性代謝への変更
   3. ショック状態に応じる身体の代償機構によって、腎臓の産生する重炭酸が増加
   4. 細胞破壊によって、過量のカリウムが血管内に放出

解答：1.3

問題：A欄の治療法に適している疾患をB欄から選び、そのアルファベットを下線部に記載せよ。

A欄

_____ 1. 出血部位に直接圧力をかけるために、ゼングスターケン・ブレークモアチューブのようなバルーンタンポナーデチューブを用いる。

_____ 2. 動脈裂傷を修復するために外科的処置を用いる。

_____ 3. ヘリコバクター・ピロリ菌による炎症を治療するために、抗生物質の併用療法を用いる。

_____ 4. 門脈圧を低減させるために、バソプレシンおよび酢酸オクトレオチドのような薬理活性物質を用いる。

_____ 5. 下部食道括約筋に圧力がかからないように、就寝直前に食べないように患者に指示する。

B欄

a. 胃食道逆流症
b. マロリー・ワイス裂傷
c. 食道静脈瘤
d. 消化性潰瘍

膵炎とは

L. シューマッハー

　膵炎は、膵臓の炎症によって引き起こさせる重篤な疾患である。膵炎の症状は、急性または慢性のいずれかである。急性膵炎は重症になることがあり、その結果、致命的な症状になる場合もある。急性症状は、突然発症し、その持続は短期間である。症状をすぐに治療すれば、患者は完全に回復する。重症度は、通常、予測できず、患者の年齢に無関係である。急性膵炎の最も一般的な原因は、アルコール中毒、薬物毒性、腹部外傷、胆管閉塞などである。ウイルス感染も膵臓の炎症の原因になりうる。

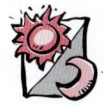

年齢および性別による相違

アルコール起因性の膵炎は、4〜7年間飲酒を続けた30代の患者が発症することがあるが、胆道膵炎の発症は、通常、高齢者にみられる。

解答： 1. c；2. b；3. d；4. c；5. a

必須の基礎知識

膵臓は、胃の後ろ側、十二指腸（小腸の最初の部分）に密着している大きな分泌腺である。膵臓は、オタマジャクシの形をして、頭部、体部、尾部の3つの部分に分かれている。膵臓の頭部は、腹腔の正中線の右側にあり、体部と尾部は上を向いているので、尾部は肋骨の左側の端に密着している。

膵臓の頭部は、十二指腸に付着していて、肝臓と同じ腹腔に存在する。肝臓からの胆汁管が腸に胆汁を流入している同じ部位に、膵管を通じて、膵臓の頭部から膵液が腸に流入する。膵臓が体の中のこのような場所にあり、膵臓の後ろ側には多くの血管が存在しているため、膵臓の手術は難しく、外科医の能力が試される手術である。

膵臓は、内分泌および外分泌の機能の組み合わせを有する珍しい分泌腺と考えられている。内分泌細胞は、ランゲルハンス島に存在し、数種のホルモンを産生し、それらのホルモンは直接血流に流入する。これらのホルモンは、インスリン、グルカゴン、血管作動性腸管ポリペプチド（VIP）などである。膵臓は、また、様々な化学的消化酵素も産生し、それらの酵素は十二指腸に送られるため、外分泌腺と言われる。外分泌物は、腺房細胞によって産生される。膵臓で産生される消化酵素のうち、最もよく知られている酵素はトリプシン、ケモトリプシン、リパーゼ、アミラーゼなどである。

膵臓の主な機能は、食物の消化を促進し、血液中の糖のバランスを維持することである。膵酵素は、腸に送られるまでは不活性で、腸で、腸汁と混合し、活性化し、炭水化物、タンパク質、脂肪の消化を促進する。肝臓からの胆汁は、脂肪を細かく砕くことによって、リパーゼの脂肪消化機能を強化する。膵炎になると、これら強力な酵素の活性化の時期が早まり、膵臓が自己消化を開始し、その結果、出血する。血管が消化されると、膵臓の化学物質が腹腔内に漏出する。膵臓の血管が浸食され始めると、活性型酵素が血流に流入し、体内を循環し始める。

発熱、疲労、悪心、嘔吐、持続する上腹部痛など患者の愁訴があいまいなため、急性膵炎は極めて誤診しやすい。しかし、4人に1人の患者は重度の急性膵炎である可能性がある。その場合、膵臓は後腹膜腔にあるので、患者の疼痛は徐々に強くなり、背と脇腹へ広がる。

要点

慢性膵炎は徐々に進行するが、そのままでは回復することはない。慢性膵炎では、膵臓の機能が著しく損なわれ、分泌腺は永久的な損傷を受ける。

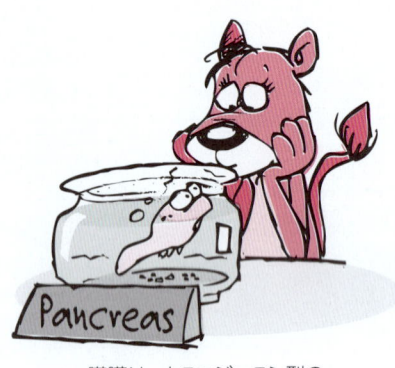

膵臓は、オタマジャクシ型の分泌腺である。

消化器系　第7章　235

患者が座位および前屈すると、疼痛は軽減する。食物摂取によって、活性化の時期が早まっている酵素が分泌され、その結果、分泌腺の自己消化が促進され、疼痛が悪化する。悪心によって消化管内圧が高まり、膵臓の分泌物の流出が妨げられ、さらに膵臓が損傷を受けるため、嘔吐後、通常、疼痛は低下せずむしろ増加する。

重要な注意事項：急性膵炎診断のための特異的な臨床試験はない。急性膵炎発症の初期に、アミラーゼ、リパーゼ、トリプシンの血清濃度が上昇するが、慢性膵炎になると、正常値に戻る。

その他の症状に、発熱、頻脈、血圧低下、黄疸などがある。悪心、嘔吐、腹部腫脹も同様によく見られる症状である。膵臓出血が起こった場合にまれにみられる徴候は、側腹部が赤紫色または緑褐色（ターナー徴候）および／または臍周囲が青みを帯びた色（カレン徴候）になる。

要点
- 分泌腺とは、血流または他の器官に送り込むための化学物質を産生する器官である。
- 膵炎とは、膵臓が自己消化を起こしている状態である。
- 疼痛は、通常、膵炎の主な症状であり、患者が横になると悪化する。

! ターナー徴候とカレン徴候は、壊死性膵炎のエビデンスであり、壊死した膵臓の組織が、腹部に出血している徴候である。

膵炎

合併症	兆候／症状
ショック	兆候／症状 血圧低下 心拍数増加 四肢冷感 精神状態の変化
血液量減少（内出血、外出血、体液喪失）	ショック症状
急性呼吸窮迫症候群	呼吸困難 頻呼吸 低酸素血症 （酸素療法にもかかわらず）
敗血症	発熱を伴うショック症状
循環性ショック	ショック症状
胸水貯留	呼吸窮迫 低酸素血症
体内中の膵酵素の循環	腎臓、心臓、肝臓、目、骨、皮膚、消化管の内側の損傷

急性膵炎の主な死亡原因は、続発性膵臓感染である。膵炎が軽減した後、膵壊死によって引き起こされる大量の細胞死のために、膵臓は感染しやすくなる。潜在的な敗血症性合併症を防ぐために、抗生物質の予防的投与を行う。膵臓膿瘍が発症し、発熱と疼痛が再発することもあるが、その場合は広域スペクトルの抗生物質を投与する。

要点

膵炎の重度の合併症である仮性嚢胞には、膵酵素滲出液が充満している。

要点

ERCPの24時間後までは、肝酵素の血清濃度の一時的な上昇がよくみられる。

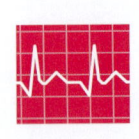

膵炎患者の血糖値を厳密にモニターすることが重要である。

要点

膵炎になると、インスリンの産生機能が低下するので、インスリンの投与が必要である。

　膵仮性嚢胞は、膵炎の重度の合併症で、膵炎発症の数週間後に、発現することがある。仮性嚢胞は、膵臓またはその周りに形成され、真性嚢胞の上皮内層がない被嚢性嚢状構造である。嚢胞は、淡黄色または暗褐色に見える膵酵素滲出液を数ℓ含んでいる。仮性嚢胞は、自然に消散または破裂し、合併症として出血が起これば、死亡することもある。

　慢性膵炎になると、膵臓の機能が失われ、その分泌腺は外分泌機能および内分泌機能を損ない始める。慢性膵炎の原因が特定されることは稀だが、急性膵炎を引き起こす因子は慢性膵炎も引き起こす可能性がある。慢性膵炎になると、適切な血糖値を維持するためのインスリンを産生するランゲルハンス島のインスリン産生細胞が、機能不全に陥り始め、患者は糖尿病を発症する。慢性膵炎の症状が持続し、インスリン値が低下すると、患者が糖を分解できるように、インスリンの注入が必要になる。膵機能不全も、慢性膵炎の合併症であり、それは、線維組織が形成され健常な腺房組織に取って代わるため、小腸での栄養素の吸収が低下することによる。腺房が、タンパク質、炭水化物、脂肪を消化するために必要な酵素を産生できなくなると、患者に、かさ高い脂肪性の悪臭のある便（脂肪便）、体重減少、発熱、疲労、悪心および嘔吐などの症状が発現する。栄養素を消化できなくなると、筋肉の萎縮、脱力、栄養不良が引き起こされることもある。

　膵炎の診断に役立つ方法はいくつかある。造影CTスキャンによって、膵臓と周囲の構造の最良の画像が得られる。腹部のCTスキャンによって、体液貯留と膵腺の顕著な炎症が明らかになる。

　内視鏡的逆行性胆道膵管造影（ERCP）によって、光ファイバーカメラによる膵臓の拡大画像をみることができる。胆道膵炎の疑いのある重症症例が、主にERCPの適応となる。ERCPによって、医師は嵌頓結石を取り除き嚢胞から排膿することができる。

　超音波検査は、胆管が原因であると疑われるときに行う膵臓の初期評価にふさわしい非侵襲的方法である。

　単純X線撮影は、膵管を閉鎖している胆石を見つけるために役立つ。膵臓の、以前は健常だった組織が破壊され機能を失った瘢痕組織に取って代わられ、その部分は石灰化する。このように石灰化している領域はX線写真で確認することができる。

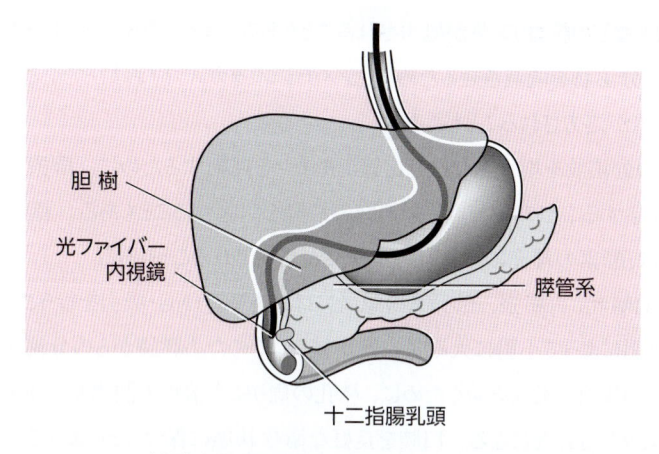

内視鏡的逆行性胆道膵管造影(BRCP)による診断法

看護ケア

　膵炎患者の管理は、膵臓の残りの部分、対症療法、症状の緩和、合併症の管理に焦点を合わせて行う。循環血液量の維持、疼痛緩和、膵臓からの分泌物の低減のための治療を行う。

　静注による電解質およびタンパク質の大量補給によって、循環血液量を維持し、ショック状態に対する緊急治療を行う。静注による水分補給の間、看護師は、血圧と、心臓および肺の状態に細心の注意を払う必要がある。さらに、看護師は、テタニーの徴候（トルソ徴候、手足痙縮、クボステック徴候、指および口腔周囲の知覚異常）などを含む患者の電解質データのモニターを行い、異常を報告すべきである。また、患者にテタニーが見られたら、グルコン酸カルシウムの静注をすぐに行えるように準備しておくべきである。

　モルヒネの投与によってオディ括約筋がけいれんし、胆管閉塞を引き起こす可能性があるので、疼痛管理には、モルヒネよりもむしろデメロール（メペリジン）の投与を行う。重度の疼痛管理には、最近、オピオイド製剤のクエン酸フェンタニルも使用されている。看護師は、デメロールを長期使用するとき、デメロール（メペリジン）ではなくメペリジンの代謝物によって引き起こされる興奮作用の徴候（中枢神経系[CNS]刺激）をモニターすべきである。看護師は鎮痛薬の投与前後の疼痛レベルを評価すべきである。

　迷走神経刺激、膵分泌、膨大けいれんを軽減するために、アトロピンおよびプロ

要点

- デメロールは、膵炎の疼痛管理に最適な薬物であるが、クエン酸フェンタニル（Sublimaze）も、疼痛管理に有用な効果を上げている。
- 膵炎患者の消化管における消化過程を促進するために、膵臓の酵素を補充することが必要な場合もある。

テタニーのトルソ徴候

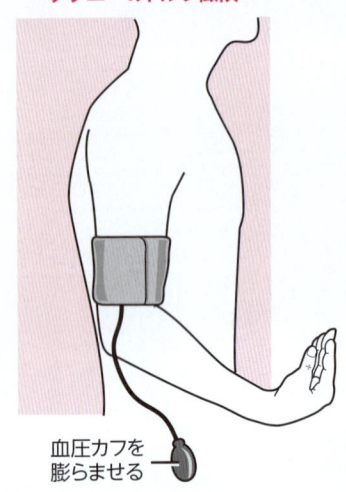

血圧カフを
膨らませる

（出典：Bucher L, Melander S：
Critical care nursing, Philadelphia, 1999年,
WB サンダース）

テタニーのクボステック徴候

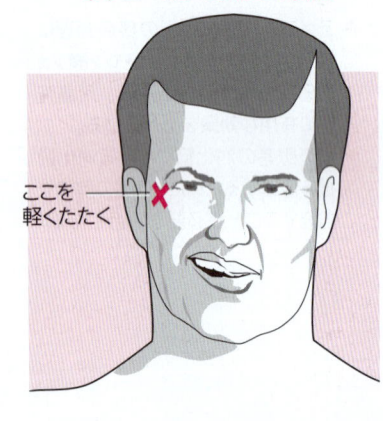

ここを
軽くたたく

要点

膵炎患者は、高脂肪食品およびアルコールの摂取は避けるべきである。

パンテリンなどの抗コリン薬が処方されることもある。また、塩酸の産生を抑制し膵臓からの分泌物を低減させるために、シメチジン（タガメット）およびアルミニウム-マグネシウムが処方されることもある。

膵臓の分泌物を増大させる消化管ホルモンを抑制するために、酢酸オクトレオチドを投与することによって、腺房細胞の活動を阻害することもある。膵機能不全の場合は、酵素の補充にパンクレリパーゼが処方されることもある。

持続的嘔吐、胃膨張、イレウスの患者には、経鼻胃（NG）吸引を行うこともある。また、吸引によって小腸に入る内容物が減り、そのため膵臓からの分泌が抑制される。この場合、炎症を防ぐために、鼻孔の周りに水溶性の潤滑剤を塗布するなどの看護ケアも必要になる。口腔を良好な衛生状態に保つことによって、粘膜の清浄性が促進され、中咽頭の炎症と乾燥が抑制される。症状が消失するまで、患者は経口摂取を中止すべきである。回復の遅い患者または複雑な臨床経過を辿る患者には、栄養状態を維持するために、中心静脈栄養（TPN）を開始することもある。臨床検査値の慎重なモニタリングは、血糖上昇および血糖低下によって予想される合併症の予防に役立つ。血糖値が上昇すれば、静脈内投与のインスリン量を増加させる必要がある。逆に、デキストロース50％の静脈内ボーラス投与は低血糖を改善する。

患者に急性症状が発現しているため、通常、外科的処置はリスクの高い選択である。膵臓の壊死部を切除するために診断的開腹術を行うこともある。術後ケアとして、洗浄、空気抜き、ドレナージ（排膿）のために留置しているサンプチューブの管理などを行う。重症患者の場合は、切開痕を開放したままにし、壊死組織を取り除くために数日毎に洗浄し被覆する。胆石または胆嚢の疾患が原因因子である場合は、胆嚢摘出術を行うべきである。

膵炎の患者は、症状が回復して退院しても数週間から数か月後までは衰弱状態が続くと思われる。患者は急性期に受けた指示を忘れていることもあるので、退院時に在宅ケアを紹介することが好ましい。そうすれば、患者は、看護師から患者および家族教育が継続して受けられる。患者には高脂肪含有食品、消化の悪い食事、飲酒を避ける必要性など、飲食に関して書面または口頭で伝えるべきである。以前の飲酒の習慣に戻りそうな患者には、支援および支援団体に関する情報を伝える。

膵炎患者に対する看護の目的は、疼痛緩和、膵臓への刺激を減らすこと、NGドレナージ（排膿）に起因する不快感を軽減すること、栄養状態の改善、呼吸機能の維持、体液および電解質状態の改善、ショックの予防などである。

理解度チェック

問題: 下線部に入る用語で英語のクロスワードを完成させなさい。

1. インスリン、グルカゴン、血管作動性腸管ポリペプチド(VIP)を産生する内分泌細胞は、＿＿＿＿＿＿島に存在する。
2. 血圧低下、心拍数の上昇、四肢の冷え、精神状態の変化など、重症患者に見られる症状。
3. 本剤は、膵機能不全のために減少している酵素を患者に補充するために処方される薬剤である。＿＿＿＿＿＿
4. 栄養を補給する栄養療法の略称。＿＿＿＿＿＿
5. 膵酵素が未だ膵臓の内側にあるときに活性化されてしまう場合に起こること。＿＿＿＿＿＿
6. 膵液は、膵臓頭部から＿＿＿＿＿＿を通じて腸に流入する。
7. 外分泌物を産生する膵細胞。＿＿＿＿＿＿
8. タンパク質、炭水化物、脂肪を消化するために必要な酵素が欠如しているために生じるかさ高い脂肪性の悪臭のある便の名称。＿＿＿＿＿＿
9. 迷走神経への刺激を軽減し、膵臓の分泌を抑制し、膨大部のけいれんを抑制するために使用する抗コリン薬。＿＿＿＿v＿＿＿＿
10. 膵＿＿＿＿＿＿は、小腸での栄養素の吸収が低下するために引き起こされる。
11. 疼痛管理に適切な薬物の商品名である。＿＿＿＿＿＿
12. このタイプの膵炎の特徴は、膵臓の組織の壊死によって引き起こされる腹部への出血である。＿＿＿＿＿＿
13. 膵炎発症の数週間後に発現することが多い重症の合併症。＿＿＿＿＿＿
14. 急性膵炎による最も多い死亡原因。＿＿＿＿＿＿

＜ヒント＞
- acini (腺房)
- autodigestion (自己消化)
- atropine (アトロピン)
- Demerol (デメロール)
- Infection (感染)
- Insufficiency (機能不全)
- Langerhans (ランゲルハンス)
- Necrotizing (壊死性)
- pancrelipase (パンクレリパーゼ)
- pancreatic duct (膵管)
- pain (疼痛)
- pseudocyst (仮性嚢胞)
- shock (ショック)
- steatorrhea (脂肪便)
- TPN

解答: 1. Langerhans; 3. pancrelipase; 5. autodigestion; 6. pancreatic duct; 11. Demerol; 2. shock; 3. pain; 4. TPN; 7. acini; 8. steatorrhea; 9. atropine; 10. insufficiency; 12. necrotizing; 13. pseudocyst; 14. infection.

240

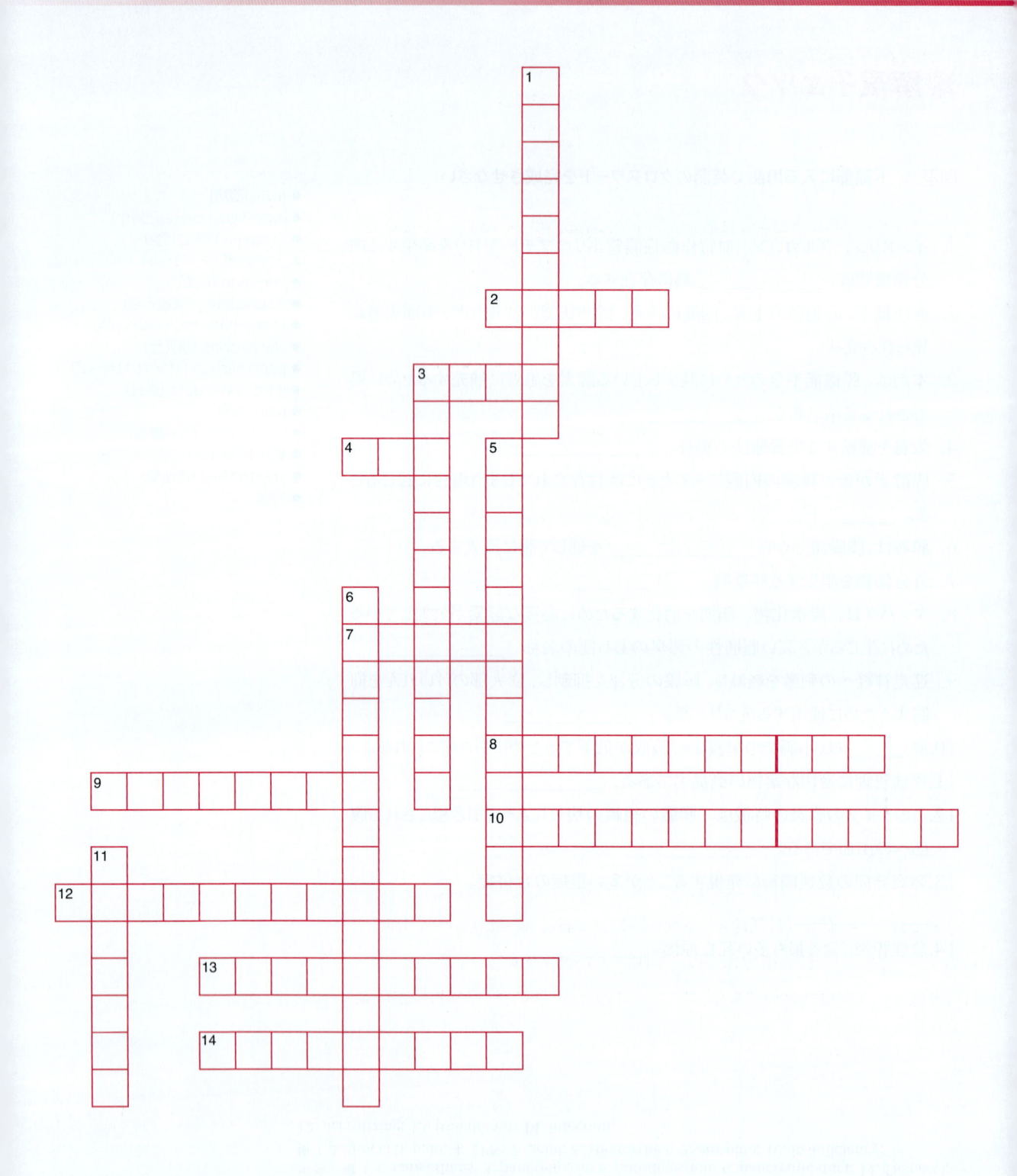

肝不全とは

L. シューマッハー

　肝不全とは、肝臓がその機能を果たしえない状態あるいは課せられた要求に応えられない状態である。急性肝不全では、肝臓の大部分が突然破壊され、慢性肝不全では、肝障害が徐々に進行し肝不全に至る。ウイルス性肝炎、肝硬変、良性または悪性の腫瘍、胆道閉鎖症、原発性または続発性の胆管炎などは、症状の進行速度が落ちず治癒しなければ、肝不全に至る可能性がある。肝不全は、化学物質などの毒性物質の摂取または薬物の過量摂取によっても引き起こされる。肝疾患および続発性肝不全は、新生児から高齢患者まであらゆる年齢層で発症する可能性がある。

> ⚠ 肝毒性を引き起こす可能性のある原因は、アルコールまたはアセトアミノフェンの過量摂取である。

必須の基礎知識

　肝疾患患者の看護の第一段階は、肝臓の機能を理解することである。このような基礎知識は、看護師が臨床症状と兆候の発生とその治療の論理的根拠を理解するために役立つ。

　肝臓は、体内最大の実質臓器で、主として右上腹部に存在し、肝左葉の一部が左上腹部へ伸びている。肝臓は、消化、内分泌、血液、排泄に関する機能を有する器官で、その機能の数は400を超える。肝臓の主な機能は、血液の貯蔵とろ過；胆汁の産生と代謝；ビリルビンの除去；炭水化物、脂肪、タンパク質の代謝；グリコーゲンと脂肪の貯蔵；アンモニアの尿素への変換；凝固因子の産生と活性型凝固因子の除去；性ホルモンの代謝；アルドステロンと抗利尿ホルモン（ADH）の不活性化；薬物および外来物質の解毒；ビタミンおよびミネラルの貯蔵である。肝臓は、(1)循環系、(2)肝小葉と肝細胞、(3)細網内皮系（RES）、(4)肝胆道系、(5)結合組織構造の5つの部分から成っている。

　肝臓は二重の血液供給路を有している。すなわち、肝動脈および門脈が肝臓に血液を供給している。動脈血流は腹腔動脈を通じて肝動脈に入る。門脈は、胃、小腸、大腸、膵臓、脾臓の毛細血管から肝臓へ、栄養素と代謝産物に富んだ血液を運ぶ。

> **要点**
> 肝不全予防のポイントは、基礎疾患の早期発見と治療開始である。

血液は、肝臓から肝静脈を通って出て行き、下大静脈に流入する。肝臓は血管の多い器官で、肝循環血液量は心拍出量（CO）の約25％を占めている。肝臓を通る血流量の正常値は約1500mL／分である。

肝臓の働きは、肝小葉という機能単位で達成される。肝小葉は、肝細胞、細動脈と細静脈、洞様毛細血管、クッパー細胞、毛細胆管から成る。肝臓への二重の血液供給は、洞様毛細血管に集まる。ここで、酸素を含む動脈血と代謝産物を豊富に含む静脈血が、肝細胞によって処理され、肝臓の多くの機能が達成される。細網内皮系の一部であるクッパー細胞は、洞様毛細血管壁の内側を覆っている。クッパー細胞の機能は、細菌、異物、毒物を貪食することである。毛細胆管は、胆汁酸塩および色素の肝小葉から胆嚢への輸送を担っている。胆嚢まで運ばれた胆汁酸塩および色素はそこに貯蔵される。

肝疾患患者の看護の第二段階は、肝疾患を理解することである。肝疾患には急性および慢性の疾患があり、肝不全に至る可能性もある。肝炎は、ウイルスまたは細菌感染あるいは毒性物質によって引き起こされる肝細胞の炎症である。炎症過程が可逆的でない場合は、肝細胞は損傷を受け死滅する。肝炎には、急性または慢性の場合がある。慢性肝炎は、6か月以上持続する肝臓の炎症である。感染経路、症状、治療法は、肝炎のタイプによって様々である。

> **要点**
> 肝炎の最も多い原因は、ウイルス感染である。ウイルス性肝炎は、A,B,C,D,E,Gの6つのタイプがある。

肝不全を引き起こす可能性のある胆道疾患は、胆道閉鎖症および硬化性胆管炎である。胆道閉鎖症は、小児疾患で、複数の胆管構造の先天的欠損または発育不全が特徴である。症状が進行すると、黄疸、門脈圧亢進、胆汁性肝硬変、肝不全が発症することもある。閉鎖症の治療には、手術が推奨される。硬化性胆管炎は、胆管の炎症である。この炎症は、細菌感染によって、あるいは腫瘍または胆石による胆管の閉塞によって引き起こされる。炎症の治療を行わなければ、肝不全に至ることもある。硬化性胆管炎は抗生物質投与によって治療し、閉塞に対して外科的処置を行う。

肝硬変は、慢性進行性不可逆性の疾患である。肝硬変の進行は、原因因子の治療によって遅延させることができる。原因物質の種類に基づいて、肝硬変は、(1) アルコール性（ライネック肝硬変）、(2) 胆汁性、(3) 心臓性、(4) 壊死後性の4つに分類される。慢性の炎症によって、肝臓の血管と胆管の流れが滞り、肝細胞が損傷を受け、線維性組織が形成される。

そのため、正常な肝臓の構造は、線維性結節性瘢痕組織に置き換わる。このような肝硬変の線維化と細胞の損傷により、続発性肝不全が引き起こされる。

バッド・キアリ症候群、クリグラー・ナジャー症候群、嚢胞性線維症などによっても肝不全が引き起こされる。バッド・キアリ症候群の特徴は、肝静脈の閉塞で、そのため肝臓からでる血液の流れが悪くなる。嚢胞性線維症は遺伝性疾患で、その結果、膵線維化、胆道閉塞、肝炎、肝硬変が引き起こされ、それらは全て肝不全に至る可能性がある。クリグラー・ナジャー症候群は、新生児に見られる非抱合型高ビリルビン血症を呈する遺伝性疾患で、治療を行わなければ、重度の神経障害および肝不全に至る。

肝疾患の初期治療の第一選択肢

- 肝臓の機能の理解
- 基礎疾患の理解
- 臨床症状の理解

肝不全患者の看護の第三段階は、肝不全の臨床症状を理解することである。肝不全の初期症状は、不明瞭で、疲労、衰弱、脱力、消耗、食欲不振、体重減少、腹部不快感、悪心、嘔吐などの症状が発現する。肝不全が進行すると、重度の明らかな全身症状が発現する。それは、黄疸、血液凝固異常、体液電解質の平衡異常、栄養障害、門脈圧亢進、静脈瘤、腹水貯留、肝性脳症、感染、肝腎症候群などの症状である。

黄疸発現の経路は複雑である。初めに、古い赤血球または損傷を受けた赤血球が、細網内皮系によって分解される。ビリルビンは、ヘモグロビン分解の産生物である。ビリルビンは、循環血流中に放出され、アルブミンと結合する。この形のビリルビンは、非抱合ビリルビンと呼ばれている。非抱合ビリルビンは全身の循環血流を通って肝臓に入る。肝臓の中で、ビリルビンは抱合化される。抱合によって、ビリルビンは脂溶性から水溶性に変わる。この抱合型になると、ビリルビンは排出される。肝臓は、胆管を通じて、抱合型ビリルビンを排出する。ビリルビンは、胆汁の成分として胆管系を通って、小腸に運ばれ、そこで酵素の作用を受け、ウロビリノーゲンが生成される。

> **要点**
>
> 肝臓の機能不全または機能低下が起こると、肝不全の兆候および症状がみられる。

> **要点**
>
> ビリルビンは組織を染め、皮膚、粘膜、眼の強膜の帯黄変色を引き起こす。また、循環血中の過剰なビリルビンは、腎臓によってろ過されるので尿の色は黄褐色になる。

> **要点**
>
> 肝腎症候群とは肝不全に併発する腎不全を指す。

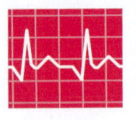

ウロビリノーゲンの大部分は、便中に排泄されるが、その一部は再吸収されて循環血流に入る。肝不全の結果、全身の循環血中のビリルビン値が高くなる。そのため、循環血から組織に蓄積されるビリルビン値も高くなるため、黄疸が起こる。

肝不全に起因して急性腎不全が起こることもある。腎臓の血流量と糸球体ろ過率(GFR)の低下およびアルドステロン値の増加が、根底原因であると考えられる。肝腎症候群の特徴は、進行性の高窒素血症、血清クレアチニン値上昇、乏尿である。治療法は、腎臓の血流量、GFR、尿量の改善のために行う輸液および利尿薬の投与などである。肝不全の根底原因を治療する間、腎機能を支援するために血液透析が必要になることもある。

腹水貯留は、腹膜腔内に体液が貯留することである。腹水貯留は、門脈圧亢進、低アルブミン血症、ホルモンのアルドステロンおよびADHの不活性化によって悪化する。肝不全によってアルドステロンおよびADHが不活性化される。アルドステロンが不活性化されると、ナトリウムと水分を保持しカリウムを排泄するために、レニン-アンジオテンシン系によって腎臓に信号が送られる。ADHが不活性化されると、さらに体液貯留が起こる。血管腔に過剰に血液が増加すると、循環亢進状態になる。腎臓はタンパク質を代謝できないので、間質腔に過剰な体液が貯留する。アルブミンが血管系の膠質浸透圧の維持を担っている。アルブミンがないと、血管系から体液が間質腔へ移行する。その結果、浮腫と腹水貯留が起こる。血管腔の血液量の喪失により、腎臓は血液量の低下を感知し、レニン-アンジオテンシン系を通じてアルドステロン放出の信号を送る。血管腔中の体液貯留（アルドステロンおよびADHの不活性化）、間質腔への体液喪失（肝臓のタンパク質代謝能低下による低アルブミン血症）、間質腔の体液貯留（浮腫および腹水貯留）が起こり、さらに、血管腔からの体液の喪失を感知しナトリウムと水分を保持するために腎臓に信号を送るという身体自身の恒常性維持機構（レニン-アンジオテンシン系）が働くため、悪循環が起こる。腹膜腔に大量の腹水が貯留されると、腹部の器官が圧迫され、不快感および呼吸困難（横隔膜を圧迫するため）が引き起こされ、皮膚の完全性が損なわれることもある。腹水貯留の治療には、ナトリウムの摂取制限、安静、利尿薬の投与などがあり、腹腔穿刺を行うこともある。

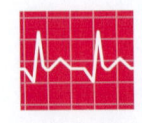

> **要点**
>
> 肝不全患者には、診断検査および尿量の計測により、腎機能のモニタリングが必要である。

穿刺法では、腹膜腔に穿刺針を挿入し、腹水を抜き取る。腹腔穿刺の目的は、腹水の分析と、重度の症状または症状の悪化の一時的な緩和である。レビーンシャントとデンバーシャントも、内科的治療によって効果が得られない腹水貯留の治療に用いられている。これらのシャントは、圧較差またはポンプ圧を用いて、腹水を腹膜内から全身の循環血に移行させ、過剰の体液を、腎臓を通じて排泄させる。

組織の損傷および線維化によって引き起こされる血流低下の結果、門脈圧亢進が起こる。門脈循環内圧が亢進し、肝臓への血流が低下し、その結果、門脈循環が滞り、うっ血する。門脈圧亢進の結果、脾腫が発生することもある。

食道静脈、前胃静脈、直腸静脈も影響を受ける。門脈圧亢進の結果、これらの静脈はうっ血し、膨張し、出血しやすくなる。このように膨張した静脈は、静脈瘤と言われている。膨張した食道の静脈は、食道静脈瘤になり、膨張した直腸静脈は痔を引き起こす。脆弱な静脈が破裂すると致命的な消化管出血を引き起こすこともある。静脈瘤の治療は、門脈圧の降圧に重点を置いて、薬物療法、内視鏡的処置、バルーンタンポナーデを用いて行う。

腹水治療のためのレビーンシャント

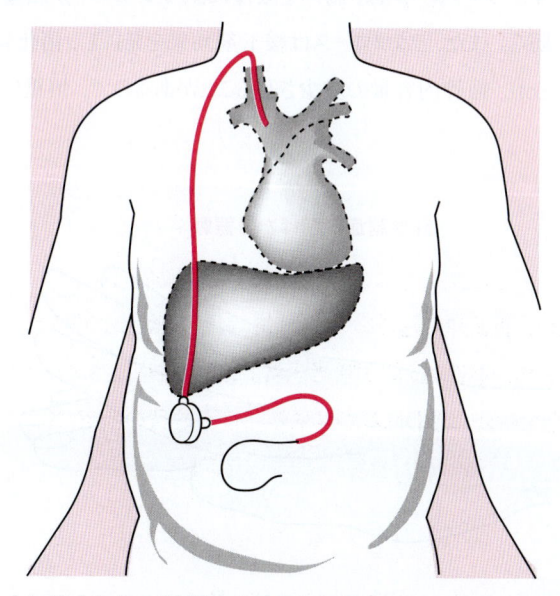

(出典：Sole ML, Lamborn ML, Hartshorn JC：Introduction to critical care nursing, 第3版, Philadelphia, 2001年, WB サンダース)

この治療法によって、食道静脈瘤の治療効果が得られなければ、放射線治療または外科的治療を考慮する。放射線手技は、門脈体循環シャントを形成し門脈圧を低下させるステントを留置する治療法である。亢進している門脈圧を下げる外科的治療法として、門脈大静脈シャント、上腸間膜静脈-下大静脈シャント、脾腎シャントを留置する方法などがある。このようなシャント法は、血流を迂回させ、その結果、門脈圧を下げる。

肝性脳症は、肝不全の中枢神経系症状を表す用語である。錯乱状態から昏睡まで様々な症状が見られる。肝性脳症の原因は不明であるが、肝臓がアンモニアを尿素に変換できなくなるためであると考えられている。タンパク質は消化管内で分解される。アンモニアは、タンパク質の代謝産物である。アンモニアイオンは、消化管から循環血液中に拡散し肝臓に輸送され尿素に変換される。肝臓の細胞によってこの変換が行えなくなると、アンモニア値が上昇する。循環血中のアンモニア値が上昇すると、中枢神経系に神経毒性作用が及ぼされる。肝性脳症の臨床兆候は、4段階の進行性悪化病期で定義されている。

肝性脳症の治療は、アンモニア値の軽減を目標とし、食事療法および薬物療法を行う。タンパク質の摂取を20～40g/日に抑える。細菌によるタンパク質の分解を減らすために、ネオマイシンとラクツロースを用いる。ネオマイシンは正常な腸内細菌叢を減らす。ラクツロースは、腸内を酸性にし、アンモニアが結腸から血流に流入するのを防ぐ。また、ラクツロースは緩下剤効果を発揮し、消化管からアンモニアを除去するが、血管内容量の減少させることがあるので、慎重に投与すべきである。

肝性脳症の病期

病期	症状
病期Ⅰ	振戦 不明瞭発語 判断力の低下
病期Ⅱ	傾眠 括約筋のコントロールの喪失 羽ばたき振戦
病期Ⅲ	劇的な錯乱状態 嗜眠
病期Ⅳ	昏睡 無反応

要点
静脈瘤の治療法にはすべて、肝不全を併発または悪化させる副作用と合併症の可能性がある。

！ ネオマイシンは、腎臓毒性のリスクが高いので、特には推奨されていない。

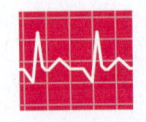

羽ばたき振戦とは、手関節を背屈させ上肢を伸展させることによって誘導される手をパタパタさせる振戦である。

肝性脳症の羽ばたき振戦

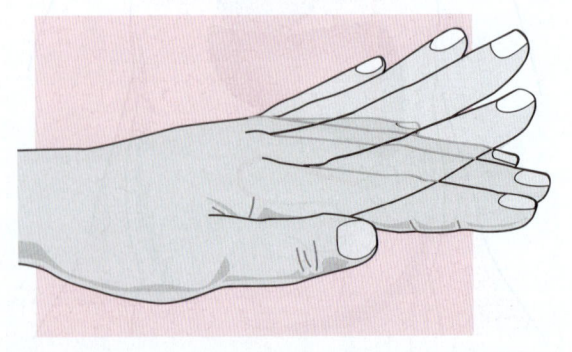

(出典：Ignatavicus DD, Workman ML：Medical-surgical nursing：critical thinking for collaborative care, 第4版Philadelphia, 2002年, WBサンダース)

炭水化物、脂肪、タンパク質の代謝は、肝不全によって影響を受ける。血糖値が身体の必要量を超過すると、過剰なブドウ糖はグリコーゲンに変換され肝臓に貯蔵される。これが、グリコーゲン生成と呼ばれる過程である。身体がブドウ糖を必要とするときは、貯蔵されているグリコーゲンが放出され、エネルギーに利用される。この過程はグリコーゲン分解と呼ばれる。グリコーゲンを使い果たすと、肝臓は、エネルギーを得るために糖新生という過程を通じてアミノ酸と脂肪を使用する。肝不全になると、肝臓はブドウ糖を有効にグリコーゲンに変換できなくなり、糖新生のために脂肪を使用する。その結果、身体が新たにエネルギーを貯蔵する手段が無くなり、細胞のエネルギー需要を満たすための問題が生じ、低血糖、疲労、体重減少、栄養不良などの症状が発現する。肝臓は脂肪の代謝も行う。脂肪は消化され最終的に、脂肪酸、グリセロール、コレステロールになる。その代謝物質が、肝臓でリポタンパク質 (LDL, HDL, VLDL) に変換されるが、この過程が、肝不全の場合のように、妨げられると、脂肪は肝臓に蓄積する。その状態を脂肪肝という。この脂肪蓄積は、肝臓の機能低下を招く。肝臓は3種類の主要な血漿タンパク質：(1) アルブミン、(2) グロブリン、(3) フィブリノーゲンを生成する。アルブミンは、血漿膠質浸透圧を維持する。膠質浸透圧は、血管腔中の血液保持に関与し、血液の間質腔内漏出とその結果起こる浮腫を防いでいる。グロブリンは細胞の酵素反応を促進し、フィブリノーゲンは、凝固および止血の確立に重要な役割を果たしている。さらに、肝臓の機能が低下すると、タンパク質凝固因子II, V, VII, VIII, IX, X は生成されない。フィブリノーゲンの代謝と凝固因子の生成ができない肝不全患者には、点状出血、出血斑、口腔粘膜からの出血、鼻血、あるいは大量出血まで様々な症状が発現する。肝臓がフィブリノーゲンとその他の凝固因子を代謝できないために、播種性血管内凝固症候群 (DIC) が引き起こされることもある。肝不全により、血漿タンパク質の生成と代謝が行えないため、浮腫、ある種の細胞の酵素反応の欠如、血液凝固異常が引き起こされることもある。

　さらに、タンパク質代謝に関する問題がもう1件あるが、それは、肝臓の機能低下のためにタンパク質の最終代謝産物のアンモニアが尿素に変換されないことである。アンモニア値の上昇は、次に神経系と皮膚に影響する (p.246 肝性脳症の節を参照)。タンパク質の代謝異常の兆候は肝性口臭であり、その特徴は極めて甘いアセトンのような匂いの息である。

　また、肝臓はビタミンA, B, D, K, E の代謝を行い、その貯蔵庫でもある。ビタミンKは、凝固因子II, VII, VIII, X の合成に必要である。肝不全は、ビタミン欠乏とそのための栄養問題を引き起こす。

> ⚠ 凝固因子は肝臓によって生成されるので、肝不全患者は、凝固異常の症状を発現することがある。

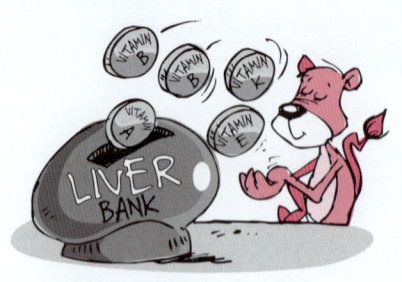

ビタミンは肝臓に貯蔵される。

要点

- 胆汁は、脂肪の消化と吸収に必要な成分である。胆汁の合成は肝臓が担っている。肝臓が胆汁を合成できなくなると、脂肪はエネルギー源として利用されずに排泄される。
- アンモニアが皮膚細胞を刺激するため、皮膚がかゆくなる。

要点

敗血症または全身性炎症反応症候群（SIRS）の可能性の高い患者（体温＞38°Cまたは＜36°C、WBC＞12,000または＜4000、心拍数＞90）は、すでに免疫低下状態に陥っているので、抗生物質も予防的に投与される。

　肝臓には、細菌の侵入、毒性物質、毒物から身体を保護する作用がある。肝臓の酵素が薬物を代謝する割合は高い。肝不全によって、血液から薬物をろ過する機能が低下または停止し、薬物の作用時間が延長または増強される。クッパー細胞は細菌をろ過して取り除く。クッパー細胞の機能が喪失すると、感染および敗血症が引き起こされることがある。

　肝臓がホルモンを代謝できなくなると、皮膚病変および性徴または性機能の変化が引き起こされることもある。血管腫（クモ状）、毛細血管拡張症、クモ状血管腫のような皮膚病変が、上半身にみられることもある。精巣萎縮、女性化乳房、陰毛または髭の減少のような男性の性徴の変化がみられる。勃起不全のような性機能障害が起こることもある。

　肝臓は血管の多い器官で、前述のように、アルドステロンとADHの不活性化の結果、血管内容量の増加のため循環亢進状態になる。身体の全血流量の増加と循環亢進状態に起因して、手掌紅斑（手掌の発赤）がみられることもある。これは、循環血中のエストロゲン濃度の上昇に起因しているとも考えられる。

診断検査

　肝疾患の原因、合併症の範囲、肝臓の損傷の程度を究明するために、多くの診断検査が用いられている。肝不全では、肝酵素、アルカリホスファターゼ、アスパラギン酸トランスアミナーゼ、アラニントランスアミナーゼの値は上昇し、アルブミンなどの血清タンパク質値は低下する。また、プロトロンビン時間（PT）および部分トロンボプラスチン時間（PTT）などの凝固因子は増大および延長する。血清アンモニア値、総ビリルビン値、抱合ビリルビン値、非抱合ビリルビン値も上昇する。さらに、尿中ビリルビン値およびウロビリノーゲン値の上昇も起こる。血糖値、血清ナトリウム値、血清カリウム値の変化を確認するために、電解質のモニターを行う。貧血および感染を確認するために全血球数（CBC）を測定する。患者の酸塩基状態を評価し、換気障害の可能性を確認するために動脈血ガス（ABG）を測定する。また、排泄物と胃内容物検体に血液が含まれているかどうかも評価すべきである（グアヤク［潜血］検査陽性）。肝不全の根底にある原因を究明するために、肝生検、超音波、CT走査、MRIが処方されることもある。医療チームは、このような病歴、臨床兆候と症状、診断ツールの値を総合的に評価して、肝疾患を診断し、その肝疾患が肝不全の状態まで進行しているかどうかを判断する。

看護ケア

　肝不全の治療の中心は、肝疾患の原因の特定、原因を修正または進行を抑えるためのケア、支持療法の提供である。支持療法は、体液および電解質の異常の改善、栄養支援、肝臓毒の除去、合併症の予防と治療などである。

　末期肝疾患患者には、治癒のための治療法の選択肢はほとんどない。可能な選択肢のひとつに移植がある。移植の基準は、あらゆる治療法によって効果が得られなかった急性または慢性の肝疾患である。移植が実行可能かどうかを見極めるために、移植候補の患者の生理学的評価と心理学的評価を行わなければならない。1年生存率は85%で、5年生存率は70%である。この治療法の限界は、移植臓器の不足である。

　体外肝臓支援装置が、肝不全の根底にある原因を治療中の患者に役立つかどうか、またドナーの臓器が見つかるまでの橋渡しとして有効に使用できるかどうかを究明するために、臨床試験が進行中である。

　肝機能と肝不全の全身への影響とが複雑なため、肝不全患者のケアは看護師にとって難しい課題である。肝不全患者のケアにおける看護師の役割は、患者の評価、モニタリング、測定記録作成、診断および治療計画に対する患者の反応の報告、合併症の観察、対症療法、患者とその家族への教育などである。器官系の一貫した評価；バイタルサイン、摂取量、排泄量のモニタリング；血行動態パラメータの測定；合併症または症状悪化の確定所見の記録作成が、基本的ケアの内容である。臨床検査値を入手し、評価し、モニターする。栄養状態の評価と栄養支援も必要である。観察すべき皮膚の評価項目は、挫傷、打撲傷、点状出血、掻痒、クモ状血管腫、浮腫、褥瘡形成などである。予防的に減圧措置を講じるべきである。腹水貯留患者の場合は、横隔膜にかかる腹水の圧力を低下させ、肺の拡張を促進するために、ベッドの頭部を持ち上げるべきである。患者の胸水貯留の兆候と症状を評価し、不十分な止血の兆候をモニターすべきである。糞便および胃内容物のグアヤク試験も行うべきである。肝不全によって血液の凝固異常が起こっているため、出血の予防措置を取るべきである。肝性脳症を確認し、その症状が進行しているかどうかを確認するために神経学的評価を行う必要がある。肝臓で代謝される薬物の投与は最小限に留めるべきである。このような薬物が患者にとって必要な薬物で投与を止められないときは、多岐にわたる専門家の総合医療チームに用量の見直しと調整を相談すべきである。

> **要点**
>
> 胸水貯留の兆候と症状は、咳、呼吸困難、胸膜痛である。

治療計画および治療の選択肢に関して、患者およびその家族と話し合うことが必要である。さらに、詳細な指示を確立し、終末期の判断の可能性に関して話し合うべきである。

理解度チェック

問題：B欄の肝不全の症状に合致する疾病名を下記から選び、A欄に書きなさい。

A欄
_____ 1. 進行性の高窒素血症、血清クレアチニン値の上昇、乏尿
_____ 2. 皮膚、粘膜、眼の強膜の帯黄変色
_____ 3. 腹膜腔内の腹水の蓄積
_____ 4. 門脈循環の血圧上昇による静脈のうっ血と膨張
_____ 5. 肝臓がアンモニアを尿素に変換できないために起こる昏睡

B欄
a. 肝腎症候群
b. 腹水貯留
c. 黄疸
d. 静脈瘤
e. 肝性脳症

問題：次の文章の真/偽を判定しなさい。
_____ 6. 肝硬変は、可逆的疾患過程である。
_____ 7. 肝性脳症の病期Ⅳの特徴的症状は、昏睡と無反応である。
_____ 8. 肝臓の機能単位は、肝細胞である。
_____ 9. アルコールおよびアセトアミノフェンは、肝毒性を引き起こす可能性のある物質である。
_____ 10. 看護師は、肝性脳症の患者の血清アンモニア値の上昇を予想する。
_____ 11. 肝移植の1年生存率は50%以下である。

解答：1. a；2. c；3. b；4. d；5. e；6. 偽；7. 真；8. 偽；9. 真；10. 真；11. 偽

参考文献

Alspach JG: *American Association of Critical Care Nurses core curriculum for critical care nursing,* ed 6, St Louis, Saunders/Elsevier, 2006.

Barada K, Karrowni W, Abdallah M, Shamseddeen W, Sharara AI, Dakik HA: Upper gastrointestinal bleeding in patients with acute coronary syndromes clinical predictors and prophylactic role of proton pump inhibitors, *Journal of Clinical Gastroenterology,* 42(4):368-372, 2008.

Burke M: Acute intestinal obstruction: diagnosis and management, *Hospital Medicine,* 63(2):104, 2002.

Burkill G, Bell J, Healy J: Small bowel obstruction: the role of computed tomography in its diagnosis and management with reference to other imaging modalities, *European Radiology,* 11(8):1405, 2001.

Chulay M, Burns SM: *American Association of Critical Care Nurses essentials of critical care nursing,* New York, 2006, McGraw Hill.

Dauphne CE, et al: Placement of self-expanding metal stents for acute malignant large-bowel obstruction: a collective review, *Annals of Surgical Oncology,* 9(6):74, 2002.

Davis MP, Nouneh C: Modern management of cancer-related intestinal obstruction, *Current Pain and Headache Reports,* 5(3):257, 2001.

De Giorgio R, et al: Review article: the pharmacologic treatment of acute colonic pseudo-obstruction, *Alimentary Pharmacology & Therapeutics,* 15(11):1717, 2001.

Diaz JJ, Bokhari F, Mowery NT, Acosta JA, Block EF, Bromberg WJ, et al: Guidelines for management of small bowel obstruction, *The Journal of Trauma Injury, Infection and Critical Care,* 64(6):1651-1664, 2008.

Edlich RE, Woods JA: Wangensteen's transformation of the treatment of intestinal obstruction from empiric craft to scientific discipline, *Journal of Emergency Medicine,* 15(2):235, 1997.

Fischer CP, Doherty D: Laparoscopic approach to small bowel obstruction, *Seminars in Laparoscopic Surgery,* 9(1):40, 2002.

Fleshner PR, et al: A prospective, randomized trial of short versus long tubes in adhesive small-bowel obstruction, *American Journal of Surgery,* 170(4):366, 1995.

Frager D: Intestinal obstruction role of CT, *Gastroenterology Clinics of North America,* 31(3):777, 2002.

Furukawa A, et al: Helical CT in the diagnosis of small bowel obstruction, *Radiographics,* 21(2):341, 2001.

Morton PG, Fontaine DK, Hudak CM, Gallo BM: *Critical care nursing: a holistic approach,* ed 8, Philadelphia, Lippincott Williams & Wilkins, 2004.

Onoue S, et al: The value of contrast radiology for postoperative adhesive bowel obstruction, *Hepatogastroenterology,* 49(48):1576, 2002.

Platt V: Malignant bowel obstruction: so much more than symptom control, *International Journal of Palliative Nursing,* 7(11):547, 2001.

Ripamonti C, Bruera E: Palliative management of malignant bowel obstruction, *International Journal of Gynecological Cancer,* 12:135, 2002.

Sharma PK, Madan K, Garg PK: Hemorrhage in acute pancreatitis: should gastrointestinal bleeding be considered an organ failure? *Pancreas,* 36(2), 141-145, 2008.

Singh S, Gagneja HK: Stents in the small intestine, *Current Gastroenterology Reports,* 4(5):383, 2002.

Siow E: Enteral versus parenteral nutrition for acute pancreatitis. *Critical Care Nurse,* 28(4),19-31, 2008.

Sole ML, Klein DG, Moseley MJ: *Introduction to critical care nursing,* ed 4, St Louis, 2005, Elsevier, Saunders.

Stravitz RT, Kramer AH, Davern T, Shaikh OS, Caldwell SH, Mehta RL, et al: Intensive care patients with acute liver failure: recommendations of the U.S. Acute Liver Failure Study Group, *Critical Care Medicine,* 35(11):2498-2508, 2007.

Taourel P, et al: Non-traumatic abdominal emergencies: imaging of acute intestinal obstruction, *European Radiology,* 12(9):2151, 2002.

Urden LD, Stacy KM, Lough ME: Thelan's critical care nursing diagnosis and management, ed 5, St Louis, Elsevier, 2006.

アメリカ正看護師資格試験(NCLEX®)の問題

1. 消化性潰瘍と診断され、入院中の患者の上腹部中央に突然疼痛が起きる。患者の腹部は固く板状になっている。最も可能性の高い臨床像はどれか。
   1. 潰瘍が穿孔した。
   2. さらに潰瘍が発生した。
   3. 患者に出血性ショック症状が発現した。
   4. 腸閉塞を発症した。

2. ヘリコバクター・ピロリ菌に起因する慢性胃炎と診断された患者に、看護師が投与する薬物はどれか。
   1. 制酸薬
   2. 粘膜保護薬
   3. ヒスタミン2受容体拮抗薬
   4. 抗生物質の併用

3. 消化性潰瘍の患者に用いて、消化管と出血部位を直接可視化する診断ツールはどれか。
   1. 内視鏡検査
   2. 血管造影法
   3. 核医学検査
   4. バリウム浣腸

4. 悪心と血性吐物の嘔吐のため、48時間以内に救急科に患者が到着した。臨床検査の結果が返ってきたとき、予想する酸塩基平衡障害はどれか。
   1. 呼吸性アシドーシス
   2. 呼吸性アルカローシス
   3. 代謝性アシドーシス
   4. 代謝性アルカローシス

5. 消化管出血の症状からの回復期にある患者に、看護師が食事療法の指導を行うとき、摂取可能な食品はどれか。
   1. 高タンパク質の低脂肪食品
   2. 食べられるならどんな食品でもよい
   3. 低カロリーの低脂肪食品
   4. 高繊維食品

6. 消化管の大量出血のため入院中の患者のケア中に、看護師は、次のような患者の身体観察を行った。その症状は、頻脈、尿量が30mℓ/時未満まで減少、皮膚の冷感と蒼白色であった。これらの症状の原因は次のうちのどれか。
   1. 心原性ショック
   2. 神経原性ショック
   3. 血流分布不均衡性ショック
   4. 出血性ショック

7. 内分泌細胞は、次のどこに存在するか。
   1. 腺房細胞
   2. ランゲルハンス島
   3. 十二指腸
   4. 肝臓

8. 急性膵炎の主要症状は次のどれか。
   1. 悪心および嘔吐
   2. 重度の疼痛
   3. リパーゼおよびアミラーゼの血清濃度の上昇
   4. 低カルシウム血症または高カルシウム血症

9. 膵炎患者に対する看護診断は次のうちのどれか。
   1. 栄養の偏り:身体の必要量以上の栄養摂取
   2. 血液量過多
   3. 組織灌流の低下:末梢
   4. 出血の可能性

10. 慢性膵炎患者に、糖尿病が発症する原因は次のうちのどれか。
    1. ショック
    2. ランゲルハンス島への疾患の影響
    3. 続発性感染
    4. 線維組織が形成され、健常な腺房組織と置き換わる

253

解答

1. 1　消化性潰瘍の合併症は、出血性ショック、穿孔、閉塞などである。消化管壁のあらゆる層のびらんが起こり、消化管の内容物が腹膜内に出ると、穿孔が起こる。この結果起こる炎症過程を腹膜炎という。すなわち、腹痛が突然発生し、腹部は固く板状になり、悪心と嘔吐、発熱、頻脈、血圧低下、麻痺性イレウスが起こることがある。出血性ショックを示す出血の兆候は観察されない。閉塞の場合は、腸雑音が聞こえない。

2. 4　ヘリコバクター・ピロリ菌の感染患者は抗生物質投与によって治療する。細菌の薬剤耐性の可能性を最小限に抑えるために、抗生物質は併用投与する。消化性潰瘍の薬物療法による管理には、制酸薬、粘膜保護薬、ヒスタミン２受容体拮抗薬を用いる。しかし、H.ピロリ菌が、潰瘍の原因として確定しているときは、抗生物質の投与が最適の療法である。

3. 1　内視鏡検査法は、消化管と出血部位を直接可視化する診断ツールである。バリウム浣腸のような放射線学的検査では、消化管の直接可視化はできない。血管造影法と核医学検査は、血管出血の部位を特定するために行う。

4. 4　代謝性アルカローシスは、嘔吐により水素イオンが喪失することによって引き起こされる。嘔吐および水素イオンの喪失によって、代謝性アシドーシス、呼吸性アシドーシス、呼吸性アルカローシスが引き起こされることはない。

5. 2　消化管の出血症状からの回復期の患者には、食べられるならどんな食品でもよい。消化管の出血症状からの回復期の患者のための、特定の推奨治療食はない。治療食は、出血の根底にある原因の治療を対象にしている。

6. 4　頻脈の症状——30mℓ／時未満まで尿量減少、蒼白色になり触ると冷たい皮膚、錯乱状態——は、出血性ショックを示している。出血性ショックの特徴は、心臓の前負荷の低下（大量失血の結果）とそれに伴う心拍出量の減少である。出血性ショックの結果、身体が細胞の需要に応えられなくなる。そのため、身体は、心拍数を増加させ（頻脈）、（外皮系に送る）血液を脳および心血管系へまわし、皮膚温を下げ、皮膚を蒼白色にし、尿量を減少させる。心原性ショックは、直接心不全によって起こり、神経原性ショックは麻痺と徐脈であり、血流分布不均衡性ショックの原因は、交感神経の刺激が引き起こす血管拡張である。

7. 2　ランゲルハンス島にある内分泌細胞は、数種のホルモンを産生し、そのホルモンは直接血流に流入する。外分泌物は腺房細胞によって産生され、十二指腸に送られる。肝臓は胆汁を腸に流出させる。

8. 2　この主要症状は、急性膵炎患者の4名に1名の割合で認められる。悪心および嘔吐は、多くの消化管障害に特異的な症状である。慢性膵炎の患者は、リパーゼおよびアミラーゼの血清濃度が正常であるため、リパーゼおよびアミラーゼの血清濃度の上昇は、この診断に特異的な症状ではない。慢性膵炎では、ランゲルハンス島の細胞の機能不全のため血糖値を正常に維持できなくなると、低カルシウム血症および高カルシウム血症が認められる。

9. 4　膵臓がそれ自体を消化すると、出血が起こり、患者は血液量減少性ショックの兆候と症状を呈する可能性がある。酵素の機能不全の結果、栄養が身体の必要量に達しないことがある。出血の結果、循環血液量過多症は起こらない。膵炎患者には末梢組織灌流はみられない。

10. 2　ランゲルハンス島が、適切な血糖値を維持するために必要なホルモンを産生できなくなると、糖尿病が発症する。循環血液量が減少するとショック症状が起こる。膵壊死の結果、感染しやすくなるため、急性発作が消失した後、続発性感染が起こることもある。線維組織が形成され健常な腺房組織に置きかわることは、仮性嚢胞構造の形成と言われる。

第8章 腎臓系

本章の概要

1. 急性腎尿細管壊死と慢性腎不全の様々な病理過程の鑑別
2. 様々なタイプの腎不全に起因する身体所見
3. 様々なタイプの腎不全の比較対照
4. 腎不全の合併症
5. 腎不全患者および持続的腎機能代替療法を受けている患者のケアのための適切な看護ケア
6. クリティカルケアの臨床現場で実施可能な予防法
7. 患者教育

急性腎尿細管壊死(ATN)とは
S. A. ウォルシュ

　急性腎尿細管壊死(ATN)とは、虚血性(血液供給不足)または腎毒性(化学物質)の損傷によって引き起こされる急性腎不全(ARF)に用いられる用語である。「壊死」という用語が用いられているが、必ずしも細胞死がこの症状の特徴ではないので、急性尿細管障害という方が正確な言い方である。血圧が低下するとATNが発症する可能性があり、ATNの主な原因は敗血症である。病理学的

変化が、尿細管内皮を死に至らしめ、その結果、壊死細胞の脱落組織によって腎臓のろ過装置が閉塞する。

しかし、ATNの場合に、必ずしも壊死がみられるわけではない。最近の研究は、尿細管機能に対する炎症性反応、フリーラジカルの産生、血液の逆流、漏出、アポトーシスの役割に重点を置いている。実際に、重度の腎臓機能障害の場合でさえ、ごくわずかな組織学的変化しか見られないこともある。

腎尿細管障害を引き起こす障害のタイプによって、ATNの原因は様々である。予後も様々であるが、回復の過程は予測通りの経路をたどる。ARFの一種であるATNは腎前性腎不全（腎臓の前）、腎性腎不全（腎臓内）、腎後性腎不全（腎臓の後）と分類されることもある。また、原因が虚血性か腎毒性かによって分類されることもある。

> **要点**
> ATNは、一連の事象をたどるARFの一種である。

必須の基礎知識

通常、未治療の腎前性腎不全（灌流低下）または腎毒性薬物（アミノグリコシド系抗生物質）または造影剤の使用などによる急性虚血性イベントまたは毒性症状が発現した後、ATNが発症する。ATNは、糸球体ろ過率（GFR）の急速な低下から始まる一連の経過をたどり、その経過は詳細まで明らかにされている。GFRとは、糸球体を通って腎尿細管に入る限外ろ過液量である。GFRは、腎臓を通る循環血液量によってコントロールされ、尿産生の鍵となる重要な要素である。健常な成人のGFRの平均値は125mℓ/分である。ATNの初期には、GFRが低下し、その結果、尿の産生が400mℓ未満/24時間まで低下する。その結果、血清クレアチニン値と血液尿素窒素値（BUN）の急激な上昇が起こる。クレアチニン値とBUN（タンパク質分解の窒素性副産物）の異常な上昇が見られる場合は、高窒素血症と言われる。次の維持期の特徴は、GFRが低下し続けることであり、その期間は様々であるが、通常、約1〜2週間である。GFRの持続的な低下の結果、BUNとクレアチニン値は上昇し続けるが、尿量がわずかに改善されることもある。尿細管の機能とGFRが回復する最終段階の回復期の特徴は、尿量の増加と、BUNと血清クレアチニン値が損傷前のレベルまで徐々に低下することである。これら各期のGFR、BUN、クレアチニン値の要約を次の表に示す。

急性腎尿細管壊死・病期の要約

初期	維持期	回復期
数時間～数日	1～2週間	数か月～1年
● 急性障害から損傷の兆候まで	● 糸球体ろ過率(GFR)の持続的な低下/安定	● 尿細管の機能とGFRの回復開始
● 急激なGFRの低下	● 血液尿素窒素値(BUN)クレアチニンの上昇継続	● 尿産生量の増加
● 尿産生量＜400mL/24時間	● 尿産生量の増加	● BUNとクレアチニンの徐々の低下
● BUNとクレアチニンの増加		● 完全な回復/腎機能障害/透析

虚血性急性腎尿細管壊死（虚血性ATN）

　虚血性ATNは、腎前性の血流障害および腎臓内の血流障害によって引き起こされる。ATN発症のリスク因子を、次に示す。

- 全身の血管拡張—敗血症、アナフィラキシー、麻酔、降圧薬。
- 血液量減少—脱水、出血、熱傷、消化管、腎臓からの消失、透析、体液貯留（血管外）、手術、外傷。
- 心拍出量低下—心不全、タンポナーデ、僧帽弁機能障害、リズム障害。
- 腎臓の血管収縮/灌流低下—腹部コンパートメント症候群、高カルシウム血症、高血圧、アンホテリシンB、コカイン、シクロスポリン。
- 毒性損傷—造影剤、横紋筋融解症。
- 尿細管閉塞—播種性血管内凝固(DIC)、輸血反応。

腎毒性急性腎尿細管壊死

　腎臓には豊富に血液が供給されており、それは心拍出量の25％に当たるため、毒性に曝されることも容易に起こる。さらに、腎臓は、体内から毒物を集め除去する。毒物には外因性毒物と内因性毒物がある。

外因性腎毒素

　外因性腎毒素は、体外から入ってきた外来物質で、薬物であることが多い。病院内で最もよくみられる腎毒素は、アミノグリコシド系抗生物質、アンホテリシンB、造影剤である。治療用量であっても、アミノグリコシド系抗生物質を投与された患者の20％に、ATNの発症がみられる。

要点
腎臓の血流低下を招くイベントまたは疾患過程であれば、どのような疾患であっても虚血性ATNを引き起こす可能性がある。

要点
高齢患者の場合は、年齢に起因するGFRの低下が認められるため、薬物の投与量は低用量とし、さらに/または投与間隔を空けるべきである。

⚠ 毒物をろ過し除外するという腎臓の既存の作用が、ATN発症の可能性に直接影響している。

その結果、5〜10日以内に非乏尿性腎不全が発症し、腎臓の組織中にアミノグリコシド系抗生物質が残存しているため、回復するまでに1か月かかる。腎毒性防止のために、薬物濃度のピーク値とトラフ値のモニターを行うが、トラフ値の方が予測指標として用いられることが多い。アミノグリコシド誘発性ATN発症のリスク因子は、既存の腎不全、他の腎毒素（例えば、バンコマイシン、静脈内アシクロビル、セファロスポリン）との併用、年齢である。近位尿細管でアミノグリコシド系抗生物質は飽和状態になる。したがって、1日1回の投与にすれば、アミノグリコシドの取り込みが減少するため腎臓保護になると思われる。

アンホテリシンBによるATNのリスクは用量依存性である。蓄積投与量が2〜3gを超えるとATN発症の可能性があり、アンホテリシンB投与患者の1/3にATNの発症が認められている。遠位尿細管の血管収縮により損傷が起こり、その結果、腎性尿崩症により非乏尿性腎不全が引き起こされる。アンホテリシンBの脂質製剤の方が、標準製剤よりも腎毒性は低い。

造影剤誘発性腎毒性（CIN）によるATNは、予防可能である。残念ながら、診断および治療目的によるX線造影剤の使用が増加しているため、CINはよく見られるようになった。慢性腎疾患（CKD）および糖尿病（DM）は、CIN発現の主要なリスク因子である。CKDおよびDMの発症率増加によりCINの発現も増加している。その他のリスク因子は、既存の腎機能障害、糖尿病、脱水状態、造影剤の大量負荷、栄養不良、加齢などである。ヨード造影剤は、血管収縮を引き起こし、また灌流低下および浸透圧により、尿細管細胞に直接毒性作用を及ぼす。

CINの予防措置の目的は、リスクのある患者を見つけ出し、腎毒性を軽減することである。等浸透圧造影剤の低用量投与により腎毒性の可能性が低下することを示す調査結果がある。また、前後12時間に生理食塩水または重炭酸溶液の等張液の注入を行い（1mL/kg/時を24時間）、特に、造影剤投与前と投与後に、抗酸化薬として作用するN-アセチルシステイン（ムコミスト）を経口投与すれば、腎毒性は最小限に低下する。その他の腎臓保護薬として開発段階の薬剤にテオフィリンとアスコルビン酸がある。生理食塩水の方が、その他の食塩溶液よりも有効で、静脈内投与の方が経口投与よりも優れていることを示す調査結果がある。

様々な障害が併発すると、さらに腎機能を低下させる。敗血症性患者へのアミノグリコシド系抗生物質の投与、アンジオテンシン変換酵素（ACE）阻害薬（GFRを低下させる）とX線造影剤との併用投与、心不全患者への非ステロイド系抗炎症薬（NSAID）（直接的な腎毒性）の投与により、患者はATNを発症しやすくなる。

要点

外因性腎毒素は、患者が摂取する外来物質である。

要点

造影剤の高圧注入は、通常のPICCカテーテルではなく高圧用PICCを用いて行うべきである。通常のPICCカテーテルでは破裂する恐れがある。

また、造影剤投与中に利尿薬を使用すると、腎前性腎毒性が生じる。

その他の腎毒性物質：

- シクロスポリン（用量依存的）およびタクロリムス：腎臓の血管収縮を誘発する。
- スルホンアミド、アシクロビル、メトトレキサート：結晶が形成されるため、尿細管流が阻止される。
- シスプラチンおよびホスカルネット：直接毒性。
- 重金属：カドミウム、水銀、ヒ素：直接毒性、腎尿細管壊死。

内因性腎毒素

　内因性腎毒素は体組織内で産生される。ミオグロビン血症、ヘモグロビン血症、尿中結晶形成、骨髄腫などが、内因性腎毒素である。ミオグロビンは、骨格筋中で酸素の貯蔵を担っており、その機能はヘモグロビンに類似しているが、通常、血液中には存在しない。筋肉の分解（横紋筋融解症）の結果、ミオグロビン血症が発症する。ミオグロビン血症は、骨格筋のあらゆる機械的損傷（例えば、挫傷、重度の運動、てんかん発作など）と、非機械的損傷（例えば、ウイルス性疾患、猛暑、大量のスズメバチ／ハチ刺傷、薬物など）によって誘発される。アルコールと昏睡は、不動によって筋圧が軽減されないため、リスク因子である。

　ヘモグロビン尿症は、溶血性輸血反応または溶血性貧血の結果、赤血球（RBC）の大量破壊が起こることによって生じる。輸血の際のABO不適合による輸血反応発生は、100万回中4回未満であるが、それは通常人的過誤によるものである。病理学的に、ヘモグロビン尿症の腎臓への影響はミオグロビン尿症の影響と類似している。ミオグロビン尿症とヘモグロビン尿症の場合、直接毒性と同時に、色素による腎尿細管の閉塞により、ATNが引き起こされる。

　腎臓の尿細管内の結晶形成は、脱水症状などが原因となり結晶-形成物質によって引き起こされる。結晶は直接細胞毒性作用を及ぼし尿細管閉塞を引き起こす。スルホンアミド、メトトレキサート、アシクロビルのような薬物は、腎臓の尿細管中に結晶沈殿を引き起こすことがあり、それは、エチレン・グリコールのような毒性物質を含有し、シュウ酸カルシウム結晶を形成する。

　骨髄の癌である多発性骨髄腫も、ATNを引き起こすことがある。骨の破壊による高カルシウム血症、尿細管内軽鎖タンパク質、尿酸結晶沈殿、抗腫瘍薬の薬物毒性は、いずれも骨髄腫によるATNの発症に関与している。

要点

内因性腎毒素は、体内で産生される物質である。

診断法

　ひとつの検査法で急性腎尿細管壊死（ATN）を診断することはできない。患者の病歴、臨床所見、臨床検査の結果を総合的に解釈する。原発性腎不全とATNを鑑別するために、放射線検査および腎生検を用いる。残念ながら、特に、ATNでは微細な組織学的変化と腎臓の主要機能の障害とは矛盾するので、生検の結果は決定的なものにならない。

　臨床検査値は、腎前性高窒素血症とATNの鑑別に、特に有用である。

> **要点**
> ATNの正確なメカニズムは、必ずしも明らかではない。腎臓内の虚血、直接毒性損傷、機械的な尿細管閉塞などの説がある。

急性腎尿細管壊死の臨床検査値

臨床検査値	特性
血液生化学検査	● BUN値上昇 ● クレアチニン値上昇 ● 低ナトリウム血症 ● 高カリウム血症 ● 高マグネシウム血症 ● 低カルシウム血症 ● 高リン酸血症 ● 代謝性アシドーシス
CBC	● 貧血
尿検査	● 沈渣：泥茶色顆粒状円柱
尿中のNa	● >40mEq/ℓ
尿浸透圧	● <400mOsm/kgH$_2$O

BUN＝血液尿素窒素値；CBC＝全血球数

> **要点**
> ● ATNの特性である尿円柱は、必ずしも存在しない。
> ● エリスロポエチンの産生低下により貧血が起こり、尿毒症誘発性の血小板機能異常の起因する出血も起こる。
> ● 高カルシウム血症および高尿酸血症（腫瘍崩壊症候群）は、ATNの極めて有害な原因を示唆する。
> ● 尿の電解質は、腎前性高窒素血症とATNの鑑別に役立つ。

予後

　ATNの死亡率は、37.1〜78.6%である。集中治療室の入院患者のほうが、そうでない場合よりも死亡率が高いことから、リスク要因として基礎疾患の重症度が指摘される。例えば、敗血症または重度の外傷によるATN患者の死亡率（約60%）の方が、腎毒素に起因する患者の死亡率（約30%）よりも遥かに高い。しかし、看護師は次の点を忘れてはならない。

- 非乏尿性ATNの方が、乏尿性ATNよりも予後は悪いが、それは恐らく腎障害の大きさに関連している。利尿薬またはドーパミンによって、乏尿性ATNを非乏尿性状態にすると尿量は改善されるが、長期的転帰は変わらない。

- 急性腎尿細管壊死(ATN)の回復患者のうちの約60%は、腎機能が完全に回復し、5～11%は、腎機能が全く回復せず透析を受けなければならない。残りの患者の腎機能障害のレベルは、様々である。

看護ケア

看護ケア

- 評価(病歴)：病歴の聞き取り中、虚血性または毒性腎障害を引き起こすイベント、すなわち、持続的血圧低下のエピソードまたは外傷後の全身の画像診断のための造影剤投与などに十分注意を払う。さらに、店頭販売薬(OTC)を含む患者が受けている薬物療法のタイプと用量を確認する。腎臓の病歴項目には、通常の排尿パターン、排尿量、排尿困難と、推定排泄量を含める。患者の体重の変化も毎日評価し、的確な摂取と排泄の維持を行う。

- 評価(フィジカルアセスメント[身体診査])：フィジカルアセスメントの評価項目は、排泄量に起因する体液量に焦点を当てている。看護師は、血圧上昇、脈拍増加、肺底部のクラックル、頸静脈怒張、肝腫大、末梢性浮腫、体重増加を評価すべきである。利尿期の患者の場合、粘膜の乾燥、皮膚緊張度の低下、頸静脈の扁平化、起立性低血圧、体重減少などの脱水の兆候が現れる。腎不全患者の脱力と疲労、悪心と嘔吐、そう痒を観察する。

- 評価(心理学的)：代謝老廃物の蓄積によって、患者に眠気、混乱、易刺激性、さらに闘争性さえ生じることがある。また、患者が転帰について知らないために不安が生じることもある。

- 検査値の解釈：感染の原因を排除し、貧血と出血をモニターするために、全血球数(CBC)のみならず血液と尿の経時的生化学検査の処方も予期しておく。腎不全患者のカリウム値が急激に上昇し、代謝性アシドーシスが起こることもある。

- 看護ケア：看護師は、ATNの予防と緩和に、重要な役割を担っている。最も重要なことは、高リスク患者を発見し、腎機能障害の早期発症を見つけ出すことである。血圧低下イベントを積極的に治療する。腎毒性を有する薬物を投与するときは、血清クレアチニン値とBUNを慎重にモニターする。高リスク患者には、等浸透圧性の造影剤の低用量投与の前後に水分を補給し、検査の前後に、N-アセチルシステインなどの保護薬を投与すべきである。

急性腎尿細管壊死（ATN）の原因が腎毒性を有する薬物であるときは、その薬物の投与を中止するかまたは用量を変える。アミノグリコシド系抗生物質を毎日投与できるかどうかと脂質ベースのアンホテリシンBの使用の可能性について医師と話し合う。ATNの病期を通じて、継続して評価を行い、患者と家族を支援する。水分と食事の制限について説明し、エリスロポエチンとリン吸着薬の投与を準備する。必要であれば、患者の透析の準備をする。臨床検査値をモニターし、高カリウム血症、高マグネシウム血症、高リン酸血症、アシドーシスがあるかどうかを確認する。体液バランスによって高くなったり低くなったりする血清ナトリウム値をモニターする。ナトリウム・バランスの突然の推移は、脳の機能に影響を及ぼすことがある。さらに、腎不全によって免疫系の機能が変容するので、貧血のために赤血球をモニターし、出血のために血小板をモニターし、感染のために白血球数（WBC）をモニターする。感染を防ぐために、皮膚の健常性を促進し、皮膚の乾燥とそう痒を治療する。

> **要点**
> 通常、ATNを発症している患者が、以前は健常であった場合は、医原性問題の結果、腎不全を発症した可能性もある。

> ⚠ ATNの原因が腎毒性を有する薬物であれば、その薬物への曝露を中止させることが、まず初めの看護目標である。

急性腎尿細管壊死の初期治療の第一選択肢

- 高リスク患者とATNの兆候の評価と発見
- 体液量の評価
- 血圧上昇/低下のモニター
- 毎日の体重測定と、体重増加または減少の報告
- 尿量のモニターと排尿量30mℓ/時未満の報告
- 水分制限
- ナトリウム、リン、カリウム、マグネシウム、タンパク質の摂取制限；栄養士と相談
- 血清電解質値のモニター
- 異化状態/高エネルギー状態（例えば、発熱；窒素性老廃物の上昇）を避ける
- 処方された薬物の投与と、腎毒性を有する薬物の用量の調整
- 感染の予防

次の24時間の水分摂取量を計算するために、次の式を用いるべきである。

尿量（前日または、透析患者であれば透析を受けていない日）−500〜800mℓ（不感水分損失）＝次の24時間の水分摂取量

ATNの治療とは、ARFを発症させる基礎疾患の病因を治すことである。例えば、ショックまたは外傷に起因する低血圧、心不全の心拍出量の減少は、改善しなければならない。看護師は、NSAIDなどのようなありふれたOTC薬物がATNの一因になることもあり、様々な事象および薬物の併用が腎不全の発症の

> **要点**
>
> ATNの患者の合併症を防ぐために、感染の予防は、重要である。

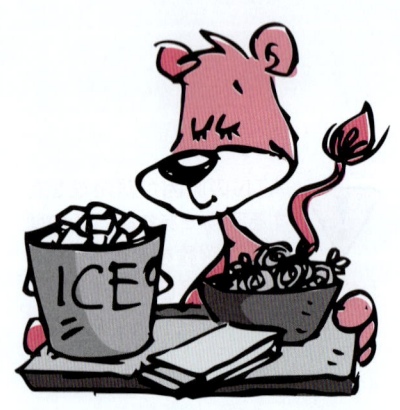

水分制限：
氷片、ガム、あめ玉

一因になることも、あるいは既存の腎臓病の悪化を防ぐこともあることを覚えておくべきである。

退院と在宅医療ガイドライン

　急性腎尿細管壊死（ATN）患者は、退院前に、ATN、切迫腎不全の兆候と症状、基本的な腎臓の機能のモニターの仕方を理解すべきである。OTC薬物の使用に関しては、腎臓専門医と話しあう必要がある。過度の活動を防止するための毎日の休養時間確保と毎日の体重測定を推奨する。看護師は、腎不全の回復のために、フォローアップとコンプライアンスの重要性を強調し、食事と水分の制限を説明する。回復期には、腎臓専門医のフォローアップを継続し、ソーシャルワーカーと精神的な助言者が介在することが、患者の生活の質を向上させるために重要である。

理解度チェック

問題： 次の文章の真／偽を判定しなさい。

_____1. ATNの初期に、BUNとクレアチニン値は低下する。

_____2. 成人のGFRの正常値は、約125mℓ/時である。

_____3. ATNの最初の兆候のひとつは、尿の産生量が400mℓ/24時未満に低下することである。

_____4. ATNのリスクの高い患者の体液過剰は、看護師が確認すべき重要な身体観察の項目のひとつである。

_____5. ATNの患者を看護では、次の計算式を用いて、水分摂取量を計算しなければならない：尿量(前日または、透析患者であれば透析を受けていない日)－500～800mℓ(不感水分損失)＝次の24時間の水分摂取量。

問題：A欄の事象は、B欄のどの急性腎不全（ARF）の原因となるか。A欄に、当てはまるB欄のアルファベットを記入せよ（同じアルファベットを何度使用しても構わない）。

A 欄

_____ 6. 患者が、腎毒性薬剤を過量摂取する。
_____ 7. 患者は高血圧である。
_____ 8. 患者は、前立腺肥大による急性腎尿細管壊死（ATN）を発症している。
_____ 9. 患者は、低血圧の症状を発現していた。
_____ 10. 患者は、腎臓の動脈狭窄と診断されている。

B 欄

a. 腎前性
b. 腎性
c. 腎後性

慢性腎不全とは

S. A. ウォルシュ

　慢性腎不全（CRF）とは、時間をかけて進行し不可逆的な腎臓の機能喪失と糸球体ろ過率（GFR）の低下をもたらす疾患である。慢性腎不全は慢性腎疾患（CKD）のひとつで、生命を維持できなくなるため、透析または移植によって、腎臓の置換を行う必要がある。腎臓の機能が喪失されると、3～4週間以内に死に至る。

　GFRが0に近づくと、患者は、慢性腎不全（CRF）と呼ばれる慢性腎疾患（CKD）の末期（末期腎不全［ESRD］または病期5CKD）に入る。水分と電解質の恒常性が維持されず、代謝性老廃物が体内に蓄積し、その結果、尿毒症と呼ばれる臨床症候群が発症する。尿毒症は、高窒素血症の臨床的影響（血清BUN値およびクレアチニン値の上昇）を表すときに用いる用語である。あらゆる器官系は、窒素性老廃物の貯留および体液と電解質の調節不能の影響を受ける。その他のタンパク質分解の毒性代謝物であるシアン酸塩、ポリアミン、グアニジンも、尿毒症発症の一因になる。ESRDの兆候および症状は、体液と電解質の平衡異常、酸塩基平衡障害、貧血、疲労、食欲不振、悪心、嘔吐、そう痒、心血管系の症状、神経学的症状、消化管症状、骨格の症状などである。

要点

- 高窒素血症とは、GFR低下による血清BUN値およびクレアチニン値の上昇を示す。
- BUN値の変化が確認される前に、腎機能の60～70％はすでに永久的に喪失されている。

解答：1.偽；2.偽；3.真；4.真；5.真；6.b；7.a；8.c；9.a；10.a

発症機序

　末期腎不全（ESRD）の発症原因は、多元的で、アテローム性動脈硬化、細菌性感染、ループス、閉塞症、癌、多発性嚢胞腎疾患（PKD）なども含まれるが、糖尿病（DM）および高血圧が、その原因の69%を占めている。末期腎不全（ESRD）は、慢性糸球体腎炎、腎毒性薬剤の使用、尿管閉塞および前立腺閉塞によってみられる反復性障害に起因することが多く、あらゆる慢性腎障害はすべて最終的にESRDとなる。徐々にネフロンが喪失しても、しばらくの間は腎臓が順応して腎機能は維持される。無損傷ネフロン仮説は、ネフロンの全機能が失われると、残存ネフロンが処理する負荷が増加するので、残存ネフロンは肥大し、機能亢進が起こるという説である。腎臓の血流が残存ネフロンに集まるために過剰ろ過が起き、そのため毛細血管の高血圧を引き起こし、その結果、ネフロン喪失がさらに加速されるという説もある。最終的に、腎臓の皮質、髄質、血管の障害の位置が、腎機能に影響する。糸球体ろ過率（GFR）（尿中クレアチニン・クリアランスによって測定されることが多い）が10mℓ/分（正常125mℓ/分）未満に低下すると、腎臓の代償機能が働かなくなる。この時点で、機能ネフロンの喪失は90%を超えている。正常な腎機能がESRDに至るまでの機能喪失段階は、(1)腎予備力低下期(2)腎機能障害期(3)腎不全期(4) ESRD期の4段階である。

腎不全の病期分類

病期分類	特　徴
腎予備力低下期	● GFRは正常値の50%まで低下する ● BUNはわずかに上昇する ● 無症状
腎機能障害期	● GFRは正常値の75%まで低下する ● 高窒素血症(血清BUN値およびクレアチニン値の上昇) ● 軽度の貧血および高血圧 ● 夜間頻尿
腎不全期	● GFRは正常値の20%未満まで低下する ● 高窒素血症、アシドーシス、重度の貧血、尿希釈障害、体液と電解質の平衡異常 ● 心血管系、消化管系、神経系合併症を伴う顕性尿毒症の症状が見られることもある
末期腎不全期	● GFRは正常値の10%未満まで低下する ● 尿毒症の末期症状を呈する

BUN＝血液尿素窒素値；GFR＝糸球体ろ過率

米国腎財団は、慢性腎疾患（CKD）を、糸球体ろ過率（GFR）に従って、5段階の病期に分けている。

慢性腎疾患の病期分類

病期	症　状	GFR㎖/分/1.73㎡
1	腎障害：症状なし	正常値または90以上
2	軽度：症状は、ほとんどまたは全くなし	60-89
3	中等度：臨床症状・臨床検査値に兆候	30-59
4	重度：顕著な兆候	15-29
5	腎不全：尿毒症症候群	15未満または透析

出典：Eknoyan G, Levin A, Levin NW：「骨代謝と慢性腎疾患」、American Journal of Kidney Diseases, 42（3 suppl）: 1-201, 2003年

高リスク患者群

米国の慢性腎不全（CRF）の原因は、主に糖尿病性腎症（42.8%）であり、次いで高血圧（25.9%）、糸球体腎炎（9.0%）、嚢胞性腎疾患（2.3%）、その他の原因（20%）である。高リスク患者群には、アフリカ系の患者、66歳以上の高齢患者（全体の47.9%を占める）、または自己免疫疾患、腎不全の家族歴、急性腎不全の既往歴、タンパク尿、尿沈渣異常、構造的尿路異常を有する患者などが含まれる。糖尿病または高血圧の病歴、あるいは喫煙歴を有する61歳以上の白人系男性に特によく見られるアテローム塞栓症も、未確定ながら腎不全の原因の可能性として挙げられる。

必須の基礎知識

慢性腎不全（CRF）の兆候と症状は、重大な損傷が起こった後に、疾患の進行よりも遅れて発現する。発現症状は、慢性腎不全（CRF）（末期腎不全［ESRD］、病期5CKD）の症状なので、慢性腎疾患（CKD）の進行は分かりにくいと思われる。ネフロンの損傷発生と症状発現にずれが生じるのは、腎臓の機能の約90%が失われるまでは、腎臓が代償機能を発揮できるからである。

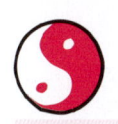

文化的背景

理由は明らかではないが、白人系男性よりもアフリカ系米国男性の方が、高血圧による腎臓障害の発症率は高い。

年齢および性別による相違

高齢者は、糸球体ろ過率（GFR）が年々低下しているので、CRFの発症率が高いが、この傾向は男性よりも女性の方が顕著である。血清クレアチニン値が正常な80代の女性のGFRは、わずか50㎖/分/1.73㎡である。

慢性腎不全の臨床症状

体液と電解質の平衡異常	● 浮腫 ● 体重増加(体液) ● 高カリウム血症
酸塩基平衡障害	● 代謝性アシドーシス
カルシウム、リン酸、骨の代謝異常	● 高リン酸血症 ● 低カルシウム血症 ● 副甲状腺機能亢進症 ● 腎性骨異栄養症
心血管系疾患	● 高血圧 ● リズム障害 ● 尿毒症性心膜炎 ● 心不全
造血障害	● 貧血 ● 出血傾向
消化管への影響	● 食欲不振 ● 悪心および嘔吐 ● 下痢または便秘 ● 体重減少(栄養失調) ● 消化管出血 ● 尿毒症性食道炎 ● 尿毒症性胃炎 ● 尿毒症性大腸炎 ● 尿毒症性口臭(息)
皮膚症状	● 血色の悪い/青白い顔色 ● そう痒 ● 尿毒症性凍傷
神経筋合併症	● 頭痛 ● 異常な精神状態 ● 末梢神経障害 ● むずむず脚症候群 ● 脳症 ● ミオパチー ● てんかん発作 ● 昏睡

　CKDの進行速度は、個人によって異なる。治療を行わなければ、体液と電解質の平衡異常、アシドーシス、毒性代謝物の蓄積により、最終的に、心臓のリズム障害、肺水腫、脳浮腫が引き起こされ、死亡に到る。一旦、末期腎不全に陥った患者の延命には、腎機能代替療法(RRT)および腎移植しか方法がない。

看護ケア

慢性腎疾患（CKD）の治療目標は、CKDの進行を抑制し、症状を管理し、慢性腎不全（CRF）に対しては腎機能代替療法を行うことである。

- 体液バランスを管理する方法は、毎日の水分制限および/または利尿薬の投与と、毎日の体重のモニタリングなどである。CKDの初期は、水分を制限する必要はない。
- 電解質バランスを管理する方法は、ナトリウム、カリウム、リンを制限するように食事を改善することである。カリウムバランスは、心臓に影響を及ぼすため、特に、慢性腎不全（CRF）の懸念事項である。リンを除去するためには、リン吸着薬の経口投与を行う。カルシウムとリンは反比例し、リン値が高くなると、血清カルシウム値が低下する。カルシウム値の低下により骨の脱ミネラル化が起こり、その結果、骨異栄養症が引き起こされる。食事からのカルシウム摂取を補い、骨折を防ぐためにビタミンD（カルシトリオール）とカルシウムの補給が必要である。
- 適切な規定食は、極めて制約された食事である。食事については栄養士に相談すること。
- 代謝性老廃物の管理法は、食事からのタンパク質摂取の制限などである。タンパク質代謝により、BUNおよびクレアチニンが生成され、それらが異常に残存すると、尿毒症性症候群を引き起こす。
- 赤血球の産生を促進するために、鉄と葉酸を投与することによって、脱力感と疲労を管理し、CRFにはエリスロポエチン製剤（エポエチンアルファ、エポジン、プロクリット）を投与する。栄養の充足と免疫力を確認するために、血清アルブミン値とカロリー摂取をモニターする。
- 出血、高脂血症、悪心および嘔吐、そう痒などの症状を管理する。CKDの終末期には、血小板機能の異常により出血時間が延長する。
- 心膜炎、脳症、筋けいれん、高インスリン血症などの尿毒症の心血管系、神経系、内分泌系への影響をモニターする。
- 恐怖、不安、無力感に対処することによって、心理社会的機能を維持する。

要点
CKDは、進行性で不可逆的な疾患である。

要点
CKDの進行を抑制するために、数年間にわたり水分と食事の管理を行うこともある。

要点
エリスロポエチンの費用は、約500ドル／注入である。（米国）

要点
腎臓病食は、ナトリウム、カリウム、リンの含有量の低い食事である。摂取してはいけない食品は、加工食品、味付けされた食品、たいていの缶詰、漬け物などである。例えば、シリアル、トースト、レタス、魚、生の桃、鶏の胸肉（50g程度）などは、食べても良い。

慢性腎不全の初期治療の第一選択肢

- 重度の高カリウム血症、体液量過剰、アシドーシス、尿毒症の治療のために、透析を行う
- 心血管系への影響の管理は、塩分と水分貯留の結果、引き起こされる高血圧の治療から開始する。アンジオテンシン変換酵素（ACE）阻害薬とアンジオテンシン受容体阻害薬（ARB）は、カリウム非保持性利尿薬と併用すると効果的である。体液バランスの調節不良は、過負荷となり、心不全および肺水腫を発症することもある。透析は、このような影響の治療に効果的である
- 残存有機酸および高カリウム血症に起因する代謝性アシドーシスを治療する。高カリウム血症の場合、細胞から水素イオンが血液中に移行され、アシドーシスが発症する。アシドーシスは、炭酸水素ナトリウムの補給と透析によって治療する。高カリウム血症も、硫酸ポリスチレン・ナトリウム（ケイキサレート）、ブドウ糖、インスリンの投与またはカルシウムの静注投与によって治療する
- 栄養の充足および合併症についてモニターする。合併症は、貧血、感染症、出血、高脂血症、電解質平衡異常（高カリウム血症［調節不良］または低カリウム血症［利尿薬投与］、高リン酸血症、低カルシウム血症など）である

末期腎不全（ESRD）の唯一の有効な治療法は、腎機能代替療法（RRT）および腎移植である。RRTは、腎臓がもはや機能しなくなったときに過剰な体液、電解質、代謝性老廃物を除去する人工腎臓として作用する装置を用いる療法を指す用語である。RRTには、間欠療法と持続的療法がある。間欠療法は、従来の血液透析法（IHD）と腹膜透析法（PD）などである。IHDは、通常、透析センターで週に3回行い、1回の所要時間は3～4時間である。PDは、家庭で1日に4～5回行い、1回の所要時間は約30分である。持続的腎機能代替療法（CRRT）は、病院内で持続的に行う。いずれの方法も、水分子と溶質分子を高濃度側から低濃度側へ移行させ体外に排泄させる半透膜によって血液をろ過する方法である。IHDおよびCRRTでは、人工の半透膜を用いるが、PDでは、腹膜を半透膜として用いる。

血液透析（IHD）は、患者の血液を透析器のフィルターへ送り込む機械を用いて行う。このフィルターには2つのコンパートメントがあり、一方に患者の血液を入れ、もう一方に透析液を入れる。この2つのコンパートメントは、半透膜で仕切られているだけである。患者の血液から透析液への水分と溶質の移行のタイプ、量、速度は、透析液の浸透圧、化学的性質、静水圧によって決まる。透析膜は、水、尿素、クレアチニン、カリウム、マグネシウム、塩化物などの電解質を、患者の血液中から透析液中へ移行させる。この膜は、微細な膜なので、赤血球またはアルブミンのような巨大分子は通さない。透析後の透析液は、老廃物を含有するが、それは通常であれば健康な腎臓によってろ過されるものである。透析のために患者から送り出された血液は、動静脈（AV）吻合またはグラフトを通じて戻される。吻合は、静脈と動脈との恒久的な接続を、通常上腕部に外科的に形成したものである。グラフト法は、血管と血管の間に合成チューブを用いる方法である。恒久的な血管アクセスが不可能なときは、特殊なカテーテル（例えば、Vas-Cath）を用いれば一時的な静脈アクセスを確保することができる。

　血栓形成、感染、血流低下によって、血管アクセスが喪失することが、最大の懸念事項である。透析治療中には、抗凝固薬を投与して血液の凝固を防ぐが、投与部位の雑音および振動を定期的に確認しなければならない。この雑音は、血液が動脈から静脈循環へ迅速に流れ込むときにグラフト上に当てた聴診器から聞こえる音である。振動は、血液の動きによって引き起こされグラフト上から感じられる拍動である。この部位への血流を圧迫または制限してはならず、また、この部位の近くで侵襲的処置を行ってはいけない。血管アクセスが閉塞したときは、開存性を回復するために塞栓除去術、血管形成術、血栓溶解のような緊急治療を行う必要があると思われる。

　腹膜透析法（PD）の場合は、血管アクセスの代わりに、腹膜腔にアクセスするために腹部にカテーテルを留置しなければならない。PDは、血液透析と同様に浸透、拡散、ろ過の原理を用いている。透析液を、カテーテルを通じて腹膜内に注入するが、その透析液と腸間膜血管系の患者の血液を隔てている腹膜が、自然の半透膜として作用する。透析液の注入、停留、排泄のサイクル中、腹膜は絶えず血液をろ過している。持続的携帯式腹膜透析（CAPD）の場合は、患者は、5～6時間腹腔に滞留していた透析液を排泄し、新しい透析液を腹腔に再注入し、透析液を停留させる。透析液が腹部に停留している間、カテーテルに蓋をし、患者は普段通りの日常生活を送る。排泄および注入時間は約30分であるが、滞留時間は何時間にも及ぶ。

要点
腎機能代替療法（RRT）とは、半透膜を通じて血液中の分子を交換または移行させる療法である。

要点
血液透析では、血管アクセスを通じて血液を体外に移行させなければならない。

血液透析の重大な合併症の可能性として、血管アクセスの喪失がある。

血液透析回路図

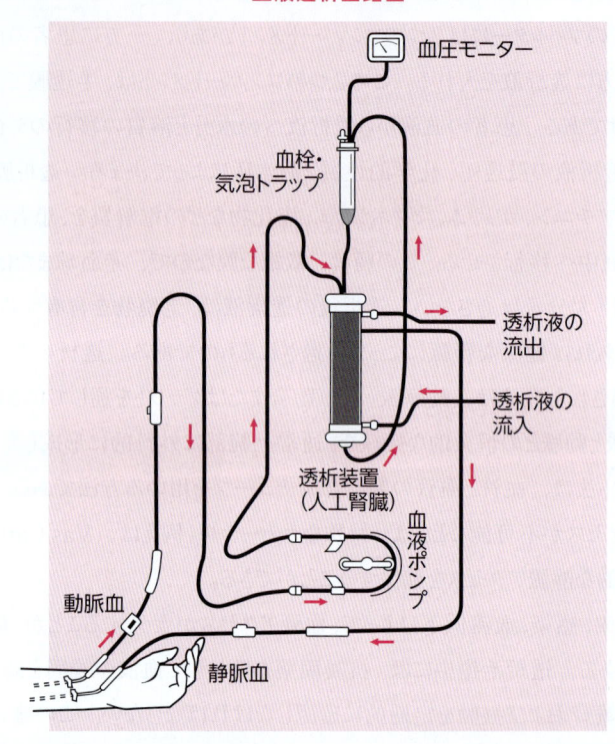

(出典：Ignatavicus DD, Workman ml：Medical-surgical nursing：critical thinking for collaborative care, 第4版 Philadelphia, 2002年, WB サンダース)

　透析液の滞留期に、水および溶質が透析液中に移行し、排泄期にそれを体外に排泄する。CAPDの代替法として、夜間に自動的に複数回交換を行うようにプログラムされたサイクラーもある。PDの合併症は、カテーテル挿入部位の感染、腹膜炎、カテーテルの閉塞、透析膜としての腹膜の機能不全などである。腹膜を通じてタンパク質が喪失され透析液からブドウ糖が吸収されるため、内分泌および栄養の問題を引き起こすこともある。ブドウ糖を含まないでんぷんとタンパク質をベースにした透析液が利用可能である。PDを行うときはマスク、無菌手袋と用品を用いる無菌操作を順守しなければならない。カテーテル挿入部位を慎重に評価し、排泄される透析液の色、透明度、量を調べるべきである。患者の排泄量は、透析液の注入量と次の排泄期に収集バッグに流入する量との差として、算出する。この排泄量は正の数とすべきである。

> **要点**
> PDは、腹膜を透析膜として用いて、身体から水分と老廃物を除去する。

腎臓系　第8章　273

腹膜透析

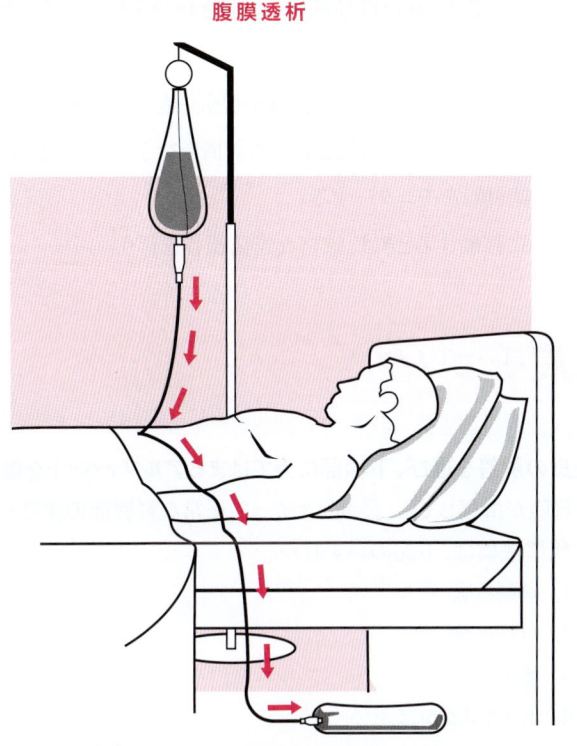

(出典：Ignatavicus DD, Workman ml：Medical-surgical nursing：critical thinking for collaborative care, 第4版 Philadelphia, 2002年, WB サンダース)

看護師の責務

- 腎機能代替療法（RRT）からの正確な排泄量および毎日の体重測定など、患者の摂取量と排泄量の正確な記録を取る。
- 水分および食事制限について、患者の理解を得る。
- 血清電解質、BUN、クレアチニン、アルブミンをモニターする。
- 赤血球数、ヘモグロビン量、ヘマトクリット値、白血球数をモニターする。
- 透析除去される薬物と透析除去されない薬物を知っておく。
- 尿毒症の兆候と症状を評価する。
- 発熱または喀痰を伴う咳のような感染の兆候が見られれば、それを報告する。
- そう痒の見られる患者には、強力な石鹸の使用を避け、すすぎを十分に行い、できるだけ入浴よりもシャワーをするように指導する。
- 患者とその家族に心理社会的支援を行う。食事の改善、腎機能代替療法、腎移植について患者教育を行い、治療を拒否または中止する権利があることも患者に伝える。

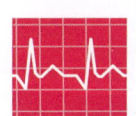

要点

453g体重増加は、約500mLの体液貯留を表す。

看護師は、4〜6時間毎に患者の動静脈（AV）吻合またはグラフトの振動および雑音の有無を確認すべきである。

- 看護師は、血管アクセスを傷つけてはいけない。それは患者のライフラインである。
- 看護師は、吻合またはグラフトが留置されている四肢に対して、静脈穿刺、注入投与、血圧カフの膨張を行ってはいけない。

要点

看護師は、CRF患者に、動静脈吻合またはグラフトが留置されている上腕を締め付ける衣服の着用を避け、睡眠中、その上腕に頭を載せないように指導すべきである。

- 血液透析については、血管投与部位の診断と保護を行う。雑音と振動を確認する。
- PDでは、腹膜カテーテルの確認と保護を行う。透析液の混濁、腹痛、反跳性圧痛、発熱などの腹膜炎の兆候と症状の診断を行う。PDの患者のタンパク質値、食欲、血糖（値）をモニターする。
- RRTの患者に接触するときは、厳格な無菌操作を行う。

理解度チェック

問題：最良の解答を選び、下線部に当てはまるアルファベットを書きなさい。

＿＿＿ 1. 腎臓が損傷しても、長期にわたって正常な腎機能の維持を可能にする代償機構は、下記のいずれか。
1. 過剰ろ過
2. 血管拡張
3. 萎縮
4. ホメオスタシス

＿＿＿ 2. ESRDが発症するのは、腎機能が下記のいずれまで低下したときと言われているか。
1. 10％
2. 50％
3. 75％
4. 90％

＿＿＿ 3. ESRD患者に、最もよく見られる可能性のある致命的な電解質平衡障害は下記のいずれか。
1. 低ナトリウム血症
2. 高カルシウム血症
3. 低リン酸血症
4. 高カリウム血症

＿＿＿ 4. 看護師は、患者の453g体重増加を約何mℓの体液貯留と予測すべきか。
1. 100 mℓ
2. 250 mℓ
3. 500 mℓ
4. 1000 mℓ

解答：1. 1；2. 1；3. 4；4. 3

持続的腎機能代替療法（CRRT）とは　S.A.ウォルシュ

　CRRTは、長時間をかけて行う持続的血液透析法であり、急性腎不全（ARF）、体液過剰、BUN＞100mg/dl、症候性尿毒症（脳症、出血、心膜炎）、高カリウム血症（＞6.5mEq/l）、透析可能な毒物、代謝または血行動態の不安定性などの問題を抱える患者に対する緊急治療法として用いられることが多い。CRRTは、24時間かけて行う持続療法で、それを1〜数日かけて行う。集中治療室で用いられることが最も多い。CRRTは、血液から毒物および老廃物を長時間かけて除去するが、さらに、炎症性メディエーターを除去することもある。CRRTには、静脈のみと動静脈の2つの選択肢がある。

要点
CRRTは、血行動態の不安定なクリティカルケア患者の透析手段である。

必須の基礎知識

　CRRTは、半透膜を通過する水と溶質の輸送を支配する法則に依存している。それは、拡散、対流、限外ろ過などである。拡散は、半透膜の高濃度側から低濃度側への溶質の輸送を表している。対流では、溶媒けん引と言われるように、半透膜を通じて水の力で溶媒が溶媒と共に溶質を運ぶ。限外ろ過は、膜貫通圧較差に反応して、全血液が半透膜によって、血漿水分と晶質に分離する過程を表しており、これは、通常、糸球体のネフロン内で行われている過程と同じである。圧力が増し流量が増加すると、限外ろ過率は増加する。

要点
拡散は、半透膜の高濃度側から低濃度側への溶質の輸送過程である。

拡散

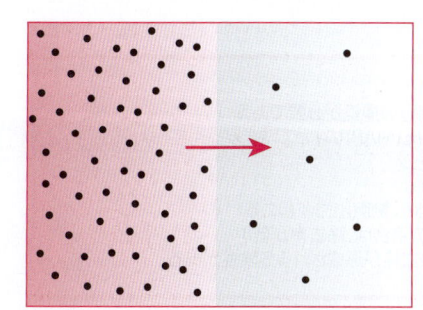

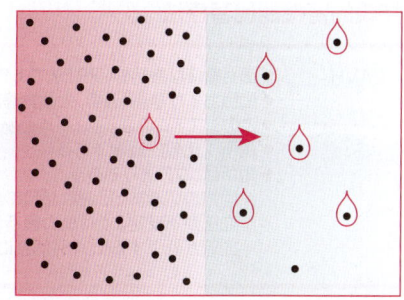

高濃度側から低濃度側への溶質の移行

持続的腎機能代替療法

　CRRTは、静脈法を用いることが最も一般的である。動静脈法の場合は、動脈と静脈の両方にアクセスする必要がある。動静脈圧較差により血液が回路内を流れるため、血液ポンプは必要ない。しかし、そのためには、動脈圧と静脈圧の間に有効な差が生じるように患者の平均動脈圧（MAP）が十分に高くなければならない。ICUの患者が有効なMAPを維持することは困難であるが、それ以外、凝血リスクも増加する。

　逆に、静脈血液法では、静脈アクセスだけでよい。中心静脈中にダブルルーメンカテーテルを挿入することによって、血管アクセスをとるのが最も一般的である。ひとつのルーメンは、動脈（または流出）ラインとして機能し、もうひとつは静脈（または流入）ラインとして機能する。血液は、ポンプを用いてこのシステム内を循環させるので、血栓形成の可能性は低い。CRRTカテーテルの留置は、十分考慮して行わなければならない。カテーテルを不注意に他の血管器具のそばに留置すると、血液が透析回路に引き込まれ透析可能な物質はすべて除去されてしまうことになる。

　CRRT法には、持続的動静脈血液ろ過（CAVH）法、持続的動静脈血液透析（CAVHD）法、持続的静静脈血液ろ過（CVVH）法、持続的静静脈血液透析（CVVHD）法、持続的静静脈血液ろ過透析（CVVHDF）法、持続緩徐式限外ろ過（SCUF）法、緩徐式連日長時間透析（SLEDD）法などがある。静脈血液法は、CRRTの動静脈法を、ほぼ完全に置き換えた方法である。血行動態の安定性のために限外ろ過液の量を補充し、対流改善のためにフィルターの半透膜に対する血流量を増加するために、輸液を補充する方法もある。

> **要点**
> CRRTの操作には、流出および流入用の血管ラインが必要である。最近用いられているCRRT法はほとんどが静脈法である。

持続的腎機能代替療法

CAVH	●最も簡便な最初のCRRT法である ●動脈および静脈（通常、大腿動静脈）の挿管が必要である ●このシステムの血流は、平均動脈圧（MAP）によって決まる ●長所：比較的簡便である ●短所は、次の通りである 　＊回路の切断または漏れが起こると、動脈出血が起こる 　＊血圧が不安定または低い患者の場合は、除去率が低い 　＊血流が低下すると、体外回路に血栓が形成される危険性がある

持続的腎機能代替療法―続き

CAVHD	● CAVHによって適切に老廃物を除去できないときに用いる ● 拡散の原理を用いる ● 体外コンパートメントに運ばれた透析液が溶質を除去するため、BUNおよびクレアチニンが急速に低下する ● このシステム内の適切な血流を確保するために、CAVHと同様に、MAPを維持しなければならない ● 血流が低下すると、CAVHと同様の不都合が起こる
CVVH	● 対流の原理に基づいている ● 限外ろ過率は高い。対流による輸送を促進し、血行動態の安定性を維持するために、体外回路に輸液を加える。透析液は必要ない ● 動脈アクセスは必要ない。CVVHは、動脈圧よりも血流を制御するポンプを用いる ● 静脈血液法は、回路中の圧力低下と空気を検知するための安全機器を用いる
CVVHD	● 拡散によって作用する緩徐型の透析方法と理解されている ● 透析液を用いると微細な溶質の除去率が高まる。対向する透析液（透析液と血液は半透膜の反対方向に移行する）により、老廃物の除去が促進される ● 輸液を用いない
CVVHDF	● 水、老廃物、毒物を除去するために、対流と拡散を用いる ● 透析液が血液に接すると拡散が起こる ● 電解質補充輸液をポンプで血液中に送り込むと、対流が起こる
SCUF	● 難治性体液過剰を治療するために用いるCRRTである ● 緩徐型CVVHである。限外ろ過によって作用する。透析液は用いない ● 水分の除去速度が遅いため、輸液は必要ない。老廃物の除去の効率はあまりよくない。2ℓの水分を除去するために24時間かかる
SLEDD	● 8〜12時間かけて完了する間欠的型CRRTで、検査、リハビリテーション、人工呼吸器からの離脱を自由に行える ● 血流速度と液体速度は速く、1時間当りの水分除去量は多い

BUN＝血液尿素窒素値；CAVH＝持続的動静脈血液ろ過；CAVHD＝持続的動静脈血液透析；
CRRT＝持続的腎機能代替療法；CVVH＝持続的静静脈血液ろ過；CVVHD＝持続的静静脈血液透析；
CVVHDF＝持続的静静脈血液ろ過透析；SCUF＝持続緩徐式限外ろ過法；
SLEDD＝緩徐式連日長時間透析法

CRRTは、水分および溶質の緩慢な除去法で、重症患者の血行動態の安定性維持を促進し、合併症を防ぐ。腹膜透析（PD）には、（1）溶質除去が不十分、（2）高カリウム血症の迅速な改善はできない、（3）腹膜腔内に大量の透析液を注入するため、腹膜炎、高血糖、呼吸困難のリスクが高く、水分除去が不十分になる可能性がある。さらに、PDは、腹膜に直接接触しなければならないので、腹部に損傷、感染、癒着のある患者には禁忌である。このような制限があるので、たいていの急性腎不全（ARF）患者の治療に、PDは使用できない。

最もよく用いられるRRTはIHDである。しかし、不安定な患者または重症患者に対するIHDの有用性は、あまり高くない。というのも、IHDが血行動態をかなり不安定にし、治療を中止せざるを得ないこともあるからである。最も重大な合併症は低血圧であり、特に、多臓器機能障害を伴う重症患者には、重大な合併症である。

> IHD（間欠的血液透析）は、急激な溶質の移動によって頭蓋内圧亢進を引き起こすことがあり、重度の脳浮腫を招き、その結果、ヘルニアおよび死亡に至ることもある。

> **要点**
> 血液透析によってBUNが急激に低下し、その結果、脳浮腫が生じると、透析不均衡症候群が起こる。

IHD（間欠的血液透析）の合併症は、その他にリズム障害、低酸素血症、出血、感染、透析不均衡症候群、てんかん発作などがある。透析の専門スタッフは必要であるが、IHDの方がCRRTよりも費用はかからない。

　IHDよりもCRRTの方が、優良で自然な体液管理を行い、血管内の容量を損なうことなく水分除去を促進する。また、CRRTを行うことによって、中心静脈栄養による体液過剰のリスクが軽減されるため、電解質バランスと栄養補助が改善される。利尿薬に抵抗性を示す心不全患者も血行動態の安定性を保つことができる。CRRTは、脳浮腫のある患者あるいはそのリスクの高い患者にも最適な治療法である。血液から急速に溶質を除去し、水分を細胞内に移行させるため頭蓋内圧亢進およびてんかん発作を引き起こし、死に至る（透析不均衡症候群）可能性があるIHDと違って、CRRTは頭蓋内圧亢進を引き起こすことはない。

要点

CRRTは、水分除去の過程の血行動態の安定性維持に、有用である。

看護ケア

　CRRTは、通常、クリティカルケア病棟で、患者の看護を担当している看護師が行う。CRRTを開始する前に、看護師は、患者の診断結果、既往歴、アレルギーの有無、現在投与されている薬物を確認する。治療開始前のバイタルサイン、体温、SpO_2、心臓のリズム、血行動態のパラメータ（入手可能であれば、）、現在の体重、臨床検査値も確認する。看護師は、透析法の様式、輸液のタイプ、透析液（使用する場合）；血液、輸液、薬物の流量；除去する水分量のパラメータを決定する医師の処方を確認する。CRRT機器を、製造業者の指示に従って、セットする。すなわち、輸液を吊り下げ、チューブの準備をし、処方されれば抗凝固薬（通常、ヘパリンまたはクエン酸三ナトリウム）を追加する。作成した血管アクセスを通じて、患者を透析機器に接続する。

　CRRT中の血流を維持するために、医師は抗凝固薬療法を処方する場合としない場合がある。優れた抗凝固薬であるクエン酸塩は、カルシウムと結合し、凝固カスケードを妨害する。しかし、その結果、クエン酸塩を使用すると、CRRT中のカルシウム濃度は低下することもある。したがって、遊離カルシウムイオンを定期的にモニターする。カルシウム濃度が低ければ、ろ過後にカルシウムを補充する必要がある。

看護師の責務

看護師の責務は次の通りである。

- CRRTの準備のために、バイタルサイン、SpO$_2$、血行動態の状態、心臓のリズムなどの患者のデータと治療前の診断評価を集める。
- 1時間あたりのCRRTからの排出量をモニターし、バイタルサイン、中心静脈圧(CVP)、肺動脈圧(PAP)、肺動脈閉塞圧(PAOP)（入手可能であれば）、呼吸音、SpO$_2$、皮膚の張り、浮腫、体重(SLEDDを用いる場合は、特に重要)など、体液量の状態を評価する。限外ろ過液の色を記録する。
- 1時間あたりの摂取量と排泄量および蓄積の摂取量と排泄量を測定する。薬物、血液製剤、経腸栄養または非経口栄養を含むあらゆる形態の摂取量と、胸腔チューブまたは経鼻胃(NG)ドレナージ(排膿)などからの排出量も把握すべきである。
- 医師が決定した1時間あたりの体液平衡の目標値に基づく適切な輸液療法を行う。処方されれば、透析液を処方通りの適切な輸液に交換する。
- 神経学的変化がないかどうか確認する。錯乱状態または意識障害は、体液移動または窒素性老廃物の蓄積を示唆している可能性もある。
- 電解質および酸-塩基バランスを定期的に評価する。
- 出血があるかどうか確認する。回路全体を常に観察できる状態にし、回路が外れないように、接続部分と患者の体位を確認する。興奮または不穏状態にある患者には鎮静薬が必要なこともある。
- 体温を計測する。CRRT中には、いつでも110～200mLの血液が透析回路内にある。この体外循環回路が冷却されることと、さらに室温の輸液と透析液によって、体温が低下することもある。インラインウォーマーまたは加温ブランケットによって、適温状態が達成される。血液回路を隠さないように注意して毛布を使用する。
- 感染があるかどうかを確認する。発熱およびWBCの上昇をモニターし、カテーテル挿入部位を確認する。血管ラインを取り扱うときおよび無菌包帯を取替えるときには、医療施設の方針に従い、無菌操作を行う。CRRTの冷却効果によって発熱が隠蔽される可能性を忘れてはならない。
- 血液凝固がないかどうか確認する。カテーテルの開存性および血液凝固に関する臨床検査値のモニターを行う。
- 回路の開存性を確認し維持する。医療施設の方針に従い、生理食塩水またはヘパリンで、システムを洗浄すべきである。
- システムに空気および血液の漏れがないかどうか確認する。接続部が不完全である場合は、出血または血管腔内への空気の導入を引き起こす可能性がある。空気の泡および失血がないかどうかシステムを監視し、あら

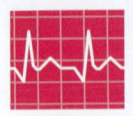

CRRTを開始後、看護師は、患者をモニターし、合併症を併発していないか確認しなければならない。合併症は、低血圧、出血、低体温、感染、空気塞栓症などである。

ゆる警告は調査すべきである。中止するときは、取り外す前に回路チューブ内の血液を患者に戻す。

- 患者のサポートを行う。CRRTの間、患者は動けないので、頻繁に体位を変える必要がある。患者とその家族に、CRRTについての教育を行うことも必要である。

理解度チェック

問題：最良の解答を選び、下線部に当てはまる数字を書きなさい。

_____ 1. CRRTで、半透膜を通過する水分および溶質輸送を支配する原理は、拡散と、次のいずれか。
 1. 変換
 2. 対流
 3. 能動輸送
 4. 毛細血管膜透過性

_____ 2. CVVHDFを受ける患者に必要な血管アクセスは次のどれか。
 1. 動脈
 2. 静脈
 3. 動静脈
 4. 静脈血液

_____ 3. SCUFは、CRRTの一種であるが、次のどれを治療するために用いるか。
 1. 高窒素血症
 2. 脱水
 3. 体液過剰
 4. 尿毒症

_____ 4. IHDは、重症患者には適していないが、それは次のどれを引き起こす可能性があるためか
 1. 体液過剰
 2. 高血圧
 3. 多臓器不全
 4. 重度の血行動態不安定

解答：1. 2; 2. 4; 3. 3; 4. 4

参考文献

Aghasadeghi K, Akbari V: Comparison of N-acetylcysteine and ascorbic acid in prevention of renal dysfunction after coronary angioplasty, *Journal of Renovascular Disease* 6:1-5, 2008.

Bednarski D, Castner D, Douglas C: Managing acute tubular necrosis, *Nursing*, 38(6):56hn1-2, 56hn4, 56hn6, 2008.

Bhatta N, Singh R, Sharma S, Sinnha A, Raja S: Acute renal failure following multiple wasp stings, *Pediatric Nephrology*, 20:1809-1810, 2005.

Broscious SK, Castagnola J: Chronic kidney disease, *Critical Care Nurse*, 26(4):17-27, 2006.

Chungang G, Cenac TA, Li Y, McMartin E: Calcium oxalate, and not other metabolites, is responsible for the renal toxicity of ethylene glycol, *Toxicology Letters* 173:8-16, 2007.

Crawford-Bonadio TL, Diaz-Buxo JA: Comparison of peritoneal dialysis solutions, *Nephrology Nursing Journal*, 31:500-507, 520, 2004.

Devarajan P: Cellular and molecular derangements in acute tubular necrosis, *Current Opinion in Pediatrics* 17(2):193-199, 2005.

Dirkes S, Hodge K: Continuous renal replacement therapy in the adult intensive care unit: history and current trends, *Critical Care Nurse Supplement*, 8-27, 2008.

Doherty RA: Continuous peritoneal dialysis, *Nursing Standard*, 19:55-65, 2005.

Gill N, Nalley JV, Fatica RA: Renal failure secondary to acute tubular necrosis: epidemiology, diagnosis, and management, *Chest*, 128:2847-2863, 2005.

Hoffman RS, Nelson LS, Howland MA, Lewin NA, Flomenbaum NE, Goldfrank LR: *Goldfranks's manual of toxicologic emergencies*, 2007, New York: McGraw-Hill.

Lamiere N, Biesen WV, Vanholder R: Acute renal failure, *Lancet*, 365:417-430, 2005.

McCance KL, Huether SE: *Pathophysiology: the biologic basis for disease in adults and children*, ed 5, St Louis, 2006, Elsevier Mosby.

McLaren BK, Zhang PL, Guillermo HA: P53 protein is a reliable marker in identification of renal tubular injury, *Applied Immunohistochemistry & Molecular Morphology*, 12:225-229, 2004.

Mitra A, Zolty E, Wang W, Schrier RW: Clinical acute renal failure: diagnosis and management, *Comprehensive Therapy*, 31:262-269, 2005.

Morton PG, Fontaine DK, Hudak CM, Gallo BM: *Critical care nursing: a holistic approach*, ed 8, Philadelphia, 2005, Lippincott.

National Kidney Foundation: Nutrition and chronic kidney disease, 2006, from www.kidney.org/atoz/pdf/nutri_chronic.pdf.

Piraino B, Bailie GR, Bernardini J, Boeschoten E, Gupta A, Holmes C, et al: International Society for Peritoneal Dialysis guidelines/recommendations, *Peritoneal Dialysis International*, 25,107-131, 2005.

Rosen S, Stillman, I: Acute tubular necrosis is a syndrome of physiologic and pathologic dissociation, *Journal of the American Society of Nephrology*, 19:871-875, 2008.

Russell TA: Acute renal failure related to rhabdomyolysis: pathophysiology, diagnosis, and collaborative management, *Nephrology Nursing Journal*, 32:409-417, 2005.

Tintinalli JE, Kelen GD, Stapczynski S: *Tintinalli's emergency medicine: a comprehensive study guide,* ed 6, The American College of Emergency Physicians, New York: McGraw-Hill, 2004.

Tomlins MJ: Practice change in peritoneal dialysis exit site care, *Renal Society of Australasia Journal,* 4:26-29, 2008.

Weisbord SD, Palevsky PM: Radiocontrast-induced acute renal failure, *Journal of Intensive Care Medicine,* 20:63-75, 2005.

West B, Picken M, Leehey D: Albuminuria in acute tubular necrosis, *Nephrology, Dialysis, Transplantation* 21:2953-2956, 2006.

Venkataraman R, Kellum JA: Prevention of acute renal failure, *Chest,* 131:300-308, 2007.

アメリカ正看護師資格試験（NCLEX®）の問題

1. 急性腎尿細管壊死（ATN）の初期症状は次のどれか。
   1. 尿量低下
   2. 尿毒症性凍傷
   3. 悪寒および発熱
   4. 心膜摩擦音

2. ATNの回復期にみられる尿の特徴は次のどれか。
   1. 無尿
   2. 多尿
   3. 乏尿
   4. 血液量減少

3. 急性腎不全患者の心拍数を観察する場合は、どの電解質について懸念しているのか。
   1. ナトリウム
   2. カリウム
   3. 塩化物
   4. リン

4. 動静脈吻合を確認中に、看護師が発見すると思われる事柄は次のどれか。
   1. 発赤
   2. 無脈
   3. 振動および雑音
   4. 吻合より遠位の皮膚上の斑点

5. 看護師が、患者に腎不全の典型的な兆候と症状を教えている。それ以外の症状で、患者教育が必要な症状は次のどれか。
   1. 食欲不振
   2. 疲労
   3. 脱毛
   4. 体液貯留

6. 腎不全発症のリスクが最も高いと判断すべき患者は、次のうちどの患者か。
   1. 72歳のアフリカ系米国女性の骨粗しょう症患者
   2. 55歳のアフリカ系米国男性の高血圧患者
   3. 32歳の肥満白人女性
   4. 15歳の白人脳性麻痺患者

7. CKD病期4と診断された患者を介護中の看護師が最も疑問に思う使用薬物は、次のうちのどれか。
   1. イブプロフェン
   2. エポジン
   3. 炭酸カルシウム
   4. Phos-Lo

8. 体外回路の血栓形成を防ぐために処方される薬物は次のどれか。
   1. ビタミンK
   2. ワルファリン
   3. クエン酸三ナトリウム
   4. 硫酸プロタミン

9. 患者は、ヨード造影剤を用いる複合検査を受ける予定である。急性腎尿細管壊死（ATN）を防ぐためには、次のどの方法が有用と思われるか。
   1. 検査の8～12時間前から水分を制限する
   2. 検査の前後にアセトアミノフェン625 mgを投与する
   3. 検査後24時間は、水分を強制経口投与する
   4. 検査の12時間前に等張液のIV投与を開始し、12時間後まで継続する

10. CRRTを受けている患者の体温が36.6℃である。この患者に対する看護師の最もよい対処法は、次のどれか。
   1 患者に戻る血液を温めるために、回路内液体加温器を用いる。
   2 患者が加温毛布で完全に包まれているか確認する。
   3 血管穿刺部位に温湿布を当てる。
   4 患者の家族に、患者のために暖かいフランネル製のパジャマを持ってくるように勧める。

解答

1. 1 尿量は、糸球体ろ過率(GFR)によって決まる。急性腎尿細管壊死(ATN)では、GFRが低下するため、尿量が低下する。腎不全の場合、尿毒症が発症するまでに時間がかかり、尿毒症性凍傷は後期症状である。患者に感染または敗血症がなければ、悪寒および発熱は発現しない。尿毒症性心膜炎の結果、心膜摩擦音が聞こえることがあるが、これは後期症状である。

2. 2 回復期にはGFRは増加し、BUNおよびクレアチニン値は徐々に低下する。ネフロンの濃縮力が弱いので多尿となり、老廃物のろ過不良のためBUNおよびクレアチニン値は徐々に低下する。

3. 2 血清カリウム値の増加により、心臓の過敏性が促進されることもあるので、血清カリウム値は慎重にモニターすべきである。ナトリウム、塩化物、リンは重要な電解質であるが、心臓伝導障害(リズム障害)に対して最も重要な電解質というわけではない。

4. 3 雑音および拍動は、吻合を通る血流が適切であることを示している。この部位の発赤および皮膚の変色は起こらないと思われる。脈の消失は、血液循環の悪化の兆候であるため、直ちに医師に報告する必要がある。

5. 3 窒素性廃物残留による食欲不振、貧血および栄養失調による疲労、体液貯留が、腎不全の全症状である。脱毛は、腎機能とは関係がない。

6. 2 腎不全を発症する可能性は、アフリカ系米国男性の高血圧患者が最も高い。骨粗しょう症は、腎不全のリスク因子ではない。年齢は、腎不全の発症に影響を及ぼすが、高血圧ほどではない。肥満は、高血圧のリスク因子ではあるが、必ずしも腎不全のリスク因子ではない。脳性麻痺は、腎不全のリスク因子ではない。

7. 1 イブプロフェンなどの非ステロイド系抗炎症薬(NSAID)は、腎不全患者(CKD病期4は、GFRが極度に低下している)には禁忌である。貧血の治療には、通常、エポジン(エリスロポエチンα)を使用する。低カルシウム血症の治療には、通常、炭酸カルシウムを使用する。末期腎不全(ESRD)患者の高リン酸血症を軽減するためには、通常、Phos-Loを使用する。

8. 3 体外回路の血栓形成を防ぐためにクエン酸三ナトリウムを用いる。ビタミンKはワルファリンの拮抗薬である。ワルファリンは抗凝固薬であるが、CRRTの血栓形成を防ぐために用いられることはない。硫酸プロタミンは、ヘパリンの拮抗薬である。

9. 4 造影剤投与の前後12時間の等張液のIV投与は、腎毒性ATNのリスク軽減に有効である。アセトアミノフェン(タイレノール)は適切ではなく、条件によっては腎毒性になることもある。静注による水分補給は、経口投与よりも有効であると思われるが、検査前に開始してはいけない。水分制限は、造影剤を濃縮させ、毒性を増大させる可能性もある。

10. 1 回路内の液体を温めることが、低体温の管理に有用である。血管穿刺部位を含む回路全体を見える状態にしておかなければならない。毛布またはパジャマで投与部位を覆ってはいけない。血管穿刺部位への温湿布は適切ではない。

内分泌系　第9章

本章の概要

1. 様々なタイプのブドウ糖代謝異常の比較：
   糖尿病性ケトアシドーシス、高血糖性高浸透圧状態、低血糖
2. ブドウ糖代謝異常に起因する病態生理学的過程と
   クリティカルケア患者への影響
3. ブドウ糖代謝異常患者に対する適切な看護ケア
4. 下垂体障害に起因する病態生理学的過程
5. 様々な内分泌下垂体障害の鑑別
   抗利尿ホルモン分泌異常症候群と尿崩症
6. 下垂体障害患者の看護管理
7. クリティカルケアの臨床現場で実施可能な予防法
8. 患者教育

糖尿病とは

L. シューマッハー

糖尿病は、ブドウ糖代謝の変化を来たす内分泌系疾患である。糖尿病は大きく1型と2型に分類され、いずれも、膵臓細胞の機能不全が原因である。

必須の基礎知識

膵臓

膵臓は、内分泌機能と外分泌機能の両方を有する器官である。外分泌機能とは、消化過程を促す酵素などの成分を豊富に含む分泌液を分泌する機能である。この分泌液の作用のひとつは、十二指腸の内容物のpHを調節することである。その結果、膵臓酵素が効率よく作用する。この膵臓酵素は、タンパク質、でんぷん、脂肪の分解を促進するプロテアーゼ、アミラーゼ、リパーゼなどである。膵臓中の組織はランゲルハンス島と呼ばれる。この組織は、α細胞、β細胞、δ細胞と呼ばれる主な内分泌細胞を含んでいる。

α細胞、β細胞、δ細胞

- α細胞はグルカゴンを産生し、グルカゴンは、グリコーゲンの分解（グリコーゲン分解）と、脂肪とタンパク質からのグリコーゲン形成（糖新生）を行うことによって、正常な血糖値の維持を促進する。低血糖はグルカゴンの放出を促進し、高血糖はグルカゴンの放出を阻害する。
- β細胞はインスリンを産生し、インスリンは、アミノ酸、カリウム、マグネシウム、リン酸、ブドウ糖に対する細胞の透過性促進に重要な役割を果たしている。インスリンは、炭水化物、タンパク質、脂肪の代謝を促進し、新たなタンパク質形成を促進する。インスリン欠乏患者は、筋肉細胞のタンパク質が激減し、ブドウ糖が低下する。炭水化物から脂肪へ代謝が移行されるため、貯蔵されている体内脂肪の異常放出が起こる。脂肪代謝の結果、ケトンが形成され、治療しなければ、ケトアシドーシスと昏睡が起こる。
- δ細胞はソマトスタチンを分泌し、ソマトスタチンは、成長ホルモン、甲状腺刺激ホルモン、インスリン、グルカゴンなどの消化管ホルモンを阻害する。

遺伝、膵臓の疾患または外傷、感染、薬物などの多くの要因がいずれのタイプの糖尿病にも関与していると思われる。

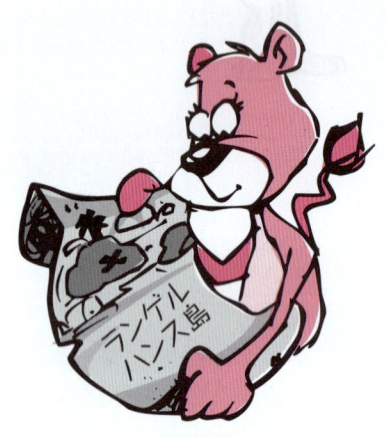

膵臓組織

要点

1型糖尿病

通常、膵島細胞抗体を引き起こす自己免疫過程が存在する。インスリンが完全に欠如していることが多く、通常、30歳までに発症する。1型糖尿病患者の体重は、理想体重以下であることが多い。この患者には、体外からインスリンを投与する必要がある。

2型糖尿病

相対的インスリン欠乏症で、血中に膵島細胞抗体はない。2型糖尿病は、通常、40歳以上の肥満者に発症する。初期の症状管理には、正しい食事と運動、さらに経口血糖降下薬を用いる。5年以上経つと、インスリン療法が必要になる。

罹患率

- 糖尿病と診断されている米国人は1600万人を超える。
- さらに、600万人の米国人が診断未確定の糖尿病患者であると推定されている。
- それらの90〜95％が、2型糖尿病である。

合併症

　1型および2型糖尿病に併発する急性および慢性の合併症は多い。さらに、慢性高血糖および代謝異常の結果、発症する合併症も多い。血管障害および神経障害による合併症は重篤である。糖尿病は、末期腎不全および成人の失明の主要原因である。

糖尿病性ケトアシドーシスとは　　L. シューマッハー

　糖尿病性ケトアシドーシス(DKA)は、管理不良の糖尿病患者の高血糖に起因すると思われる重篤な代謝性疾患のひとつである。DKAは、1型糖尿病の青年および高齢患者に発症することが多いが、2型糖尿病患者にDKAの発症が確認されたという最近の調査結果も数件ある。DKAはインスリン欠乏によって起こるが、インスリン欠乏は4つの致命的な代謝異常を引き起こす。まず、膵臓のβ細胞がインスリンを産生できなくなるため、高血糖になり、その結果、高浸透圧状態となる。この高浸透圧状態により、細胞の内側から血清へ体液が移行し、最終的に、この体液は尿中に排泄され、電解質の移行を引き起こし、全身が脱水状態になる。また、インスリン欠乏のため、ブドウ糖の細胞内への取り込みが不可能となることによって引き起こされる代謝異常もある。この場合、細胞は、エネルギー利用のため脂肪とタンパク質を分解し始める。この過程が、ケトン形成を引き起こす。ケトンは、血液のpHと重炭酸濃度を低下させ、ケトアシドーシスを引き起こす。

年齢および性別による相違

1型糖尿病患者の約15％は、40歳までに死亡する。

DKAは、全身の脱水状態、電解質バランスの異常、アシドーシスを引き起こす。

要点

2型糖尿病では、細胞レベルでのインスリン抵抗性と共に、インスリンの欠乏がDKAの発症に関与していると思われる。

必須の基礎知識

臨床症状

　糖尿病性ケトアシドーシス（DKA）の定義は、血糖値が250mg/dlを超過し、血液のpHが7.35未満になり、重炭酸濃度が15mEq/l未満になり、顕著なアニオンギャップが認められることである。DKAは、2型糖尿病患者に発症することもあるが、診断未確定の1型糖尿病の初期症状として、あるいは患者がインスリンの投与を忘れるかその投与量を減らしたときに発症することが多い。疾患、ストレス、急激な成長、妊娠によって、糖調節ホルモンは過剰濃度になり、高血糖を促進する。また、インスリンの分泌または作用を阻害する薬物は、チアジド系利尿薬、ディランチン、交感神経刺激薬、グルココルチコイドなどである。過剰のブドウ糖（高血糖）とインスリンの欠乏の結果、DKAが発症すると思われる。

　DKAの顕著な症状は、脱水、ケトーシス、代謝性アシドーシス、ケトン尿症などである。また、患者は、脱力、食欲不振、嘔吐、腹痛、異常な精神状態、頻脈、起立性低血圧、皮膚緊張度の低下、粘膜の乾燥、Kussmaul呼吸（身体が呼吸を通じてケトンを排泄しようとするため、呼気に果物の甘い匂いがする）などの症状を呈することもある。

　DKAの診断所見は、血糖値が250mg/dlを超過し、500mg/dlを超過することも多く、糖尿、血清浸透圧の上昇、血清アシドーシス、血液尿素窒素値（BUN）の上昇、初期の高カリウム血症などである。

血清浸透圧

　血清浸透圧は、血液中の溶質粒子の濃度である。血清浸透圧は、血清ナトリウム値、血糖値、BUNの測定値を用いて算出することができる。アシドーシス、DKA、高血糖、高血糖性高浸透圧性非ケトン性昏睡、高ナトリウム血症、メタノール中毒、腎性尿崩症の患者の血清浸透圧は上昇する。血清浸透圧の式は次の通りである。

$$血清浸透圧 = (2 \times 血清ナトリウム値) + \frac{血糖値}{18} + \frac{BUN}{2.8}$$

アニオンギャップ

アニオンギャップは、血清中の主な正電荷の電解質（カチオン）と主な負電荷の電解質（アニオン）の差の計算である。これは、代謝性アシドーシスの原因の究明に役立つ。アニオンギャップの式は、次の通りである。

$$\text{アニオンギャップ} = (\text{血清ナトリウム値}\,[Na^+] + \text{血清カリウム値}\,[Ka^+]) - (\text{血清クロライド値}\,[Cl] + \text{血清重炭酸値}\,[HCO_3])$$

> **要点**
> 血清浸透圧の正常値：280～300mOsm/ℓ。アニオンギャップの正常値：8～20mEq/ℓ。

DKAの原因：
- 診断未確定の1型糖尿病の初期の症状
- インスリンの投与忘れまたは投与量の減少
- 疾患、特に、感染とストレスホルモンの過剰（血糖値を上昇させる）
- 急激な成長
- 妊娠

インスリン分泌または作用を阻害する薬物は、グルココルチコイド（ヒドロコルチゾン、プレドニゾン、デキサメタゾン）、フェニトイン（ディランチン）、チアジド系利尿薬（ヒドロクロロチアジド）、交感神経刺激薬（アルブテロール、ドブタミン、ドーパミン、エピネフリン、ノルエピネフリン、フェニレフリン）などである。

DKAの臨床検査値：
- 血糖値の上昇（通常＞250mg/dℓ）
- BUNの上昇
- 糖尿
- 血清浸透圧の上昇（通常＞300mOsm/ℓ）
- 動脈pH：＜7.35
- 高カリウム血症（初期症状のことが多い）：＞5.4mEq/ℓ
- アニオンギャップ：＞20mEq/ℓ

看護ケア

治療の目標は、アシドーシスの是正、体液と電解質の平衡異常の是正、血糖値を下げるためのインスリン療法、ケトーシスの予防、合併症の予防などである。DKA患者を治療するとき、医療チームが行うべきことを次に挙げる。

> ### DKAの初期治療の第一選択肢
> - 血糖値およびアシドーシス(動脈血ガス[ABG])の慎重なモニター
> - インスリンの投与
> - 輸液および電解質の補充
> - 心肺系および神経系のモニター
> - 引き金となる事象の確認と是正
> - 患者と家族の教育

医療処置および看護師の責務

DKA患者を治療するとき、医療チームが行うべきことを次に挙げる。

- 少なくとも2時間毎に血糖値を測定する。患者が持続的インスリン注入療法を受けている間は、1～2時間毎に血糖値を測定すべきである。
- 速効性インスリンを投与する。血糖値を徐々に減少させるために、0.1～0.2U/kg/時の速度による静脈内(IV)インスリンの持続的注入投与が推奨されている。
- 水分および電解質の致命的な欠乏状態の場合は、補充療法を行う。最適な輸液は、通常、0.9%生理食塩水(NS)で、この生理食塩水で細胞外液(ECF)の欠乏を補充することができる。最初の補充は、通常、急速に行い、その後、患者の血圧(BP)が正常になったら、低張生理食塩水(0.45% NS)を用いる。
- 動脈血ガス(ABG)を測定することによって、アシドーシスをモニターする。体液と電解質の平衡異常の是正により、腎臓が重炭酸を保存し、酸-塩基バランスを回復できるようになる。血清pHが7.10未満のとき、アシドーシスは、通常、重炭酸で治療する。このような状況では、低張NSに重炭酸を加え、時間をかけて補充する。
- 心肺系および神経系の状態をモニターする。
- 電解質の平衡異常をモニターし、是正する。カリウム、塩化物、リン酸、マグネシウムの静脈注射による補充が必要なこともある。浸透圧利尿によって主にカリウム欠乏が起こることがある。腎疾患のような禁忌症状がなければ、通常、輸液療法と共に、カリウム補充を開始するが、それは、血清および尿の臨床検査値に基づいて行うべきである。リン酸枯渇は、心臓機能および呼吸機能の低下を招くことがある。カリウムの補充中は、その医療機関の治療プロトコル/方針に従う。
- 治療中、カリウムのモニタリングは、必ず行わなければならない。

⚠ 血糖値が急速に低下すると、脳浮腫を引き起こすことがあり、その結果、てんかん発作または/および昏睡を生じる。インスリン点滴中の患者の意識レベルが変化した場合は、どのような変化であっても、てんかん発作を警戒し、血糖値の緊急評価を行うべきである。

🏠 **要点**
高血糖症では、全身の体内水分の欠乏は、3～4ℓになると思われる。

- ST低下（低カリウム血症の兆候）またはQRS幅延長と高く尖鋭化したT波（高カリウム血症の兆候）などの心電図（ECG）異常を観察する。
- 生理食塩水の補充輸液で、ナトリウム濃度を是正する。高血糖症のナトリウム濃度を是正するため、血糖値から100mg/dlを引いた残りの血糖値100mg/dl毎に、ナトリウム1.6mEqを測定し、加える。
- 原因となる事象、引金となる事象（通常、感染）を治療する。感染により、WBC（白血球数）は25,000を上回り、好中球は10%を超える。
- 患者とその家族の支援と教育を行う。糖尿病の危機的症状がさらに発現することを予防するために、教育は重要である。血糖値のモニタリングと管理、食事スケジュール、食事の内容、運動、休養を重要視すべきである。
- 治療による合併症を避ける。

最もよく見られる合併症は、次のような治療による合併症である。

- インスリンの過量投与に起因する低血糖
- 他の事由によるインスリンの静注投与の中断に起因する高血糖
- インスリン投与と、アシドーシスの治療のための炭酸水素ナトリウム投与に起因する低カリウム血症

> ⚠ アシドーシスの急速な是正は、細胞レベルの重度の低酸素血症を引き起こすこともある。

> 🏠 **要点**
> - 高血糖治療の目標は、インスリンの過剰投与の合併症を防ぐことと、細胞によるブドウ糖の正常な取り込みを回復することである。
> - 高血糖のカリウム欠乏を治療するために、リン酸カリウムを用いることもある。

理解度チェック

問題：次の患者の身体診察の結果を参照後、血清浸透圧とアニオンギャップを計算せよ。

患者は34歳女性で、4年間のインスリン依存性糖尿病の病歴を有している。最近、インフルエンザの症状が発現したため、集中治療室（ICU）に入院した。身体診察の結果を次に示す。

呼吸数：40（深く速い呼吸）

心拍数（HR）：118回／分

血圧：88/50mmHg

体温：38.8℃直腸内計測

皮膚：乾燥し緊張度は低下している（患者は嗜眠状態だが、簡単な指示には反応する）

入院時の検査値：
- 血糖値：540mg/dℓ
- BUN：70
- ヘモグロビン（Hgb）：14g/dℓ
- ヘマトクリット（HCT）：48%
- 血清ナトリウム：129mEq/ℓ
- 血清カリウム：5mEq/ℓ
- 血清クラロイド：94mEq/ℓ
- pH：7.23
- 二酸化炭素分圧（pCO$_2$）：22
- HCO$_3$：8

1. 血清浸透圧を計算せよ。

   _____

2. アニオンギャップを計算せよ。

   _____

高血糖性高浸透圧状態とは

B. ホッジズ

　高血糖性高浸透圧状態（HHS）も、糖尿病の重篤な代謝性合併症であるが、これは、通常、2型糖尿病患者に見られる。2型糖尿病は、絶対的インスリン欠乏状態よりもむしろ相対的インスリン欠乏状態の疾患なので、細胞はブドウ糖を利用できる。しかし、インスリンが欠乏しているため、細胞の代謝に十分なブドウ糖を利用できないので、高血糖になる。このため、細胞の脱水、浸透圧利尿、体液と電解質の平衡異常が促進されるが、ケトーシスとアシドーシスはほとんど見られない。このような患者は、通常、血糖値が600mg/dℓを超えており、深刻な脱水状態で、顕著な高浸透圧とBUN値の上昇も認められる。

要点

HHSは、2型糖尿病患者に起こり、その結果、全身の脱水状態と電解質の平衡異常が引き起こされるが、アシドーシスは起こらない。

解答：1. 血清浸透圧＝313mOsm/ℓ＝(2×129)+(540÷18)+(70÷2.8); 2. アニオンギャップ＝32mEq/ℓ＝(129+5)−(94+8)

必須の基礎知識

　高血糖性高浸透圧状態(HHS)は、通常、血糖降下薬の投与を忘れるかその投与量を減らした患者に起こる。その他の引き金となる原因は、薬物、経腸栄養、過栄養、腹膜透析などである。

臨床症状
- 重度の脱水状態
- 低血圧
- 頻脈
- 中心静脈圧(CVP)の低下
- 粘膜の乾燥
- 皮膚緊張度の低下
- 錯乱状態、てんかん発作、昏睡などの神経学的障害

年齢および性別による相違

高齢者はHHSを発症しやすく、通常、合併症または基礎疾患を有している。

看護ケア

　HHSの治療目標は、糖尿病性ケトアシドーシス(DKA)の治療目標と類似している。脱水を是正するために、輸液の急速補給は最も重要な処置のひとつである。等張液を用いて最初の12時間以内に推定水分不足量の半分を補充し、24時間以内に残りの水分不足量を補充することが多い。

　血糖値の厳密な管理のために、通常、速効型インスリンを静注投与する。血糖値が300mg/dLに近づくと、血糖値が急激に低下し患者が低血糖になる可能性もあるので、静注液にデキストロースの添加を考慮すべきである。患者の心血管系および神経系の状態をモニターし、塞栓性合併症のモニタリングも合わせて行うべきである。看護師は、基礎疾患(感染症であることが多い)によって、HHSおよびDKAが誘発されることも忘れてはならない。したがって、基礎疾患の治療は必ず行わなければならない。さらに、再発を防ぐために、患者とその家族への教育を強化すべきである。

⚠️ DKAまたはHHS患者を治療するときは、看護師は、血清カリウム値の厳重なモニターを行うべきである。DKAまたはHHSの患者は高浸透圧、脱水、細胞内のカリウムの枯渇状態なので、輸液補充による水分補給のみでは血清カリウム値が低下することもある。さらに、インスリン投与によりカリウムがブドウ糖とともに細胞内に移行し、さらに血清カリウム値が低下する。

理解度チェック

問題：患者の病歴と臨床検査の結果を検討した後、次の2つの質問に対する解答を簡潔に述べよ。

RKは、76歳の独居女性である。彼女は、現在、高血圧の治療のために、1日2回利尿薬の投与を受けており、過去1か月にわたって、口渇と排尿の症状を訴えている。彼女は嗜眠状態で覚醒しないため、娘が救急科へ連れてきた。彼女の皮膚と粘膜は乾燥しているように見えた。彼女は洞頻脈であった。臨床検査値は次の通りであった。

血糖値：1230 mg/dℓ
血清ナトリウム：144 mEq/ℓ
血清カリウム：5.5 mEq/ℓ
BUN：79 mg/dℓ
クレアチニン：2.8 mg/dℓ
血清浸透圧：361 mOsm/kg
pH：7.35
HCO$_3$：18 mEq/ℓ
尿：ブドウ糖陽性
血清中および尿中ケトン：陰性

1. 患者RKは、糖尿病性ケトアシドーシス（DKA）または高血糖性高浸透圧状態（HHS）を発症している可能性があるか。それはなぜか。

　_____
　_____
　_____

2. 患者RKの看護および医療処置で、何が重要であるか。

　_____
　_____
　_____

解答：1. RKは、HHSを発症している可能性がある。RKの臨床検査所見は、血糖値>1000、アシドーシスはなく、血清中および尿中にケトンが検出されないことと一致している。2. RKの血清浸透圧とBUNは、脱水を反映している。RKに輸液をIVで与え、血糖値を下げるために低用量の持続性レギュラーインスリンを投与する必要がある（通常、インスリン点滴で行う）。そうすれば、血糖値と高浸透圧が重要なモニタリングパラメータである。RKのカリウム、血清ナトリウム、意識レベルの変化も継続的に評価すべきである。

低血糖とは

L. シューマッハー

　血糖値が急速に低下すると急性低血糖症が発症する。十分なブドウ糖がないと、脳細胞はエネルギーにアデノシン三リン酸（ATP）を使用することができず、脳機能障害が引き起こされる。この過程により交感神経系（SNS）が刺激され、エピネフリン、グルカゴン、成長ホルモン、コルチゾール、副腎皮質刺激ホルモンの濃度が上昇する。これらのホルモンは、インスリンの分泌を抑制し、糖新生およびグリコーゲン分解によって、血糖値を上昇させるように作用する。また、エピネフリンとコルチゾールは、筋肉内のブドウ糖の使用を阻害する。低血糖の原因は、副腎機能障害、アルコール摂取、経口血糖降下薬、インスリンなどである。

必須の基礎知識

低血糖の臨床症状は次の通りである。
- 発汗、振戦
- 目のかすみ、空腹感、脱力
- 行動の変化と錯乱状態
- 不安、知覚異常、協調運動不全
- 不明瞭発語、頭痛
- 動悸、悪心
- てんかん発作、昏迷、昏睡

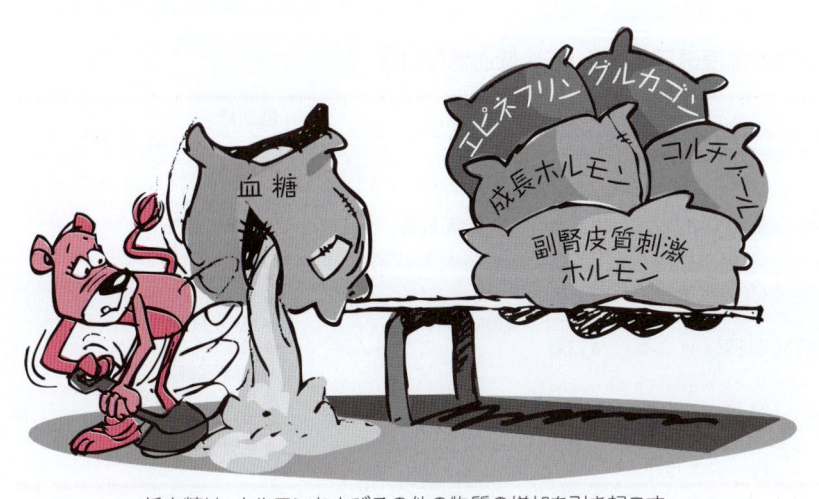

低血糖は、ホルモンおよびその他の物質の増加を引き起こす。

看護ケア

　低血糖症状発現のリスクの高い患者を見極め、このような患者の低血糖の症状をモニターすることは極めて重要なことである。症状の発現している患者の血糖値が80mg/dlを超えているときは、通常、速効型の炭水化物(FAC)は投与しない。ダイエット飲料を投与し、15分後に血糖値の再検査を行うべきである。患者の血糖値が再検査で80mg/dl未満に低下すれば、患者の嚥下能力を確認し、FACを投与する。

　FACは次のいずれでもよい。

- アップルジュース100ml(1/2カップ)
- オレンジジュース100ml
- クランベリージュース100ml
- コーラ100ml
- 脱脂粉乳200ml

　患者の血糖値が60mg/dl未満であれば、患者の嚥下能力を確認し、直ちにFACを投与すべきである。血糖値が70mg/dlを超えるまで、患者の症状と血糖値を15分毎に確認する。患者が絶食(NPO)状態でなければ、複合的な炭水化物のスナック食品を与える。患者に嚥下能力がない場合、あるいは絶食状態または反応がない場合は、グルカゴンを筋肉内投与または皮下投与することもあり、また静脈注射により50%ブドウ糖を投与することもある。

要点

- 夜間低血糖の症状は、寝汗、悪夢、起床時の頭痛などである。
- 低血糖は粘液水腫性昏睡(甲状腺機能低下症の合併症)のような他の疾患の症状である可能性もあるので、低血糖患者についてすべての項目に関して評価を行い、病歴の聞き取りも完璧に行うことが重要である。

⚠ 重度の低血糖状態が長引くと、脳の損傷を引き起こすこともある。インスリンを投与している患者に異常な行動が見られるときは、そうでないことが確認されない限り、すべて低血糖反応と考えるべきである。

糖尿病性ケトアシドーシス(DKA)、高血糖性高浸透圧状態(HHS)、低血糖の相違

	DKA	HHS	低血糖
症状	● 錯乱状態、嗜眠 ● 皮膚の熱感、乾燥、紅潮 ● 脱力 ● 食欲不振、悪心 ● 腹痛 ● 頻脈 ● アセトン(果実)臭のある呼気 ● 深く早い呼吸	● 錯乱状態、嗜眠 ● 皮膚の熱感、乾燥、紅潮 ● 脱力 ● 頻脈 ● 多呼吸 ● アセトン臭のない呼気 ● 口渇	● 寒冷皮膚 ● 皮膚の蒼白 ● 多量の発汗 ● 正常な粘膜 ● 易刺激性、振戦 ● 集中力不足 ● 頻脈 ● 徐脈(昏睡) ● 正常あるいは多呼吸 ● アセトン臭のない呼気 ● 空腹感

糖尿病性ケトアシドーシス（DKA）、高血糖性高浸透圧状態（HHS）、低血糖の相違 — 続き

	DKA	HHS	低血糖
臨床検査値			
血糖値	300-800 mg/dℓ	著しく上昇 （600-2000 mg/dℓ）	正常値未満
血清ナトリウム	正常から低下	様々	正常
血清カリウム	様々（または低下）	様々（または上昇）	正常
血清浸透圧	上昇するが、通常、<330mOsm/ℓ	著しく上昇、>350mOsm/ℓ	正常
動脈血ガス	pH低下、 代償性呼吸性アルカローシス	正常から軽度のアシドーシス	正常から 軽度の呼吸性アシドーシス
血清ケトン	陽性	陰性	陰性
尿	ブドウ糖またはケトン陽性	ブドウ糖またはケトン陰性	ブドウ糖またはケトン陰性
処 置	インスリン、水分、電解質、補給	インスリン、水分、電解質、補給	ブドウ糖、グルカゴン

DKA＝糖尿病性ケトアシドーシス；HHS＝高血糖性高浸透圧状態

理解度チェック

問題：次の文章の真／偽を判定しなさい。

____ 1. 低血糖判定の鍵となる症状はアシドーシスである。

____ 2. インスリンを投与している患者に異常な行動が見られるときは、そうでないことが確認されない限り、すべて低血糖反応と考えるべきである。

____ 3. 低血糖患者は血清ケトン陽性である。

抗利尿ホルモン分泌異常症候群とは　L. シューマッハー

　抗利尿ホルモン分泌異常症候群（SIADH）は、抗利尿ホルモン（ADH）の過剰な放出によって引き起こされる。この症候群の特徴は、腎臓の水分再吸収量の増加、血清ナトリウム値の低下（低ナトリウム血症）、ADHの血清濃度の上昇である。

　SIADHに起因する低ナトリウム血症の症状は、嗜眠および錯乱状態であり、重症の場合は昏睡状態になり死に至る。SIADHは、新生物、特に、小細胞肺癌と

要点

SIADHでは、過剰な量のADHが放出され、その結果、水分が再吸収され、水分と電解質の平衡異常を引き起こす。

解答：1. 偽；2. 真；3. 偽

の関連性が強い。看護ケアは、水分と電解質の平衡状態の改善および神経系の状態の改善に重点を置いて行う。

必須の基礎知識

　正常な状態では、抗利尿ホルモン（ADH：バソプレシンとも言われる）は、浸透圧上昇に反応して、脳下垂体後葉分泌腺によって分泌される。ADHは、腎臓の遠位尿細管および集合管の水透過性を高めることによって、浸透圧を調節する。その結果、大量の水分が再吸収され、溶質は希釈され、血清浸透圧が下がり、尿は濃縮される。

　抗利尿ホルモン分泌異常症候群（SIADH）では、ADHの濃度が数倍に増加するため、過剰な水分再吸収が起こる。細胞外液（ECF）の水分増加によりナトリウムが希釈される。水分が再吸収されるため、血圧がわずかに上昇し、そのため圧ナトリウム利尿により、ECFから尿へナトリウムの排泄が起こる。

　SIADH発症のリスクが高まる原因は次の通りである。

- 新生物—特に、小細胞肺癌およびリンパ腫
- 中枢神経系（CNS）障害—頭部外傷、脳卒中、腫瘍、髄膜炎
- 術後患者—特に、下垂体手術後
- 抗腫瘍薬—シスプラチン、ビンクリスチン、シクロホスファミド、ビンブラスチン
- ニコチンの使用
- 薬物—トランキライザー、バルビツレート系薬物、麻酔薬、チアジド系利尿薬

低ナトリウム血症の重症度および患者の低ナトリウム状態の期間の長さによって、症状は様々である。

低ナトリウム血症に起因する臨床症状

血清ナトリウム濃度	臨床症状
120-135mEq/ℓ	なし
110-120mEq/ℓ	頭痛、感情鈍麻、失見当識、脱力、疲労、口渇、食欲不振、てんかん発作の可能性
100-110mEq/ℓ	錯乱状態、悪心または嘔吐などの重度の消化管症状、腹部疝痛、筋攣縮
<100mEq/ℓ	けいれん、昏睡、反射消失、死亡

　低ナトリウム血症および尿中ナトリウム濃度上昇に起因する症候群発症の可能性もある。それは、甲状腺機能低下症、副腎機能障害、代謝性アシドーシス（嘔

吐、浸透圧利尿、利尿薬に起因する)、腎不全などである。さらに、妊娠中の女性は、ホルモン・リラキシンが放出されるため、低ナトリウム血症(130mEq/ℓ)を発症することもあるが、これは正常な変化である。病歴および使用薬物の周到な聞き取りが、診断に役立つ。

> **要点**
> SIADHの症状は、小細胞肺癌患者の主症状であると思われる。

臨床検査値の比較：正常値とSIADH

成人の正常臨床検査値	SIADHの鑑別診断
血清ナトリウム(137-145mEq/ℓ)	血清低ナトリウム血症(＜130mEq/ℓ)
尿ナトリウム(40-220mEq/ℓ/日)	尿高ナトリウム症(＞40mEq/ℓ)
血清浸透圧(280-300mOsm/kg)	血清浸透圧(＜275mOsm/kg)
尿浸透圧(50-1200mOsm/kg)	尿高浸透圧(＞100mOsm/kg)
尿酸(2-7mg/dℓ)	低尿酸濃度(＜4mg/dℓ)
血清カリウム(3.5-5.0mEq/ℓ)	血清カリウムは正常値
pH(7.35-7.45)	pHは正常値
尿比重(1.002-1.028)	尿比重の上昇
ADH濃度(0-4.7pg/mℓ)	ADH濃度の上昇

ADH＝抗利尿ホルモン；SIADH＝抗利尿ホルモン分泌異常症候群

予後

　SIADHの予後は、その原因によって異なる。異所性ADH分泌の場合は、SIADHは、通常、腫瘍の退縮とともに、消散する。神経障害は、通常いずれも可逆的である。手術後の一過性のSIADHの場合は、ADH濃度は、5～7日以内に徐々に正常に戻る。

看護ケア

　SIADHの治療は、最初に原因の除去に重点を置いて行う。水分の制限(500～1000mℓ/日)を開始する。患者の食事は、高塩高タンパク質食とし、ADHの作用を増強する薬物はいずれも投与を中止する。重度の低ナトリウム血症の場合は、高張生理食塩水を静注投与し、フロセミド(ラシックス)またはマンニトール(オスミトール)のような利尿薬を併用投与することもある。腎臓に対するADHの作用を阻害する薬物、炭酸リチウム(リソビット)またはデメクロサイクリン(デクロマイシン)の投与を開始することもある。

要点

急速な水分の移動に起因する心不全が起こらないように、高張生理食塩水の注入は、0.05mℓ/kg/分以下の速度でゆっくり行わなければならない。血清ナトリウム濃度は、2時間毎に継続的にモニターを行い、血清ナトリウム濃度が12mEq/ℓ増加するかまたは130mEq/ℓに達すると、注入を中止しなければならない。

⚠ 低ナトリウム状態の患者は、てんかん発作および転倒のリスクが高い。

ADHの異所性放出を抑制できる薬物療法はない。

原因不明ならば、病歴が手掛りとなると思われる。脳卒中、癌、肺疾患、頭部外傷の病歴は、SIADHの診断に重要であると考えられる。

患者に、神経系の症状など低ナトリウム血症の症状があるかないかを確認する。意識レベルを見極め、変化があれば、いかなる変化も記録する。看護師は、患者の安全を常に守り、歩行の補助をすべきである。転倒の予防措置およびてんかん発作の予防措置を、必要に応じて、開始する。常時、神経学的評価を行い、毎日、電解質の臨床検査値をモニターする。

水分制限を継続し、摂取量と排泄量を記録する。患者の体重を毎日測定し、口渇を和らげるために、例えば、トローチ剤、スワブ、氷片などを与える。しかし、ベッドサイドに、水または氷片を置いたままにしてはいけない。看護師は、患者とその家族が水分制限および毎日の体重測定の重要性を理解できるように支援すべきである。さらに、低ナトリウム血症の兆候と症状についても教える。

SIADHの初期治療の第一選択肢

- 電解質の臨床検査値のモニター
- 水分制限
- 高張生理食塩水の点滴
- フロセミド、マンニトール、炭酸リチウム、デメクロサイクリンなど、処方された薬物の投与
- 損傷の危険性から患者を保護(てんかん発作)
- 正確な摂取量と排泄量の確認
- 患者の体重の毎日の測定

理解度チェック

問題： 最適な解答を選び、下線部に当てはまるアルファベットを書きなさい。。

_____ 1. SIADHの原因として最も可能性の高いものは、次のうちのどれか。

  a. 小細胞肺癌

  b. 妊娠

  c. 乳癌

  d. 手術

_____ 2. SIADHの症状に最も関連性の高い症状は、次のうちのどれか。

  a. 高ナトリウム血症

  b. 低ナトリウム血症

  c. 水中毒

  d. 尿の高浸透圧

_____ 3. SIADHの看護行為としてふさわしくないものは、次のうちのどれか。

  a. 摂取量および排泄量の厳密なモニター

  b. 安全対策の開始

  c. ベッドサイドに、水または氷片を常備

  d. 患者の体重の毎日の測定

尿崩症とは

L. シューマッハー

 尿崩症（DI）は、脳下垂体後葉の分泌腺による抗利尿ホルモン（ADH）の産生または放出の低下によって、引き起こされる。循環血液中のADHが不足することにより、腎臓の尿細管が自由水を保持できなくなり、多尿という臨床症状が発現する。

必須の基礎知識

 通常、ADHは、脳下垂体後葉の分泌腺によって分泌され、水分バランスおよび血清浸透圧を調節する。尿崩症（DI）では、ADHの産生、輸送、放出が阻害されるために、水分が過剰に損失し、血中の溶質を希釈できない。尿崩症の患者に、よく見られる特徴を次に挙げる。

神経原性

- 脳下垂体後葉領域の病変（視床下部、下垂体、頭蓋咽頭腫）
- 先天性欠損
- 重度の頭部外傷
- 頭蓋内手術（特に、下垂体の領域）
- 頭蓋内圧（ICP）上昇
- 中枢神経系の感染（髄膜炎、脳炎）
- 転移性悪性腫瘍

解答：1. a；2. b；3. c

- 自己免疫反応
- 肉芽腫症（結核［TB］、サルコイドーシス）
- 特発性の疾患および症状

腎性
- 腎疾患（腎盂腎炎、多囊性疾患、閉塞性尿路疾患）
- ADH受容体の低下または消失
- ヘンレ係蹄ネフロンの細胞損傷
- 薬物（リチウム、エタノール、アンホテリシン、デメクロサイクリン、フェニトイン）
- 低カリウム血症
- 高カルシウム血症

心因性
- 水中毒
- 過量の静注輸液投与
- 薬物（抗コリン薬、三環系抗うつ薬）

臨床症状
- 多尿（30～40ℓ/24時間）
- 多飲
- 低血圧（成人の収縮期血圧［SBP］＜90mmHg）
- 頻脈（心拍数＞100回/分）
- 体重減少
- 脱水（皮膚緊張度の低下、粘膜の乾燥）
- 精神状態の変化（錯乱状態、不穏状態、易怒性、嗜眠、昏睡）
- てんかん発作
- 便秘
- 血清および尿の臨床検査値などの診断評価

血清検査値
- 血清ナトリウム＞145mEq/ℓ
- 血清浸透圧＞300mOsm/ℓ
- 血清ADHは、神経原性尿崩症（DI）では低下し、腎性または心因性DIでは正常である。

尿検査値
- 尿比重（USG）＜1.005
- 尿浸透圧＜300mOsm/ℓ

看護ケア

　尿崩症（DI）の治療は、体液量の回復と維持のみならずに、根底にある原因の是正に重点を置く。体液量の回復と維持のためには、患者に輸液の補充が必要である。患者の精神状態が良好で水を摂取することができれば、患者は体液量を維持するために必要な水を飲むことができる。適切な量の水分を経口摂取できない患者には、輸液の静注投与が必要になることが多い。いずれにせよ、患者に適切に水分補給をすることが重要である。そうでなければ、脱水の兆候と症状（低血圧、頻脈）が発現する。心因性尿崩症（DI）の管理法は原因因子を取り除くことで、この場合、水分摂取を制限することによって達成される。

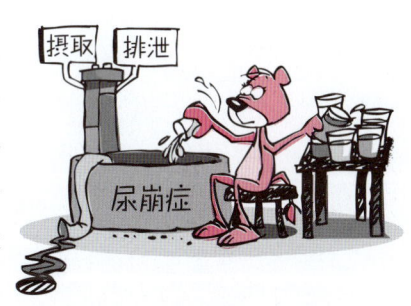

DI患者の水分摂取量と排泄量は、必須の評価項目である。

尿崩症の治療薬

薬物	用法	制約	副作用
酢酸デスモプレシン	**鼻腔内投与** 10-40μg（マイクログラム）就寝時または分割投与 **非経口投与** 2-4mgを1日に2回	高価格（年間2000ドル）	副作用 鼻詰まり 頭痛 顔面紅潮 低ナトリウム血症（過剰治療）
バソプレシン（ピトレシン）	**筋肉内投与または皮下投与** 6〜12時間毎に5-10単位	作用持続時間が極めて短い（1-2時間）	発汗 振戦
	静脈内投与 0.2-0.4単位/分〜0.9単位/分		ズキズキする頭痛 腹部疝痛 悪心 狭心症 血圧上昇 水中毒

　尿崩症（DI）の管理に用いる薬物療法は、抗利尿ホルモン（ADH）を補充するための外因性ホルモン補充法などである。DI患者の初期治療のために、最適な薬物はバソプレシン（ピトレシン）であり、慢性の神経原性DI患者の治療のために、最適な薬物は酢酸デスモプレシン（DDAVP）である。

要点
外因性ADHへの水分の過量投与は、過負荷を引き起こし、血管外への水分貯留、肺うっ血、体重増加が起こる可能性がある。

尿崩症(DI)患者の管理には、体液および神経系の状態の厳密な評価技術が必要である。DI患者の効果的な管理には、患者の摂取量と排泄量、体重、バイタルサイン、臨床検査値、治療の転帰のモニタリングが極めて重要である。さらに、患者とその家族に、DI疾患の進行過程を理解し、水分摂取の重要性と処方投薬スケジュールの重要性を知ってもらうために、患者とその家族に対する教育も重要である。

理解度チェック

問題：最良の解答を選び、下線部に当てはまるアルファベットを書きなさい。

_____1. 水分制限を行うのは、次のどの原因による尿崩症(DI)の場合か。
　　　　1. 神経原性
　　　　2. 心因性
　　　　3. 解剖学的
　　　　4. 胸膜性

_____2. DI患者に対する外因性ADHの過剰投与によって引き起こされる可能性のある副作用は次のうちのどれか。
　　　　1. 便秘
　　　　2. 消化管出血
　　　　3. 血管外への水分貯留
　　　　4. 脱水

問題：括弧内の語句を適切に並べ替えて下線部に入れて下記の文章を完成せよ。

3. _____分泌腺が、ADHの産生と放出を担っている。（下、垂、葉、後、体、脳）

4. 体液量を維持するために、患者に_____補給が必要である。（液、輸）

5. 鼻腔内投与する外因性ADH補充製剤は_____である。（デ、モ、シ、ン、ス、プ、レ）

解答：1. 2、2. 3、3. 脳下垂体後葉、4. 輸液、5. デスモプレシン

参考文献

American Association of Critical Care Nurses: *Core curriculum for critical care nursing,* JG Alspach (Ed), ed 6, St Louis, 2006, Saunders/Elsevier.

Barker E: *Neuroscience nursing: a spectrum of care,* ed 3. St Louis, 2008, Mosby.

Chernecky CC, Berger BJ: *Laboratory tests and diagnostic procedures,* St Louis, 2008, Elsevier.

Chih-hung C, Jui-Jung L, Chang C, Lee C: Recurrent hyponatremia after traumatic brain injury. *American Journal Medical Science,* 335(5):390-393, 2008.

Chulay M, Burns SM: *American Association of Critical Care Nurses essentials of critical care nursing,* New York, 2006, McGraw Hill.

Guerrero R, Pumar A, Soto A, et al: Early hyponatraemia after pituitary surgery: cerebral salt-wasting syndrome, *European Journal of Endocrinology,* 156:611-616, 2007.

Morton PG, Fontaine DK, Hudak CM, Gallo BM: *Critical care nursing: a holistic approach,* ed 8, Philadelphia, 2004, Lippincott Williams & Wilkins.

Urden LD, Stacy KM, Lough ME: *Thelan's critical care nursing,* ed 5, St Louis, 2006, Elsevier.

アメリカ正看護師資格試験（NCLEX®）の問題

1. 内因性インスリンの完全な欠如によって引き起こされる病状は、次のうちのどれか。
   1. 代謝性アルカローシス
   2. 低血圧
   3. 高血糖性高浸透圧状態（HHS）
   4. 糖尿病性ケトアシドーシス（DKA）

2. 重度の高浸透圧、脱水、1000 mg/dℓを超過する血糖値の原因として可能性の高い病状はどれか。
   1. 代謝性アルカローシス
   2. 高血糖性高浸透圧状態
   3. 糖尿病性ケトアシドーシス
   4. 副腎機能不全

3. 意識レベルが低下して集中治療室に入院している患者は、4年間の1型糖尿病の病歴を有している。彼女の皮膚は乾燥し、皮膚緊張度は低下している。身体診察の結果は次の通りである。
   呼吸数（RR）：40、深くて速い。
   心拍数：118回／分で、脈拍は弱い。
   PB：100/58mmHg
   体温：38.8℃直腸内
   血糖値（血清ブドウ糖値）：510 mg/dℓ
   血清浸透圧：315mOsm/ℓ
   HGB：14g/dℓ
   ヘマトクリット（HCT）：48％
   Na：130mEq/ℓ
   K：5mEq/ℓ
   pH：7.23
   この患者の脱水と血清浸透圧上昇の主な原因はどれか。
   1. 低ナトリウム血症
   2. 体温上昇
   3. ケトーシス
   4. 浸透圧利尿

4. 高血糖性高浸透圧状態の患者の初期治療の主な治療目標はどれか。
   1. 血糖値（血清ブドウ糖値）をできるだけ速く下げること。
   2. 患者の脱水状態を改善すること。
   3. 血清カリウム値を正常値に回復させること。
   4. 引き金となる問題を解明すること。

5. インスリンショックの主な危険性は、どれか。
   1. ブドウ糖摂取量の増加
   2. 重度の脱水と血液量減少
   3. 意識レベルの上昇
   4. 不可逆的な脳の損傷

6. 抗利尿ホルモン分泌異常症候群（SIADH）に関して正しい記述は次のうちのどれか。
   1. 抗利尿ホルモン（ADH）濃度が上昇し、血清ナトリウム濃度が上昇し、尿比重も上昇する。
   2. ADH濃度が上昇し、血清ナトリウム濃度は低下し、尿比重は上昇する。
   3. ADH濃度が上昇し、血清ナトリウム濃度は低下し、尿比重も低下する。
   4. ADH濃度が上昇し、血清ナトリウムも上昇し、尿比重は変化しない。

7. SIADHが疑われる患者は次のどの患者か。
   1. 最近脳卒中を発症し、混乱状態で、利尿薬を投与されている高齢患者。
   2. 血清ナトリウム濃度が150mEq/ℓで、尿ナトリウム濃度が上昇している術後回復患者。
   3. 血清ナトリウム濃度が130mEq/ℓの妊娠女性。
   4. 尿比重が1.030、血清ナトリウム濃度が120mEq/ℓで、筋けいれんを訴えている小細胞肺癌患者。

8. 尿崩症の可能性を示唆するバイタルサインはどれか。
   1. 血圧210/140mmHg、36.6℃
   2. 心拍数66bpm、38.9℃
   3. 呼吸数（RR）28回／分、心拍数40
   4. 血圧70/40mmHg、心拍数124

9. DIに起因する多尿の結果として、消化管に起こる臨床症状は、どれか。
   1. 下痢
   2. 便秘
   3. 出血
   4. 潰瘍性大腸炎

10. DI患者のモニタリングに極めて重要な看護評価の2つの主要領域はどれか。
    1. 心拍数および心理的状態
    2. 気道および消化管からの喪失
    3. 体液量および神経系の状態
    4. 疼痛および肺の状態

解答

1. 4　内因性インスリンの産生ができない1型糖尿病患者に、糖尿病性ケトアシドーシス（DKA）が発症する。内因性インスリンが欠如すると、高血糖になり、治療をしなければ、DKAを引き起こし、その結果、代謝性アシドーシスが発症する。低血圧は、内因性インスリン欠如の直接の結果ではない。高血糖性高浸透圧状態（HHS）は、2型糖尿病によって引き起こされることが多いが、2型糖尿病では、インスリンは比較的少なくなるが、完全に欠如することはない。

2. 2　HHS性昏睡状態の患者は、通常、血糖値は1000mg/dlを超過し、高浸透圧および浸透圧利尿の結果、重度の脱水状態になっている。代謝性アルカローシスの原因は、ループ利尿薬、制酸薬、低カリウム血症、血液製剤、乳酸投与、経鼻胃吸引、H2-ブロッカーなどである。DKAは、血糖値が、通常、250～1000mg/dl未満になり、さらに、脱水、高浸透圧、アシドーシスを伴う。グルココルチコイド欠乏による副腎機能不全の結果、発熱、悪心、嘔吐、腹痛、低血圧、異常な精神状態が引き起こされる。ミネラルコルチコイド欠乏による副腎機能不全の結果、低ナトリウム血症および低カリウム血症が引き起こされる。

3. 4　DKAおよびHHSの患者の脱水の主な原因は浸透圧利尿である。血清は高浸透圧なので、水は細胞から血清内に引き込まれ、腎臓から尿として排泄される。通常、血清濃度は136～145mEq/ℓである。この濃度は低ナトリウム血症を表しているが、これは、この患者の脱水の主要原因ではない。この患者は体温が上昇している。DKA患者は、基礎疾患として感染症を発症していることが多く、そのため体温が上昇している。エネルギーを得るために、脂肪を分解することによってケトン体が形成され、その結果、ケトーシスが発症する。このため、アシドーシスが促進される。

4. 2　体液の推定不足量に基づいて行う輸液の静注投与により、患者の脱水症状は緩和されるが、唯一血糖値（血清ブドウ糖値）は低下する。血糖値（血清ブドウ糖値）の急激な低下によりインスリンショックが生じることもある。血清カリウム値を正常値に回復させることは、糖尿病クライシスの患者の治療に不可欠であるが、初期治療の主要目標ではない。HHS患者にとって、引き金となっている問題を解明することも、欠かすことができない。増悪原因として、患者が基礎疾患として感染症を有していることも多いが、これもこのような患者の初期治療の対象ではない。

5. 4　脳の代謝には、ブドウ糖の必要性が高い。低血糖が長引くと、脳の細胞死を引き起こすこともあり、その結果、不可逆的な脳の損傷が生じる。インスリンは、ブドウ糖を細胞内に取り込むことによって血糖値の低下を招く。過剰なインスリンによる主なリ

スクは、血糖値の低下と不可逆的な脳損傷である。高血糖は、浸透圧利尿、脱水、血液量減少を引き起こす。低血糖は、集中力の低下、易刺激性、振戦、昏睡を引き起こす。

6. 2　ADHの異常な分泌により、腎臓の遠位尿細管の水透過性が高まる。細胞外液の水分濃度が上昇し、血清ナトリウムの希釈が起こる。血圧がわずかに上昇し、そのため圧ナトリウム利尿により、尿にナトリウムが排泄され、尿比重が高まる。

7. 4　SIADHに起因する悪性腫瘍は、小細胞肺癌が最も多い。診断は尿高浸透圧と低ナトリウム血症などである。低ナトリウム血症によって、筋けいれんが生じる。中枢神経系（CNS）の損傷および利尿薬などの薬物が、SIADHを引き起こすこともあるが、これは、最適な解答ではない。手術によって一過性SIADHが、引き起こされることもあるが、低ナトリウム血症が発現する。妊娠中の女性は、ホルモン・リラキシンが放出されるため、低ナトリウム血症（130mEq/ℓ）を発症することもあるが、これは正常な変化である。

8. 4　低血圧と頻脈がDIを示唆している。通常、水分喪失の結果、患者は低血圧になる。患者は、通常、頻脈になり、体温も影響を受ける。呼吸数は、酸-塩基バランス次第で、様々である。

9. 2　多尿になり水分が喪失するため、便秘になる。患者は脱水状態になり、余分な水分を利用できなくなる。出血および潰瘍性大腸炎は、DI患者の多尿と消化管には関連性はない。

10. 3　体液量の状態は、抗利尿ホルモン（ADH）と直接関連しており、神経系の状態の変化は、DIの臨床兆候である。DIの評価に心拍数は重要であるが、この時点で患者の心理的状態はそれほど重要ではないと思われる。気道は常に重要な評価ポイントであるが、DIでは、消化管からの喪失はそれほど重要ではない。また、疼痛および肺の状態は、重要な評価領域であるが、DIの疑いがあるとき、これらの評価ポイントは、それほど重要ではない。

血液系 第10章

本章の概要

1. 血小板減少症と播種性血管内凝固症候群の鑑別
2. 血小板減少症および播種性血管内凝固症候群に起因する病態生理学的過程の解説
3. 重症患者の血液学的変化に起因する合併症の考察
4. 血液学的変化を伴う患者の治療のための適切な看護ケア
5. クリティカルケアの臨床現場で実施可能な予防法
6. 患者教育

血小板減少症とは

C. チェルネッキー／B. ホッジズ

血小板減少症では、体中を循環する血小板（成熟した粒状の巨核球がその細胞質を分離して形成される円盤状の細胞）の数が低下する（＜150,000/$\mu\ell$）。血小板の作用は、（1）血液の凝固を促進する、（2）血小板の表面にリン脂質を露出させ、その結果、血液中の凝固因子間の相互作用が起こる、（3）線維素溶解を促進し、その結果、フィブリン血餅溶解が促進され、血管が修復される。血小板数が50,000/$\mu\ell$を超過している場合は、出血が起こることは稀である。

> **要点**
> フィブリンの分解または溶解によって、血液中にフィブリン分解生成物（FDP）を生じる。

> **要点**
> 脾臓が肥大している患者では、血小板が脾臓に取り込まれ、血流中に放出されないため、臨床検査値の総血小板数は減少する。

血小板数が10,000/μl未満になると、出血のリスクが高くなる。血小板減少症に起因する2つの重大な緊急事態は（1）出血と（2）ショック（敗血症性または血液量減少性）である。

必須の基礎知識

血小板は、骨盤、長骨、肋骨、胸骨、頭蓋骨、脾臓の骨髄で、成熟するが、それはトロンボポエチンと呼ばれるホルモンによって調節されている。その後、全血小板の約2/3は血流中に放出され、血液の凝固メカニズムを促進する。残りの1/3は脾臓に貯蔵され、身体がその放出を要求するまでそこに留まる。

血小板減少症の三大原因は（1）身体の血小板の産生低下（癌およびその治療、伴性のウィスコット・アルドリッチ症候群、メイ・ヘグリン異常、ファンコニー症候群、新生児風疹、葉酸またはビタミンB_{12}の栄養性欠乏症による巨核球の産生〔巨核球形成と呼ばれる〕の低下）、（2）血小板（脾機能亢進、肝疾患、低体温）の分布異常、（3）疾患、病状、薬物、治療による血小板の破壊増加または凝固機能障害である。

血小板破壊の原因

疾患および病状	薬物	治療
● AIDS/HIV ● 癌 ● 白血病 ● リンパ腫 ● ホジキン病 ● 肝硬変 ● サイトメガロウイルス（CMV） ● DIC ● 子癇 ● 突発性発疹 ● HELLP症候群 ● 肝炎C（慢性）	● アブシキシマブ ● アルコール ● アンホテリシンB ● アスピリン ● βラクタム系抗生物質 ● ビバリルジン ● セファロスポリン系抗生物質 ● クロラムフェニコール ● シメチジン ● エファリズマブ（乾癬） ● エストロゲン―大量投与 ● ファモチジン ● フロセミド	● α-インターフェロン療法 ● 骨髄移植 ● 中心静脈カテーテル ● 化学療法（特に、白金ベースのアルキル化剤） ● 肝臓移植後 ● 放射線療法

血小板破壊の原因—続き

疾患および病状	薬物	治療
● 甲状腺機能亢進 ● 炎症性腸疾患 ● ITP ● レプトスピラ症 ● マラリア ● 新生児同種免疫血小板減少症；NAIT ● 敗血症 ● SLE ● TIP ● 腸チフス ● ビタミンK欠乏症	● 金 ● H2 拮抗薬 ● ヘパリン（ヘパリン誘発性血小板減少症；HIT） ● 乳酸イナムリノン（アムリノン） ● インドメタシン ● インターフェロン ● イソニアジド ● MMR、肝炎 A または B、DTP またはインフルエンザ免疫 ● NSAID ● 経口血糖降下薬 ● ペニシリン ● フェニトイン ● プロカインアミド ● プロトンポンプ阻害薬；PPI ● キニジン ● キニーネ（米国では入手不可能） ● トニック水の過剰摂取 ● リファンピシン ● リツキシマブ ● スルファサラジン（抗リウマチ剤） ● チアジド系 ● トラスツズマブ ● 三環系抗うつ薬 ● トリメトプリム・スルファメトキサゾール配合剤 ● ワクチン ● バルプロ酸	

AIDS＝後天性免疫不全症候群；DIC＝播種性血管内凝固症候群；HELLP＝溶血、肝酵素上昇、血小板減少；HIV＝ヒト免疫不全ウイルス；ITP＝特発性血小板減少性紫斑病；MMR＝麻疹(はしか)・ムンプス・風疹；NSAID＝非ステロイド系抗炎症薬；SLE＝全身性エリテマトーデス；TTP＝血栓性血小板減少性紫斑病

年齢および性別による相違

ヘルペスウイルス2陽性の突発性発疹の症状を有する小児に血小板減少症が見られることもある。

　総血小板数の臨床検査値の正常域は、成人が150,000〜400,000個/μl (㎟)；臍帯血が100,000〜290,000個/μl (㎟)；出生時新生児が100,000〜300,000個/μl (㎟)；生後28日未満の新生児が150,000〜390,000個/μl (㎟)；生後3か月〜10年までの小児が100,000〜473,000個/μl (㎟)である。

　血小板減少症に起因する最も致命的な症状は、敗血症性ショックで、その結果、播種性血管内凝固症候群(DIC)、血管内凝固、毛細血管内の微小塞栓の形成が起こる。DICが発症すると、身体の凝固因子が継続的に枯渇し、その結果、出血する。脳内出血が起こることが多く、頭蓋内出血の関連症状は、頭痛、複視、錯乱状態、てんかん発作、精神状態の変化などである。

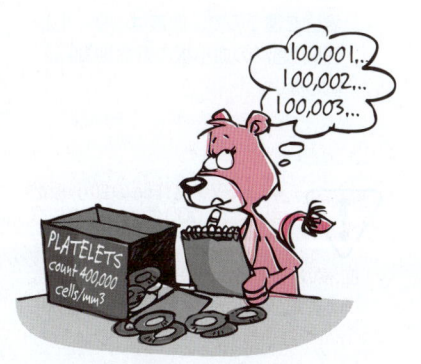

血小板数400,000個/μl
血小板数は、通常、100,000個/μl を超える。

要点

マイクロリットル（μℓ）と㎣とは同等である。

⚠️ ヘパリン誘発性血小板減少症（HIT）は、ヘパリンを投与した患者の5％に認められ、通常、初回ヘパリン投与の5～14日後に発症する。これらの患者の術後環境下の血栓症、腎不全、死亡のリスクは有意に高くなる。アルガトロバン、ダナパロイド、レピルジンは、有効な抗血栓薬である。

要点

- 腫瘍細胞による骨髄浸潤が、正常な血小板細胞に置き換わり、血小板減少症を引き起こす。また、腫瘍細胞は赤血球に置き換わって、貧血を引き起こし、白血球（WBC）に置き換わることで、顆粒球減少症を引き起こす。血小板数、WBC、赤血球数（RBC）が低下する疾患は、汎血球減少症である。
- 324mgアスピリン錠は、血小板の表面を覆うので、血液は、9～12日間（通常の血小板の寿命期間）凝固しない。

⚠️
- パニック発作時の血小板数は、＜20,000個/μℓ（㎣）になり、皮膚に点状出血、口腔内に血液の充満した水疱が見られ、口腔、鼻、子宮、消化管、尿路、気道の粘膜に出血が見られる。
- 腫瘍の場合は、血小板数と出血のリスクには関連性がない。したがって、積極的な輸血補給を行うべきである。

看護ケア

看護師が行うべき看護ケアを次に示す。血小板減少症患者またはその可能性のある患者には、フィジカルアセスメントと臨床検査を行い、さらに、出血、血液量減少性または敗血症性ショックの治療と予防のためのケアを行う。血液量減少性ショックは血液量の低下を伴い、敗血症性ショックは血糖値の上昇、血小板減少、灌流低下、低血圧、高血糖、多臓器不全またはこれらの症状の組み合わさった症状を伴う。

フィジカルアセスメントでは、生命維持に不可欠な器官—脳、肺、消化管からの出血のアセスメントを行う。神経学的評価では、最近の頭部の殴打または転倒、頭痛、目のかすみ、乳頭の変化、錯乱状態、見当識障害の病歴の有無を確認する。呼吸器系の評価では、喀血（咳き込んで血液を吐く）、うっ血、痰を伴う咳、鼻出血（鼻血）の有無を確認する。消化器系の評価は、吐血（嘔吐と共に血液を吐く）、便中の血液、経鼻胃チューブドレナージの潜血陽性の有無を確認する。泌尿生殖器の評価では、尿中の血液の有無を確認する。バイタルサインからは、低血圧および頻脈の有無を確認する。次に、皮膚、粘膜、目の検査を行う。皮膚の検査では、点状出血および紫斑の有無と、あざができ易いかどうかを確認する。口蓋および口腔粘膜上の歯肉出血、点状出血、出血性小疱の有無を確認する。網膜の出血の有無を、検眼鏡を用いて確認し、強膜の出血および発赤の有無を確認する。

臨床検査値による血小板の等級分類システム：

  0＝100,000/μℓ（㎣）
  1＝75,000～100,000/μℓ（㎣）
  2＝50,000～75,000/μℓ（㎣）
  3＝25,000～50,000/μℓ（㎣）
  4＝＜25,000/μℓ（㎣）

血小板注入の1～24時間後、総血小板数の評価を行う。臨床検査値は、処方通りに評価し、直近の2つの値を確認し比較する。

血液系　第10章

血小板減少症の臨床検査値

検査名	検査の内容	成人の正常値	血小板減少症
総血小板数	循環血液1㎜³当たりの血小板数	150,000-400,000/㎜³	減少
PT	血栓が形成されるまでの時間	10-15秒	増加
aPTT	凝固能発揮のための凝固過程がどの程度有効に機能しているかの測定	<35秒	増加
INR	抗凝固療法に対する反応をモニターする計算値	≦3.0	増加 or 正常
毛細血管脆弱性試験	血小板の不足を測定するための駆血試験	女性≦10点状出血／男性≦5点状出血	増加
FDP	線溶系の活性を測定	2-10μg/mℓ	増加
血清中葉酸	血流中の葉酸量を測定	<12ng/mℓまたは<27.2nmol/ℓ	減少
ビタミンB₁₂	急速な細胞交替で消耗される水溶性ビタミンの増加	100-1100ng/mℓ	慢性顆粒球性白血病
血液中血小板抗体	血小板自己抗体および血液製剤の注入に対する同種抗体の検出	陰性またはIgG分子1000未満／血小板	陽性

aPTT＝活性化部分トロンボプラスチン時間；FDP＝フィブリン分解生成物；IgG＝免疫グロブリンG；INR＝国際標準比；PT＝プロトロンビン時間

看護行為

血小板減少症の治療を行うときの看護行為を次に示す。

- 骨髄生検（診断のために必要な場合もあるが）、内視鏡検査、浣腸および坐薬、筋肉内注射または皮下注射、過剰な静脈穿刺などの侵襲的な治療手段は避ける。血小板を注入し、血行動態のモニタリングを行うために、中心静脈または末梢静脈のアクセスを確保しなければならない。

- 侵襲的な治療手段が必要な場合は、侵襲的な治療手段実施中およびその後に、血小板を注入し、静脈穿刺部位および骨髄穿刺部位に少なくとも5分間圧力をかける。骨髄穿刺部位からの出血を止めるために、トロンボプラスチン局所薬を薬局から入手し使用しなければならない場合もある。また、止血のための圧力をかけるために、気管支または鼻孔にバルーンカテーテルを挿入しなければならない場合もある。

- カフ付き挿管チューブを用いるときは、出血の可能性がある食道びらんまたは外傷を防ぐために、1〜2時間毎にカフの空気を抜くこと。

- 便秘、悪心、嘔吐は、頭蓋内圧を亢進させる可能性があり、便秘薬および制吐薬を用いて予防すべきことを忘れてはならない。

要点

- 血小板は、トロンボサイトとも言われ、骨髄で産生され、その平均寿命は10日である。
- 血小板数が20,000個/μl（㎜³）未満になると、出血のリスクは50%を超える。

- 鼻血の出ている患者については、誤嚥を避け不安を鎮めるために、ファーラー位をとらせる。出血を軽減するために、氷の適用、鼻腔タンポン挿入、エピネフリン外用薬投与のいずれかを行うか、これらを併用する。鼻の中央部のすぐ下の部分の鼻の両側を直接圧迫する。
- 女性の場合、失血量を評価するために、使用された生理用ナプキンの数を数え、治療上必要であれば、出血を抑制するためにホルモン薬を投与する。
- かみそりの使用は避け、代わりに電気かみそりを使用する。
- 固い歯ブラシの使用は避け、代わりに柔らかい歯ブラシまたはスポンジタイプの歯ブラシを使用する。
- 各医療機関のプロトコルに従って、血小板輸血を行う。通常、血小板数は、5000〜10,000個/μℓ（mm³）/単位の増加が見込まれる。1時間注入後、血小板数の増加が5000個/μℓ（mm³）/単位未満であれば、患者は同種免疫感作を受けていると考えられる。すなわち、患者は血小板と共に輸血されるヒト白血球抗原（HLA）に対する抗体を産生している。このような患者の場合は、HLA適合血小板（通常、家族から得る）のみを注入する。この注入24時間後に血小板数が、減少し続けている場合は、その原因として感染、発熱、凝固障害、肝脾腫大症を考慮すべきである。
- 脾臓から血小板を放出させるために、処方通りにエピネフリンを投与する。
- 血小板の産生を促進するために処方通りに副腎皮質ステロイド薬を投与する。
- 活性化部分トロンボプラスチン時間（aPTT）を正常値の1.5〜2.5倍に維持するために、レピルジン0.4mg/kgを静脈内（IV）ボーラス投与し、その後、0.15mg/kg/時の静注投与を行う。
- 処方通りに、免疫抑制薬その他の薬物を投与する。すなわち、副腎皮質ステロイド薬療法、ビンクリスチン療法、リツキシマブ（モノクローナル抗体）療法、α-2bインターフェロン・リバビリン併用療法などを行う。
- 骨髄中の血小板の産生を促進するために、炭酸リチウムまたは葉酸を投与する。
- 新鮮凍結血漿の輸血あるいはクリオプレシピテートの補充療法は、肝臓による凝固因子産生の促進に効果的であると思われる。
- 凝血を促進する因子Ⅱ、Ⅶ、Ⅸ、Ⅹの肝臓での合成を促進するために、処方量（通常、成人患者には25mgまで、小児患者には5mgまで）のビタミンKの筋肉内投与を行う。

要点

- 保存血液中の血小板は、通常の保存温度4℃で24時間後に効果を失う。
- 血小板は、室温保存で5日間有効である。ドナーから入手した血小板を6時間以内に輸血すると、最大の効果が得られる。
- 重度の免疫不全患者に投与する前に、血液製剤は、すべて放射線照射すべきである。そうすれば、リンパ球の増殖を抑制できる。放射線照射した輸血バックには、「放射線照射血液製剤」または「放射線照射済み」というラベルがついている。

- 患者に腹部コンピュータ断層撮影（CT）スキャンと骨髄穿刺を行う可能性があるので、その準備をする。
- 血小板減少症に起因する敗血症性ショックに関しては、下記のようなクリティカルケアの方法を考慮する。それは、血行動態モニタリング（中心静脈圧、肺毛細血管楔入圧、肺動脈圧、心拍出量、心電図）；呼吸器モニタリング（動脈血液ガス、呼吸音）；体液と電解質のモニタリング；神経系（意識清明、見当識あり、錯乱状態）および血液学的モニタリング（全血球数、血小板数、DIC評価のためのDダイマー、FDP、プロトロンビン時間〔PT〕、部分トロンボプラスチン時間〔PTT〕、国際標準比〔INR〕）である。
- 血小板注入の合併症は、溶血性輸血反応および非溶血性輸血反応、移植片対宿主病、輸血関連急性肺障害などである。
- 急性出血時には、血液量を回復し維持するために、全血輸血すべきである。

理解度チェック

問題：正解に丸をつけなさい。

1. 血小板の成熟過程は身体のどの部分で起こるか。そのすべてに丸をつけよ。

| 骨盤 | 肋骨 | 長骨 | 膀胱 |
| 腎臓 | 胸骨 | 頭蓋骨 | 心臓 |

2. 血小板減少症を伴う可能性のある疾患はどれか。そのすべてに丸をつけよ。

| AIDS | 大腸炎 | 肝硬変 |
| 壊血病 | 白血病 | 脳卒中 |

問題：血小板減少症患者のB欄の看護評価項目のアルファベットを、それぞれ一致するA欄の体組織の下線部に記入せよ。

A欄
_____ 3. 神経系
_____ 4. 呼吸器
_____ 5. 消化管
_____ 6. 尿生殖器

B欄
a. 尿中血液
b. 吐血
c. 頭痛
d. 喀血

問題：括弧内の2つの選択肢のうち、次の文章に適合する用語を選んで記入せよ。

7. 鼻出血のみられる血小板減少患者は、＿＿＿＿＿＿＿＿＿＿＿＿＿＿＿＿＿＿をとるべきである。
（仰臥位、ファーラー位）

8. 血小板減少患者の気管支からの出血は、＿＿＿＿＿＿＿＿＿＿＿＿＿＿＿＿＿＿を用いることによって止めることができる。
（バルーンカテーテル、局所ドーパミン）

9. 患者の総血小板数が4000個/mm²のとき、患者の点滴を中止した直後、この点滴部位に少なくとも＿＿＿＿＿＿＿＿＿＿＿＿＿＿＿＿＿＿圧迫するべきである。
（1分、5分）

10. 血小板が減少している患者が歯磨きをしたいとき、看護師は＿＿＿＿＿＿＿＿＿＿＿＿＿＿＿＿＿＿歯ブラシを提供する。
（固い毛の、スポンジ状の）

問題：血小板減少症の患者に対するA欄の治療薬または治療法の論理的根拠をB欄から選び、そのアルファベットをそれぞれの下線部に記入せよ。

A欄

＿＿＿ 11. エピネフリン
＿＿＿ 12. 新鮮凍結血漿輸血
＿＿＿ 13. 葉酸
＿＿＿ 14. ビタミンK

B欄

a. 肝臓内の凝固因子を増加させる。
b. 骨髄の血小板産生を促進する。
c. 因子II、VII、IX、Xの肝臓での合成を促進する。
d. 脾臓から血小板を放出させる。

解答：1. 骨髄、肝臓、脾臓、頸静脈；2. AIDS、白血病、肝硬変；3. c；4. d；5. b；6. a；7. ファーラー位；8. バルーンカテーテル；9. 5分；10. スポンジ状；11. d；12. a；13. b；14. c

播種性血管内凝固症候群(DIC)とは　J. A. クレーブランド

　DICの症状は、過剰な出血と血栓症が起こる急性症状から、全身のびまん性出血および血栓症または局所器官の浸潤など、僅かな異常を伴う慢性症状まで様々である。微小血管凝固の後に活動性出血が起こるのがDICの特徴であるが、それは、(1)凝固因子と血小板の消耗および(2)線維素溶解という2つの重要な要因による。DICの根本原因または関連要因は、ショック状態（敗血症性、アナフィラキシー性、循環血液量減少性）、輸血反応、新生物、血管および造血障害、産婦人科領域の合併症（遺残胎児組織、子癇、敗血症性流産、胎盤早期剥離）、挫傷および組織の損傷または壊死、肝疾患などである。

必須の基礎知識

　組織トロンボプラスチンおよび組織因子が、組織損傷（その結果、外因経路が活性化される）あるいは内皮障害（その結果、内因経路が活性化される）によって放出されると、DICが発症する。原因要素および増悪因子がいずれであろうと、広範囲の全身性凝固亢進の結果、微小血管および大血管血栓症が引き起こされる。血管血栓症は血流を阻害するため、末梢虚血および末端器官の破壊が引き起こされる可能性がある。器官内の灌流が著しく阻害されるので、最終的に、多臓器器官の機能障害の臨床症状が発現する。あらゆる器官が関与するが、最もリスクの高い器官は皮膚、肺、腎臓である。

　DICは、その進行過程で、びまん性微小血管凝固の後、出血が発現する。全身で凝固反応が起こるため、凝固因子と血小板が消耗される。したがって、線溶系の活性化が促進され、播種性線維素溶解が起こる。凝固カスケード中では、正常な血餅溶解（線維素溶解）が引き起こされる。血栓症が重篤なため、続発性血餅溶解も同等に重篤である（次ページの略図を参照）。

要点
DICでは、びまん性出血と血液凝固が起こる。

診断

　DICの診断は、臨床兆候と症状に基づく診断法が最も信頼性が高い。臨床検査値は、臨床症状を裏付けるために有用である。患者に見られる異常な凝固特性は、血小板減少症、凝固時間（PTおよびaPTT）の延長、凝固因子の低下である。もうひとつの診断検査はDダイマーであるが、これはトロンビン活性および線維素溶解活性の確認に有用であり、トロンビンと線維素溶解はDICの病態生理に重要である。

> **要点**
> Dダイマーは、DICに特異的な診断検査で、最も信頼性が高い。

播種性血管内凝固症候群（DIC）の臨床検査値

臨床検査項目	値の変化
血小板数	減少
PT（プロトロンビン時間）	延長
活性化部分トロンボプラスチン時間	延長
国際標準比	延長
フィブリノーゲン値	減少
Dダイマー	増加
フィブリン分解産物	増加

臨床症状

　DICには2つの別々の進行経路があり、臨床症状の範囲は広がっていくが、臨床症状は、総じて、組織内灌流が欠乏し、最終的には組織の酸素化が不十分であることを示す。血管循環中に微小塞栓が発症するため、組織の酸素化が不十分であることを反映した兆候と症状が発現するが、それは、虚血から全組織の梗塞まで様々で、その結果、最終的に細胞死に到る。虚血性変化は、あらゆる組織および器官系に影響し、末端器官不全および恐らく多臓器機能障害を引き起こす。組織虚血と凝血塊形成に対する通常の反応過程として、身体は凝血塊を溶解し、酸素と栄養が不足している領域への血液灌流を増加させる。凝血塊の溶解範囲が広がり、微小塞栓発症による凝固因子の消耗が増大するため、重度の出血が体内循環血管のあらゆるところで起こりうる。出血は、組織虚血を悪化させ、既存のショック状態を悪化させる可能性がある。

播種性血管内凝固症候群の病態生理

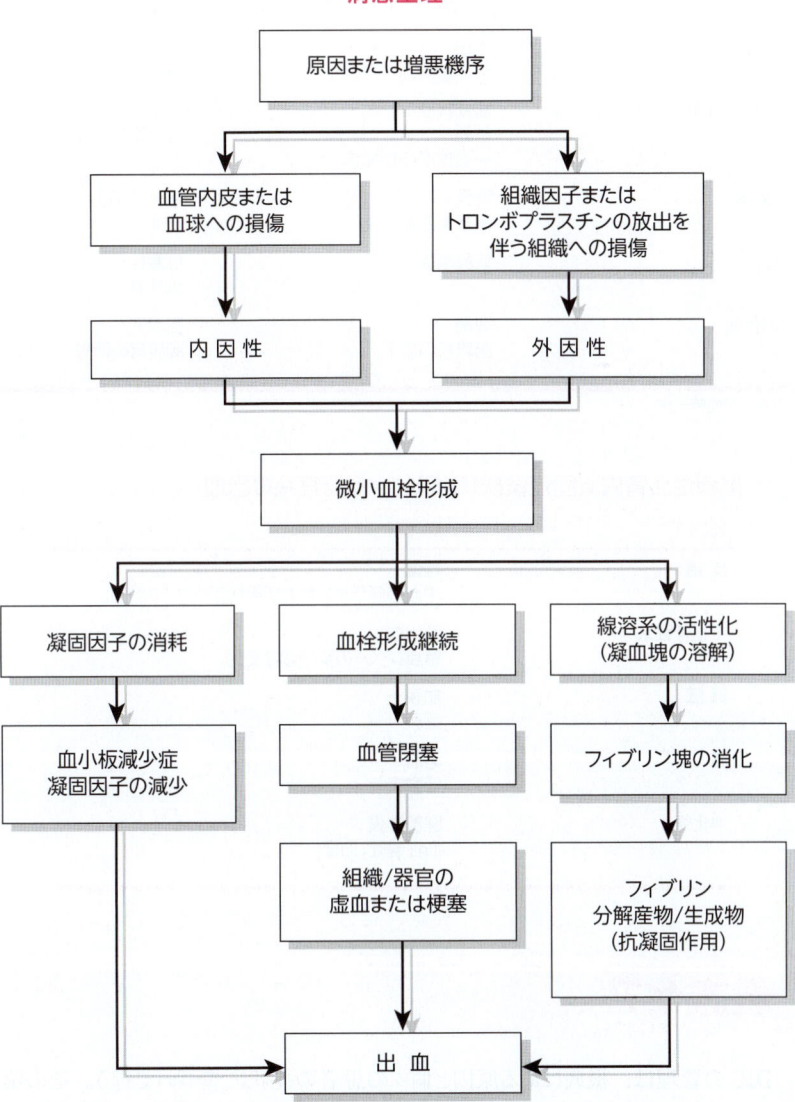

```
                    原因または増悪機序
                    ↙           ↘
        血管内皮または        組織因子または
        血球への損傷         トロンボプラスチンの放出を
                             伴う組織への損傷
              ↓                    ↓
           内因性                外因性
                    ↘           ↙
                    微小血栓形成
              ↙          ↓          ↘
        凝固因子の消耗   血栓形成継続   線溶系の活性化
                                    （凝血塊の溶解）
              ↓           ↓              ↓
        血小板減少症    血管閉塞      フィブリン塊の消化
        凝固因子の減少     ↓              ↓
                       組織/器官の      フィブリン
                       虚血または梗塞   分解産物/生成物
                                      （抗凝固作用）
                    ↘     ↓     ↙
                         出血
```

　重度の出血のための循環虚脱によって、組織内灌流、末端器官の灌流、酸素化を維持するために、血液製剤と血管収縮薬をさらに用いる必要が生じる。虚血性および出血性変化を含む器官系の詳細な臨床症状を次に示す。

播種性血管内凝固症候群(DIC)による器官系の虚血と梗塞

器官系	虚血性	組織梗塞
皮膚	蒼白 チアノーゼ	壊死 壊疽
中枢神経系	錯乱状態 昏睡 一過性虚血性発作	梗塞 脳卒中(CVA)
腎臓	乏尿 高窒素血症	急性腎不全 壊死
肺	低酸素症	肺塞栓 肺梗塞
消化管	潰瘍 腸雑音の低下	腸壊死 腸雑音の消失

CVA＝脳血管発作

播種性血管内凝固症候群(DIC)による器官系の出血

器官系	影響
皮膚	挫傷 中心静脈ラインおよび穿刺部位からの出血
中枢神経系	脳出血 意識レベルの変急激な変化
腎臓	血尿 乏尿
肺	喀血 低酸素症
消化管	腹部膨張 血性嘔吐、血便

看護ケア

　DICの管理は、根底にある原因と個々の患者の症状に基づいて行う。その第一段階は、可能なら、基礎疾患の除去である。一般には、低フィブリノーゲン血症を改善するために血液製剤の輸血を行う。用いる血液製剤は、濃厚赤血球、血小板、新鮮凍結血漿(凝固因子の消耗を改善するために)、クリオプレシピテート(因子VIII)などである。

　ヘパリン療法は、依然として賛否両論のある治療法である。ヘパリンは、組織因子が外因経路を開始することを妨げることによって、凝固過程を阻害し、その結果、凝固因子の消耗とフィブリン蓄積を防ぐ。

しかし、ヘパリンおよびその他の抗線維素溶解物質（特に、併用投与の場合）は、概して、重度の出血性障害および血栓性合併症のリスクの高い患者には禁忌である。

DICの初期治療の第一選択肢
- 酸素（O_2）の補給
- 輸液の静注投与
- 血液）検体の採取
- 疼痛緩和

DICに関連する治療
- 血液製剤、クリオプレシピテートの投与
- ヘパリンの投与

血圧、心拍出量（CO）、尿量を維持し、組織および器官の適切な灌流を確保するために、可能な昇圧剤投与を行い、輸液を投与する。血管内容量と灌流についてさらにデータを収集するために、侵襲的血行動態モニタリングを行うこともある。灌流低下および器官の虚血状態のため、酸素要求量を低下させ酸素供給量を増加させる処置が必要である。酸素供給の手段は、機械的人工換気など、多くの手段がある。酸素を供給すると同時に、患者を鎮静させ、体温を下げ（解熱薬を用いる）、疼痛を管理し（麻薬を用いる）、安静にさせることによって、酸素要求量を低下させることができる。最適な酸素運搬能を確保するためには、患者の血液量を評価し、必要ならば、血液製剤を投与する。

理解度チェック

問題：次の各問いに対する解答を簡潔に書きなさい。

1. DICには、特徴的な2つの明確な進行段階がある。それは何か。

2. DICの患者に出血が起こる2つ主要要因は何か。

3. DICの引き金となるメカニズムは何か。

4. DIC管理の最も重要な点は何か。

5. DIC診断に関して、最も信頼性の高い特異的な臨床検査は何か。

6. 適切な組織および器官の灌流を確保するために重要なモニタリング法は何か。

参考文献

Alspach JG: *American Association of Critical Care Nurses core curriculum for critical care nursing,* ed 6, St Louis, 2006, Saunders/Elsevier.

Chernecky CC, Berger BJ: *Laboratory tests and diagnostic procedures,* 2008, St Louis, Elsevier.

Chulay M, Burns SM: *American Association of Critical Care Nurses essentials of critical care nursing,* New York, 2006, *McGraw Hill.*

Gray A, Wallis DE, Hursting MJ, Katz E, Lewis BE: Argatroban therapy for heparin-induced thrombocytopenia in acutely ill patients, *Clinical & Applied Thrombosis/Hemostasis,* 13(4):353-361, 2007.

Kerendi F, Thourani VH, Puskas JD, Kilgo PD, Osgood M, Guyton RA, Lattouf OM: Impact of heparin-induced thrombocytopenia on postoperative outcomes after cardiac surgery, *Annals of Thoracic Surgery,* 85(4):1554-1555, 2007.

Morton PG, Fontaine DK, Hudak CM, Gallo BM: *Critical care nursing: a holistic approach,* ed 8, Philadelphia, 2008, Lippincott Williams & Wilkins.

Sole ML, Klein DG, Moseley MJ: *Introduction to critical care nursing,* ed 4, St Louis, 2005, Elsevier, Saunders.

Urden LD, Stacy KM, Lough ME: *Thelan's critical care nursing diagnosis and management,* ed 5, 2006, St Louis, Elsevier.

Warkentin TE: Heparin-induced thrombocytopenia, *Hematology-Oncology Clinics of North America,* 21(4):589-607, 2007.

アメリカ正看護師資格試験(NCLEX®)の問題

1. 血小板減少症の原因として、身体の血小板産生低下に関連する症状は次のどれか。
   1. ビタミンB_{12}欠乏症
   2. 脾機能亢進
   3. 甲状腺機能低下症
   4. 脳水腫

2. 血小板減少症患者のバイタルサインの特徴は次のどれか。
   1. 高血圧および微熱
   2. 疼痛スケール(1〜10)の値が9で、体温が38.9℃を超過
   3. 低血圧および頻脈
   4. 呼吸数が5回/分未満で、徐脈

3. 血小板減少症患者の嘔吐を予防する論理的根拠は何か。
   1. 嘔吐により便秘になる。
   2. 嘔吐は、肝臓を破裂させ、その結果、血流に大量の血小板が放出される。
   3. 嘔吐物によって、誤嚥が生じ、換気の低下が引き起こされる可能性がある。
   4. 嘔吐は、頭蓋内圧(ICP)を上昇させる。

4. 患者の血小板数は、血小板1単位輸血する毎に200個/㎣増加した。上級実践看護師は、患者がヒト白血球抗原(HLA)に対する抗体を産生したと言う。この状態を何と言うか。
   1. 白血球増加
   2. 同種免疫
   3. 自己調節能
   4. 赤血球破砕症候群

5. 血小板輸血の24時間後および36時間後、患者の血小板数が依然として減少している。この原因は次のうちのどれか。
   1. 睡眠時無呼吸症
   2. 肝脾腫大症
   3. 不安
   4. 慢性脊柱側弯症

6. 播種性血管内凝固症候群(DIC)の最初の段階を説明するとき、忘れてはならない項目は次のうちのどれか。
   1. DICは、常に、感染性病原体によって誘発される。
   2. 直ちに大量出血が予想される。
   3. 微小血栓形成が予想される。
   4. 遅滞なく、ヘパリン療法および抗線維素溶解療法を開始すべきである。

7. DICによる微小塞栓形成により、特にリスクが高くなる器官は次のうちのどれか。
   1. 消化管
   2. 肝臓
   3. 腎臓、皮膚、肺
   4. 中枢神経系

8. DICの最終段階で出血が起こる主な理由は次のうちのどれか。
   1. 病原体が放出するエンドトキシン
   2. 微小血栓のさらなる蔓延
   3. 線維素溶解系の活性化および凝固因子の消耗
   4. ヘパリンおよび抗線維素溶解物質の作用が始動しない。

9. DICを患者を治療するときに最初に考慮する治療方法は、次のどれか。
   1 症状を緩和し、根底にある増悪メカニズムの治療を行う。
   2 ヘパリン療法の開始
   3 血液製剤の輸血開始
   4 大量の輸液の静注投与

10. DICの症状を改善する治療計画をつくるとき、次のどの項目を入れるか。
   1 血管内の水分制限
   2 抗生物質の投与
   3 身体活動の推進
   4 血液製剤の輸血の準備

解答

1. 1 ビタミンB_{12}欠乏症になると、体内の血小板の産生が低下する。脾機能亢進によって血小板の正常な分布が損なわれるが、血小板の産生が低下することはない。甲状腺機能低下症および脳水腫と血小板との関連性はない。

2. 3 血圧低下および心拍数増加は、循環血流中の血小板数の低下に起因する。呼吸数の著しい低下および徐脈は血小板数の低下によるものではない。激しい疼痛は、血小板減少症によるものではない。

3. 4 ICPの上昇は、血小板減少症患者の脳内出血を引き起こす可能性がある。嘔吐によってICPが上昇する。脾臓は、血流中に大量の血小板を放出する。血小板減少症または低血糖によって誤嚥が引き起こされることはない。

4. 2 同種免疫は、血液製剤輸血によって、HLA抗原に対する抗体が産生されることである。白血球増加とは白血球数の増加である。自己調節能とは、組織中の血流を調節することである。赤血球破砕症候群とは、赤血球が破砕される疾患である。

5. 2 脾臓の肥大は、血小板の分布異常により血小板減少症を引き起こすことがある。睡眠時無呼吸症は、呼吸パターンの変容である。不安と、血小板の産生または破壊とには有意な関連性はない。慢性脊柱側弯症は、脊柱の湾曲している状態である。

6. 3 DICの初期には、微小血栓産生が顕著であるが、それは癌のような他の原因によって誘発される。大量出血が早急に起こることはない。ヘパリン療法および抗線維素溶解療法は、急を要する治療法ではない。

7. 3 腎臓、皮膚、肺は、微小血栓による虚血性損傷のリスクが特に高い。消化管も肝臓も、微小塞栓のリスクが特に高いわけではない。中枢神経系は、ひとつの神経系であり、ひとつの器官ではない。

8. 3 凝固因子の消耗および線維素溶解系の活性化によって微小血栓が溶解するため、出血が起こる。エンドトキシンは、出血との関連性はない。微小塞栓の溶解が主な理由である。ヘパリンおよび抗線維素溶解物質の作用が始動しないことは、出血が起こる主な理由ではない。

9. 1 根底にある増悪メカニズムの治療が、DICの進行を食い止める唯一の方法である。

10. 4 DICの初期には凝固因子が消費されるので、ホメオスタシスを回復するために、凝固因子が必要になることが多い。そのため、DICの出血期には輸血が必要なことが多い。水分制限は、症状の治療に組み込まれていない。感染の治療も、DIC症状の治療の一環ではない。身体活動は出血を引き起こす可能性があるので、身体活動の推進も治療に組み込まれていない。

第11章 外皮系

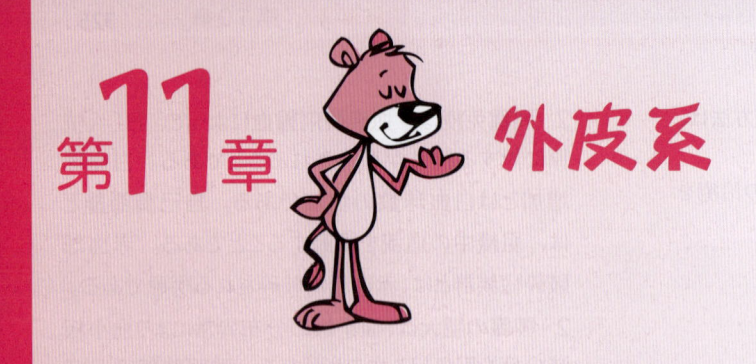

本章の概要

1. 熱傷のタイプと、各タイプの熱傷患者の初期治療計画
2. 熱傷の3段階進行に起因する病態生理学的症状
3. 気道傷害の合併症
4. 熱傷患者ケアのための適切な看護ケア
5. クリティカルケアの臨床現場で実施可能な予防法
6. 患者教育

熱傷とは

C. チェルネッキー

　熱傷とは、熱的（熱または放射線）、化学的、電気的による皮膚の損傷などを伴う一連の症状である。いぼの電気乾固あるいは化膿性肉芽腫または皮膚癌の除去のように、計画的に皮膚が除去される場合もあれば、事故または意図的な傷害（焼身自殺）によって皮膚が損なわれる場合もある。

必須の基礎知識

　米国の年間熱傷症例数は、440,000件の小児症例数を含め、200万件を超える。熱傷による全死亡件数の過半数は、就労中に起きている。さらに、18〜29歳の成人の日光皮膚炎発症の報告の占める割合は高く、57.5%であり、バーベキューおよび花火による熱傷の発症率も増加している。高齢者の熱傷による死亡率は高く、約59%である。65歳を超えた高齢患者では、熱湯熱傷が41%、火炎熱傷が53%、電気熱傷が3%を占めている。熱傷の評価は、いずれの場合も、熱傷の原因（熱、電気、化学物質）および重症度（深度、規模、合併症状）によって行う。

　熱傷のタイプによって、初期治療法は異なる。熱傷の重症度は、熱傷の深度（浅達性、皮膚部分層、皮膚全層）および熱傷の規模（体表面積に対するパーセント：9の法則）によって決まる。8字形法は、手の浮腫の有効な測定法で、水量測定法よりも実施しやすい。

年齢および性別による相違

- 小児の体表面積（BSA）は小さいため体温の調整が難しい。さらに、小児の皮膚は薄く、水分の必要量が多いために、小児の熱傷の方が成人の熱傷よりも重症になる。
- 高齢者の熱傷の原因は、認知症（44%）、アルコール摂取（21%）、喫煙（10%）などである。
- 化学熱傷は、繊維、化粧品、革製品、織物、金属製品、ラテックス塗料、日焼け止め、ウェットティッシュの製造工場のように、MCI/MI（5-クロロ-2-メチル-4-4イソチアゾリン-3-オン/2-メチル-4-イソチアゾリン3-オン）を使用する工場で起こる。

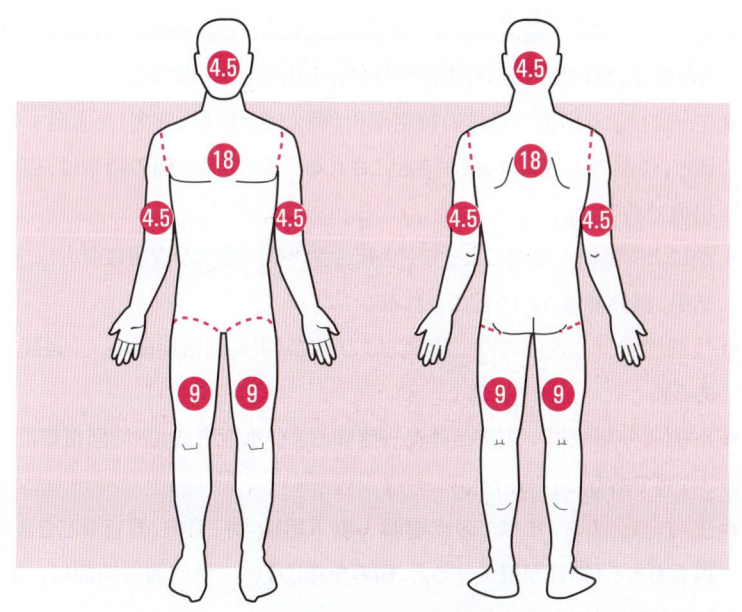

成人の熱傷面積（パーセント）の算定法
（出典：Phipps WJ, et al：Medical-surgical nursing：health and illness perspectives, 第7版, St Louis, 2003年, Mosby）

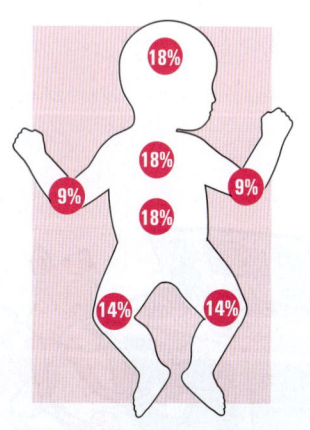

乳児の熱傷面積（パーセント）の算定法
（出典：Newberry L：Sheehy's emergency nursing：principles and practice, 第5版, St Louis, 2003年, Mosby）

肥厚性瘢痕（発赤した皮膚が隆起し、かゆみを伴い、圧痛があり、固く萎縮した瘢痕）は、醜い跡が残り、有効な治療法は再建形成手術のみである。肥厚性瘢痕は、88%の確率で、細菌定着の温床となる。

熱傷現場の安全確保のための初期治療の第一選択肢

- **温熱熱傷** 熱傷現場の看護師と犠牲者の安全を確保する。訓練を受けたスタッフが、犠牲者を危険な領域から移動させる
- **電気熱傷** 現場の安全を確保する。電源を取り除く訓練を受けたスタッフが、電源を取り除くまでは、犠牲者に触れてはいけない
- **化学熱傷** 現場の安全を確保する。化学火災の知識のあるスタッフが、安全性を判断すべきである。防御服を着る

> **要点**
> 真皮深層熱傷に関して、偏光光線療法を用いると治癒にかかる時間が短縮し、傷が治りやすいことを示唆する研究結果が新たに発表された。

電気熱傷は、高電圧熱傷と低電圧熱傷がある。高電圧電気熱傷は1000ボルト以上の電圧で起こり、低電圧電気熱傷は1000ボルト未満の電圧で起こる。電気による組織損傷は、電気エネルギーが熱に変換し、その熱によって損傷する。電気との接触点が最も高温になる。電気熱傷による損傷は4つのタイプがある。

- **射入口の損傷** 電流が身体に入ることによって引き起こされる。このような傷の特徴は、平ら、黒色、陥凹などである。
- **射出口の損傷** 電流が身体から出ることによって引き起こされる。このような傷は、黒い焦げ痕で、電流が身体から出るときに傷つく。
- **アークによる損傷** 身体の特定部位（例えば、膝、肘、腋窩）を通過する電流と、体温の上昇によって引き起こされる。このような傷の特徴は、点状出血である。
- **熱による損傷** 電流によって引き起こされる。電流が衣服に引火し、その結果、温熱熱傷が引き起こされる。
- **浅達性熱傷** 表皮のみ―疼痛および発赤（平均回復期間は、1週間である）。
- **皮膚部分層熱傷** 表皮と真皮―疼痛および水疱形成（平均回復期間は、2か月である）。
- **皮膚全層熱傷** すべての皮膚層―皮下組織、骨、筋肉、器官などを含む場合もある（神経が焼失すると、痛みを感じない。平均回復期間は、6か月～1年である）。

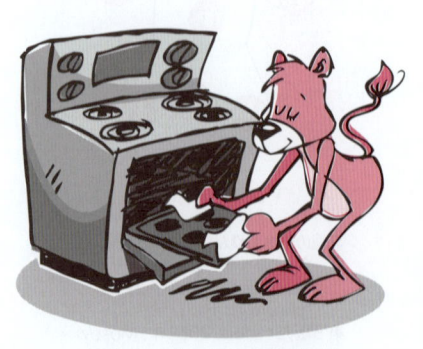

電気オーブンによる温熱熱傷

熱傷による損傷の深度

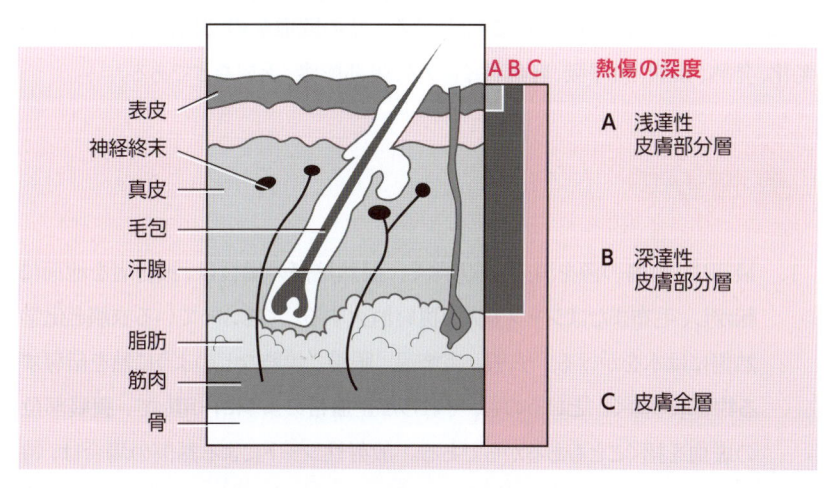

表皮	
神経終末	A 浅達性皮膚部分層
真皮	
毛包	
汗腺	B 深達性皮膚部分層
脂肪	
筋肉	C 皮膚全層
骨	

（出典：Lewis SL, et al：Medical-surgical nursing：assessment and management of clinical problems, 第7版, St Louis, 2007年, Mosby）

熱傷患者の合併症併発リスクを評価するためのリスク項目は次の通りである。

- 年齢が5歳未満または56歳以上
- 関節、顔、生殖器、手、足の熱傷
- 全身性熱傷
- 器質疾患：肺疾患、心疾患、肝疾患、腎疾患の既往症
- 癌または後天性免疫不全症候群にによる免疫抑制状態
- 頸椎の骨折のような神経系外傷

熱傷に対する身体の生理学的反応には3段階ある。

1. 最初の第1段階では（48時間後まで）、血漿が組織液へ移行し、その結果、患者は、脱水、浮腫、低血圧、心拍出量の低下、脈拍の増加、乏尿および無尿、高カリウム血症、低ナトリウム血症、ヘマトクリット値の上昇、重炭酸欠乏症の症状を呈する。

2. 第2段階は、熱傷の48～72時間後までで、利尿が起こる。患者の尿量が大量に増加し、さらに、循環過負荷のために肺水腫が発現し、ヘマトクリット値の低下、低ナトリウム血症、低カリウム血症、重炭酸欠乏症の症状も発現する。

3. 最終の第3段階は、回復段階と呼ばれ、5日目ぐらいから始まる。この段階では、患者は、低カルシウム血症、低ナトリウム血症、低カリウム血症、負の窒素バランス、体重減少の症状を呈する。

> **要点**
> 食道に化学熱傷を受けた患者の浮腫の緩和には5日間かかる。

熱傷患者の最も重篤な合併症は敗血症であり、敗血症の初期症状を見逃さないことによって、患者の命を救うことができる。その敗血症の初期症状は、意識の変化、発熱、頻脈、頻呼吸、麻痺性イレウス、腹部膨張、乏尿などである。

看護ケア

1. 最初に、熱傷の源を消火し取り除く。温熱熱傷の場合は、被害者を地面に転がし、毛布またはシャツで火を覆い消火する。くすぶっている衣服と化学熱傷には水をかける。衣服、宝飾品、眼鏡、義肢などのように熱を伝導する物を取り除く。というのも、それらが止血帯のように作用して、腫脹部位の虚血を招くこともあるからである。放射性シードによる熱傷の場合は、特殊な鉗子を用いて、放射線源を取り除き、直ちに鉛ライニングの施された箱に入れる。化学熱傷の場合は、化学物質を、大量の水または既知の解毒薬品で洗浄して取り除く。
2. 評価および測定項目は、気道；呼吸；血液循環、頸部固定、心臓の状態；身体障害―神経障害；評価のための身体の露出；輸液蘇生、低体温の症状を評価するための体温測定である。
   - 気道の開存性を評価し、チアノーゼまたは咽頭の浮腫を確認する。
   - 呼吸時の息切れ、嗄声、嚥下困難の有無を評価する。挿管、吸引、血行動態モニタリング、中心静脈カテーテル挿入、酸素投与、機械的人工換気を行うための準備をする。
3. 電話で緊急支援を要請する。
4. 頸椎損傷の有無を評価する。頸椎損傷の可能性があれば、患者を動かしてはいけない。
5. 意識レベルを評価する。熱傷によって意識レベルが変化することはない。したがって、患者からの詳細な病歴の聞き取り調査が重要である。聞き取り項目は、（1）どのようにして熱傷が起こったか、（2）熱傷は閉鎖空間で起こったか、（3）煙を吸い込んだ可能性はあるか、（4）化学物質の関与があったか、（5）外傷はあったか、（6）何か薬品を使用していたか、である。
6. 微生物の感染を防ぐために生体物質隔離を開始する。
7. 熱傷のタイプに合った緊急熱傷管理を開始する。

- **温熱熱傷**：
  - 煙の吸い入みと呼吸器の熱傷を評価する。気道を維持する。
  - 水で熱傷を2～5分間冷やす。
  - 熱傷を乾いた包帯で覆う。
- **電気熱傷**：
  - バイタルサインの評価とモニターを行う。心肺停止を予想し、必要ならば、心肺蘇生術(CPR)を行う。
  - 電流の射入部位と射出部位を確認する。
  - 熱傷を乾いた包帯で覆う。
- **化学熱傷**：
  - 汚染衣服はすべて取り除く。
  - 化学物質の粉末をブラシで除去した後、20分間流水で洗い流す。
  - 熱傷を乾いた包帯で覆う。

8. いずれの場合も、呼吸窮迫、敗血症、消化管出血、疼痛、不安、麻痺性イレウス、乏尿など可能性のある問題の有無を確かめる。
9. 疼痛緩和を行う。
10. いずれの場合も、換気および酸素投与、血液量減少に対する輸液療法、乳酸リンゲル液による電解質、湿度調整、包帯交換、皮膚移植に重点を置いた治療を最優先して行う。浅達性熱傷～皮膚部分層熱傷に閉鎖包帯を装着するときは、通常、Xeroform-Bacitracin、スルファジアジン銀、Biobraneを塗り、その上に薄いガーゼを被せ、さらにフレックスネットまたはエース包帯を巻く。Urgotulなどのリピドコロイド包帯またはポリヘキサニドおよび局所酸素エマルジョン(TOE)で処理した網状植皮は、第2度熱傷患者の治癒を促進する。代用真皮Integra (IntegraLifeSciences社製、ニュージャージー州、プレインスボロ)を用いることによって、遠位患肢温存が可能になる。
11. 経腸栄養のための経鼻胃管の早期挿入によって、40～50%の患者の死亡率が有意に低下する。
12. タンパク質同化ステロイド・オキサンドロロン(Anavar)は、重症熱傷患者のタンパク質合成能を高める。
13. 精神的苦痛は、熱傷患者に最もよく見られ、熱傷の続発性合併症として持続するため、精神的支援が必要である。熱傷患者の15～45%に、睡眠障害、うつ病、身体のイメージの変化、外傷後のストレスなどの症状が発現す

> **要点**
>
> 臨床検査の検査項目は、全血球数（CBC）；電解質；血液型判定および輸血の交差適合試験（血液1単位を輸血する毎に、感染のリスクは13%高まるので、成人患者のヘモグロビンが7g/dL未満の場合のみ輸血を行う）；PTおよびINR（ヘパリン誘発性血小板減少症（HIT）の評価）；血清クレアチニン（腎機能）；アルブミンおよび総タンパク質量（栄養状態）；動脈血ガス（ABG）（呼吸機能）；血糖値、アルカリホスファターゼ、カルシウム、リン。

> **要点**
>
> 診断検査は、胸部X線写真およびコンピュータ断層撮影（CT）走査などである。

> 熱傷ケアに関するウェブサイトwww.burnsurgery.comを参照。

> 四肢の熱傷部位の脈拍が低下または無くなると、血液の循環が制限され、虚血または細胞死が起こり、最終的に患者の四肢を切断しなければならなくなるので、看護師は、四肢の熱傷部位に包帯などを巻きつけている場合、患部への末端血液循環を確認すべきである。

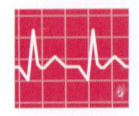

る。看護師は、熱傷患者およびその家族が経験する感情に敏感でなければならない。彼らの罪悪感、恐怖感、不安感、怒りの感情、抑うつ感を把握し、対処しなければならない。

14. 自殺の管理は重要である。熱傷の発生の妥当な説明が得られないときは、焼身自殺などの自滅行為であった可能性を考慮すべきである。焼身自殺は、女性の方が多く、発展途上国の方が多い。焼身自殺の死亡率は80%である。自殺企図が失敗した場合、患者は、通常、意識清明で冗舌であり、自殺企図を否定するか、または自発的に情報を提供するかのいずれかである。このような特殊な症例の管理に役立つ既往歴など、患者に関する情報は次の通りである。

- 最近、家族、結婚、仕事、経済、健康に関する問題が発現したこと。
- 絶望的な表情または態度
- アルコールまたは薬物乱用の既往歴
- 精神疾患の既往歴

緊急管理は、患者が自暴自棄になって再び自殺を図らないように、患者の興奮を抑制し、薬物およびアルコールの過量摂取を調査し、精神科医による治療を義務付ける。

緊急管理完了後、緊急期後の処置を開始する。すなわち、人工呼吸器と呼吸器官の併用、12リード心電図モニタリング、血行動態モニタリング（中心静脈圧[CVP]ライン、肺動脈[PA]カテーテル、動脈ライン）、臨床検査値および診断検査の結果の評価、消化管の内圧を下げるために徐々に吸引を行う経鼻胃（NG）チューブ、必要な場合は鎮痛薬の投与、摂取量と排泄量の正確な把握、破傷風菌の感染を防ぐための破傷風トキソイドの注入、処方された抗生物質の投与、栄養管理、傷の治療（人工皮膚またはドナーの皮膚による皮膚移植など）、その他の損傷（骨折、頭部外傷、胸部損傷、腹部損傷）の評価などを開始する。

熱傷の初期治療の第一選択肢

- 熱傷の広がりを食い止める。熱傷のタイプまたは熱傷の規模によって、治療をその場で行うか、または搬送先の病院の救急科で行うかを決める

熱傷患者の身体合併症は、主に次の4つの器官系で併発する可能性がある。すなわち、(1)免疫系では感染症、(2)消化器系では出血または麻痺性イレウス（腸の麻痺により閉塞が起こる）、(3)肺では呼吸窮迫症候群または肺炎、(4)筋骨格系では拘縮である。感染症は、最も重篤な合併症のひとつであり、熱傷の36時間以内では緑膿菌による感染が最もよく見られ、溶血性黄色ブドウ球菌による感染は熱傷の1週間後に見られる。敗血症は、最も重篤な合併症で、罹患患者はマクロファージ炎症性タンパク質1αの産生が低下する。拘縮は、運動および機能が制限される後遺症である。Watusi® 頸椎カラーのような器具を使用すれば、運動および機能が改善され、快適性も向上する。

　特に、高齢者の場合は、住居を調査する必要もある。患者に認知症の兆候が見られるかどうか、水道水が43℃を超過しないように調節されているかどうか、灰皿の大きさが十分であるかどうか、患者のアルコール摂取量はどのくらいかなども確認すべきである。

吸入損傷とは

　吸入損傷（INHI）は、加熱気体または燃焼物質の副産物の誤嚥によって引き起こされる。熱傷による入院患者の約20%に、ある程度のINHIがあり、その結果、ガス交換が損なわれ、血行動態の異常が見られる。INHIによって死亡率が上昇するため、急性蘇生期には輸液投与の治療が必要である。

必須の基礎知識

　上気道から肺胞までの呼吸器系は、吸入損傷を受けやすい。粘膜関門が熱傷を受けると、その結果、浮腫、組織の脱落、気道閉塞が起こる。化学物質および刺激性ガスが気管支けいれんを引き起こすことがある。気道の損傷により、粘膜浮腫と気道の開存性の喪失、気管支けいれん、肺内短絡、肺コンプライアンスの低下、肺炎、気管支拡張症、呼吸器不全が引き起こされることもある。

⚠️
- 開放創の付近に中心静脈カテーテルを挿入してはいけない。また、カテーテルによる感染を防ぐために、カテーテルの留置期間は3日間を超えてはならない。
- 静脈内アルブミン投与は、死亡のリスクを5%上昇させることが明らかなので、論理的根拠が実証される場合のみ投与する。
- 電線を取り除くときは、必ず、木、ゴム、プラスチックで触れるべきである（金属製品または素手で触れてはならない）。

要点

尿量が70mℓ/時を超えると、生存率が高まる。

要点

気道の損傷によって、死亡のリスクが極めて高くなる。

> **要点**
> 吸入損傷は、(1)声門より上 (2)声門より下 (3)一酸化炭素中毒の3つのタイプに分けられる。

気道の損傷は、主に、患者の身体診察によって診断される。初回の診察のときに、患者はほとんどまたは全く肺の痛みを訴えず、初回の胸部X線写真は正常に見えることもある。最も有用な診断手段は、聞き取り、身体診察、気管支鏡検査である。鼻毛の焦げ、顔面熱傷、歯に付いた炭素物質などの身体観察と、聞き取りによる熱蒸気または熱い液体誤嚥の確認によって、気道の損傷が示唆されることもある。

看護ケア

気道の損傷の患者の管理では、気道の開存性が最も重要である。声量または声の質の変化、過量の分泌物、嗄声、喘鳴が認められる場合は、挿管が必要である。浮腫が進行する前に挿管が完了していれば、喉頭鏡検査または光ファイバー気管支鏡検査も有用である。

> **要点**
> パルスオキシメーターの値は、一酸化炭素中毒の場合、見かけ上、上昇する。

理解度チェック

問題：A欄の熱傷に適切な処置をB欄から選び、記入せよ。

A欄　　　　　　　　B欄

_____1. 化学熱傷　　a. 熱傷源を取り除くために木を使用する。

_____2. 電気熱傷　　b. 熱傷源を取り除くために大量の水をかける。

_____3. 温熱熱傷　　c. 炎を覆うために毛布を使う。

問題：次の文章の真/偽を判定しなさい。

_____4. 皮膚部分層は併存症状である。

_____5. 浅達性熱傷は全く疼痛が無い。

_____6. 血圧低下は、初期熱傷に対する正常な生理的反応である。

外皮系　第11章

問題：熱傷患者の呼吸の評価基準に丸をつけよ。

7. 　嗄声　　　　　　咽頭の浮腫　　　　　ばち状指

　　四肢弛緩　　　　嚥下困難　　　　　　強膜着色

問題：A欄の臨床検査と関連するB欄の熱傷患者の器官系の
アルファベットを下線部に記入せよ。

A欄
_____ 8. 血液型判定および交差適合
_____ 9. 血清クレアチニン
_____ 10. アルブミンと総タンパク質量
_____ 11. ABG

B欄
a. 輸血のための血液学的特性
b. 栄養状態
c. 呼吸器
d. 腎臓

問題：下記の空欄を埋め文章を完成せよ。

12. 熱傷の最も重篤な合併症は_____である。

13. _____モニタリングのために、
　　CVP測定用ラインを用いる。

14. 胃内圧を下げるために、_____
　　チューブを挿入する。

15. 熱傷患者の消化管の合併症のうち、腸を麻痺させる合併症を
　　_____と言う。

参考文献

Ahmadi A: Suicide by self-immolation: comprehensive overview, experiences and suggestions, *Journal of Burn Care & Research,* 28(1):30-41, 2007.

Baker RH, et al: Retrospective study of the association between hypertrophic burn scarring and bacterial colonization, *Journal of Burn Care & Research,* 28(1):152-156, 2007.

Bayraktar A., Ozcan M: An unusual case: burn following an accidental exposure to methylchloroisothiazolinone/methylisothiazolinone, *Journal of Burn Care & Research,* 28(1):195-197, 2007.

Bresett J: Would you suspect this skin-eating infection? *Registered Nurse* 69(3):31, 2006.

Centers for Disease Control and Prevention: *Group A streptococcal disease (on-line),* 2008. Available at: www.cdc.gov/ncidod/dbmd/diseaseinfo/groupastreptococcal_g.htm.

Daeschlein G, Assadian O, Bruck JC, Meini C, Kramer A, Koch S: Feasibility and clinical applicability of polihexanide for treatment of second-degree burn wounds. *Skin Pharmacology & Physiology* 20(6):292-296, 2007.

Davis SC, Cazzaniga AL, Ricotti C, Zalesky P, Hsu LC, Creech J, Eaglstein WH, Mertz PM: Topical oxygen emulsion: a novel wound therapy, *Archives of Dermatology,* 143(10):1252-1256, 2007.

Dewey WS, Hedman TL, Chapman TT, Wolf SE, Holcomb JB: The reliability and concurrent validity of the figure-of-eight method for measuring hand edema in patients with burns, *Journal of Burn Care & Research,* 28(1):157-162, 2007.

Ehde DM, Patterson DR, Wiechman SA, Wilson LG: Post-traumatic stress symptoms and distress 1 year after burn injury, *Journal of Burn Care Rehabilitation,* 21:105-111, 2000.

Endorff FW, Gamelli RL: Inhalation injury, pulmonary perturbations, and fluid resuscitation, *Journal of Burn Care & Research,* 28(1):80-83, 2007.

Golger A, et al: Mortality in patients with necrotizing fasciitis, *Journal of Plastic and Reconstructive Surgery,* 119(6):1803, 2007.

Jeng JC, Fidler PE, Sokolich JC, Jaskille AD, Khan S, White PM, et al: Seven years' experience with Integra as a reconstructive tool, *Journal of Burn Care & Research* 28(1):120-126, 2007.

Namias N: Advances in burn care. *Current Opinion in Critical Care,* 13(4):405-410, 2007.

O'Mara MS, Reed NL, Palmieri TL, Greenhalgh DG: Central venous catheter infections in burn patients with scheduled catheter exchange and replacement, *Journal of Surgical Research,* 142(2):341-350, 2007.

Palmieri TL, Caruso DM, Foster KN, et al: Effect of blood transfusion on outcome after major burn injury: a multicenter study, *Critical Care Medicine,* 34:1602-1607, 2006.

Suri MP, Dhingra VJ, Raibagkar SC, Mehta DR: Nutrition in burns: need for an aggressive dynamic approach, *Burns,* 32(7):880-884, 2006.

アメリカ正看護師資格試験（NCLEX®）の問題

1. マッチで遊んでいた結果、衣服に火がついたときに起こる熱傷は、次のどのタイプの熱傷か。
   1. 化学熱傷
   2. 電気熱傷
   3. 回腸
   4. 温熱熱傷

2. 熱傷の規模は、次のどれに基づいているか。
   1. 深度
   2. 熱傷を受けた体面積の割合
   3. 疼痛の強さ
   4. 患者の性別

3. 神経まで焼けているため、疼痛を感じない熱傷は、次のどの重症度の熱傷か。
   1. 浅達性
   2. 皮膚全層
   3. 皮膚部分層
   4. 表皮

4. 合併症の併発条件に基づき、合併症を最も併発しやすい熱傷患者は次のどの年齢の患者か。
   1. 62歳
   2. 45歳
   3. 30歳
   4. 12歳

5. 熱傷の48時間以内に通常起こる生理的反応は次のうちのどれか。
   1. 高ナトリウム血症、肺水腫、麻痺性イレウス
   2. 脱水、浮腫、乏尿
   3. 負の窒素バランスおよび体重減少
   4. 尿量の大量増加、低カリウム血症、ヘマトクリット値の低下

6. 熱傷の合併症のリスクの最も高い患者は、次のうちの誰か。
   1. 足の巻き爪を有し、手首を骨折している25歳の患者
   2. 自殺企図の病歴があり、足の母趾に熱傷を負った8歳の患者
   3. 顔と両手に熱傷を負った70歳の慢性閉塞性肺疾患（COPD）を有する白血病患者
   4. 左ふくらはぎに熱傷を負った50歳の統合失調症患者

7. 熱傷患者の破傷風菌感染を防ぐために、何を投与したらよいか。
   1. ビタミンK
   2. ビタミンB_{12}
   3. ツベルクリン反応
   4. 破傷風トキソイド

8. 重度の熱傷患者の筋骨格系の重大な合併症は次のうちのどれか。
   1. 疼痛耐性の喪失
   2. 拘縮
   3. 骨折
   4. 筋痙縮

9. 熱傷に対する最優先処置は、換気、酸素投与、輸液療法に重点を置いて行う。血液量減少および電解質枯渇の治療には、どれが最適か。
   1. 生理食塩水
   2. 5％デキストロース水溶液
   3. 5％デキストロース水溶液（20mEq［ミリ当量］塩化カリウム含有）
   4. 乳酸リンゲル液

10. 熱傷患者の最も重篤な合併症は、次のどれか。
    1 血液量減少
    2 低カリウム血症
    3 敗血症
    4 網膜出血

解答

1. 4　熱源または放射線源は、温熱熱傷を引き起こす。化学熱傷は、化学物質によって引き起こされる熱傷である。電気熱傷は、電気によって引き起こされる。回腸は熱傷のタイプではない。

2. 2　患者の熱傷の割合または面積を求めるために、9の法則を用いる。深度によって、治癒期間が決まる。疼痛を感じない熱傷もあるので、疼痛は熱傷規模の指標ではない。患者が男性か女性であるかは、熱傷規模の因子ではない。

3. 2　皮膚全層の熱傷は、神経も燃焼し、無痛の場合もある。その他のすべての熱傷は疼痛を伴う。

4. 1　熱傷患者が56歳以上であれば、患者の年齢が合併症併発条件のひとつである。

5. 2　血漿が組織液へ移行するため、脱水、浮腫、乏尿が起こる。全身性浮腫は起こるが、イレウスは認められない。浮腫のため、体重は増加するが、尿の大量排泄は起こらない。

6. 3　高齢、器質疾患、顔および手の熱傷が、最も合併症のリスクが高い。25歳の患者は56歳未満であり、合併症のリスク因子を有していない。8歳の患者も低年齢であり、熱傷面積も小さい。50歳の患者も、熱傷面積が極めて小さい。

7. 4　熱傷患者の破傷風菌感染を防ぐためには、破傷風トキソイドを投与する。この注入は、破傷風の発症防止に有効である。ビタミンKは、血液凝固に問題がある患者に用いる。ビタミンB_{12}は悪性貧血の治療のために投与する。ツベルクリン反応は結核の検査に用いる。

8. 2　拘縮は、重度の熱傷患者の筋骨格系の重大な合併症である。重度の熱傷では、神経末端も焼けているため、痛みを感じない。骨折は、筋骨格系の疾患だが、重大な合併症ではない。重度の熱傷は、筋痙縮を併発しない。

9. 4　乳酸リンゲル液は、乳酸塩としてナトリウム、カリウム、カルシウム、塩化物、重炭酸を含むため、血液量減少および電解質枯渇の治療薬として用いる。生理食塩水と5％デキストロース水溶液（D5W）は血液量減少の治療に用い、D5W（KCL含有）は、血液量減少とカリウム枯渇の治療に用いる。

10. 3　敗血症は、死亡率が最も高く、発熱、頻脈、麻痺性イレウス、乏尿のような多数の症状を呈するため、最も重篤な合併症である。血液量減少および低カリウム血症は、治癒しやすい。網膜出血は、熱傷の一般的な合併症ではない。

第12章 多臓器系

本章の概要

1. 事前指示書による医療への影響
2. 一次救命処置と二次救命処置の比較対照
3. 心肺停止患者のための適切な看護行為
4. 多臓器機能障害の生理学的過程
5. 患者が多臓器機能障害を発症しやすいリスク要因
6. 多臓器機能障害患者の治療に対する適切な看護行為

コード（緊急事態）管理とは

L. シューマッハー

　コード管理とは、蘇生の取り組みを組織化し指導することである。米国心臓協会（AHA）は、これらの取り組みを組織化するガイドラインを提供する指導団体である。蘇生が必要な場合は、同時に多くのことが起こっていると思われる。蘇生効果を得るために、治療の実施に向けて体系的に取り組む必要がある。この医療チームには、蘇生の取り組みを指導し指揮し組織するリーダーが必要である。

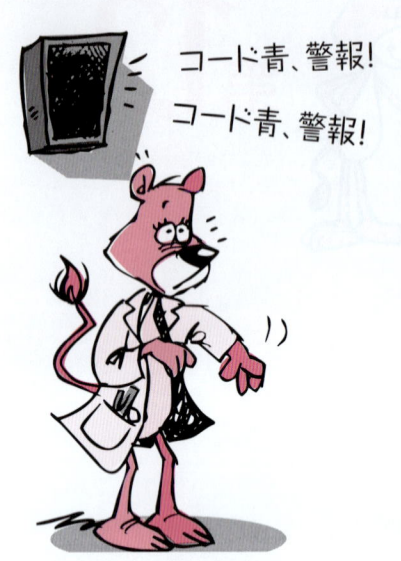

「コード」は緊急事態であり、通常、「青」は心肺停止を表す。

　この医療チームのリーダーは、メンバーを、下記の各取り組みに迅速に振り当てるべきである。その取り組みとは、気道の管理；有効な胸部圧迫の実施；静脈内(IV)ラインの開始；薬物投与；モニター、救命救急カート、除細動器の扱い；救急事象の記録である。直接蘇生に携わらない人員は、患者の家族の支援と、蘇生を監視する人数の管理を行う。

　コードとは、医療業界で、心肺停止を示すためによく用いられる用語である。すなわち、呼吸が停止し、心臓が有効に収縮しないかまたは全く収縮せず、心拍出量(CO)がほとんどないかまたは全くなく、心臓と脳に酸素を含む血液が行き渡らなくなり、臨床死が起こり、適切な措置を取らなければ、直ちに、生物学的死が起こる。

　現在、院内には、患者の危機的状況および心肺停止を迅速な対処法によって防ぐ訓練を受けたメンバーによる早期対応チーム（RRT）または緊急医療チーム（MET）が組織されている。RRTは、通常、看護師主導の緊急対応チームで、通常の処置を提供できるクリティカルケアの専門知識を有する病院職員で組織されている。METは、医師主導の高度な処置・機能を有する医療チームで、コード（緊急事態対応）チームなどがある。RRTまたはMETのいずれによる場合でも、処置の目標は、患者の転帰を改善し、できれば心肺停止を防ぐために、病状悪化の早期兆候を見逃さず、迅速に処置することである。RRTの有効性は、現在調査中である。患者の症状の悪化を示す次のような警告兆候のいずれかが認められるときは、RRT/METチームの活動開始を求める。

- バイタルサインの変化
  * 原因不明の頻脈≧130/分
  * 原因不明の徐脈≦50/分
  * 呼吸数増加>30回/分
  * 呼吸数減少<8回/分
  * 血圧の低下または上昇
- 呼吸困難（新たに発症）
- 副筋の使用
- 呼吸音の異常
- 気道の悪化/危機
- 酸素供給中の、酸素飽和度の急速な低下
- 意識レベルの変化
- てんかん発作の反復または長期化

- 胸痛
- 不整脈
- 尿量低下
- 患者の症状の全般的な悪化に対して看護師が懸念をいだく。

ここでは、このような状況下のための成人蘇生管理を検討する。小児、乳児、新生児については、心肺停止の生理的原因が異なる場合が多いので、その蘇生管理は一律にはいかないこともある。

> 重大事象および心停止が起こる前に、通常、警告的兆候が先行するので、そのときRRT/METは活動を開始すべきである。

事前指示書（Advance Directive）とは

事前指示書とは、ある時点で、自分の意思を医療提供者に伝えられなくなることを予想して書いておく書類である。患者の自己決定権法（PSDA）は、全ての医療機関が、患者に事前指示書に関する情報を提供し、患者と話し合うことを義務付けている。事前指示書には2つの事項――（1）リビングウィル（生前の意思表示）と（2）医療に関する永続的委任状――が含まれている。リビングウィルには、何らかの臨床症状が発現した場合に患者本人がいかなる医療を受けたいかを記載する。医療に関する永続的委任状は、患者が話せなくなったときに、代弁してもらう人を指名する。コード（緊急事態）管理のために、医療の専門家は、心肺蘇生術（CPR）および機械的人工換気の実施に関する患者の意思を最も尊重する。

> **要点**
> ほとんどの場合、リビングウィルには、CPR、機械的人工換気、人工栄養または水分の補給、透析、手術、抗生物質投与のような問題に対する患者の希望が記載されている。

必須の基礎知識

患者の自己決定権法（PSDA）により、患者は自分の受ける医療を決定することができる。患者は事前指示書を持っているか。患者のリビングウィルには、何と記載されているか。患者が自分の意思を話せない場合は、医療に関する永続的委任状を持っているか。

患者は治療を拒むことができる。CPRも人工呼吸器の装着も望まない患者もいる。これらの希望は、患者のコード（緊急事態）管理に影響する。たいていの医療機関には、このようなタイプの救急医療の制約に関する方針がある。看護師は、勤務している医療機関の方針に従わなければならないが、患者が、CPR、機械的人工換気、あるいはその両方を拒むときは、患者の希望を尊重しなければならない。

つまり、蘇生を開始すべきではない。医療提供者にとって難しい課題は、患者の事前指示書が自分自身の考えおよび価値と食い違っている場合でも、患者の事前指示書に従うことである。

看護ケア

入院に際して、全ての患者に事前指示書について尋ねなければならない。患者がリビングウィルを持っている場合は、コピーを診療記録に貼り付ける。コピーが入手できないときは、家族にコピーを病院に持ってくるように頼む。リビングウィルの文書が簡単に入手できないときは、患者に患者の意思についてたずねる。医療機関には、患者の事前指示書の内容に関して、医療チームの告知することについての方針がある。看護師は、担当のどの患者の事前指示書についても、その内容を認識していなければならない。緊急事態が起こる前に認識しておくことと、その医療機関の方針に従うことが重要である。

理解度チェック

問題：次の各問いに対する解答を簡潔に書きなさい。

1. 事前指示書の２つのタイプを挙げよ。
   _____

2. 事前指示書に関連する看護師の責務は何か。
   _____

解答：1. リビングウィル、医療に関する永続的委任状；2. 看護師は、患者が事前指示書を持っているかどうか、そしてその事前指示書の内容を認識しておかなければならない。

二次救命処置ガイドラインとは

　AHAの二次救命処置（ACLS）ガイドラインでは、蘇生の取り組みを組織化して一次救命処置と二次救命処置（ACLS）を示している。このように示された8つの段階は、あらゆる心臓の緊急状態に対応している。すなわち、優先順位によって組織化され、各段階それぞれに問題の評価法と管理法が示されている。この方法に従うことによって、看護師は、問題が次の段階に進行する前に、その問題に対処することができる。

必須の基礎知識

　一次救命処置を開始する前に、患者の反応性を評価する。患者を揺さぶり、呼び起こす。

一次救命処置

評価法	対処法
気道：気道の開放性を確認する	**気道**：気道を開放する
呼吸：患者の呼吸を確認する	**呼吸**：呼吸していなければ、換気を行う
循環：患者の脈拍を確認する	**循環**：脈拍が認められなければ、胸部圧迫を開始する
除細動：心臓のリズムから除細動の必要性を確認する	**除細動**：VFが起こっているかどうかを確認するAEDが利用できるかどうかを確認する

AED＝自動体外式除細動器；VF＝心室細動。

二次救命処置

評価法	対処法
気道：気道の開存性を評価する	**気道**：気道管理の適合性を確認する。必要ならば、挿管を行い高度な気道（気管チューブ）を確保する
呼吸：換気が適切かどうかを評価する	**呼吸**：バッグ換気を行う。高度気道を留置している場合は、呼吸音を聞くことによってチューブの留置を確認し、呼気終末二酸化炭素検出器を用いて確認する
循環：静脈アクセスを確保し、リズムを測定する	**循環**：心臓リズムを確認する。静脈アクセスにより、薬物が投与できるかどうか確認する
鑑別診断：可逆的原因を探し出し見つける	**鑑別診断**：患者の患部を見つける。患者が心停止に陥った理由を見つける

理解度チェック

問題：一次救命処置および二次救命処置の4つの処置を挙げよ。

一次救命処置

1. _____
2. _____
3. _____
4. _____

二次救命処置

5. _____
6. _____
7. _____
8. _____

呼吸停止とは

　呼吸停止とは、呼吸の無い状態と定義されている。呼吸停止の前兆として、呼吸窮迫または/および呼吸困難が徐々に悪化することが多い。呼吸困難の悪化による呼吸停止を防ぐために、患者の評価と対処が必要不可欠である。患者は、呼吸停止になっても脈拍は確認できる。しかし、呼吸停止に何の対処もしなければ、心停止が起こる。

必須の基礎知識

　呼吸困難と呼吸停止の原因は多数ある。その根底にある原因は重要であるが、緊急治療も、同じぐらい重要である。適切な酸素供給を維持しなければならない。呼吸数低下および/または浅呼吸が起こると、適切な酸素供給が行えなくなり、バッグマスクを用いた換気補助が必要になる。呼吸困難を治療しないままでいると、呼吸停止が起こる。

解答：1. 気道の評価；2. 呼吸の評価；3. 脳循環血流の確認；4. 胸骨圧迫を行う；5. 気道（挿管）；6. 呼吸（換気の確認）；7. 循環（IVアクセス）；8. 鑑別診断

臨死期呼吸（時折の息切れするようなあえぎ呼吸）は、有効な呼吸ではない。このような症状を呈する患者は、呼吸停止と同じように治療しなければならない。

看護ケア

　患者が何らかの呼吸窮迫の症状を呈しているときは、呼吸の評価を行うことが肝要である。看護師は、患者の呼吸数と呼吸の質を評価し、呼吸仕事量を評価し、副筋の使用を確認する。患者が息切れしていないかどうか確認する。呼吸数の低下または増加を確認する。呼吸するために、患者が上半身を起こすなど特別な体位を取っているかどうかを確認する。呼吸音の聴診を行い、呼吸音の有無、異常を確認する。できれば、患者にパルス・オキシメーターを装着する。酸素飽和度が95％未満であれば、注意が必要である。看護師は、患者の治療の担当医に所見を報告できるようにしておく。

　患者が呼吸していないときは、看護師が患者に呼吸させなければならない。初回換気は、口対口式、口対マスク式、バッグマスク式の人工呼吸を行う。看護師はバッグマスク換気を行うときに酸素補給を行う場合と行わない場合があるが、できるだけ早く100％酸素を補給する方がよい。継続的に気道支援が必要な場合は、気道を確保するために患者に挿管を行う。

> **要点**
> - 一酸化炭素中毒の患者のパルス・オキシメーター値は正常値を示すこともあるが、実はO_2投与が必要である。
> - 過呼吸は避けなければならない。過呼吸は、胸腔内圧を上げ、そのため心拍出量（CO）が低下し、心臓へ還る静脈還流量が低下するため、有害である。また、患者が過換気状態になると、嘔吐および誤嚥が引き起こされることもある。

理解度チェック

問題：下記の空欄を埋め文章を完成せよ。

1. 呼吸困難の治療を行わないと、＿＿＿＿＿＿＿＿＿＿＿＿＿＿＿＿＿＿＿＿＿＿＿が起こることがある。
2. 呼吸を評価するとき、看護師は＿＿＿＿＿＿＿＿＿＿、＿＿＿＿＿＿＿＿＿＿、＿＿＿＿＿＿＿＿＿＿を評価すべきである。

解答：1. 呼吸停止；2. 呼吸数、呼吸の質、呼吸仕事量

心停止とは

心停止は、触診により脈拍が感知できないことと定義されている。血圧（BP）、心拍出量（CO）、呼吸なども感知されない。臨床死が起こる。迅速な処置により、臨床死は可逆的である。脈および呼吸が迅速に回復されなければ、生物学的死が起こる。

必須の基礎知識

心停止に至る心臓リズムには3つのタイプがある。米国心臓協会（AHA）は、その3つの各々のタイプの心臓リズムに対して、次のような治療アルゴリズムを提示している。

心室細動または無脈性心室性頻脈

心室細動（VF）または無脈性心室頻拍（PVT）は、無秩序な心臓リズムで、有効な収縮をもたらさない。今までのところ、成人の心停止で最もよく見られる心臓リズムである。

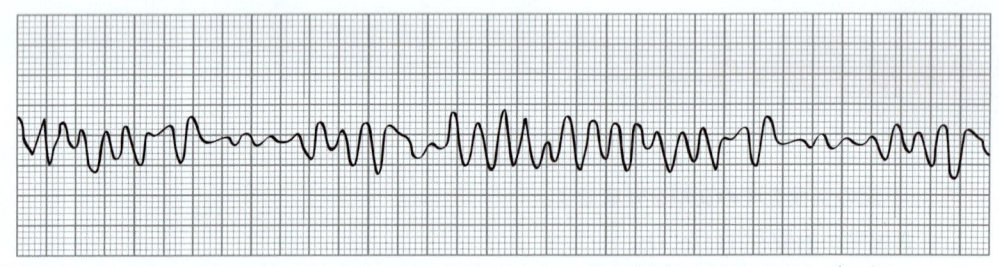

（出典：CherneckyCCetal：Real-worldnursingseries：ECGs&theheart,Philadelphia,2002年,WBサンダース）

無脈性電気活動

無脈性電気活動（PEA）の場合、心臓モニターで組織的な電気活動が見られるが、心臓が収縮せず心拍出量（CO）が認められない。PEAの定義は、患者の脈拍がないことである。

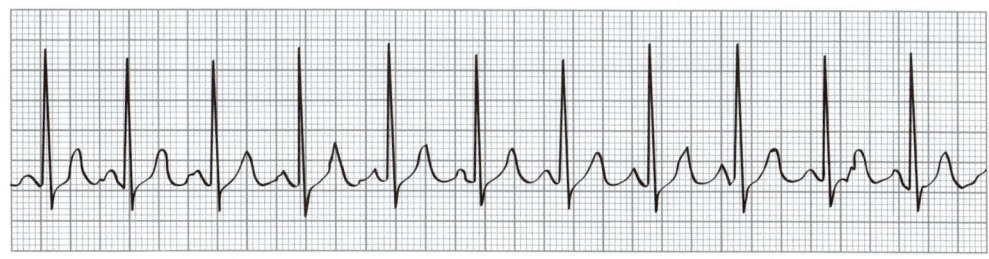

(出典：CherneckyCCetal：Real-worldnursingseries：ECGs&theheart,Philadelphia,2002年,WBサンダース)

心静止

　心静止は心臓の電気活動がない状態である。心静止は、一般に末期的な心臓リズムと考えられている。心静止状態から蘇生する患者はほとんどいない。

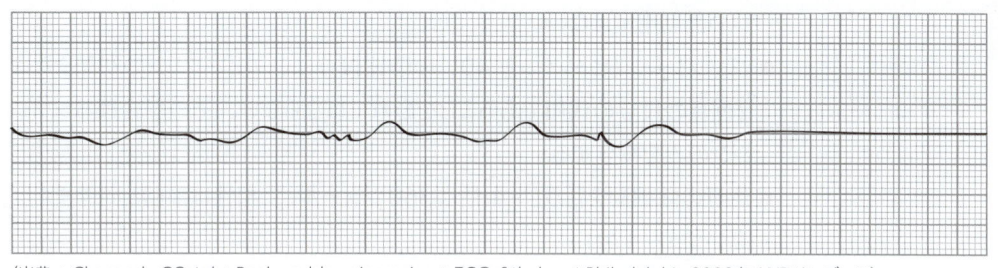

(出典：CherneckyCCetal：Real-worldnursingseries：ECGs&theheart,Philadelphia,2002年,WBサンダース)

看護ケア

　除細動の適応できる心臓リズムかまたは除細動の適応できない心臓リズムかに基づくAHAの「二次救命処置アルゴリズム」の主な治療のポイントの要約を次に示す。

除細動の適応となる心臓リズム

　VFまたはPVTの心臓リズムは無脈性であるが、除細動の適応となる心臓リズムであると考えられている。看護師の看護ケア手順を次に示す。
- 患者の評価を行う。一次救命処置(BLS)を完了する。
- 患者の呼吸および脈拍が認められない場合は、心肺蘇生術(CPR)を開始する。
- AEDが利用できるときは、患者の脈拍が触知できなければすぐに患者にAEDを装着し、ボイスプロンプトに従う。電気的除細動はVFの決定的な治療法である。除細動開始を**遅延してはいけない**。
- 除細動器のモニターが利用できるときは、患者につないで、そのモニターで心臓リズムを確認する。

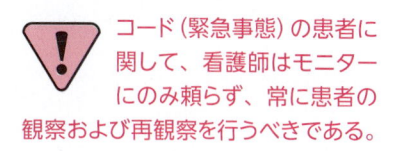

> ⚠ コード（緊急事態）の患者に関して、看護師はモニターにのみ頼らず、常に患者の観察および再観察を行うべきである。

- 患者がVFまたは無脈性PVTであれば、除細動の準備をする。単相性除細動器を用いるときは360ジュールのショックを与え、二相性除細動器を用いるときは120〜200ジュールのショックを与える。
- 直ちに心肺蘇生術(CPR)を再開し、5サイクル行う。
- 患者の除細動を行う(単相性は360ジュール、二相性は前回と同等または高いジュール数)。
- 心肺蘇生術(CPR)を再開し、5サイクル行う。
- 静脈アクセスが確保されれば、エピネフリン(アドレナリン) 1 mgまたはバソプレシン(ピトレシン) 40Uを除細動前後のCPR期間に投与する。
- エピネフリン(アドレナリン)が第一選択薬であることを忘れてはならない。蘇生期間中、3〜5分毎にエピネフリン1 mgを静注投与する。エピネフリンの最高用量はない。
- バソプレシン(ピトレシン) 40Uの静注投与は、エピネフリンの初回または2回目の投与の**代用**であることを忘れてはならない。その場合はバソプレシンのみを投与する。
- 患者の除細動を行う(単相性は360ジュール、二相性は前回と同等または高いジュール数)。
- CPRを再開し、5サイクル行う。
- 次に投与する薬物は抗不整脈薬である。最適な抗不整脈薬は、アミオダロン(Cordarone) 300 mg **または** リドカイン(キシロカインHCL) 1〜1.5 mg/kgの静注投与である。この2剤を両方投与するのではなく、いずれか1剤を選ぶべきである。
- 患者の除細動を行う(単相性は360ジュール、二相性は前回と同等または高いジュール数)。
- CPRを再開し、5サイクル行う。
- アミオダロン(コルダロン) 150 mg **または** リドカイン(塩酸キシロカイン) 0.75 mg/kgを静注反復投与することを忘れてはいけない。最高用量は、3回投与または3 mg/kg投与である。
- 患者の除細動を行う(単相性は360ジュール、二相性は前回と同等または高いジュール数)。
- CPRを再開し、5サイクル行う。
- 硫酸マグネシウム1〜2 gの静注投与を考慮する。一般に、(1) 多形性心室頻拍(正および負方向に振幅する複雑な心電図の無脈性心室頻拍[PVT])と、(2) マグネシウムの血清濃度低下を引き起こすアルコール

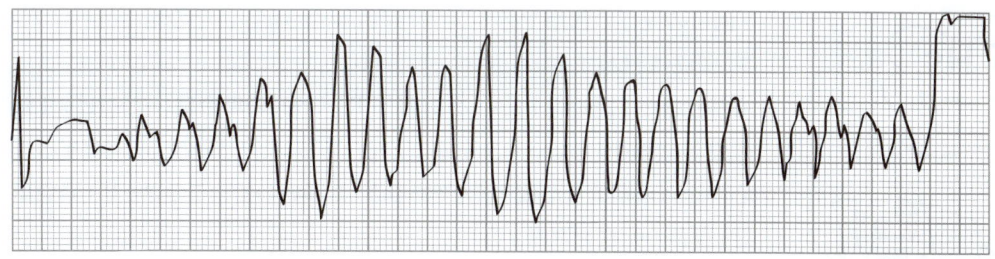

多形性心室頻拍の心電図
(出典：CherneckyCCetal：Real-worldnursingseries：ECGs&theheart,Philadelphia,2002年,WBサンダース)

依存または栄養不良の症状を有する患者という2つの状況下で、この投与が適応となる。
- 静脈アクセスが確保できない場合は、気管チューブを通じて、薬物を投与することもあることを忘れてはならない。それらの薬物（リドカイン、アトロピン、塩酸ナロキソン［ナルカン］、エピネフリン［アドレナリン］）は、頭文字をとってLANEとすれば覚えやすい。これらの薬物を気管内投与すると、肺からの吸収されるため、その投与量は静脈内投与の投与量の2〜4倍必要である。例えば、エピネフリンの気管内投与量は、静脈内投与量の2.0〜2.5倍にすべきである。

除細動の適応とならない心臓リズム
無脈性電気活動（PEA）または心静止のような除細動の適応とならない患者の治療では、看護師は次の処置を行う。
- 患者の評価を行う。一次救命処置（BLS）を完了する。
- 患者の呼吸および脈拍が認められない場合は、心肺蘇生術（CPR）を開始する。
- 二次救命処置を完了する。
- モニターで心臓リズムをチェックする。正常洞調律、徐脈、頻脈は認められるが、患者の脈拍は触知できない。
- PEAまたは心静止では、鑑別診断が重要であることを忘れてはならない。次のページの無脈性電気活動（PEA）の鑑別診断の表を頭に入れておくとよい。
- 静脈アクセスが確保されれば、エピネフリン（アドレナリン）1mgまたはバソプレシン（ピトレシン）40UをCPR期間に投与する。
- エピネフリン（アドレナリン）が第一選択薬であることを忘れてはならない。蘇生期間中、3〜5分毎にエピネフリン1mgを投与する。エピネフリンの最高用量はない。
- バソプレシン（ピトレシン）40Uの静注投与は、エピネフリンの初回または

! バソプレシンの投与は単回投与のみである。

! 常に、胸部圧迫の中断は最小限に留め、10秒を超えるべきではない。

要点
- 看護師はできるだけ早く心室細動（VF）の除細動を行うべきである。さらに、遅滞なく挿管を行い、静脈アクセスを確保すべきである。
- 以前のガイドラインでは、3回連続してショックをかけるように推奨されていたが、現在では、ショックは1回のみ変更されている。
- 除細動器によって放出されるエネルギーは様々なので、使用する除細動器が、単相性波形型かまたは二相性波形型かは確認しておくべきである。

2回目の投与の**代用**であることを忘れてはならない。その場合はバソプレシンのみを投与する。

- 心静止または遅延性PEA（心拍数[HR]＜60）の場合は、アトロピン1 mgの投与を考慮する。3〜5分毎に反復投与し、最高3回投与までとする。
- 心静止は末期的な心臓リズムであることが多いので、このコード（緊急事態）患者の死亡を考慮する。

無脈性電気活動（PEA）の鑑別診断

原因(Hで始まる用語群)	治療
血液量減少(Hypovolemia)	輸液注入
低酸素症(Hypoxia)	酸素化、換気
水素イオン(アシドーシス)(Hydrogen ion [acidosis])	炭酸水素ナトリウム、呼吸促進、
高カリウム血症/低カリウム血症(Hyperkalemia/hypokalemia)	高カリウム血症：炭酸水素ナトリウム、ブドウ糖＋インスリン、塩化カルシウム、ケイキサレート/ソルビトール、透析 低カリウム血症：カリウムの迅速な調節注入
低血糖(Hypoglycemia)	ブドウ糖投与
低体温(Hypothermia)	患者を暖める

原因(Tで始まる用語群)	治療
毒物(薬物過量摂取)(Toxins [drug overdose])	薬物のスクリーン検査、洗浄、活性炭、特異的解毒薬
タンポナーデ(心臓)(Tamponade [cardiac])	心膜穿刺術
緊張性気胸(Tension pneumothorax)	穿刺減圧
血栓症(冠状)(Thrombosis [coronary])	血栓溶解薬
血栓症(肺)(Thrombosis [pulmonary])	血栓溶解薬、塞栓除去術
外傷(Trauma)	外傷性損傷の確認と治療

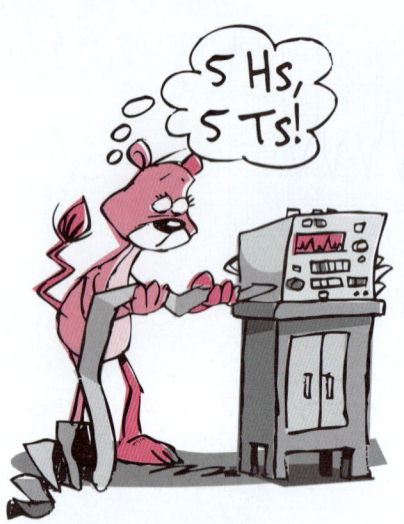

PEAの原因！
無脈性電気活動(PEA)

看護師は、モニターのみで治療の判断をしてはいけない！患者の心電図は正常であるが脈拍が認められないときは、PEAである。

血液量減少および低酸素症は、最も一般的なPEAの原因で、容易に治療できる。

心臓リズムシミュレータ：
http://kcsun3.tripod.com/id190.htm
www.skillstat.com/Flash/ECGSim531.html

ACLSの自己検査
および診断ツール：
www.acls.net/aclsalg.htm

www.healthcentrd.com/heart-disease/

理解度チェック

問題： 次の各問いに対する解答を簡潔に書きなさい。

1. 成人の心停止の場合に最もよく見られる心臓リズムは何か。

2. VFの決定的な治療法は何か。

3. VFに対して、初回のショック療法後、どのような治療法を行うか。

4. 3つのどの心停止リズムに対しても、最初に投与する最適な薬物は何か。
   _____

5. 除細動できない心臓リズムの原因を10以上挙げよ。
   _____
   _____
   _____
   _____
   _____

多臓器機能不全症候群(MODS)とは　L. シューマッハー

　多臓器機能不全症候群(MODS)とは、重症または重傷患者の複数の臓器が進行性機能障害に陥っている状態であり、集中治療室(ICU)での死因の第1位である。MODS発症の引き金となる最初の原因は、限定的ではなく、広範囲の熱傷、外傷、心肺不全、反復輸血、最も一般的な全身性感染症など様々である。
　治療方法およびその手順の有効性が高まるにつれ、多くの外傷患者の救命が可能になってきている。その結果、ICUに収容されるMODS患者の数が増加している。

必須の基礎知識

発症機序

　身体は、疾病および外傷に対応し、その損傷に順応するために代償機構を活性化させる。このため、心拍数、収縮力、心拍出量(CO)、酸素消費量の増加などの変化が起こる。神経系および内分泌系は、このような損傷に対して、次のメディエーター、すなわち、カテコールアミン、コルチゾール、抗利尿ホルモン、成長ホルモン、グルカゴンを放出することによって対応する。

解答：1. 心室細動；2. 無脈性；3. 心肺蘇生(CPR), ショック；心肺蘇生(CPR), ショック／薬物投与, ショック；4. エピネフリン(アドレナリン)；5. 血液量減少症、低酸素、水素イオン(アシドーシス)、低カリウム血症または高カリウム血症、低体温、低血糖、毒物：緊張性気胸、心タンポナーデ(圧迫), 血栓症(冠状動脈または肺)、外傷

これらの変化は、損傷を受けてから3〜5日以内に発生し、7〜10日以内に消失し始める。しかし、反応が消失せず、頻脈、発熱、代謝の亢進状態が継続する患者もいる。

　引き金となる疾患または損傷の如何に関わらず、MODSの原因は、抑制不可能な全身性炎症反応および複数のメディエーター・システムの影響であり、すなわち、全身性炎症反応症候群（SIRS）である。この抑制不可能なSIRS反応の初期症状は、次の症状のうち2件以上の発現である。

- 体温＞38℃；＜36℃
- 心拍数＞90回／分
- 呼吸数＞20回／分
- $PaCO_2$＜32mmHg
- 白血球数＞12,000/㎥または＜4,000/㎥あるいは幼若杆状核球が10％を超過

　このような相互干渉の副作用として、細胞レベルで血管系に影響が及び、最終的に細胞の作用も影響を受ける。血管の閉塞性疾患では、トロンボキサン（強力な血管収縮物質）の放出が促進され、プロスタサイクリン（血管拡張物質）の合成が阻害されることによって、血流が断絶される。その結果、全身に血管収縮作用が及ぶ。細胞内の損傷と活動過剰の結果、細胞内の酸素需要が増加する。白血球の活性化などの作用は全身の炎症性反応を増強し、その結果、臓器障害または／および臓器不全を引き起こす。

多臓器機能不全症候群（MODS）の全身への影響

器官系	機能不全の臨床症状
中枢神経系（CNS）	意識レベルの変化
心臓	心拍数＜54 または ＞100bpm MAP＜49mmHg 平均PA＜ または ＞15mmHg CO＜4 または ＞8LPM CVP＜2 または ＞6mmHg 皮膚の冷感、蒼白色 微弱な脈拍 尿量＜30㎖／時 心臓リズムの異常
肺	呼吸数＜5 または ＞49回／分 O_2飽和＜90mmHg pH＜7.35 または ＞7.45 $PaCO_2$＜35 または ＞45mmHg HCO_3＜22 または ＞26mEq

多臓器機能不全症候群（MODS）の全身への影響 — 続き

器官系	機能不全の臨床症状
腎臓	尿量＜30mℓ/時 血清BUN＞100mg/dℓ 血清クレアチニン＞3.5mg/dℓ
消化器	腸雑音の低下または消失 腹部膨張 下痢または便秘 ヘム陽性便
肝臓	黄疸 血清ビリルビン＞6mg％ 全身の抗凝固療法をしなければ、 　対照群に比べ、PTTの延長が4秒を超える
血液学的検査	WBC数＜1000/μℓ 血小板＜20,000/μℓ ヘマトクリット＜20％
免疫系	全身性免疫抑制

BUN＝血液尿素窒素値；CNS＝中枢神経系；CO＝心拍出量；CO_2＝二酸化炭素；
CVP＝中心静脈圧；GI＝消化管；HCO_3＝血清重炭酸；HR＝心拍数；
LPM＝ℓ/分；MAP＝中心動脈圧；O_2＝酸素；PA＝肺動脈；
$PaCO_2$＝CO_2の動脈血小板レベル；PTT＝プロトロンビン時間；WBC＝白血球数

高リスク患者群

次の項目に当てはまる患者がMODSを発症するリスクが最も高い。

- 全身性感染（特に、グラム陰性敗血症）
- 広範囲に及ぶ熱傷
- 末期臓器不全
- 膵炎
- 血液量減少
- 心原性ショック
- ヒト免疫不全ウイルス（HIV）
- 誤嚥
- 反復輸血
- 外傷

予 後

　MODSによる死亡率は高いが、多臓器疾患の罹患患者であっても回復することもある。回復の可能性は、疾患または損傷の重症度、根底にある器官の予備能、有効な治療開始の速度、治療の適切性、二次損傷および合併症の数と重症度によって異なる。治療が成功しなければ、通常、患者は最初の損傷を受けてから21〜28日前後で死亡する。

看護ケア

多臓器機能不全症候群（MODS）の治療目標は、次の6つである。すなわち、(1) 根底にある原因の確定、(2) 組織の酸素化の維持、(3) 栄養補給、(4) 新たな合併症の発症予防、(5) 感染の予防、(6) 機械的人工換気、透析、血液製剤の注入、（必要であれば、薬物療法）による個々の臓器の支援である。

MODSの最もよく見られる原因は、全身性感染症である。したがって、病原菌を確定する積極的な診断法を行う（すなわち、血液、組織、尿、喀痰、侵襲的ラインの先端を、培養検査と感受性検査のために検査室に送る）。組織の酸素化は、適切な気道確保、酸素供給（必要であれば、機械的補助人工換気）の開始によって維持する。血圧、心拍出量（CO）、体液量は、晶質、ドブタミンなどの変力作用薬、ドーパミンなどの血管収縮薬の投与によって、維持する。代謝要求に応じて、静脈栄養または経腸栄養によって、炭水化物、タンパク質、アミノ酸などの栄養を補給する。院内感染による合併症の発症は、緊急に確保されたラインをできるだけ早く取り替え、中心静脈ラインは72時間毎に取り替えることによって防ぐことができる。挿管されている患者について、感染のリスクを軽減するため、許容される限り早く、人口呼吸器を外し、抜管するべきである。腎機能障害および腎不全の支持療法として、透析を用いる。外傷、感染、播種性血管内凝固症候群、血小板減少症の結果、消失した血液および血液成分を補給するために、血液およびアルブミン、血小板、新鮮凍結血漿などの血液製剤の投与が必要である。さらに、罹患している病原体に有効な抗生物質、抗酸化薬、抗プロスタグランジン、抗ヒスタミン薬、副腎皮質ステロイド薬などの薬物投与を行うこともある。ザイグリスは、現在、MODSの敗血症の治療に用いられている混合型薬剤である。その作用達成のメカニズムは、複合的な抗血栓作用および抗炎症作用による。

> **要点**
> ICUでの積極的な支持療法は、通常、数日間または数週間にわたり、必要である。

看護師の責務

多臓器機能不全症候群（MODS）の臨床症状

器官	看護師の責務
CNS	グラスゴーコーマスケールによる意識レベルの評価 呼吸抑制の観察 ICPのモニター（必要であれば）
肺	次の項目の観察と報告： 　呼吸困難 　副筋の使用 　喀痰の変色 　喘鳴、クラックル、いびき音 　毛細血管再充満の低下 　O_2飽和度の低下 　ABG値の異常 　必要ならば、緊急気道確保を行う
心血管系	次の項目の観察と報告： 　心拍数 　BP 　PAP 　COおよび心係数 　CVP 　SVR 次の項目の観察： 　皮膚の冷感と蒼白色 　脈拍の低下 　尿量の低下 　リズム障害 　心筋虚血 　アイソザイム上昇 　トロポニン上昇
GI	次の項目の観察： 　腸雑音の減少 　腹部膨満 　下痢、便秘、糞詰まり 　黄疸 　腹水貯留 次の臨床検査項目の結果観察： 　アンモニア値の上昇 　血漿タンパク質の減少 　凝固因子の減少 　肝酵素の増加
GU	尿量、色、匂いの変化の観察 臨床検査項目BUNおよびクレアチニン値の上昇の観察

ABG＝動脈血液ガス；BP＝血圧；BUN＝血液尿素窒素値；CNS＝中枢神経系；CO＝心拍出量；CVP＝中心静脈圧；GI＝消化管；GU＝尿生殖器；HR＝心拍数；ICP＝頭蓋内圧；O_2＝酸素；PAP＝肺動脈圧；SVR＝全身血管抵抗

防御法の第一選択肢は、予防である。手は素早く洗浄し、常に、無菌操作を行うべきである。看護師が慎重に素早く、症状を認識することが、適切な治療を行う第一歩である。これこそ、高リスク患群のMODSと闘う最も強力なツールである。

理解度チェック

問題： 下記の空欄を埋め文章を完成せよ。

1. 多臓器機能不全症候群(MODS)の高リスク患者群を、10群挙げよ。

   _____
   _____
   _____
   _____
   _____

2. 損傷を受けた後の組織の酸素化は、適切な_____の確保、_____の投与、_____補助の開始によって、維持する。

問題： 次の文章の真/偽を判定しなさい。

_____ 3. MODSの最もよく見られる臨床兆候は、急性呼吸器不全である。

_____ 4. 透析は、MODSの治療法のひとつである。

_____ 5. MODS患者には、常に高脂肪食を与えることによって、栄養補給を行う。

_____ 6. 脳症は、MODSの臨床症状のひとつである。

_____ 7. 体液の過剰は、MODSの症状のひとつである。

参考文献

Alspach JG: *American Association of Critical Care Nurses core curriculum for critical care nursing,* ed 6, St Louis, 2006, Saunders/Elsevier.

American Heart Association: *Advanced cardiac life support,* Dallas, 2006, AHA.

American Heart Association: *Guideline 2005. for cardiopulmonary resuscitation and emergency cardiovascular care,* Dallas, 2005, AHA.

Baird MS, Keen JH, Swearingen PL: *Manual of critical care nursing: nursing interventions and collaborative management,* ed 5, St Louis, 2006, Elsevier.

Baue AE: MOF, MODS, and SIRS: What is in a name or an acronym? *Shock,* 26(5):438-449, 2006.

Brunkhorst F, Sakr Y, Hager S, Reinhart K: Protein c concentrations correlate with organ dysfunction and predict outcome independent of presence of sepsis, *Anesthesiology,* 107(1):15-23, 2007.

Chulay M, Burns SM:*American Association of Critical Care Nurses essentials of critical care nursing,* New York, 2005, McGraw Hill.

Dacey MJ, Mirza ER, Wilcox V, Doherty M, Mello J, Boyer A, Gates J, Brothers T, Baute R: The effect of a rapid response team on major clinical outcome measures in a community hospital, *Critical Care Medicine,* 35(9):2076-2082, 2007.

DeVita MA, Bellomo R, Hillman K, Kellum J, Rotondi A, Teres D, et al: Findings of the first consensus conference on medical emergency teams, *Critical Care Medicine,* 34(9):2463-2478, 2006.

Jolley J, Holaday B, Harmon C: Rapid response teams: do they make a difference? *Dimensions of Critical Care Nursing,* 26(6):253-260, 2007.

Klein DJ, Derzko A, Foster D, Seely AJ, Brunet F, Romaschin AD, Marshall JC: Daily variation in endotoxin levels is associated with increased organ failure in critically ill patients, *Shock,* 28(5):524-529, 2007.

Later EB, King D: Advance directives: results of a community education symposium, *Critical Care Nurse,* 27(6):31-35, 2007.

Lewis SL, Heitkemper MM, Dirksen SR, O'Brien PG, Bucher L: *Medical-surgical nursing assessment and management of clinical problems,* ed 7, St Louis, 2007, Mosby/Elsevier.

McFarlan SJ, Hensley S: Implementation and outcomes of a rapid response team, *Journal of Nursing Care Quality,* 22(4):307-313, 2007.

Morton PG, Fontaine DK, Hudak CM, Gallo BM: *Critical care nursing: a holistic approach,* ed 8, Philadelphia, 2007, Lippincott Williams & Wilkins.

Scherer Y, Jezewski MA, Graves B, Wu YB, Bu X: Advance directives and end-of-life decision making: survey of critical care nurses' knowledge, attitude, and experience, *Critical Care Nurse,* 26(4):30-40, 2006.

Simkova V, Baumgart K, Radermacher P, Barth E, Calzia E: Year in review 2006. Critical care- multiple organ failure, sepsis, and shock, *Critical Care,* 11(4):221-227, 2007.

Urden LD, Stacy KM, Lough ME: *Thelan's critical care nursing diagnosis and management,* ed 5, St Louis, 2006, Elsevier.

Vincent JL: Metabolic support in sepsis and multiple organ failure: more questions than answers, *Critical Care Medicine,* 35(9):S436-S440, 2007.

Walsh CR: Multiple organ dysfunction syndrome after multiple trauma, *Orthopaedic Nursing,* 24(5):324-333, 2007.

アメリカ正看護師資格試験（NCLEX®）の問題

1. 担当患者は、徐々に目覚めにくくなっていいる。バイタルサインは、血圧88/42、心拍数120、呼吸数（RR）28で、胸骨陥凹とクラックルが認められた。このとき、最優先すべき看護行為は次のうちのどれか。
    1. コード（緊急事態対応）チームの活動開始
    2. 患者の変化を記録
    3. 早期対応チームの活動開始
    4. 患者のモニターを継続

2. 成人患者に、心停止を引き起こすことが最も多い心臓リズムは次のどれか。
    1. 心静止
    2. 無脈性電気活動（PEA）
    3. 心室頻拍（VT）
    4. 心室細動（VF）

3. VFの最も重要な治療法は、次のどれか。
    1. 除細動
    2. CPR
    3. 薬物療法
    4. 換気

4. 心電図から、無脈性電気活動（PEA）の患者を見分ける条件はどれか。
    1. 心電図のモニターからVFを見分ける。
    2. モニターに電気活動が見られないこと。
    3. 正常な心臓リズムは認められるが、患者の脈が認められないこと。
    4. モニターは頻脈を示しているが、患者の脈拍が弱いこと。

5. 3つのどの心停止リズムに対しても、最初に投与する薬物はどれか。
    1. エピネフリン
    2. リドカイン
    3. アトロピン
    4. アミオダロン

6. 心停止状態の患者に最初に行うべき処置は、どれか。
    1. 心肺蘇生術（CPR）の再開
    2. 患者の静脈アクセスの確保
    3. アミオダロン150mgの静注投与
    4. CPRの開始
    5. 200ジュールで除細動を行う（二相性）
    6. バソプレシン40単位を静注投与する

7. ICUで看護師が看護する多臓器機能不全症候群（MODS）の患者数は増加しているが、その理由は次のうちどれか。
    1. MODS患者には、心臓のモニタリングが必要である。
    2. 医療の方法および処置手順の有効性が徐々に高まってきているため、外傷性損傷を受けた生存患者の数が増加している。
    3. ICUのみが、適切な隔離機能を有している。
    4. プライマリーケアの医師は、MODS陽性の検査結果の報告を受けると、すぐにICUへの輸送を指示する。

8. 多臓器機能不全症候群（MODS）は、重篤状態の患者の複数の臓器の進行性機能障害である。MODSの最もよく見られる原因はどれか
    1. 全身性感染症
    2. ウエストナイルウイルス
    3. 血管形成
    4. 高血圧性クリーゼ

9. 重篤な疾患または損傷を受けた重症患者は、その後、抑制できない炎症性反応を生じることがある。そのために最終的に引き起こされる事象は、次のうちのどれか。
   1 豊富な白血球によって急速に治癒される。
   2 毛細血管床への高濃度酸素供給
   3 僧帽弁逸脱
   4 血管収縮物質のトロンボキサンが放出され、血管拡張物質のプロスタサイクリンの合成が阻害される。

10. MODS発症のリスクがある患者が、チューブ栄養を受けることによって何が起こるか。
    1 このような患者は、すでに消化器不全を呈している。
    2 チューブ栄養によって、十分な栄養補給が得られない。
    3 誤嚥の可能性が増加する。
    4 チューブ栄養によって、下痢または脱水が引き起こされる。

解 答

1. 3 この患者の状態は悪化し、覚醒が困難になり呼吸も困難であるため、早期対応チームの活動開始を最優先すべきである。この状況は、コードチームの活動開始はまだ必要ないが、すぐに必要になると思われる。確かに、患者の状態をモニターし記録する必要があるが、それらは最優先事項ではない。

2. 4 成人の心停止で最もよく見られるのが、VFである。心静止から死に至ることも多い。心停止の初期に、PEAが見られることはほとんどない。VTは悪化してVFになる。

3. 1 除細動は、VFに対する最適な治療法で、一次救命処置のAEDの治療法である。CPRも有効であるが、除細動はVFに対する最適な治療法である。薬物療法も有効であるが、除細動はVFに対する最適な治療法である。適切な換気も蘇生を助成するが、除細動はVFに対する最適な治療法である。

4. 3 PEAの定義は、モニター上では正常な電気活動が認められるが、患者の脈が認められないことである。VFは、PEAとは異なる。モニター上で電気活動が認められない場合は心静止という。

5. 1 エピネフリンは、PEA、心静止、無脈性VTまたはVFに対して最初に投与すべき薬物である。リドカインは、第二選択薬である。アトロピンは、PEAおよび心静止に用いる。アミオダロンは、第二選択薬である。

6. 4 心停止患者に対する処置は、CPRの開始(4)、除細動の開始(5)、CPRの再開(1)、薬物投与のため、患者の静脈アクセスの確認(2)、静脈アクセスの確保およびバソプレシン投与(6)、アミオダロンの投与(3)の順に行う。

7. 2 医療の方法および処置の有効性が徐々に高まってきているため、外傷性損傷を受けた生存患者の数が増加している。その結果、ICUで治療を行うMODSの患者数が増加している。心臓のモニタリングは、通常、ICUの看護ケアの一環であるが、ICUの主な機能というわけではない。患者がICUに入院する主な理由は、積極的な支援療法を受けることである。ICUが、隔離機能のある唯一の看護病棟というわけではない。感染している病原体によっては隔離も必要であるが、患者は積極的な支援療法を受けるためにICUに入院する。この入院のために、検査結果の報告は必要ない。

8. 1 MODSの定義は、重篤状態の患者の複数の臓器の進行性機能障害であり、全身性感染症に起因している場合が最も多い。MODSの原因は、通常、グラム陰性病原菌などの細菌性感染である。血管形成および高血圧性クリーゼは、MODSの原因とは直接関係がない。

9. 4　閉塞性血管事象は、強力な血管収縮物質トロンボキサンの放出を促進し、血管拡張物質のプロスタサイクリンの合成を阻害することによって、血流を妨げ、その結果、全身性の血管収縮作用が引き起こされる。このため、血管系に影響が及び、細胞内の酸素需要が増加する。この影響が血管系に及ぶ。

10. 3　チューブ栄養を受けている患者は、胃内容物を誤嚥するリスクがある。誤嚥性肺炎は敗血症性感染を引き起こし、MODSを発症させる可能性がある。チューブ栄養によって、栄養の要求量が満たされるので、チューブ栄養は、通常、MODSの予防に有効である。チューブ栄養によって、十分な栄養補給が得られる。チューブ栄養は、下痢または脱水を引き起こす可能性があるが、MODSを引き起こす直接の原因にはならない。

索引

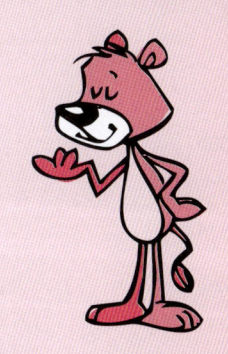

Romazicon　フルマゼニル参照
Tridil　ニトログリセリン参照

あ

アークによる損傷　328
アセオン　トランドラプリル参照
アセタゾラミド　187t
アセチルシステイン　109t
アセトアミノフェン過量摂取　109t, 110t, 111t
アタカンド　カンデサルタン参照
アチバン　ロラゼパム参照
圧受容器反射　44
圧制御従量式換気法　156
圧補助換気法　157, 161
アテノロール　141b
アテローム性動脈硬化　プラーク破綻　122
アデノシン三リン酸　36, 96, 123, 295
アドレナリン　エピネフリン参照
アナフィラキシー
　医学的管理　20-22
　エピネフリン　20
　原因　17-18
　兆候と症状　19-20
　治療　20-22
　定義　17
アナフィラキシー性/アナフィラキシー様反応
　医学的管理　20-22
　エピネフリン　20
　解説　17-48
　看護管理　22-23

酸素供給　22-23
兆候と症状　19-20
治療　20-22
予防　22-23
アナフィラキシー性ショック　19-20
アニオンギャップ　289
アネクチン　サクシニルコリン参照
アバプロ　イルベサルタン参照
アフタードロップ　100
アミオダロン　130b, 348
アミデート　エトミデート参照
アミノグリコシド誘発性急性腎尿細管壊死　258-259
アルコール
　過量摂取　111
　低体温　98
アルコール起因性の膵炎　233
アルダクトン　スピロノラクトン参照
アルテース　ラミプリル参照
アルテプラーゼ　遺伝子組み換え型組織プラスミノゲン活性化因子参照
アルドステロン　36
α細胞　286
アルブミン　39, 247
アレルゲン　18
アンジオテンシンII　36
アンジオテンシン-受容体遮断薬　143
アンジオテンシン-変換酵素(ACE)阻害薬　142-143
アンホテリシンB　259
アンモニア　246-247
胃炎　223
息切れ　163
胃酸分泌　222
意識レベル　19, 106, 330
移植
　肝臓　249
　心臓　146

「f」は図を示す。「b」はコラム欄を示す。「t」は表を示す。

361

索引

胃食道逆流症　226
胃洗浄　107-108, 108b
1回拍出量
　心拍数　7
　前負荷低下の影響　34
　定義　3, 5f, 7
一過性虚血性発作　320t
一酸化窒素
　吸入　173
遺伝子組み換え型組織プラスミノゲン活性化因子　165
医療用の抗ショックズボン　85
イルベサルタン　144t
インスプラ　エプレレノン参照
インスリン
　解説　286
　高血糖高浸透圧状態　292-3
インデラル　プロプラノロール参照
喉頭鏡　54-55, 54f, 58-59
イントロピン　ドーパミン参照
院内感染　354
インフルエンザ菌性髄膜炎　196, 197t, 199b
ウィルヒョウの3主徴　161
ウイルス性髄膜炎　195, 197t
ウォーターハウス・フリーデリクセン症候群　200
右室拡張末期圧　11
右心室　3
右心室圧　12
右心房　3
右心房圧モニタリング　11
うっ血性心不全　心不全参照
運動エネルギー　80, 81b, 82
運動テスト
　外傷性脳損傷　77
永続的委任状　341
栄養支援　175
液体換気法　173
ST部分
　上昇　26-28, 27f, 121, 125-126, 127-128, 128f, 132
　低下　27-28, 27f, 128f
エタクリン酸　141, 144t
エデクリン　エタクリン酸
エトスクシミド　187t
エトミデート　55t, 58
エナラプリル　144t
　N-アセチルシステイン　アセチルシステイン参照
エピネフリン　295
　アナフィラキシー性反応　20-21
　血管収縮　97
　心原性ショックの治療　32t
　心室細動　348
　心静止の治療　350
　内因性の放出　34-35

エプレレノン　145t
　MASSトリアージモデル　114
エリスロポエチン注入　269, 269b
黄色ブドウ球菌　45
黄疸　243-244
嘔吐
　過量摂取の管理　107
オクスカルバゼピン　187t
温度調節系　96
温熱熱傷　328, 331

か

壊滅的な頭部損傷　72
潰瘍性大腸炎　226-227
化学熱傷　327, 331
核医学検査
　消化管出血　227
核医学的心室造影
　不全　140
拡散　275-276
拡張期　3
拡張期心不全　137
拡張末期容積
　左室　3, 25-26
　定義　34
仮性嚢胞　236
下大静脈圧フィルター　166b
滑車神経　77
活性化部分トロンボプラスチン時間　165, 313t
活性炭　108, 108b
カテーテル
　肺動脈　12
カテコールアミン　27, 96
カプトプリル　144t
カポテン　カプトプリル参照
カラファート　スクラルファート参照
カリウム含有量
　カリウム含有量の多い食物　143b
　腎臓病食　269b
過量摂取
　意識レベルの評価　106
　管理
　　胃洗浄　107-108
　　嘔吐を誘発　107
　　活性炭　108, 108b
　　拮抗薬　109t
　　強制利尿　109
　　血液灌流　109
　　血液透析　109
　　下剤　108
　　解毒薬　109, 109t

索引

吐根シロップ 107b
尿のpHの変化 109
対症療法 107
チアミン投与 107
治療 106b
定義 104
評価 104-105
よくみられる薬物の過量摂取 110-111
離脱症状 111, 112t
臨床検査 105
カルバマゼピン 187t
カルベジロール 143, 145t
カレン徴候 235, 235b
肝炎 242
換気
　液体 173
　機械的　機械的人工換気
　部分的液体 173
換気-灌流走査 164
間欠的強制換気法 156
間欠的血液透析 277-278
肝硬変 242-243
患者の自己決定権法 341
患者の体位　血液量減少性ショックの管理 41
冠動脈 25, 30, 133
冠状動脈疾患
　急性心筋梗塞 122
肝腎症候群 244
肝性口臭 247
肝性脳症 246
感染
　院内 354
　ピン 210b
甘草 141b
肝臓
　肝硬変 242-243
　機能 241
　血液供給 241-242
　構造 241
　合成されるビタミン 247-248
　産生される血漿タンパク質 247
　脂肪 247
　小葉 242
　多臓器機能不全症候群の影響 352-353t
肝臓移植 249
間代発作 184t
カンデサルタン 144t
肝動脈 241-242
肝不全
　移植 249
　看護師の役割 249-250
　肝性脳症 246

急性腎不全 244
　原因疾患 242
　診断検査 248
　続発性皮膚病変 248
　胆道疾患 242
　治療 243b, 246
　定義 241
　ブドウ糖代謝異常 247
　門脈圧亢進 244
　薬物誘発性 241
　臨床症状 243
貫壁性梗塞 124b
ガードナーウェルズトング 210, 211f
外因性腎毒素 258-261, 259b
外傷性脳損傷
　看護の目的 75
　管理
　　気道の評価 73-74
　　グラスゴーコーマスケール 76, 76b
　　神経学的評価 76, 77b
　　循環系の評価 74-75
　　頭蓋内圧 77-78
　　二酸化炭素分圧 74
　　薬理活性物質 78, 78b
　原因 69
　硬膜外血腫 71
　死亡 69
　種類 70-72
　症状の進行 71-72
　頭蓋骨骨折 70
　定義 69
　二次的脳損傷 73
　脳挫傷 71
　脳震とう 70-71
　びまん性軸索損傷 71
外転神経 77
ガバペンチン 187t
顔面神経 77
気圧損傷 159, 159t
機械的人工換気
　圧制御従量式換気法 156
　圧補助換気法 157, 161
　合併症 159-160
　急性呼吸窮迫症候群 168
　逆比換気法 158t, 171-172
　高頻度人工換気法 158, 172-173
　呼気終末陽圧換気 155, 171
　持続的気道陽圧法 157, 161
　従圧式換気法 156
人工呼吸器
　種類 155
　設定 158-159, 158t

索引

　定義　154-155
　低血圧　159
　適応　154-155
　同期的間欠的強制換気法　156, 160-161
　部分的補助換気　156
　補助換気　156
　モード　155-156
　モニター　160
　陽圧換気　155
　離脱　160-161
気管挿管　21
気管内チューブ
　胃洗浄　107-108
　急速挿管法　55, 55t
キシロカイン　リドカイン参照
気道　外傷性脳損傷患者　73-74
機能的残気量　54-55, 156-157
奇脈　88, 88b
急性呼吸窮迫症候群
　解説　44, 53
　家族教育　176
　看護師の責務　175-176
　患者教育　176
　胸部X線写真　169-170
　原因　168-169
　混合静脈血酸素飽和度モニタリング　174
　診断　169-170
　治療　170-173
　　一酸化窒素吸入　173
　　栄養　175
　　液体換気法　173
　　間欠的強制換気法　156
　　患者の体位　174
　　機械的人工換気　171
　　血行動態モニタリング　173-174
　　高炭酸ガス血症　171
　　高頻度人工換気法　172-173
　　酸素供給　171
　　逆比換気法　171-172
　　体外膜酸素化　173
　　副腎皮質ステロイド　175
　定義　168
　病態生理学的変化　169
　輸液管理　174
　臨床症状　169
急性心筋梗塞
　医学的管理　130-131, 131b
　看護管理　133-135
　冠動脈疾患　122
　合併症　126
　胸痛　125
　虚血性変化　122

　血栓溶解療法　131-132
　原因　123
　抗凝固療法　132-133
　高血圧管理　134-135
　左脚ブロック　128
　心筋酵素　130
　診断　126-135
　心電図所見　127-128
　重症度　123-124
　前壁中隔　123-124, 129f
　ゾーン　124, 124f
　兆候と症状　125-126, 125b
　治療法　131b
　定義　121
　薬物療法　131
　予防法　134-135
　臨床症状　125-126
急性心不全　138
　解説　138
　治療法　141
　治療薬　141, 144t
急性腎尿細管壊死
　アミノグリコシド誘発性　258-259
　看護ケア　262-264
　画像解析　261
　虚血性　258
　在宅医療ガイドライン　264
　糸球体ろ過率　257-258
　腎毒性　258
　退院ガイドライン　264
　兆候と症状　262
　治療　263b
　定義　256-257
　評価　262
　評価法　261
　病期　258t
　病理学的変化　256-257
　分類　257
　乏尿性　261
　予後　261-262
　リスク因子　261-262
　臨床検査　261, 261t
急性腎不全
　肝不全併発　244
　画像解析　261
　評価法　261
　臨床検査　261
急性肺水腫　140b
急速挿管法
　気管内チューブ　55, 55t
　高リスク患者群　53
　呼気検査換気　58

使用薬物　55t, 56, 58-59
　　事前の酸素化　56
　　治療　61b
　　定義　53
　　予後　59
　　臨床技術　54-59
　　輪状軟骨圧迫　56-58
吸入損傷　333
強制利尿　109
胸痛
　　急性心筋梗塞に起因する　125
　　狭心症に起因する　125
　　肺塞栓に起因する　163-164
胸部X線写真
　　急性呼吸窮迫症候群　169-170
　　心不全の評価　140
巨核球形成　309-310
逆比換気法　158t, 171-172
駆出率　31, 37
屈曲損傷　203b
クッシング反応　73
クッパー細胞　248
クボステック徴候　237
クリグラー・ナジャー症候群　243
クリプトコッカス・ネオフォルマンス　195
クレアチニン　228b
クレアチンキナーゼ　130t
クローン病　226-227
クロナゼパム　187t
クロノピン　クロナゼパム参照
クロピドグレル　131, 131b
グアヤク　227-228
グラスゴーコーマスケール　73-74, 76, 76b
グリーンフィールドステンレス鋼フィルター　165f
グリコーゲン生成　247
グリコーゲン分解　247
グロブリン　247
経口懸濁液　107b
蛍光透視法　12
頸椎　73, 84, 205
経鼻胃チューブ　230, 238
ケタミン　55t
ケタラール　ケタミン参照
結核菌　196
結核性髄膜炎　196-197, 197t
血管拡張薬　6
血管外　34
血管作用薬　101b
血管収縮
　　腎臓の役割　36
　　肺塞栓に起因する　163
血管収縮薬

　　解説　6
　　禁忌
　　　低体温患者　100b
血管浮腫　19
血行動態モニタリング
　　右心房圧モニタリング　11
　　看護ケア　13
　　機器　13
　　急性呼吸窮迫症候群　173-174
　　左心房圧モニタリング　11-12,
　　直接動脈圧モニタリング　10
　　目的　10
血腫
　　硬膜下　72, 72f
　　硬膜外　71, 72f
血小板
　　機能　309-310
　　血小板減少症　血小板減少症参照
　　骨髄で産生　312b
　　出血のリスク　310, 312
　　成熟　310
　　正常域　311
　　貯蔵　314b
　　輸血　314
　　臨床検査値　312-313, 313t
血小板減少症
　　看護ケア　312-313
　　血小板注入　312, 314
　　原因　310-311
　　小児　311
　　定義　309-310
　　敗血症性ショック　312, 315
　　フィジカルアセスメント　312
　　ヘパリン誘発性　312b
　　臨床検査値　312-313, 313t
血小板数　311-312
結晶誘発性腎障害　260
欠神発作　184t
血清浸透圧　288
血栓溶解療法
　　急性心筋梗塞　131-132
　　禁忌　132t
　　肺塞栓　165
血圧
　　計測　4
　　直接モニタリング　10
　　定義　4
　　モニタリング　10
血液灌流　109
血液透析
　　解説　109
　　持続的動静脈　276-277

慢性腎不全　270-272
血液尿素窒素値　257-258
血液量減少性ショック
　　患者の体位の考慮　41
　　血液喪失に起因する　40
　　原因　34, 34t
　　呼吸状態の管理　40-41
　　出血　85
　　進行段階　36
　　絶対的　34t
　　相対的　34t
　　体温モニタリング　41
　　多臓器機能不全症候群　37
　　代償性段階　36-37
　　治療　38-41
　　定義　33
　　低血圧　37
　　バイタルサインのモニタリング　41
　　病態生理　34-36, 35f
　　不可逆的な段階　37-38
　　平均動脈圧　38
　　薬物療法　40
　　輸液蘇生　38
　　臨床症状　36-38
血行動態力学　1
血便　221
血流
　　調節メカニズム　2
　　脳　62-63
ケトアシドーシス
　　糖尿病性　287
　　看護師の責務　290-291
　　血清浸透圧　288
　　原因　287, 289
　　症状　288
　　治療　289, 290b
　　定義　287
　　低血糖　296-297t
　　電解質平衡異常　290
　　臨床検査　289
　　臨床症状　288
ケトン　287
ケプラ　レベチラセタム参照
ケルニッヒ徴候　200, 200b
下血　221
下剤　108
幻覚剤過量摂取　111t
限外ろ過
　　持続緩徐式　276-277
　　定義　275-276
コード管理　339-356
コーヒー粉末様の吐物　221

高圧酸素療法　209
硬化性胆管炎　242
高カリウム血症　99, 143b
高カルシウム血症　260-261
抗凝固療法　ヘパリン参照
　　急性心筋梗塞の治療　132-133
高血糖　44, 238
高血圧
　　管理　134-135
　　急性心筋梗塞　134-135
高血糖性高浸透圧状態
　　治療　293
　　定義　292
　　臨床症状　293
抗原-抗体反応　17
抗コリン薬
　　過量摂取　110
　　膵炎起因性の迷走神経刺激の軽減　237-238
膠質　血液量減少性ショック　39
高浸透圧非ケトン性昏睡　288, 296b
甲状軟骨　57
酸素療法
　　急性呼吸窮迫症候群　171
　　消化管出血　230
　　心原性ショック　31-32
　　心タンポナーデ　91
　　低体温　99
　　播種性血管内凝固症候群　321
　　目的　31-32
高炭酸ガス血症　171
高窒素血症　257-258, 265
好中球　123
高尿酸血症　261b
高頻度振動換気　172-173, 173b
高頻度人工換気法　158, 172-173
後負荷　7
抗不整脈薬　348
後部脊髄症候群　205t
硬膜下血腫　72, 72f
硬膜外血腫　71, 72f
抗利尿ホルモン　抗利尿ホルモン分泌異常症候群も参照　バソプレシン
　　解説　36, 244, 298
　　作用　301
　　尿崩症　301
抗利尿ホルモン分泌異常症候群
　　解説　297-298
　　高リスク患者群　298
　　抗利尿ホルモン濃度　298
　　水分制限　300
　　治療　299-300, 300b
　　低ナトリウム血症　299
　　予後　299

臨床検査値　299t
呼気終末二酸化炭素　57, 59
呼気終末陽圧換気　68, 155-157, 172
呼吸性アルカローシス　36
呼吸停止　344
国際標準比　313t
コザール　ロサルタン参照
骨折　頭蓋骨　70
コルダロン　アミオダロン参照
コルチゾール　295
コルグ　カルベジロール参照
混合静脈血酸素飽和度　174
コンパートメント症候群　85, 101, 258
門脈　241-242
強直間代性発作　187t
強直性発作　187t

さ

サーミスタ　12
災害
　　高リスク地帯　112-113
　　情報　115
　　対策の時期　113
　　対策の情報源　115
　　定義　112
細菌性髄膜炎　194-199, 194b, 198b
再分極　2-3
左脚ブロック　128
酢酸デスモプレシン　デスモプレシン参照
サクシニルコリン　55t, 56, 58-59
左室拡張末期容積　3, 25-26
左室収縮末期容積　3
左心補助循環装置
　　心原性ショック　29-31
　　心不全　146
左心房圧モニタリング　11-12
サリチル酸塩過量摂取　109
酸化的リン酸化　122-123
三叉神経　77
三尖弁　2
ザロンチン　エトスクシミド参照
視覚神経　77t
糸球体ろ過率　257-258
シクロスポリン　258
止血　85
視床下部の体温調節　97
失禁　19, 185t
失血
　　血液量減少性ショック　40
　　分類　82-83, 83t
篩板　70

脂肪肝　247
嗅覚神経　77
収縮期　3
収縮期心不全　137
収縮力　8, 8f
主細胞　222
手掌紅斑　248
出血
　　血液量減少性ショック　85
　　銃創に起因する　80
　　血液喪失の分類　82-83, 83t
　　高リスク領域　82
　　止血のためのショックパンツ　85
　　止血法　85
　　生理　81
　　治療　83b
　　低体温予防　85
　　病期　82
　　輸液投与　83-84, 84b
　　輸血　84
消化管出血
　　胃炎　223
　　解説　220-221
　　核医学検査　227
　　家族教育　232
　　患者教育　232
　　合併症　228
　　急性　221
　　クレアチニン・モニタリング　228b
　　経鼻胃チューブの挿入　230
　　血行動態の安定達成のための方法　230
　　原因　221-223
　　原因となる炎症性症状　226-227
　　原因となる新生物　223
　　酸素療法　230
　　ストレス性潰瘍　223
　　食道胃十二指腸内視鏡検査　227
　　食道炎　226
　　食道静脈瘤　223-226
　　身体診察　229
　　診断　227-228
　　穿孔　228
　　治療　230b
　　内視鏡検査　227
　　粘膜保護薬　231
　　ヒスタミン2-受容体拮抗薬　230
　　非ステロイド系抗炎症薬　221-222
　　病歴の聞き取り　229
　　プロトンポンプ阻害薬　231
　　マロリー・ワイス症候群　223
　　輸液蘇生　230
　　輸血　230

臨床検査　227-228
　　臨床症状　221
消化性潰瘍
　　解説　221-222
　　治療　230
晶質
　　血液量減少性ショック　39
　　半減期　40
食道胃十二指腸内視鏡検査　227
食道炎　226
食道静脈瘤　223-226, 224b
ショック
　　アナフィラキシー性　19-20
　　血液量減少性
　　　患者の体位の考慮　41
　　　血液喪失に起因する　40
　　　原因　34, 34t
　　　呼吸状態の管理　40-41
　　　出血　85
　　　進行段階　36
　　　絶対的　34
　　　相対的　34
　　　体温モニタリング　41
　　　多臓器機能不全症候群　37
　　　代償性段階　36-37
　　　治療　38-41
　　　定義　33
　　　低血圧　37
　　　バイタルサインのモニタリング　41
　　　病態生理　34-36, 35f
　　　不可逆的段階　37-38
　　　平均動脈圧　38
　　　薬物療法　40
　　　輸液蘇生　38
　　　臨床症状　36-38
　　心原性
　　　高リスク患者群　26
　　　左心補助循環装置　30-31
　　　酸素療法　31-32
　　　消化管症状　28
　　　心筋梗塞　24
　　　腎臓の症状　28-29
　　　体外生命維持　30-31
　　　大動脈内バルーンパンピング　29-30
　　　兆候と症状　27-29
　　　定義　24
　　　頻脈　27
　　　病態生理　24-26
　　　薬物療法　31, 32t
　　　予後　29b
　　　予防　29
　　　臨床症状　27-29

　　敗血症性
　　　管理　45-48
　　　血小板減少症　312, 315
　　　原因　43
　　　高リスク患者群　43b
　　　呼吸器不全　44
　　　腎臓内灌流　47
　　　腎臓への影響　44-45
　　　全身血管抵抗の所見　43-44
　　　多臓器機能不全症候群　45
　　　代償機構　44
　　　治療　45-48
　　　定義　42-43
　　　特性　43
　　　発熱　47
　　　バイタルサインのモニタリング　46-47
　　　皮膚症状　45
　　　平均動脈圧モニタリング　46-47
　　　補助器具　45-46
ショックパンツ　85
心因性尿崩症　302
心エコー検査　心不全の評価　139-140
心筋梗塞
　　解説　24
　　急性　急性心筋梗塞参照
心筋細胞の死　123
心筋酸素消費量　30
真菌性髄膜炎　195, 195b
真菌性副鼻腔炎　195
心筋への血液供給　122
神経学的検査　76, 77b
神経原性尿崩症　302
心原性ショック
　　高リスク患者群　26
　　左心補助循環装置　30-31
　　酸素療法　31-32
　　消化管症状　28
　　心筋梗塞　24
　　腎臓の症状　28-29
　　体外生命維持　30-31
　　大動脈内バルーンパンピング　29-30
　　兆候と症状　27-29
　　定義　24
　　頻脈　27
　　病態生理　24-26
　　薬物療法　31, 32t
　　予後　29b
　　予防　29
　　臨床症状　27-29
心室
　　機能　25-26
　　定義　2

心室圧　3
心室細動　101, 346
心室仕事係数　8
心室充満　3
心室性期外収縮　27-28
心室性頻脈　無脈性　346
心室内カテーテル　66t
心周期　3
心静止　347, 350
新生児髄膜炎　196, 196b, 197t, 199
振戦　97, 97f
心臓
　機能　2
　構造　2-3
　心室　2
　心周期　3
　心臓の働きに影響する生理学の法則　8-9
　心拍数　8
　心房　2
　循環系の機能　2
　多臓器機能不全症候群の影響　352-353t
　伝導系　2-3
心臓移植　146
心臓カテーテル
　心不全　140
心臓再同期療法
　心不全　146
心タンポナーデ
　奇脈　88, 88b
　胸部X線写真　90f, 91
　原因　87-88
　酸素療法　91
　症状　88
　診断　89
　心電図の所見　88
　心膜穿刺術　90, 91f
　早産児　87b
　体液貯留
　　解説　87
　　ドレナージ(排膿)　89-90
　　定義　87
　　モニタリング　90
　　臨床症状　88
心停止
　心室細動　346
　心静止　347, 350
　定義　346
　無脈性心室性頻脈　346
　無脈性電気活動　346
心電図検査
　急性心筋梗塞の評価　127-128
　心タンポナーデの評価　88, 89f

浸透圧利尿薬　68
心嚢液　90
心肺蘇生術　101
心拍出量
　アナフィラキシー様反応の影響　19-20
　計測　6
　左心補助循環装置の効果　30-31
　腎臓の血流の影響　39
　前負荷低下の影響　34
　調節　3f
　定義　6, 25-26
心不全
　AHA/ACCの病期分類法　140b
　核医学的心室造影　140
　拡張期　137
　合併症　147
　急性
　　解説　138
　　治療　141
　　薬物療法　141, 144t
　胸部X線写真　140
　原因　136
　左心補助循環装置　146
　収縮期　137
　心エコー図　139-140
　心臓移植　146
　心臓再同期療法　146
　診断　139-140
　増悪　138b
　兆候と症状　139
　定義　136
　ニューヨーク心臓協会(NYHA)心機能分類　140b
　左心不全　138-139
　非薬物療法　145-147
　病態生理　136
　慢性
　　アンジオテンシン-変換酵素阻害薬　142-143
　　解説　137-138
　　ジゴキシン　143-144
　　治療　141-142
　　β遮断薬　143
　　利尿薬　143
　右心不全　138-139
　リモデリング　138
心房　2
心房キック　3
心膜穿刺術　92, 91f
ジアゼパム　109
ジェット換気　172-173
自己調節能　28-29, 63
ジゴキシン　143-144, 144t
自殺予防　332

事前指示書　341
持続緩徐式限外ろ過　276-277
持続的気道陽圧法　157, 160-161
持続的携帯式腹膜透析　271-272
持続的静静脈血液透析　276-277
持続的静静脈血液ろ過　276-277
持続的腎機能代替療法
　間欠的透析との比較　277-278
　看護師の責務　279-280
　定義　275
　適応　275
　手順　278
　腹膜透析　277
　法則　275-276
　方法　276-278
ジフェンヒドラミン　21-22
従圧式換気法　155
銃創
　運動エネルギー　81, 81b, 82
　急性出血　80
　　血液喪失の分類　82-83, 83t
　　高リスク領域　82
　　止血のためのショックパンツ　85
　　止血法　85
　　生理　81
　　治療　83b
　　低体温予防　85
　　病期　82
　　輸液投与　83-84, 84b
　　輸血　84
　射出口の傷　80-81
　射入口の傷　80
重炭酸　221-222
従量式人工呼吸器　155
ジュラモルフ　硫酸モルヒネ参照
循環系
　解説　2
　外傷性脳損傷患者　74-75
　低体温患者　99-100
上肢の動揺　65
蒸発　98
静脈　2
静脈うっ血　161
静脈瘤
　食道　223-226, 224b, 245-246
徐脈　9b, 95b, 96b
自律神経異常反射　209-210
腎機能代替療法
　間欠的血液透析　277-278
　持続的
　　間欠的透析　277-278
　　看護師の責務　279-280

処置　278
定義　275
適応　275
腹膜透析　277
法則　275-276
方法　276-278
慢性腎不全　268
腎機能不全　266, 266t
腎障害
　結晶誘発性　260
　糖尿病性　267
腎性尿崩症　302
腎臓
　急性腎尿細管壊死　急性腎尿細管壊死参照
　血液供給　258
　血管収縮　28-29, 36
　心原性ショックの影響　28-29
　自己調節能　28-29
　多臓器機能不全症候群の影響　352-353t
　敗血症性ショック　44-45
　不全　腎不全参照
腎臓の血流　39
腎臓病食　269b
腎毒素
　外因性　258-261, 259b
　内因性　260-261
腎不全
　急性
　　肝不全　244
　　画像解析　262
　　診断法　261
　　臨床検査　261
　慢性
　　看護師の責務　273-274
　　血液透析　270-271
　　高リスク患者群　267
　　進行　268, 266t
　　腎機能代替療法　268
　　兆候と症状　265, 267-268
　　治療　269, 270b
　　定義　265
　　糖尿病性腎症　267
　　発症機序　266-267
　　病期　267t
　　腹膜透析　270-273
　　末期腎疾患の進行　266
　　臨床症状　268t
膵炎
　アルコール起因性　233
　患者教育　238
　合併症　235t
　急性　233

経鼻胃管適応　238
高血糖　238
抗コリン薬　237-238
死亡　235
診断　236
治療　237
定義　233
疼痛　234-235, 237
内視鏡的逆行性胆管膵管造影　236
慢性　233, 236
膵臓
　α細胞　286
　機能　234, 286
　機能不全　236
　構造　234
　δ細胞　286
　膵臓によって産生される酵素　286
　β細胞　286
　ランゲルハンス島　234, 236, 286
水痘　195b, 198
スクラルファート　231
ステロイド薬　176b
ストレス性潰瘍　223
スピロノラクトン　145t
髄膜炎
　医学的管理　198-199
　ウイルス性　195, 197t
　クリプトコッカス性　197t
　経験的治療法　198t
　結核性　196-197, 197t
　細菌性　194-199, 194b, 198b
　小児　198b
　真菌性　195, 195b
　新生児　196, 196b, 197t, 199
　髄膜炎菌性　194b, 197t
　定義　194
　肺炎球菌性　196, 197t, 199b
　梅毒性　196, 196b, 198t
　評価法　199-202
　ヘモフィルス　196, 197t, 199
　無菌性　195
　腰椎穿刺　197
　ワクチン　199
髄膜炎菌性髄膜炎　194b, 197t
頭蓋骨骨折　70
頭蓋骨の開放骨折　70
頭蓋底骨折　70
頭蓋内圧
　解説　64
　器具　66t
　亢進
　　外傷性脳損傷　77-78

処置　67
兆候と症状　64b, 65b
低酸素症予防　67
頭蓋内エラスタンス　63
頭蓋内コンプライアンス　62
　自己調節能　63
　定義　62
　範囲　62
　目的　66
　モニタリング　66
制酸薬　231
精神状態の評価
　外傷性脳損傷　76
脊髄損傷
　医学的管理　208-209
　解剖学的レベル　204-205
　患者教育　214
　完全　205
　ガードナーウェルズトング固定器具　210
　機能的レベル　205
　高圧酸素療法　209
　診断検査　208
　自律神経異常反射　209-210
　精神的な影響　214
　治療　208b, 209b
　定義　202-203
　ハローベスト固定器具　208
　不完全　205
　分類　202-203
　メカニズム　203b
脊髄円錐症候群　205t, 207f
脊髄中心症候群　205t, 206f
脊髄分節　203t
セリック手技　54-55
穿刺　245
線状骨折　70
ゼストリル　リシノプリル参照
絶対的な血液量の減少　34
舌咽神経　77
舌下神経　77
ゼベタ　ビソプロロール参照
ゼムロン　ロクロニウム参照
ゼングスターケン・ブレークモアチューブ　224, 225f
全血　銃創に起因する出血　84-85
全身血管抵抗　5
　上昇　6
　低下　6, 19-20
　敗血症性ショックによる影響　43-44
蠕動　229
前負荷　7, 34
前部脊髄症候群　205t, 206f
相対的な血液量減少　34

僧帽弁　2
塞栓
　息切れ　163
　換気／灌流走査　164
　看護師の責務　166-167
　患者教育　167
　胸痛　163-164
　血行動態の変化　166
　血栓溶解療法　165
　原因　161-163
　診断　164
　治療　165
　定義　161
　低酸素症　165b
　肺
　　肺血管収縮　163
　　発症要因　162b
　　病態生理学的変化　163
　　ヘパリン　165
　　リスク因子　162b
　　臨床症状　163-164
速効型の炭水化物　296
ソマトスタチン　286
造影剤誘発性腎臓毒性　259
ゾニサミド　187t
ゾネグラン　ゾニサミド参照

た

ターナー徴候　235, 235b
体温
　　血液量減少性ショック患者のモニタリング　41
　　視床下部の調節　97
　　中心　96-97
　　日内変動　97b
体外膜酸素化　172
体熱
　熱産生　97-98
　熱消失　97-98
　熱平衡　96-97
対流　98, 275-276
タイレノール　アセトアミノフェンの過量摂取参照
タクロリムス　260
多臓器機能不全症候群
　看護師の責務　355
　血液量減少性ショック　37
　高リスク患者群　353
　死亡　350
　全身への影響　352-353t
　治療　354-355
　定義　351
　敗血症性ショック　45

発症機序　351-353
予後　353
予防　354
臨床症状　355t
多発性骨髄腫　260-261
胆汁　234, 243-244, 248b
胆道疾患　242
胆道閉鎖症　242
代謝性アシドーシス　31, 36-37, 270, 288-289, 298-299
大腸菌　196
大動脈内バルーンパンピング
　心原性ショック　29-30
　大動脈弁　2
ダクロンスワブ　201b
脱顆粒　18
脱分極　2-3
脱力発作　184t
チアミン　107
チオペンタールナトリウム　58, 55t
力-収縮頻度比　8-9
中枢神経系刺激薬
　過量摂取　110t
　離脱　112t
中枢神経系抑制薬
　過量摂取　110t
　離脱　112b
聴神経　77t
直撃-反衝損傷　71
直撃損傷　71
治療の拒否　341-342
T字型チューブ　160-161
T波の逆転　27f, 128
低カリウム血症　99
低血圧　37, 159
低血糖
　解説　45, 295
　速効型の炭水化物　296
　糖尿病性ケトアシドーシスとの比較　296-297t
　特性　296-297t
　脳の損傷　296b
　夜間　296b
　臨床症状　295
低酸素症
　治療　165, 165b
　定義　26, 26b
　予防　67
低体温
　アルコール消費量　98
　意図的　93-94
　解説　41
　カテコールアミン　96
　凝固検査　99

偶発的　93-94
軽度　93, 95
高齢患者　94
酸素療法　99
死亡　94
心室細動を起こしやすい　101
診断検査　99
心肺蘇生術　101
心房性不整脈　99-100
重度　95
循環系のモニタリング　99-100
徐脈　96b
生理学的影響　94-95, 95t
中等度　95
治療　99-101
定義　93
復温　100-101
ヘモグロビン値の変化　99
予防　出血患者　85
リスク因子　93-94, 94b
低ナトリウム血症　297-298, 298t, 299
低分子量ヘパリン　132-133
テグレトール　カルバマゼピン参照
てんかん重積
　管理　192, 192t
　原因　190
　治療　191b
　定義　190
　薬物　191
てんかん発作
　間代発作　184t
　強直性-間代発作　184t
　強直発作　184t
　欠神発作　184t
　外科的手段　187-188
　原因　185
　コンピュータ断層撮影　186
　焦点発作　184t
　診断検査　185-186
　全般発作　184
　俗説と偏見　185
　単一光子放射型コンピュータ断層撮影法　186
　脱力発作　184t
　治療　186-188
　定義　192
　脳波検査　186
　脳梁分断　187-188
　部分発作　184t
　分類　184
　ミオクロニー発作　184t
　迷走神経刺激　187
　予防措置　188-190

転倒発作　184t
Dダイマー検査　164, 318, 318t
ディオバン　バルサルタン参照
ディプリバン　プロポフォール参照
ディランチン　アセタゾラミド、フェニトインナトリウム参照
デキストラン　39
デスモプレシン　尿崩症　303t
デパケン　バルプロ酸参照
デマデックス　トルセミド参照
デメロール　メペリジン参照
δ細胞　286
電気的交互脈　88
電気熱傷　328, 331
伝導　98
糖新生　247
透析不均衡症候群　277-278
疼痛
　管理　237
　膵炎　237, 234-235
糖尿病
　1型　286
　高浸透圧非ケトン性昏睡　293, 296b
　定義　300
　2型　286
糖尿病性ケトアシドーシス
　看護師の責務　290-291
　血清浸透圧　288
　原因　287, 289
　症状　288
　治療　289, 290b
　定義　287
　低血糖との比較　296-297t
　電解質平衡異常　290
　臨床検査　289
　臨床症状　288
糖尿病性腎症　267
吐血　221
吐根シロップ　107b
トパマックス　トピラマート参照
トピラマート　187t
トプロル　メトプロロール参照
トランデート　メトプロロール参照
トランドラプリル　144t
トリアージ
　MASSトリアージモデル　114
　定義　113-114
トリレプタル　オクスカルバゼピン参照
トルセミド　141, 144t
トルソ徴候　238f
トレッドミル負荷試験
　心不全　140
トレンデレンブルグ体位　41b

トロポニンI　130t
トロンボプラスチン　313
トロンボポエチン　310
ドーパミン
　　心原性ショック　31, 32t
動眼神経　77
同期的間欠的強制換気法　156, 161
洞房結節　3
動脈血酸素飽和度　46
毒素性ショック症候群　45, 45b
　　心原性ショック　31, 32t
　　ドブタミン　31, 32t
　　慢性心不全　141
ドブトレックス　ドブタミン参照

な

内視鏡検査　消化管出血診断　227
内視鏡的逆行性胆道膵管造影　236
内分泌細胞　234
ナトリウム摂取　145b
　　急性心筋梗塞後　134b
　　腎臓病食　269b
ナトレコール　ネシリチド参照
ナルカン　ナロキソン参照
ナルトレキソン　109t
ナルメフェン　109t
ナロキソン　109t
二酸化炭素　67
二酸化炭素分圧　74
二次救命処置ガイドライン　343
二次的脳損傷　73
ニトロール　ニトログリセリン参照
ニトログリセリン
　　心原性ショック　31, 32t
　　心不全　141, 145t
ニトロビッド　ニトログリセリン参照
ニトロプルシドナトリウム　31, 32t, 68
　　心原性ショック　31, 32t
ニフェジピン　209-210, 214b
ニプリド　ニトロプルシドナトリウム参照
ニューロンチン　ガバペンチン参照
乳酸　122-123
尿毒症　265
尿崩症
　　看護管理　304
　　原因　301
　　心因性　302
　　神経原性　301-302
　　腎性　302
　　治療　303, 303t
　　臨床症状　302

ネシリチド　141, 145t
熱傷
　　意識レベルの評価　330
　　化学　327, 331
　　感染予防　332
　　合併症　333
　　高齢者　327
　　死亡　327
　　小児　327
　　深度　329
　　自殺予防　332
　　生理学的反応　329-330
　　浅達性　328
　　治療　330-333
　　定義　326
　　電気　328, 331
　　熱による　328, 331
　　敗血症のリスク　333
　　発症率　327
　　皮膚全層　328
　　皮膚部分層　328
熱産生　97-98
熱消失　97-98
熱平衡　96-97
粘液水腫性昏睡　296b
脳灌流圧
　　計測　63
　　モニタリング　66, 68
脳血管発作　94, 126, 196, 320t
脳血流　63
脳挫傷　71
脳神経検査　77
脳震とう　70-71
脳実質内センサー　66t
脳性ナトリウム利尿ペプチド　140
脳脊髄液ドレナージ　68
脳損傷
　　壊滅的な　72
　　外傷性　外傷性脳損傷を参照
　　続発性　73
脳波検査　185-186
脳浮腫　64, 190, 197, 200, 268, 277b, 278, 290b
嚢胞性線維症　243
脳梁分断
　　てんかん発作　187-188
喉仏　57
ノルエピネフリン
　　心原性ショック　31, 32t
　　内因性の放出　34-35
ノルクロン　ベクロニウム参照

は

肺炎球菌性髄膜炎　196, 197t, 199b
肺活量　56, 56b
肺血管抵抗　7
敗血症
　熱傷患者　333
敗血症性ショック
　管理　45-48
　血小板減少症　312, 315
　原因　43
　高リスク患者群　43b
　呼吸器不全　44
　腎臓内灌流　47
　腎臓への影響　44-45
　全身血管抵抗の所見　43-44
　多臓器機能不全症候群の影響　45
　代償機構　44
　治療　45-48
　定義　42-43
　特性　43
　発熱　47
　バイタルサインモニタリング　47
　皮膚症状　45
　平均動脈圧モニタリング　46-47
　補助器具　45-46
敗血症性脳症　45
肺水腫　141, 168
肺塞栓
　息切れ　163
　換気/灌流走査　164
　看護師の責務　166-167
　患者教育　167
　胸痛　163-164
　血行動態の変化　166
　血栓溶解療法　165
　原因　161-163
　診断　164
　治療　165
　定義　161
　低酸素症　165b
　肺血管収縮　163
　発症要因　162b
　病態生理学的変化　163
　ヘパリン　165
　リスク因子　162b
　臨床症状　163-164
肺動脈カテーテル
　解説　7, 12
　モニタリング　12
肺動脈閉塞圧/肺動脈楔入圧　7
肺動脈弁　2
肺胞動員　173b

肺毛細血管楔入圧　89, 91, 230, 315
播種性血管内凝固症候群
　医学的管理　320
　解説　45, 247, 311-312
　器官系の変化　320t
　酸素療法　321
　診断　318
　治療　320-321, 321b
　定義　317
　発症　317-320
　微小血管凝固　317-318
　病態生理　319f
　ヘパリン　320-321
　臨床症状　318-320
羽ばたき振戦　246b, 246f
ハローベスト固定器具　208
　脊髄損傷　210-211, 211f
汎血球減少症　312b
半月弁　2
バースト　ミダゾラム参照
梅毒性髄膜炎　196, 196b, 198t
梅毒トレポネーマ　196
バソテック　エナラプリル参照
バソプレシン　抗利尿ホルモンも参照
　解説　35
　心室細動　348
　尿崩症　303t
バッグマスク換気　345
バッド・キアリ症候群　243
馬尾　205t, 207f
馬尾症候群　205t, 207f
バリウム　ジアゼパム参照
バルーンタンポナーデ
　食道静脈瘤　224
バルサルタン　144t
バルビツレート系薬物の過量摂取　110t
バルプロ酸　187t
ヒスタミン　18
ヒスタミン2受容体　222
ヒスタミン3受容体
　拮抗薬　230
ヒスタミン4受容体
　解説　222
非ステロイド系抗炎症薬　138b, 221-222
皮膚全層熱傷　328
皮膚部分層熱傷　328
頻呼吸　44
頻脈
　心原性ショック　27
　定義　9b
　無脈性心室性　346
ビソプロロール　143, 144t

ビタミンK　247-248, 314
ビタミンB$_{12}$　313t
びまん性軸索損傷　71
ビリルビン　243-244
ピトレシン　バソプレシン参照
ピンの感染　210b
フィブリノーゲン　247
フィブリン分解生成物　310b, 313t
フェニトインナトリウム　191, 187t
フェノバルビタール　187t
復温
　　低体温患者　100-101, 100t
副神経　77
副腎皮質ステロイド
　　急性呼吸窮迫症候群　175
腹水貯留　244
腹膜透析　270-273, 277
フランク・スターリングの法則　8-9
フリートかん腸　リン酸ナトリウム参照
フルオロカーボン　173
フルマゼニル　191
フロセミド　141, 144t
部分的液体換気　173
部分的補助換気　156
ブメタニド　141, 144t
ブメックス　ブメタニド参照
ブラウン・セカール症候群　205t, 207f
ブルジンスキー徴候　197, 200, 200b
プラスマネート　39
プラビックス　クロピドグレル参照
プリマコール　ミルリノン参照
プリミドン　187t
プロカインアミド　100b, 310-311t
プロトロンビン時間　313t
プロトンポンプ阻害薬　231
プロプラノロール　141b
プロポフォール　55t
平均動脈圧　5, 5f, 38, 63, 230, 276
壁細胞　222
ヘパリン
　　低分子量　132-133
　　播種性血管内凝固症候群　320-321
　　皮下注入投与　165b
　　未分画　132-133
ヘパリン誘発性血小板減少症　312b
ヘモグロビン尿症　260
ヘリコバクター・ピロリ菌　222
変力作用　8-9
米国心臓協会　339-340
米国中毒事故管理センター　106b
β細胞　286
β遮断薬　慢性心不全の治療　143

ベクロニウム　55t, 58
ベタジン　ポビドンヨード参照
ベックの三徴　心タンポナーデ参照
ベナドリル　ジフェンヒドラミン参照
ベンゾジアゼピン過量摂取　110
ペプシン　222
ペントサル　チオペンタールナトリウム参照
放射　97-98
ホシノプリル　144t
補助換気　156
ホスフェニトイン　191
発作性夜間呼吸困難　139b
房室弁　2
ポビドンヨード　221

ま

マイソリン　プリミドン参照
マスト細胞　18, 222
末期腎不全　265
麻薬過量摂取　111
麻薬類過量摂取　109t, 111
マロリー・ワイス症候群　223
慢性心不全　137-138
　　アンジオテンシン-変換酵素阻害薬　142-143
　　解説　137-138
　　ジゴキシン　143-144
　　治療　141-142
　　β遮断薬　143
　　利尿薬　143
慢性腎不全
　　看護師の責務　273-274
　　血液透析　270-271
　　高リスク患者群　267
　　進行　266t, 268
　　腎機能代替療法　268
　　兆候と症状　265, 267-268
　　治療　269, 270b
　　定義　265
　　糖尿病性腎症　267
　　発症機序　266-267
　　病期　267t
　　腹膜透析　270-272
　　末期腎疾患の進行　266
　　臨床症状　268t
マンニトール　68, 78b
ミオクロニー発作　184t
ミオグロビン　130t
ミソプロストール　231b
ミダゾラム　78b
ミネソタチューブ　224, 225f
未分画ヘパリン　132-133

ミルリノン　31, 32t, 141, 144t
無気肺損傷　159, 159t
無呼吸　54-55
無症候性心筋梗塞　125
無脈性心室性頻脈　346
無脈性電気活動　346
迷走神経　77
迷走神経刺激　222
メチルプレドニゾロン　208
メトプロロール　143, 145t
メペリジン　237
免疫グロブリンE　18
免疫反応
　原発性　18
　続発性　18
毛細血管脆弱性試験　313t
モニタリング
　右心房圧　11
　血行動態
　　看護ケア　13
　　機器　13
　　急性呼吸窮迫症候群　173-174
　　左心房圧モニタリング　11-12
　　直接動脈血圧モニタリング　10
　　目的　10
　左心房圧　11-12
　頭蓋内圧
　　解説　64
　　器具　66t
　　目的　66
　肺動脈カテーテル　12
モノプリル　ホシノプリル参照
門脈圧亢進　245
モンロー・ケリーの仮説　63

や

夜間低血糖　296b
薬物過量摂取　過量摂取参照
薬物離脱症状　111, 112t
輸液蘇生
　急性呼吸窮迫症候群　174
　血液量減少性ショック　38
　膠質　39
　消化管出血　230
　晶質　39
　銃創に起因する出血の治療　84, 84b, 85
輸血
　消化管出血　230
　銃創に起因する出血の治療　84
　全血　84-85
陽圧換気　155

陽圧マスク換気　54-55
陽性変力作用薬　141
容積損傷　159, 159t
腰椎穿刺　186, 197

ら

ラクツロース　246
ラシックス　フロセミド
ラノキシン　ジゴキシン参照
ラミクタール　ラモトリギン参照
ラミプリル　144t
ラモトリギン　187t
ランゲルハンス島　234, 236, 286
リシノプリル　144t
離脱　人工呼吸器の離脱　160-161
離脱症状　111, 112t
リドカイン　100b, 349
利尿薬
　心原性ショック　31, 32t
　浸透圧　68
　慢性心不全　143
リビングウィル　341
リファジン　リファンピシン参照
リファンピシン　198
リベックス　ナルメフェン参照
リモデリング　138
硫酸マグネシウム　349
硫酸モルヒネ　78b, 131, 141, 145t
リン酸ナトリウム　108
輪状甲状膜　57
臨死期呼吸　345
輪状軟骨圧迫
　急速挿管法　56-58
　定義　54-55
リントン・ナクラスチューブ　224, 226f
レニン　36
レニン-アンジオテンシン　44
レバイン兆候　125
レビア　ナルトレキソン参照
レビーンシャント　245
レベチラセタム　187t
レボフェド　ノルエピネフリン参照
ロクロニウム　58, 55t
ロサルタン　144t
ロプレッサー　メトプロロール参照
ロベノックス
　皮下注射　165b
ロラゼパム　191

新版寄稿者

ジョン P. ベイルマン（John P. Beilman）, MSN, APRN-BC
ジョージア医科大学看護学部の臨床指導者

アネットM. ブルゴー（Annette M. Bourgault）, RN, MSc, CNCC [C]
ジョージア医科大学看護生理および看護技術学科の指導者

ジェームズ A. クレーブランド（James A. Cleveland）, AN, RN, MSN, CNS
ブルック陸軍医療センター救急医療部の救急看護科の主任であり、フォート サム ヒューストンの公衆衛生局救急外傷看護部の顧問

キティー M. ギャレット（Kitty M. Garrett）, MSN, RN, CCRN
ジョージア医科大学看護生理および看護技術学科の指導者

ベッキー V. ホッジズ（Becki V. Hodges）, RN, MSN, CCRN
トリニティ病院クリティカルケアの臨床専門看護師

ロザリンド・ジョーンズ（Rosalind Jones）, DNP, APRN-BC
ジョージア医科大学の健康環境および医療の准教授

ジェームズ I. メゾンゲイル（James I. Masiongale）, CRNA, MHS
ジョージア医科大学の看護学部・麻酔看護師コースの副責任者/指導者

エイミー J. メゾンゲイル（Amy J. Masiongale）, CRNA, MSNA
ジョージア医科大学の看護学部・麻酔看護師コースの講義の副責任者/指導者

ステイシーサカタ-デルフィ（Stacy Sakata-Delph）, RN, MSN, CCNL
ヨセフ M. スティル火傷センター

リン M. シムコ（Lynn M. Simko）, PhD, RN, CCRN
デュケイン大学の臨床学の准教授

スーザン A. ウォルシュ（Susan A. Walsh）, RN, MN, CCRN
クレイトン州立大学看護学部の准教授

ペーター ウェイ（Peter Way）, APRN, MN, FNP-C, PNP-C
ジョージア医科大学看護生理および看護技術学科の指導者

第1版寄稿者

ジョン エーケン(John Aiken)，RN, BSN
ロバート ディー ブレッソ(Robert Dee Bledsoe)，MSN, RN, CDE, CWOCN
ジュリー M. ブラウン(Julie M. Brown)，MSN, CRNA, BSN, RN
ジェームズ A. クリーブランド(James A. Cleveland)，BSN, MSN, RN
キンバリー D. デイビス(Kimberly D. Davis)，MN, CRNA
ジュアニータ L. ド ルアン(Juanita L. Derouen)，BSN, RN
リリアン フォガーティ(Lillian Fogarty)，BSN, RN, MN, CRNA
ブレンダ L. ガーマン(Brenda L. Garman)，RN, BSN, MEd
キティー M. ギャレット(Kitty M. Garrett)，RN, MSN, CCRN
レニー B. ギドリー(Renee B. Guidry)，MN, MSN, CRNA, CCRN, APRN
キャスリーン M. ホール(Kathleen M. Hall)，MN, MSN, ATCN, CPAN, CRNA
ウォルター H. ハーウッド(Walter H. Harwood)，III, RN
レベッカ K. ホッジズ(Rebecca K. Hodges)，MSN, RN, CCRN
ロビン フォーエル ジョンズ(Robin Foell Johns)，MSN, RN
トーマス B. ジョンソン(Thomas B. Johnson)，CRNA
ロザリンド ゲイル ジョーンズ(Rosalind Gail Jones)，DNP, APRN
マシュー W. ケルビン(Matthew W. Kervin)，MN, CRNA
ジェーン E. クィレツキ(Jane E. Kwilecki)，MSN, ARNP, CCRN
クリスティーン ランガー(Christine Langer)，CRNA
ナンシー J. ニュートン(Nancy J. Newton)，RN, BSN
リザ レディク(Lyza Reddick)，MSN, CRNA
カール A. ロス(Carl A. Ross)，PhD, RN, CRNP
ジャンヌ R. ラッセル(Jeanne R. Russell)，RN, BSN, SNP
ブレンダ K. シェルトン(Brenda K. Shelton)，RN, MS, CCRN, AOCN
リン C. シムコ(Lynn C. Simko)，PhD, RN, CCRN
ナンシー スターク(Nancy Stark)，DNP, RN
キャスリン ソーントンティンケルンバーグ(Kathryn Thornton Tinkelenberg)，MS, RN
キャスリーン R. レン(Kathleen R. Wren)，PhD, CRNA
ティモシー L. レン(Timothy L. Wren)，RN, DNP
ダイアン サレンティ ヴルブレフスキ(Diane Salentiny Wrobleski)，PhD, RN, APRN, BC, CEN

医学部職員および臨床家の査読者

ジェーン L. エコルス(Jane L. Echols)，RN, BSN, CCRN
ジョージア州オーガスタのヨセフ M. スティル火傷センター、ドクターズ病院、火傷センター

ステファニー C. グリア(Stephanie C. Greer)，RN, MSN
ミシシッピ州サミットのサウスウエスト・ミシシッピ・コミュニティ・カレッジの準学士看護指導者

リンダ L. ハチンソン(Linda L. Hutchinson)，MSN, RN, APRN-BC
オハイオ州トリードのトリード病院のスタッフ教育部門のクリティカルケア 専門看護師/指導者

著者

ローリ・シューマッハー (Lori Schumacher)
デュケイン大学(PhD)、ミネソタ大学(MS)、クレイトン大学(BSN)で、学位を取得した。クリティカルケアと神経科学分野の看護の経験が15年以上あり、CCRN認証を保持している。教会に通い、優れたフルート奏者でもある。フルートを教え、家族、友人、4匹の猫と過ごす時間も大切にしている。

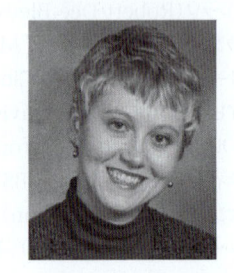

シンシア・チェルネッキー博士 (Dr. Cynthia Chernecky)
ケース・ウェスタン・リザーブ大学(PhD)、ピッツバーグ大学(MN)、コネチカット大学(BSN)で学位を取得した。また、エール大学のNCI特別研究員の資格と、UCLAの客員博士研究員の資格も取得した。専門臨床分野は、癌のクリティカルケアおよび血管アクセスである。編集者および著者として出版した書籍は30冊を超え、そのうち5冊は、名高い賞を受賞しており、『臨床試験と診断法　第5版（Laboratory Tests and Diagnostic Procedures fifth edition）』、『先進的なクリティカルケア癌看護：主要な合併症の予防（Advanced and Critical Care Oncology Nursing:Managing Primary Complications）』、『ECGと心臓（ECG & the Heart）』、『輸液および電解質の点滴療法（Fluid and Electrolytes）』、『救急治療癌看護（IV Therapy and Acute Care Oncology Nursing）』などがある。国内外に知られた講演者であり、研究者であり、学者である。また、正教会に通い、正教会の聖マリー＆マーサ修道院を支援し、家族、友人、同僚、ウェストハイランドホワイトテリア犬と過ごす時間も楽しんでいる。

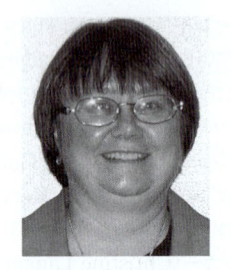

監修者＆翻訳者

監修者：

井上 智子（いのうえ ともこ）

東京医科歯科大学大学院教授。大学院保健衛生学研究科長　先端侵襲緩和ケア看護学分野。日本クリティカルケア看護学会前理事長。本学会発足時よりわが国におけるクリティカルケア看護の向上と充実に尽力。編集書に『病期・病態・重症度からみた疾患別看護過程＋病態関連図 第2版』、翻訳書に『ベナー看護ケアの臨床緩和 第2版』（いずれも医学書院）など。

翻訳者：

川島 由紀子（かわしま ゆきこ）

神戸女子薬科大学薬学部薬学科卒業、薬学士。薬剤師、臨床検査技師、衛生検査技師免許を取得。医薬薬学分野の翻訳に携わる。翻訳書に『薬剤ガイド』、共訳書に『NATURAL STANDARDによる有効性評価　ハーブ＆サプリメント』『最新運動療法大全』（いずれもガイアブックス）。

ガイアブックスは
地球の自然環境を守ると同時に
心と身体の自然を保つべく
"ナチュラルライフ"を提唱していきます。

Saunders Nursing Survival Guide:
Critical Care & Emergency Nursing
これだけはおさえておきたい
クリティカルケア看護

発　　　行　2013年5月20日
発　行　者　平野　陽三
発　行　所　株式会社 ガイアブックス
　　　　　　〒169-0074 東京都新宿区北新宿 3-14-8
　　　　　　TEL.03(3366)1411　FAX.03(3366)3503
　　　　　　http://www.gaiajapan.co.jp

Copyright GAIABOOKS INC. JAPAN2013
ISBN978-4-88282-862-4 C2047

落丁本・乱丁本はお取り替えいたします。
本書を許可なく複製することは、かたくお断わりします。
Printed in China

図版1：アナフィラキシーショックのメディエーター反応と臨床所見

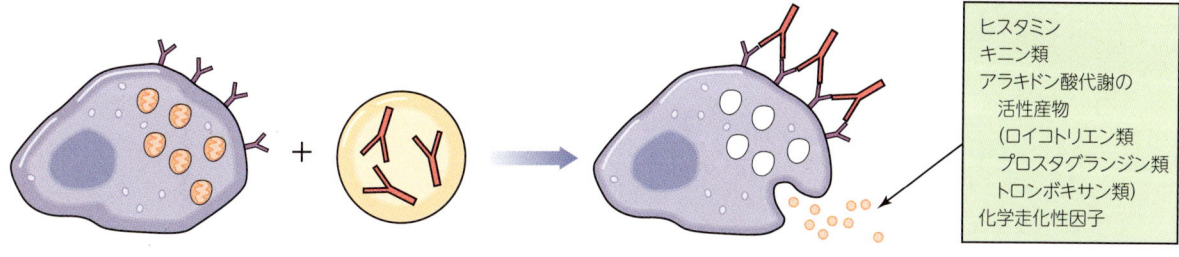

細胞表面で、IgEのFc領域と結合しているマスト細胞 ＋ アレルゲン → アレルゲンが表面のIgEと結合すると、脱顆粒のシグナルが伝達されマスト細胞は血管作動性因子を放出する。

ヒスタミン
キニン類
アラキドン酸代謝の活性産物
（ロイコトリエン類
プロスタグランジン類
トロンボキサン類）
化学走化性因子

血管系、平滑筋、粘液腺に対して生理作用を及ぼす。

タイプ1過敏症反応の臨床所見

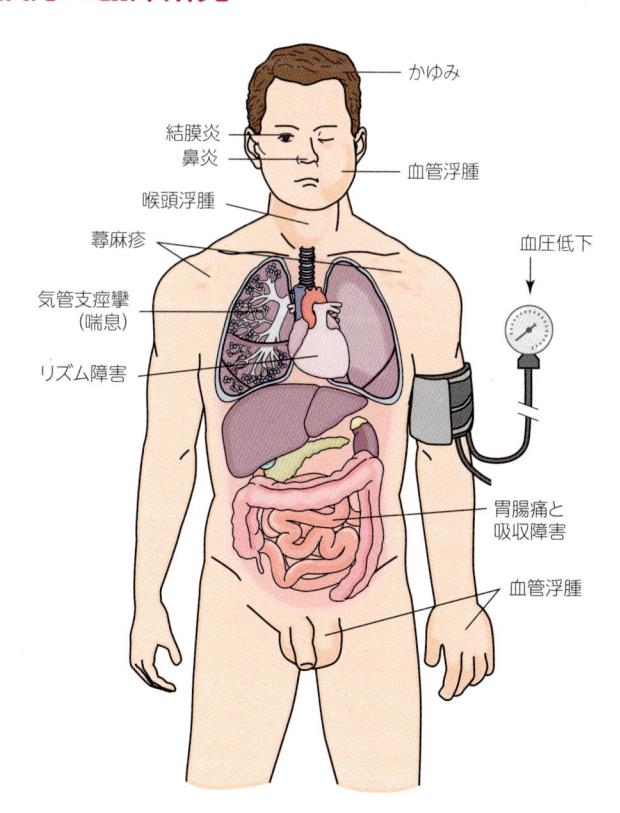

- かゆみ
- 結膜炎
- 鼻炎
- 血管浮腫
- 喉頭浮腫
- 蕁麻疹
- 気管支痙攣（喘息）
- リズム障害
- 血圧低下
- 胃腸痛と吸収障害
- 血管浮腫

Phipps W et al.:Medical-surgical nursing: health and illness persoective, 第7版、St Louis, 2003年、Mosby (p.1635)

図版2：大動脈内バルーンポンプ

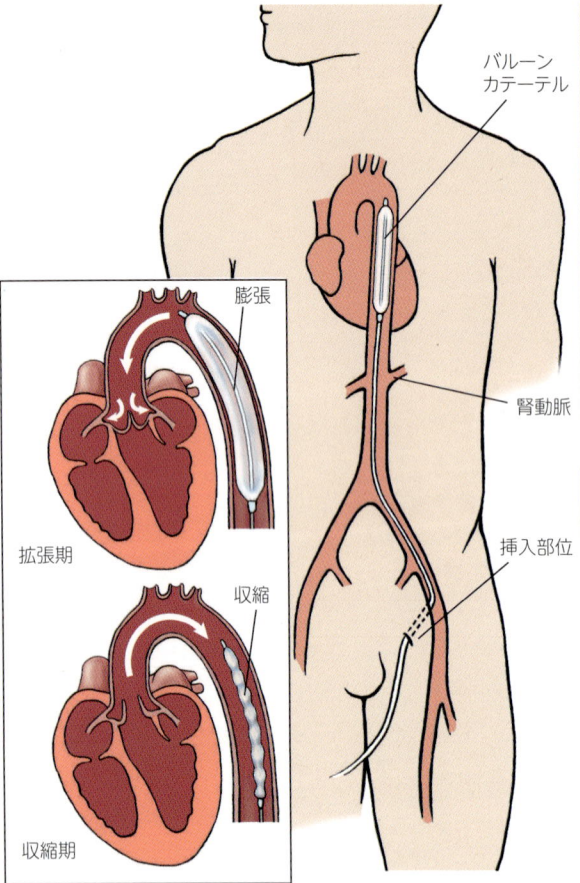

図版3：輪状軟骨圧迫法

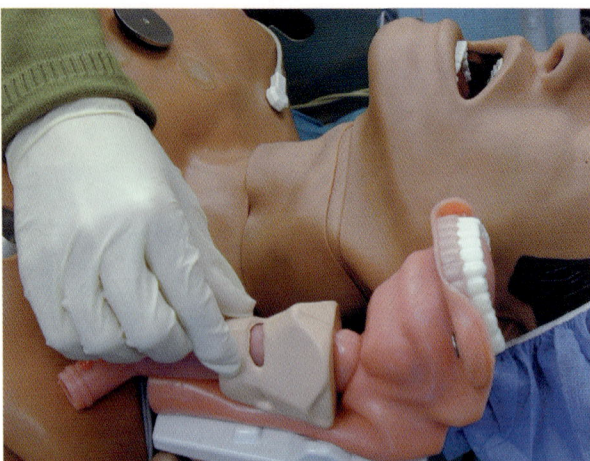

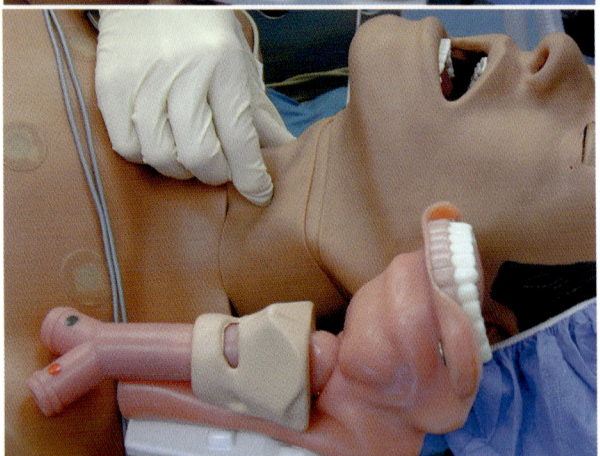

ラベル（図版2）：
- バルーンカテーテル
- 腎動脈
- 挿入部位
- 膨張
- 拡張期
- 収縮
- 収縮期

図版2：Phipps W et al.:Medical-surgical nursing: health and illness persoective, 第7版、St Louis, 2003年、Mosby (p.296)
図版3：Courtesy of Matthew W. Kervin, MN, CRNA.

図版4：冠動脈と心筋梗塞の位置

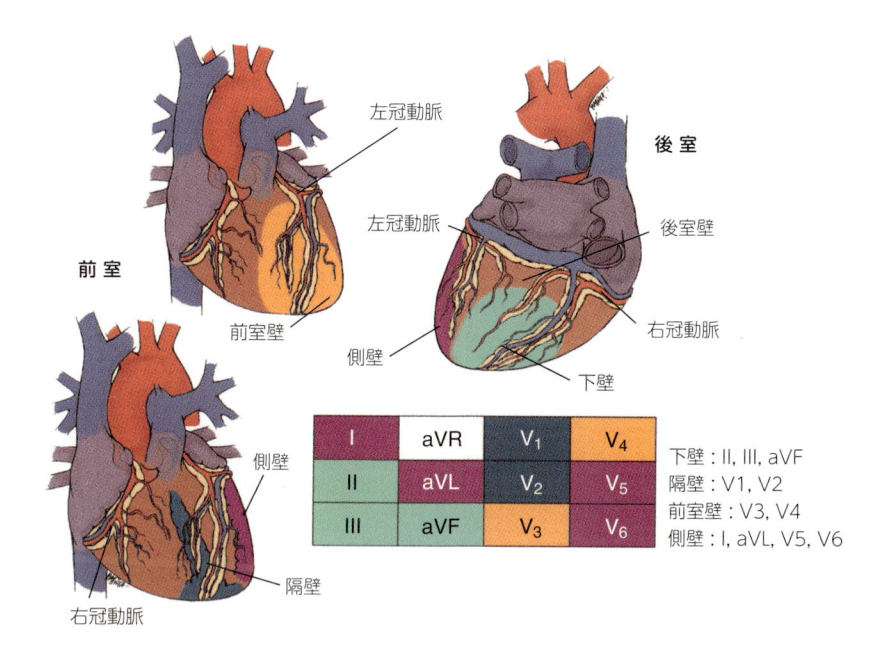

I	aVR	V_1	V_4
II	aVL	V_2	V_5
III	aVF	V_3	V_6

下壁：II, III, aVF
隔壁：V1, V2
前室壁：V3, V4
側壁：I, aVL, V5, V6

図版5：心臓の血流

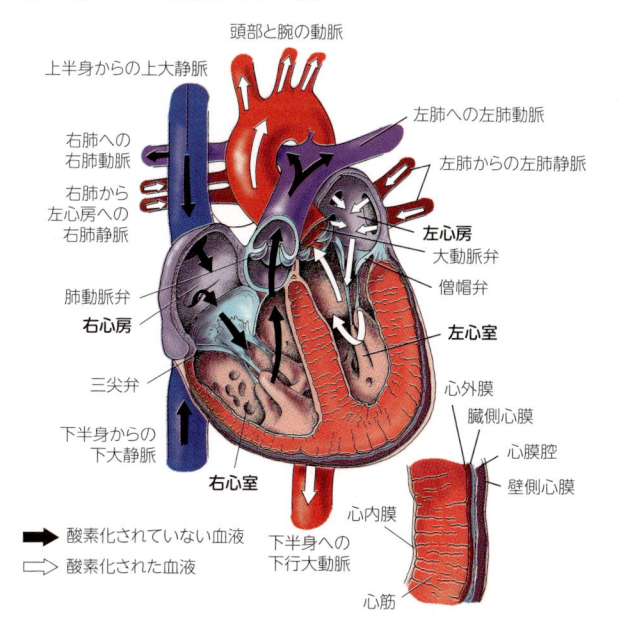

- ■ 酸素化されていない血液
- □ 酸素化された血液

図版6：浸透と拡散

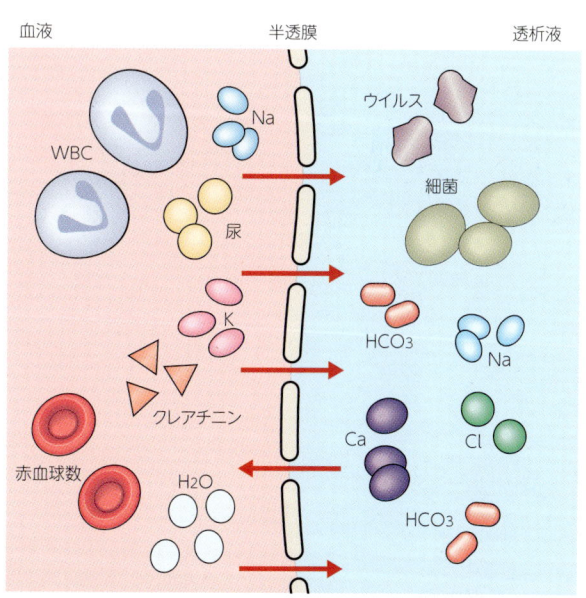

図版4：Aehlert B:ECGs made easy, 第2版、St Louis, 2002年、Mosby (p.209)
図版5：Ignatavicus、Workman: Medical-surgical nursing: critical thinking for collaborative care, 第4版、Philadelphia, 2002年、WB Saunders (p.620)
図版6：Lewis, Heitkemper, Dirksen:Medical-surgical nursing: assessment and management of clinical problem, 第5版、St Louis, 2000年、Mosby (p.1321)

図版7：皮膚の症状

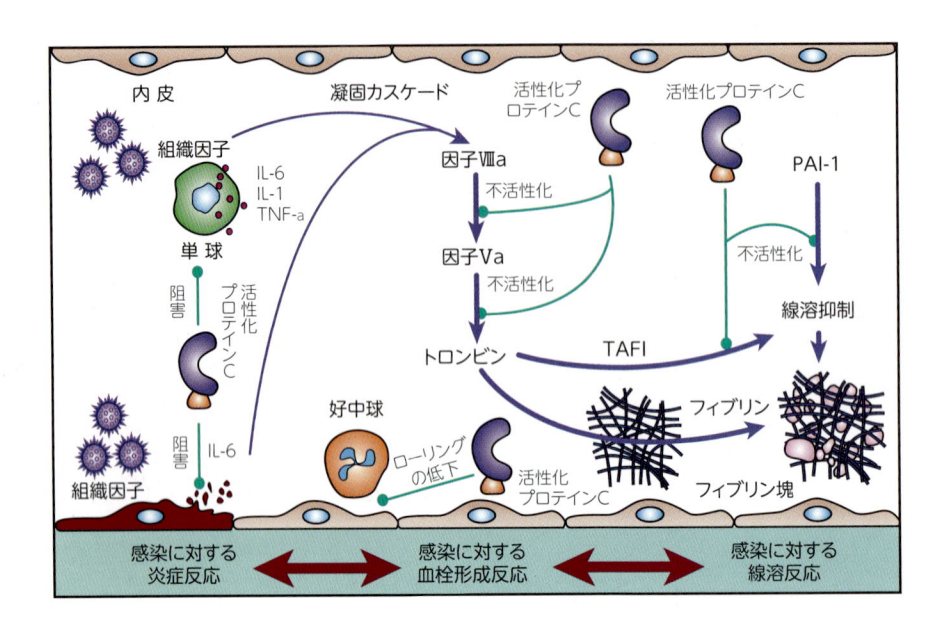

図版7：Lewis, Heitkemper, Dirksen:Medical-surgical nursing: assessment and management of clinical problem, 第5版、St Louis, 2000年、Mosby (p.1321)